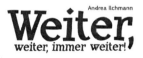

Hallo, ich bin Andrea, ich war auf dem Jakobsweg, ich bin Alkoholiker.

Hihihi, jetzt sehe ich schon die een dicken Fragezeichen über euren Köpfen frohgemut im Kreise tanzen!

Also: Ich heiße wirklich Andrea und erblickte die Schönheit dieser Welt zum ersten Mal an einem trübtrubsigen Tag im November 1963. Ich krabbelte eine Weile so vor mich hin, verbrachte sehr viel Zeit in den Ecken irgendwelcher Klassenzimmer und erhielt irgendwann mein Zeugnis der Mittleren Reife. Wie ich das gemacht habe? Ganz einfach: Ich hab' die Lehrer derart genervt, dass die mir alles gegeben hätten, wenn ich nur endlich die Schule verlasse!

Danach probierte ich meine pädagogischen Fähigkeiten zunächst zwei Jahre an Kindern aus, dann ein paar Jahre als Sekretärin an meinen Chefs, dann an meinem lieben Mann und Göttergatten Thomas und schließlich an meinen Leben Felix, Dennis und Marius.

Weil der Mensch ja etwas erleben muss, zogen wir vom hessischen Seligenstadt nach Waghäusel in Baden-Württemberg und beschlossen sofort, dass das für uns genug Abenteuer war.

Halt, nein, das stimmt nicht ganz: Ein Abenteuer haben wir uns noch gegönnt. Hätten wir das nicht getan, hättet ihr jetzt nicht dieses Buch in euren Händen und die Fragezeichen über euren Häuptern würden sich fragen, wie sie denn da hingekommen sind.

Nur noch eins kurz vorweg: Ich habe einen sehr langsamen Kopf, ein sehr schnelles Mundwerk, eine rabenschwarze Seele – aber ansonsten bin ich wirklich ein ausgesprochen friedlicher Mensch ... wenn mich nicht gerade jemand ärgert.

Andrea Jehmann

Andrea Ilchmann

Weiter, weiter, immer weiter!

Um Blasen, Wanzen
und Fußpilz kümmern
wir uns zu Hause!

1 Auflage Oktober 2012 (400 Stück)
Veröffentlicht ganz mit ohne Verlag
© Andrea Ilchmann
Keltenstraße 19
68753 Waghäusel
andrea-ilchmann.jimdo.com

Und weil ich alleine einfach nix auf die Beine kriege, halfen mit:
Der gute Geist: Simone Eppert (du bist ein Schatz!)
Umschlaggestaltung: Steffen Hoffner (der ist sooo klasse!)
Druckmichfein: Druckerei Braun, www.druckerei-braun.de
Lesen: Ihr!

ISBN 978-3-00-039662-5

Ich widme dieses Buch all denen, die sich darin wiederfinden, und allen, die den Mut haben, es zu lesen.

Ich möchte euch gerne mitnehmen auf meine Wanderung über den Camino francés, den spanischen Jakobsweg. Ich möchte euch an meinen Eindrücken teilhaben lassen, an seiner Schönheit, seiner Magie. Ich möchte euch von den wunderbaren Menschen erzählen, die ich unterwegs traf, möchte euch ein bisschen von seinem Zauber weitergeben.

Aber bitte denkt daran: Der Weg ist lang und mein Rucksack schwer. Also macht euch leicht. Und haltet euch gut fest, es wird manchmal hoppelig werden.

Vielleicht erschreckt ihr ab und zu über das, was ich euch so um die Ohren schreibe. Dann seid nicht zu sehr schockiert. Ich bin ziemlich verquer, aber sonst eigentlich ganz friedlich.

Wer weiß: Vielleicht gehört ihr ja am Ende nicht nur zu den gewidmeten mutigen Lesern, sondern auch zu den Sichwiederfindern.

¡Buen Camino!

Die Menschen, die euch in diesem Buch über die Füße stolpern, haben mir entweder ihre Einwilligung gegeben (ein ganz dickes Dankeschöngeknuddel dafür!), sie nennen zu dürfen, oder kriegten alltägliche Vornamen verpasst. Die Bilder stammen ausschließlich von meiner Speicherkarte (das sieht man!) und die Tippfehler (sind keine Tippfehler, sondern *dichterische Freiheit*) einzig und allein aus meinen Fingern.

Na gut, hier und da hatten *meine* guten Ideen schon andere, und zwar:

Michael Ende *Die unendliche Geschichte*
(c) 1979 by Thienemann Verlag, Stuttgart/Wien

Hape Kerkeling *Ich bin dann mal weg*,
Piper Verlag

Dietrich Höllhuber *Wandern auf dem Spanischen Jakobsweg*,
DuMont Reiseverlag, Ostfildern

Ich war so aufgeregt, als ich um die Genehmigungen bat zu mopsen, und habe so nette Antworten bekommen!

Huch?!

Meine Lieben, es ist soweit. In drei Tagen wollen wir mit dem Auto nach Roncesvalles fahren und von dort den Jakobsweg gehen. Ich kriege so was von Pups mit Land in der Hose, dass sich die ganzen Pyrenäen dahinter verstecken könnten!

Wie man auf so eine bescheuerte Idee kommt? Ja, das frage ich mich inzwischen auch.

Dazu muss ich euch jetzt erst einmal erklären, dass wir nie zu den Menschen gehörten, die sich zwei Wochen lang an einen Hotelstrand legen und Spaß an Animations-Programmen haben. Unser Alltag ist oft so straff organisiert und doch so chaotisch, da brauchen wir den Urlaub einfach, um ein bisschen so zu tun, als könnten wir den Duft der großen weiten Welt riechen. Also verzichten wir auf einen Flug nach Teneriffa und radeln dafür lieber einmal um den Bodensee oder bei Dauerregen tagelang an der Donau entlang. Ich sage euch: Das ist Survival pur - vor allem dann, wenn die mitradelnden Leben gerade Pickel kriegen und nur bockig sind! Wer das überlebt, braucht keine Expedition ins ewige Eis oder zu den Affen in den Urwald mehr!

Zu Ostern vergangenen Jahres haben mir unsere Leben das Buch *Ich bin dann mal weg!* von Hape Kerkeling geschenkt. Nein, ich habe es nicht gelesen. Ich habe es gefressen, verschlungen, wiedergekäut, von vorne nach hinten geschlagen, noch einmal nachgeblättert und bin darin bis über beide Ohren versunken. Ich habe mir nicht einmal die Zeit zum Schlafen genommen. Zwei Nächte habe ich mit ihm verbracht (die Tage waren ja mit dem Chaos und Stress unseres Alltags vollgestopft), dann war ich durch und mir absolut sicher: Das will ich auch machen!

Nun muss ich aber vorwegschicken, dass ich zwar getauft bin und ziemlich streng katholisch erzogen wurde, aber irgendwann beschlossen habe, dass meine Religiosität das ist, was aus meinem Bauch herauskommt.

Natürlich sind auch mir von klein auf die zehn Gebote um die Ohren gewedelt worden und ich versuche (zumindest zum Teil und hier und da), nach ihnen zu leben.

Du sollst nicht lügen ist eine meiner wohl größten Macken, auch wenn ich die eher meinem Papa (mein Papa war ein absolut charismatischer Mensch, der mich mehr geprägt hat, als ich es ausdrücken kann. Er ist immer da, in mir und ganz viel auch in unseren Leben. In den vielen Jahren, seit er sich nach oben verkrümelt hat, gab es nicht einen Tag, an dem ich ihn nicht vermisst habe) als der Bibel verdanke. Bei ihm durften wir Kinder allen erdenklichen Bockmist machen, aber lügen - da war Schluss mit lustig! Da gab es richtig Ärger!

Hand aufs Herz: Ich sage auch schon mal guten Tag zu Menschen, denen ich ganz viel wünsche, nur eben keinen guten Tag. Aber jetzt stellt euch mal vor, ich sagte: Ich wünsche dir Furunkel! Oder: Ich wünschte, auch dir würde endlich ein Hirn wachsen! – Was dann los wäre! Heiliger Bimbam, dann wäre trotz Aufrichtigkeit auch Schluss mit lustig!

Naja guuut, da ist noch etwas: Ich neige dazu, in meinen Beschreibungen hier und da ein kleines bisschen zu übertreiben. Also sage ich hier schon mal: Nicht jeder Elefant, von dem ich erzähle, ist größer als eine Laus. Die meisten sind eher kleiner.

Ha! So geht es auch: Wenn man im Voraus sagt, dass nicht alles, was man von sich gibt, der Wahrheit entspricht, kann man hinterher munter vor sich hin schwindeln und ist doch nicht unaufrichtig. Oh, was bin ich doch für ein schlaues Kerlchen!

Ich nehme niemandem etwas weg. Natürlich bin ich oft

kritzegrün im Gesicht, weil der Neid sich in mir breitmacht. Aber ich bemühe mich zumindest, jedem das Seine zu gönnen. Es gelingt mir nicht immer, aber der Versuch ist doch ein guter Anfang, oder?

Du sollst nicht begehren deines Nächsten Weib - gut, damit habe ich keine Probleme. Die Knackpos, auf die ich stiere, gehören ausnahmslos meiner Nächsten ihrem Gatten.

Ich drehe niemandem den Hals um, auch wenn es mir schwerfällt. Was ich in meiner Fantasie mache ... Ich bin jedenfalls davon überzeugt, dass es den perfekten Mord gibt, denn in meinem Kopfkino habe ich ihn schon mehrmals begangen und bin nie dabei erwischt worden. Ich bin eben ein Fuchs!

Daneben habe ich meine ganz persönlichen Gebote, die mir einfach wichtig sind:

Du sollst respektvoll umgehen mit Menschen, Tieren und deiner Umwelt, denn sie gehören zu diesem und damit auch zu deinem eigenen Leben. Irgendwie ist das doch wie ein riesengroßes Puzzle aus Millionen von Steinchen: Jedes Steinchen, das man beschädigt, stört das Bild, vor dem wir irgendwann stehen werden. Also müssen wir uns schon ein bisschen Mühe geben und nichts kaputt machen und sei es auch nur, damit wir irgendwann einmal sagen können: Das ist aber ein schönes Bild! Wie blöde wäre es denn, wenn wir in diesem Moment sagen müssten: Ach du lieber Gott (den Namen des Herrn nicht zu missbrauchen gehört übrigens nicht unbedingt zu den Geboten, an die ich mich halte), wer hat das denn verbrochen?!

Freundlich und hilfsbereit zu sein bereichert nicht nur das Leben anderer, sondern vor allem das eigene. Was ist dusseliger, als wenn man Angst davor haben muss, einem Menschen noch einmal zu begegnen? Und was ist schöner als für einen kleinen Handstreich ein Dankeschön zu bekommen?

Verlerne nie, die Schönheit kleiner Dinge zu sehen und zu schätzen. Schon ein Gänseblümchen kann unser Puzzle so viel bunter machen! Was ist wertvoller als eine Umarmung, ein Ohr, das zuhört, oder ein liebes Wort, wenn man auf dem Zahnfleisch kraucht?

Sei dankbar für alles Gute, was dir begegnet: ausreichend Nahrung und Kleidung, ein Dach über dem Kopf, einen warmen Sonnenstrahl, wenn man von innen heraus friert, Freunde, die da sind, wenn man sie braucht, ein freundliches Lächeln, einen Partner (mein lieber Mann und Göttergatte heißt Thomas; er bremst mich, wenn ich am Durchdrehen bin, und tritt mir in mein etwas umfangreicheres Gesäß, wenn ich auf den Felgen eiere) und – für mich das absolut Wichtigste überhaupt – gesunde Kinder. Unsere Leben heißen Felix, Dennis und Marius und sind das Wunderbarste, was uns in diesem Leben passieren konnte.

Verlerne nie zu lachen und zu weinen. Beides ist so was von ... befreiend! Das Weinen klappt im Moment bei mir nicht so gut. Irgendwie habe ich da, seit Dennis vor einem Jahr mit dem Fahrrad einen kleinen Unfall hatte, einen Korken. Es war nicht wirklich schlimm. Er hat dabei *nur* zwei Zähne verloren. Aber das reichte völlig aus, um mich derart in Angst und Schrecken zu versetzen, dass mir alles, aber auch wirklich alles, im Halse stecken geblieben ist.

Dass ich seitdem nicht weinen aber durchaus lachen kann, liegt wohl an meiner etwas verqueren Persönlichkeit. Oft benutze ich es als geheime Waffe gegen unfreundliche Mitmenschen. Ich wandele nicht auf den schlankesten Beinen dieser Welt und bin wegen meiner Körperfülle oft auch auf unschöne Weise belästert worden. Irgendwann habe ich festgestellt, dass, wenn ich selbst dämliche Witze über meine Speckröllchen mache, sich niemand anderes mehr traut, es zu tun. Das wurde für mich zu einem Knaller meiner unerschöpflichen Weisheit: Wer über sich selbst am lautesten lacht, verscheucht alle Spötter in ihre Mauselöcher. So, nun guckt mal, wie ihr da wieder herauskommt, ihr Dussel!

Wenn es ganz dicke kommt, dann *wende dein Gesicht der Sonne zu und du lässt die Schatten hinter dir*. Oder, wie unsere Oma immer sagte: „Tritt dem Teufel auf den Fuß, du weißt nie, wofür es gut ist!". Unsere Oma war eine wunderbare und sehr weise Frau.

Hups! Schon habe ich mich total verdüddelt. Das passiert mir dauernd: Ich fange mit einem Wölkchen an und lande Stunden später im Giraffenkäfigbegrünungsgrashalmmolekül. So bin ich halt.

Ich finde jedenfalls, dass es egal ist, welchen Glauben Menschen haben. Wichtig ist doch nicht, ob es nun eine Rippe oder eine Explosion war, mit der die Tragödie der Menschheit begann, sondern nur, dass es sie gibt - die Menschheit. Und wenn wir uns ein bisschen Mühe geben und pfleglich und respektvoll miteinander umgehen, kriegen wir das mit der Tragödie auch noch in den Griff.

Der Jakobsweg ist ein gutes Beispiel dafür. Ich greife hier jetzt mal kurz ein bisschen der Zeit voraus und zitiere, nach unserer zugegeben sehr freien Übersetzung, unsere absoluten Lieblingsherbergsväter: *Pilger gibt es, weil es den Camino gibt, und den Camino gibt es, weil es Pilger gibt. Ohne sie wäre er nur ein Weg wie jeder andere. Es ist egal welcher Religion man angehört und wie man den Gott nennt, an den man glaubt. Wichtig ist, dass man sich für den Geist des Caminos öffnet, ihn fühlt, ihn erlebt und so selbst zum Geist des Caminos wird. Es geht um den Spirit.*

Und glaubt mir: Auf dem Camino gibt es so viel *Spirit*, dass man, wenn man ein bisschen Herz hat, auf keinen Fall von ihm verschont bleibt.

Tut mir leid, eigentlich wollte ich in der Reihenfolge der Geschehnisse bleiben, aber das war mir jetzt einfach wichtig, schon mal gesagt zu haben.

Ich für mich hoffe, dass der Weg eine Möglichkeit ist, nach all den kleinen und großen Tücken des Alltags wieder zu meinem eigenen Gleichgewicht und mit den Füßen zurück auf den Boden zu finden. Alleine die Aussicht darauf ihn zu gehen war mir in den letzten Monaten ein Sonnenstrahl, auf den ich loshechtete – oder auch hier und da mal auf allen Vieren loskrabbelte (Dennis fehlende Zähne wie Mühlsteine hinter mir herzerrend). Es war ein Ziel, das ich mir gesetzt hatte, mein Licht am Ende des Tunnels, das mir manchmal leuchtete: Na komm, da musst du jetzt durch, du schaffst es! Alleine dafür habe ich allen Grund, dem Heiligen Jakobchen dankbar zu sein.

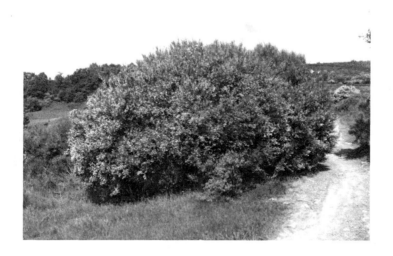

Warmgekrauche

Hier ist der Tunnel also zu Ende und ich kriege Muffensausen. Ganz klasse!

Ein wirklich blöder Fehler war, dass ich noch einmal anfing, das Kerkeling-Buch zu lesen, diesmal aber mit ganz anderen Augen: Meine Güte, das ist ja nur beschwerlich und anstrengend! Nun ist der ein Kerl und hatte nur 11 kg auf seinem viel breiteren Buckel! Mein Rucksack ist im Moment 13 kg schwer, meine Beine kürzer, mein Rücken schmaler, Bauch und Busen dafür umfangreicher. Wenn der schon geknappst hat, wie soll ich es dann schaffen?

Und das nach meiner tollen Vorbereitung!

Einen Rucksack habe ich mir schon im letzten Sommer gekauft. Dabei wurde ich Zeuge eines Gespräches zwischen zwei total durchtrainierten, jungen Damen, die sich köstlich darüber amüsierten, dass, seit es *Ich bin dann mal weg!* gibt, die unmöglichsten Menschen auf dem Jakobsweg herumkrauchen. Na bravo! Ich holte tief Luft, zog meine Speckröllchen ein, brachte Spannung in meinen Wabbelpo, hob mein zu der Zeit 44 Jahre altes Haupt selbstbewusst sehr hoch und stolzierte mit einem Rucksack nach dem anderen vor den Spiegeln hin und her: Wenn ich schon ein unmöglichster Mensch bin und krauche, dann will ich wenigstens gut dabei aussehen!

Gutes Aussehen war anfangs auch ein wichtiges Kriterium bei der Auswahl des passenden Schuhwerks, bis ich merkte, dass gut aussehen und passen sich zumindest bei mir und meinen *hesslichen* (dieses Wort ist kein Druckfehler, sondern eine Zusammensetzung aus hessisch und hässlich. In der Schule habe ich irgendwann einmal gelernt, dass Wortverbiegungen *dichterische Freiheit* sind. Nun bin ich zwar kein Dichter, aber ich kann manchmal richtig gut verbiegen und beanspruche diese Freiheit einfach auch für mich. Ha! Sag mal einer, dass ich das nicht darf!) *Ätsch-Ätsch-Füßen* eigentlich immer ausschließen. Meine Schuhe in lebhaftem Erdbraun sind zwar keine modischen Straßenfeger, aber meine Füße schlüpften hinein, schmiegten sich an die frische Sohle, machten es sich zwischen dem geschmeidigen Leder bequem und sendeten an mein Hirn: Die oder keine! Das jedoch antwortete: Seid ihr bekloppt?! Solche Ausstellungsstücke an Hässlichkeit kommen nicht an meinen Körper! Woraufhin meine Füße ihre Arme vor der Brust verschränkten: Wenn dir ein knalliges Orange wichtiger ist, als dass sich bei uns die Zehen bewegen können, dann geh doch ohne uns!

Inzwischen finde ich diese braunen Klumpen gar nicht mehr hässlich. Sie sind einfach nur bequem und das macht sie richtig schön!

Mein Vor-Jakobsweg-Fitnesstraining hatte ich mir auch richtig gut ausgedacht: Nach Fasching regelmäßiges Walken immer längerer Strecken. Ich bin auch gleich am Aschermittwoch losgewetzt. Danach habe ich Fenster geputzt – ein blöder Fehler. Meine Lieben, man sollte sich spätestens dann nicht auf einen Schreibtischstuhl stellen, wenn man denkt: Oh, der rollt aber gut! Es gelang mir ungefähr zwei eine Ewigkeit dauernde Sekunden das Gleichgewicht zu halten, während ich auf diesem Stuhl durch das Zimmer sauste. Was mir dabei alles durch den Kopf schoss, fing mit nee, ne! an, ging mit ...! (nein, es gibt Worte, die kann ich nur dann benutzen, wenn ich gerade mein Hirn nicht benutze, aber weil jetzt nicht dann ist, bleibt der Platz vor dem Ausrufezeichen leer) weiter und endete mit na bravo! Danach habe ich nichts mehr gedacht, nur noch gefühlt, und was ich da fühlte, war ... nicht schön. Es dauerte Wochen, bis ich mich wenigstens halbwegs schmerzfrei bewegen konnte. Ob ich beim Arzt war? Natürlich nicht! Wie hätte ich dem denn diese Dämlichkeit erklären sollen?

So viel also zu meinen Vorbereitungsplänen. Als ich endlich wieder laufen konnte, habe ich angefangen, mit meinen Stöcken zu kämpfen – und die ersten Gefechte jämmerlich verloren. Die Dinger waren irgendwie immer da, wo sie nicht hingehörten, und zwar direkt zwischen meinen Beinen. Und von oben aus dem Himmelstor sah mit verständnislosen Augen mein Papa hervor, schüttelte den Kopf und schimpfte: „Ich hab' dir doch immer gesagt, dass man beim Laufen die Hände frei haben muss!"

Lieber Papa! Ich weiß, dass du irgendwo auf einem Wölkchen sitzt und mir beim Schreiben zuguckst. Sei mir nicht böse. Wir sind richtig tolle Bergtouren miteinander gelaufen. Die waren manchmal wirklich nicht ohne und für so *dynamische Hüpfer* wie dich und mich eine echte Leistung. Aber die dauerten immer nur einen Tag. Hier ist die Sache ein bisschen anders. Wir wollen mehrere Tage hintereinander laufen. Wie viele es sein werden, das werden wir erst hinterher wissen. Was unser Plan im Moment allerdings nicht vorsieht, ist, jeweils abwechselnd einen Wander- und einen Ruhetag zu machen. Und wenn das mit diesen Dingern wirklich nicht funktioniert, finde ich bestimmt einen anheimelnden, kleinen Mülleimer, in dem ich sie entsorgen oder zur Verwendung für Nachkommende bereitstellen kann. Und wer weiß: Vielleicht werden wir ja doch noch Freunde, die Stöcke und ich.

Nebenbei haben wir, auf der Suche nach einem passenden Reiseführer, alle möglichen Buchgeschäfte gestürmt und ihn, wie ich denke, auch gefunden. Die Strecken sind genau beschrieben, es gibt kleine, wunderschöne Landkarten, damit man sich den Weg räumlich vorstellen kann, kleine, weniger wunderschöne Karten, auf denen die Entfernungen und Höhenunterschiede für mein pummeliges Herz nur allzu deutlich aufgezeigt werden, und ganz viel Wissenswertes über Unterkünfte und Städte.

Muss ich noch sagen, dass ich alles an Informationen in mich aufsog, was ich bekommen konnte? Nie zuvor habe ich meinen PC so oft genutzt. Da glühten die Drähte! Nur von Videos, die in allen möglichen Variationen angeboten werden, habe ich Abstand gehalten. Ich bin offen für alle guten Ratschläge und picke mir heraus, was zu mir passt: Ohrstöpsel sind wichtig für eine wenigstens halbwegs entspannte Nachtruhe (obwohl ich mir nicht vorstellen kann, wie ich mit solchen Dingern in den Lauschern einschlafen soll), auf ein Stück Isomatte zum Draufsetzen kann ich sicherlich verzichten. Aber so ein Video ist doch ein bisschen, wie wenn man erst einen Film sieht und dann das Buch liest: Man hat Vorstellungen und Erwartungen in Hochglanz und bunten, beschwingt bewegten Bildern. Das möchte ich nicht. Ich will alles zum ersten Mal mit meinen eigenen Augen sehen und auf mich wirken lassen. So halte ich mir vor allem die Möglichkeit offen, das Gesehene auch dann genießen zu können, wenn das Wetter vielleicht gerade nicht sonnendurchflutet, sondern eher duster und grau ist.

Als Sahnehäubchen habe ich jetzt die glänzende Idee, dieses Tagebuch zu schreiben, und fange auch gleich damit an. Dieses Kribbeln, das ich gerade im Bauch habe, möchte ich irgendwie festhalten, damit ich es nicht vergesse. Auch alles andere über den Weg möchte ich lebendig halten, für mich selbst und für euch, damit ihr ein bisschen teilhaben könnt an dem, was mir auf dieser Wanderung vor die Füße und durch den Kopf hüpft. Und glaubt mir: Ich bin zwar pummelig, aber meine Gedanken sind sehr sportlich. Die springen wie Gummibälle, machen Purzelbäume, schlagen ein Rad, rollen im Kopfstand mit den Fußnägeln auf und ab, tanzen einen wilden Cha-Cha-Cha und machen am Ende einen Flickflack.

Da bleibt keine Zeit für Langeweile. Ihr werdet manchmal gute Nerven brauchen! Stöhnt nicht! Denkt ihr, mir geht es besser?

Thomas ist, wie meistens vor dem Urlaub, bis über beide Schlappohren eingedeckt mit Arbeit. Also muss ich alles regeln.

Ich erstelle für unsere Leben einen Plan, was alles zu erledigen und auf was zu achten ist: Meine Pflanzen sind zwar pflegeleicht (nur so können sie bei mir überleben), aber ab und zu verlangen sie doch nach Wasser, man wäscht schwarze und weiße Wäsche getrennt, es empfiehlt sich, die Mülltonne zur Leerung bereitzustellen, und wenn meine Küche zu einem Schlachtfeld gemacht wird, möge man bitte wenigstens die Opfer beseitigen.

Die Kühl- und Vorratsschränke müssen mit Getränken und Speisen aufgefüllt werden, bei deren Zubereitung man zumindest eigentlich nicht Haus, Hof und eigenes Leben aufs Spiel setzt. Dabei erklären mir unsere Leben, dass das gar nicht notwendig ist. Schließlich ist die Dönerbude nicht weit weg, man verfügt über zwei Führerscheine, Knutschkugel (mein Auto) steht vor der Tür und bis zu den nächsten goldenen Bögen sind es nur zehn Minuten Fahrt. Nun bin ich ja gar kein Anhänger von Fast-Food, aber wenn sie das essen, bleibt wenigstens bei dieser Mahlzeit meine Küche heil. Also esst Hamburger und Döner und Döner und Hamburger, oder auch mal Hamburger mit Döner - alles ist erlaubt!

Ganz nebenbei muss ich auch daran denken, dass uns etwas zustoßen könnte. Da habe ich eine kleine Macke: Ich muss alles geregelt und in halbwegs trockenen Tüchern haben, auch wenn es mir selbst schier den Hals zuzieht und alle meine Männer mich für völlig abgedreht halten. Die Jungs müssen wissen, wo welche Vollmachten und Verfügungen liegen, was zu tun ist, wenn wir gerade noch oder auch nicht mehr schnaufen, an wen sie sich wenden können, um alle möglichen Angelegenheiten zu klären. Da beißt die Maus keinen Faden ab, auch wenn es uns allen nicht schmeckt.

Na bravo! Jetzt tut mir zwar mein Hintern nicht mehr weh, aber zum Warmkrauchen komme ich doch nicht. Nur am vergangenen Samstag habe ich mir ein paar Stunden für einen halbwegs ernsten Probelauf freigeschaufelt. Dass ich jetzt überhaupt noch die Zuversicht habe, den Camino gehen zu wollen, versetzt mich selbst in entsetztes Wundern!

Schon in aller Frühe habe ich alles, was ich mitnehmen wollte, in den Rucksack gestopft (11,5 kg!), steckte eine Flasche Wasser dazu (damit war ich bei 13 kg), wuchtete ihn ins Auto und fuhr 20 km zu einem Ort, um den herum es ein bisschen hügelig ist und wo mich vor allem niemand kennt.

Das war ein Spaß! Ich bekam das Ding kaum aus dem Kofferraum heraus! Mit viel Hau und Ruck wuchtete ich es auf meinen Rücken und machte mich auf den Weg. Wenigstens zwei Stunden lang wollte ich mit ihm wandern.

Das ging auch erst mal gut, bis mich eine körperliche Notwendigkeit dazu nötigte, ihn wieder abzusetzen. Mit dem Koloss Pipi zu machen ist einfach unmöglich! Als ich ihn endlich wieder auf dem Buckel hatte, war ich schon zum ersten Mal fertig wie ein Gänschen!

Dann kam eine sehr lustige Situation: Mit dem Rücken zu einem etwas tiefer liegenden Bach versuchte ich mich zu bücken. Tolle Idee! Mit 13 kg, die bergab ziehen wie Hundert wilde Hengste, die relativ sichere Haltung gestreckter Beine aufzugeben, sollte man tunlichst unterlassen! In letzter Sekunde gelang es mir zwar, meinen Körper so nach vorne zu drücken, dass es mich nicht nach hinten umhaute, aber zum Lachen war mir in dem Moment nicht zumute.

Später schon! Alleine die bildliche Vorstellung ist traumhaft: Ich hätte dagelegen, rücklings auf meinem dicken Packen, den Kopf bergab und mit allen Vieren in der Luft strampelnd. Bei Felix benutzte ich, als ich ihm von dieser Situation erzählte, das Bild einer Schildkröte – und wurde prompt von ihm eines Besseren belehrt: Eine Schildkröte hätte sich nämlich so lange mit der Nase vom Boden abgestupst, bis sie wieder auf den Bauch gefallen wäre. Ich wäre weder mit meiner Nase noch mit sonst irgendetwas meines Körpers an den Boden gekommen. Ich hätte dagelegen und fertig!

Naja, denkt ihr jetzt sicher, vielleicht hätte mich ja früher oder später jemand gefunden. Aber glaubt mir: Wenn man derart dämlich im Wald herumliegt, dann hofft man nur, auf gar keinen Fall gefunden zu werden – es sei denn vielleicht in vielen Hundert Jahren, wenn man nicht mehr zu erkennen ist und sich für seine Dummheit nicht mehr schämen muss. Hihi, dann würde ich aber gerne mal Mäuschen spielen, wenn der geneigte Finder über eine mumifizierte Leiche stolpert, buckelwärts auf einem Bündel schräger Klamotten (so was hat man mal getragen?!) dahingerafft, den Kopf so auf die Seite gestreckt, dass es aussieht, als wollte sie mit der Nase den Boden erreichen. Das wäre bestimmt lustig!

Ja, ich habe mich auf den Füßen gehalten, und nein, es ist nichts passiert.

Schließlich habe ich mich richtig an das Gewicht auf meinem Buckel gewöhnt, so sehr, dass ich torkelte wie fünfzig betrunkene Matrosen, als ich den Rucksack absetzte, um etwas zu trinken - nein, keinen Rum, sondern Wasser mit ohne Blubber.

So wanderte ich also nicht nur die geplanten zwei, sondern ganze drei Stunden durch den Wald und sehnte mich unentwegt nach meinem Auto. Dabei versuchte ich stets, wenigstens halbwegs gut auszusehen, denn ich wurde von allen sportlich-dynamischen Wesen, die - palimpalim - an mir vorbeijoggten, ausführlich beäugt. Dass meine Knutschkugel just um die Ecke auf mich wartete, habe ich freilich niemandem verraten. Auf diese Weise konnte ich mir wenigstens einbilden, etwas Besonderes zu sein. Wobei: Ich war es ja auch. Außer mir ist mir jedenfalls niemand mit einem riesigen Tornister auf dem Buckel begegnet.

Auf der Fahrt nach Hause ging ich gedanklich alles durch, was ich da herumgeschleppt hatte, beschloss, dass die Hälfte mehr als genug sei, und packte daheim mein fünftes T-Shirt wieder aus.

Die Abschiede reihen sich aneinander. Ich bin nun mal ein mitteilungswütiges Wesen und habe niemanden in unserem Umfeld von der Schilderung unserer Pläne verschont. Jetzt gibt es immer öfter Situationen, in denen ich Freunden und Bekannten begegne, die ich vor dem Urlaub nicht mehr sehen werde. Ich genieße jede Umarmung und jeden lieben Wunsch aus ganzem Herzen, freue mich wie ein kleines Kind darüber, wie viele Menschen uns in Gedanken begleiten, platze vor Stolz, wenn sie sagen, wie toll sie es finden, dass wir das wirklich machen wollen. Aber es schnürt mir auch immer ein bisschen meine umfangreiche Oberweite ab, weil es mir wie mit einem großen Transparent vor den Augen herumwedelt, dass es nun tatsächlich soweit ist. Ich weiß nicht: Könnte ich tanzen vor Freude? Könnte ich auf der Stelle tot umfallen vor Angst? Und bin ich das überhaupt?

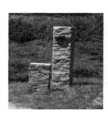 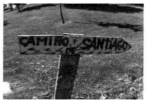 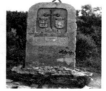

Donnerstag, 21.05.2009

Wiesental – Roncesvalles

Heiliger Bimbam, jetzt haben wir es tatsächlich getan! Gestern haben wir unsere Rucksäcke zu Ende gepackt und in den Kofferraum geladen. Mit diesen beiden Monstern ist unser Auto ratzevoll und die Hinterachse scheuert auf den Felgen (hatte ich schon bemerkt, dass ich zu Übertreibungen neige?). Für alle Fälle haben wir ein paar zusätzliche Kleider und unsere Zwei-Mann-Campingausrüstung dazugelegt. Wenn wir schon so weit fahren und nach höchstens zwei Tagen aufgeben müssen, weil unsere unsportlichen und etwas übergewichtigen Körper den Anstrengungen des Weges mit Sicherheit nicht gewachsen sein werden, möchten wir wenigstens ein paar Tage am Meer verbringen. Wie sollten wir auch allen Eingeweihten (also allen, die uns kennen, weil von der Einweihung blieb niemand verschont) erklären, dass wir zwar ein Riesentamtam gemacht haben, aber nach drei Tagen schon wieder zu Hause sind. Nein, wir müssen wenigstens eine längere kurze Zeit wegbleiben, damit unsere reumütige Rückkehr nicht peinlicher wird als unbedingt nötig, denn das ist schon peinlich genug.

Ja, wir sind zuversichtlich und optimistisch (räusper)!

So, jetzt müssen wir nur noch alle einsteigen. Hey, macht euch nicht so breit! Soll ich meinen Sitz ein bisschen nach vorne schieben? Habt ihr es bequem? Na fein, dann kann es ja losgehen!

Die Fahrt ist lang und anstrengend. In Paris haben wir schon die ersten Blasen am Po. Bei Arcachon kriegt Thomas eine solche Kopfschmerz- und Übelkeitsattacke, dass wir eine

Spuckpause einlegen müssen.

Also, meine Lieben, ich weiß nicht, wie es euch geht, aber ich habe keine Lust mehr weiterzufahren. Wir könnten doch wenigstens eine Nacht hier irgendwo auf einem Campingplatz bleiben, am Strand liegen, im Meer baden und wenn wir dabei einfach vergessen, dass wir eigentlich auf den Camino wollten, dann sagen wir: Ja, stimmt, aber wir haben es uns anders überlegt. Ist das nicht eine fabelhafte Idee? Nein? Na kommt schon, seid ein bisschen flexibel! Och Menno, ich steig' ja schon wieder ein!

Von der Autobahn runter kommen wir mehr und mehr in ländliche Gefilde. Das sieht richtig nett aus, denke ich ... bis die Hügel vor uns höher werden. Mein Magen zieht sich vor Angst und Grauen in einen Schlupfwinkel meiner Wirbelsäule zurück. Niemand hat mir gesagt, dass es sich bei den Pyrenäen um richtige Berge handelt!

Je tiefer wir in diese Gebirgslandschaft hineinfahren, desto beklommener wird mir. Schließlich kommen wir nach Saint-Jean-Pied-de-Port, dem eigentlichen Ausgangspunkt der navarrischen Route des Camino francés. Das angeblich verschlafene Örtchen entpuppt sich als Besuchermagnet für alles, was Füße hat. Sämtliche Bars und Cafés sind zum Bersten voll. So viele Menschen auf einem Haufen habe ich schon lange nicht mehr gesehen! Dabei sehen sie alle aus wie Sonntagsgäste – und sind es auch, denn heute ist Himmelfahrt, was auch in Frankreich ein Feiertag ist. Aber ich bin einfach überwältigt und maßlos enttäuscht von diesem Anblick. Das hier hat so gar nichts Lauschiges, so gar nichts für mein Herz.

Hier kommen täglich wahre Massen von Pilgern an, so viele, dass die Herbergen oft nicht ausreichen und sie in Sporthallen untergebracht werden. Zu diesen Pilgermassen gesellen sich die Massen derer, die wenigstens mal gucken wollen, wie Pilger aussehen, und schon haben wir zwei Massen, mit denen sich gutes Geld machen lässt. Hier kann man alles kaufen, was das Pilgerherz des Sonntagsgastes sich wünschen kann: Pilgerstöcke, Pilgerhemdchen, Pilgeranhänger, Pilgertrinkflaschen und Pilgermännchen.

Eigentlich fehlen Thomas und mir noch die Muscheln, das absolute Muss am Rucksack eines jeden Jakobswegbegehers. Ein Blick aus unserem sicheren Auto genügt jedoch uns zu überzeugen, dass wir auf keinen Fall anhalten und aussteigen wollen. Nein, nein. Unsere Pilgermuschel wartet nicht in diesem Volksfestrummel auf uns, sondern irgendwo, wo es schön ist.

Meine Lieben, jetzt erschreckt nicht, sondern bedenkt, dass heute ein Feiertag ist. An anderen Tagen ist Saint-Jean-Pied-de-Port ein richtig netter Ort, nur heute eben nicht – ganz und gar nicht!

Also fahren wir weiter. Gleich begegnet uns das erste Camino-Schild, das wir selbstverständlich fotografieren müssen. Schließlich sind wir weit genug von den Menschenmassen entfernt, dass wir uns wenigstens für einen kurzen Schnappschuss aus dem Auto wagen.

Jetzt geht es in Serpentinen Kilometer um Kilometer den Berg hinauf.

Braucht jemand eine Spucktüte? Nein? Na gut, aber sagt nicht, ich hätte euch keine angeboten!

Die, die diese Strecke zu Fuß gehen, haben wirklich jede Hochachtung verdient! Je höher wir kommen, desto mehr sind wir über unsere Entscheidung froh, diese erste Etappe ausfallen zu lassen. Das wäre für zwei fußschwache Flachlandtiroler wie uns der absolute Wahnsinn gewesen und hätte garantiert dazu geführt, dass wir nach kürzester Zeit erschöpft alle Viere von uns gestreckt hätten und den Berg rückwärts wieder hinuntergekullert wären. Dann hätte unser gesamter Camino schätzungsweise zwei Stunden gedauert und wäre mit Sicherheit nicht länger als etwa 3 km gewesen. Wir hätten noch einige Tage entkräftet und enttäuscht am Meer gelegen, bevor wir mit eingezogenen Köpfen wieder nach Hause zurück hätten kehren und vor Scham vielleicht sogar den Wohnort hätten wechseln müssen. Bin ich froh, dass wir so umsichtig, vernünftig und himmelschreiend klug waren!

Nach einer schier unendlich langen Zeit kommen wir nach Roncesvalles. Der Ort besteht aus einem Kloster, einem Steingebäude, in der sich eine Herberge befindet, einer Kapelle und zwei Hotels. Wir sind müde von der langen Fahrt und vertreten uns erst einmal die Beine. Wo wir heute Nacht schlafen werden, wissen wir noch nicht.

So spazieren wir durch das Klostergemäuer und finden dort eine Pilgerunterkunft. Nein, wir sind nicht neugierig, wir wollen nur mal gucken.

Vielleicht ist es die nackelige Angst vor der eigenen Courage, vielleicht ist es die Müdigkeit von der Fahrt, vielleicht ist es der Schock, nach stundenlanger, langweiliger Autobahn plötzlich wieder mit Leben konfrontiert zu werden – ich weiß es nicht. Jedenfalls zieht sich mir beim Eintreten sofort der Hals zu. So was habe ich noch nie erlebt! Ich kann nicht mehr atmen. Nicht, dass ich beim Atmen keine Luft kriege, nein, es geht einfach gar nichts mehr. Es ist, als hätte mein Körper vor den Luftholmechanismus ein Schild gehängt: *Außer Betrieb!* Ich kann das gar nicht beschreiben. Es ist nicht die Luft, die nicht in meinen Körper hinein will, sondern mein Körper, der einfach dichtmacht. Der Hammer!

Schnell schauen wir uns wenigstens ein bisschen um, solange man eben ohne zu atmen gucken kann. In einem kleinen Raum stehen Stockbetten dicht an dicht beieinander. Zwischen ihnen ist kaum genug Platz, dass sich eine einzelne Person bewegen kann. Die Matratzen sind nackt und sehen nicht wirklich sauber oder einladend aus. Bettlaken gibt es nicht. In einem solchen Bett kann niemand wirklich freiwillig schlafen wollen! (Heiliges Jakobchen, was sind wir da noch für Gänschen!)

Es herrscht ein ganz eigenartiger und erdrückend intensiver Geruch: Hirschhorntalg. Mit dem reiben sich alle möglichen Wanderer die Füße ein, damit die geschmeidig bleiben und in den Schuhen nicht auf den Strümpfen scheuern. Man findet diesen Geruch in fast jeder Herberge und er verfliegt auch bald wieder. Wir scheinen den Raum gerade betreten zu haben, nachdem sich jemand die Füße frisch mit dieser Creme eingekleistert hat.

Mein Beschluss steht fest: In einer solchen Massenabsteige werde ich nie, nie, niemals eine Nacht verbringen. Völlig ausgeschlossen! (Gänschen! Gänschen!)

{Meine Lieben, es dauert nun einmal eine Weile, bis man ein Buch geschrieben und gedruckt hat. Zwischendurch kann man mal eben zur Entspannung den Weg zumindest zum Teil noch einmal betrapseln. Warum auch nicht, man hat ja sonst nix besseres zu tun. Und dann findet man hier eine Änderung und da etwas Neues. Also bringe ich ab und zu kurz einen Nachtrag an. Der Erste ist, dass es diese Herberge so nicht mehr gibt. Sie wurde durch eine Funkelnagelneue ersetzt. Die Unterkunft in dem Steingebäude gibt es allerdings noch. Dort zu übernachten gehört wohl zu den größeren und nicht wirklich angenehmen Abenteuern auf dem Camino. Hihihi, ihr müsst die mal ansprechen, die dort eine Nacht verbracht haben (ich benutze ganz bewusst das Wort *schlafen* hier nicht!), die sind alle total begeistert!}

Heute brauchen wir uns für unsere Abneigung dieser Unterkunft gegenüber nicht einmal zu rechtfertigen oder zu schämen. Schließlich sind wir erst angekommen und das mit dem Auto. Was für Menschen wären wir, wenn wir daherkämen und einem Pilger, der den langen und anstrengenden Weg von Saint-Jean-Pied-de-Port hierher gelaufen ist, das Bett wegnehmen würden? Das wäre schon die erste Sünde, die uns der liebe Gott, wenn wir (ähm, vielleicht) in voraussichtlich drei Jahren in Santiago ankommen, vergeben müsste!

Das ist übrigens auch ein Knaller meiner unerschöpflichen Weisheit: Schöngucken und Schönreden macht schön. Oder: Mit etwas Fantasie und Wortgeschick lässt sich jede Tatsache so lange hin- und herbiegen, bis sogar aus Überheblichkeit eine Tugend wird.

Wir gehen zurück zum Hotel und fragen nach einem Zimmer, die natürlich um diese Uhrzeit bereits alle belegt sind. Wir kriegen das letzte Apartment, das sich ebenfalls in dem alten Kloster befindet.

So verbringen wir unsere erste Nacht auf dem Camino ziemlich luxuriös. Das Zimmer ist wirklich schön, zu schön, um sich nur ins Bett zu legen und sofort einzuschlafen. Aber genau das machen wir. Hihihi, wir müssen morgen fit sein, damit wir wenigstens die ersten 5 km schaffen!

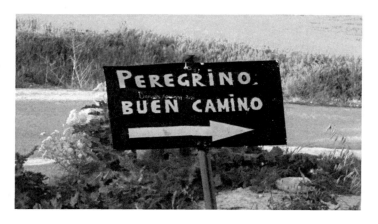

Freitag, 22.05.2009

Roncesvalles - Zubiri (22 km)

Ich kann es noch immer nicht fassen: Wir sind wirklich auf dem Jakobsweg! Seit über einem Jahr habe ich davon geträumt, hier zu sein. Man soll immer vorsichtig sein mit dem, was man sich wünscht - es könnte in Erfüllung gehen.

Wir packen die Rucksäcke hin und her, ein und aus. Haben wir auch nichts vergessen? Auspacken, noch mal genau nachgucken, wieder einpacken. Moment, vielleicht können wir auf das eine oder andere verzichten. Da war doch ... auspacken ... genau, das brauchen wir nun wirklich nicht ... einpacken ... oder vielleicht doch?

Hihihi, kennt ihr das, dass man für einen Kurzurlaub am liebsten seinen kompletten Kleiderschrank mitnehmen möchte? Dass man für eine Reise in die Karibik ganz dringend auch seine Daunenjacke dabeihaben muss. Jetzt stellt euch mal vor, es fängt an zu schneien, da ist man doch froh, wenn man sie hat!

Meine Lieben, wenn man das, was man meint zu brauchen, auf dem Rücken trägt und sein Gewicht spürt, überlegt man sich ganz viel ganz schnell ganz anders! Der zweite Pullover ist wirklich nicht notwendig, auch wenn man darin besonders gut aussieht. Und darauf, für jeden Tag eine frische Unterhose zu haben, kann man auch verzichten. Drei Schlüpfer reichen vollkommen: Einen, den man am Po trägt, einen, den man gestern getragen hat und der jetzt vielleicht noch trocknet, und einen für den Notfall, der zwar nicht näher spezifiziert werden kann und auch nie eintritt, aber es könnte ja sein, dass sich das Leben etwas nicht näher Spezifiziertes einfallen lässt; dann ist man froh, wenn man dem mit einer dritten Büx begegnen kann. Ist doch klar, oder?

Fünf Tüten Mandeln als Notration braucht kein Mensch. Zwei reichen völlig aus. Schließlich soll es auch in Spanien Menschen geben, die so viel Essen haben, dass sie welches verkaufen. Ein zweites Taschenmesser ist so nötig wie ein Kropf. Wir werden es ja wohl packen, uns eines zu teilen, ohne dabei zu verhungern.

Bei meiner zweiten Jacke tu' ich mir ein bisschen schwer. Ich liebe Jacken! Man kann herrlich seinen etwas umfänglicheren Körper darin verstecken. Also stehe ich unschlüssig vor meinem Rucksack und wäge ab: eine ... zwei ... doch nur eine ...? Dann kommt mir die Erleuchtung: Noch ist es sowieso etwas kühl, also ziehe ich eine Jacke an und stopfe die zweite in meinen Rucksack. So habe ich nur eine eingepackt. Oh, meine Lieben, das hab' ich guuut gemacht! Ach, ich bin halt doch ein helles Köpfchen!

So, jetzt muss sich das helle Köpfchen aber ein bisschen beeilen, denn bald wird es nicht mehr kühl sein und dann würde sich meine wunderbare Lösung in der hellen Wärme der spanischen Sonne in Wohlgefallen auflösen.

Beim Verlassen des Klosters begegnen wir den ersten anderen Wanderern. Als ich schon unten stehe und Thomas noch einmal oben aus unserem Zimmerfenster guckt, winke ich ihm fröhlich zu. Dabei kommt mir ein Paar entgegen, das mich wild herumfuchteln sieht. Sie verwechseln mich ihrerseits mit einer anderen Weggefährtin und winken mir fröhlich zurück. Dann fällt ihnen auf, dass ich gar nicht diese Person bin und sie ihrerseits auch nicht die, denen ich winke. Wir nicken uns höflich zu und könnten uns alle ins nächste Mauseloch verkrümeln, so unangenehm ist uns diese Situation.

Ab sofort heißen die beiden erst einmal nur die Winker.

Sie werden uns auf unserem Weg und in den nächsten Tagen immer wieder begegnen. Wir werden miteinander essen und nebeneinander schlafen. In ein paar Tagen bekommen sie auch richtige Namen. Aber das dauert noch.

Wir stellen unseren Wagen mit dem Kofferraum ganz dicht an eine Mauer, damit niemand auf die Idee kommt, da könnte etwas Klauwertes drin sein. Es ist uns schon mulmig, ihn einfach in Roncesvalles stehen zu lassen. Hier, direkt vor einem Kloster, wird doch hoffentlich kein Mensch auf die Idee kommen, ihn aufzubrechen. Wir beschließen, an das Gute im Menschen zu glauben – auch wenn wir uns davon selbst erst überzeugen müssen.

Also gut. Wir sind fertig, wuchten unsere Bündel auf unsere Buckel (dabei empfiehlt sich ein etwas breiterer Stand und die Knie ein wenig zu beugen, damit man sich nicht selbst umhaut) und los geht's.

Ich kann euch gar nicht sagen, wie mulmig mir ist. Wir sind mutterseelenallein. Alle anderen sind längst unterwegs. Na klar! Die sind auch die Etappe gelaufen, die wir Weicheier niemals geschafft hätten. Die sind auf dem Weg nach Santiago. Das sind Pilger!

Und wir? Natürlich haben wir unsere Rucksäcke auf den Schultern und stapfen - naja, ein bisschen wie frisch geborene Giraffen, die nicht so richtig wissen, was die vier unteren Enden ihres Körpers da sollen - durch die Gegend. Doch man wird nicht mal eben zum Pilger, weil man drei Paar Socken, seine Zahnbürste und einen Schlafsack auf dem Rücken trägt.

Ich fühle mich total fremd und völlig fehl am Platz. Ich kann gar nicht glauben, dass das hier wirklich ich bin, dass ich wirklich hier bin, dass ich wirklich mache, was ich mir selbst nie im Leben zugetraut hätte, noch immer nicht zutraue.

Ich war nie eine Sportskanone (doch, einmal hatte ich in

Sport eine 2; ein Versehen, das schnellstens korrigiert wurde, weil mein Mitschüler sich lautstark über seine - oder vielmehr meine - 4 in seinem Zeugnis beschwerte). Ich war stets die kleine Dicke, bei jedem Wandertag die Letzte (was den anderen sehr oft eine längere Extrapause bescherte), bei jedem leichten Anstieg die, die schnaufend und nach Luft japsend kurz vor dem absoluten Kollaps stand, über Jahre hinweg der letzte Name auf der Einlaufliste einer Winter-Lauf-Veranstaltung. Jetzt stehe ich hier, mache mir vor Angst fast in die noch frische und saubere Unterwäsche (oh, vielleicht könnte das ein bisher nicht spezifizierter Notfall sein!). Nein, meine Lieben, da kommt kein Achtung-Welt-hier-kommt-eine-Pilgerin-Gefühl auf!

Wir stiefeln los und kommen bis zum Ortsschild, also etwa 50 m weit. Da hält uns ein Herr auf, der Bilder für irgendwelche Magazine macht: Ob er uns fotografieren darf?

Ich kann nun nicht von uns behaupten, dass wir einen besonders adretten oder dynamischen Eindruck machen. Ich glaube, der arme Kerl ist einfach nur verzweifelt, weil außer uns kein Mensch mehr in der Nähe ist, der aussieht, als sei er verrückt genug, mal eben quer durch Spanien latschen zu wollen. Die sind alle längst weg. Außerdem sind wir sicher die Einzigen, die keine dicken Ringe unter den Augen tragen. Schließlich haben wir in der letzten Nacht wohl geruht.

Wir tun unsere erste gute Tat auf dem Camino, lassen uns ablichten und versuchen, dabei eine gute Figur zu machen. Ob wir nun dazu taugen, auf Hochglanzfotos verewigt andere Menschen zu ermutigen, den Jakobsweg ebenfalls zu beschreiten, lassen wir freilich mal eben sehr nachdrücklich dahingestellt sein. Wir tun jedenfalls unser Bestes. Dann geht es aber wirklich los!

Nach knapp fünf Minuten verlaufen wir uns zum ersten Mal. Zwei Doofe unterwegs auf fremden Pfaden! Dabei ist der Camino wirklich richtig gut gekennzeichnet. Überall gibt es Schilder, Zeichen mit der Jakobsmuschel und gelbe Pfeile. Die Route ist absolut deppensicher – jedoch leider nicht für zwei blitzblinde Oberdeppen. Noch fehlt uns der Blick für die Wegweiser, woran sich in den nächsten Tagen nicht wirklich etwas ändern wird, denn wir verlaufen uns immer wieder.

Ein netter Herr, dem wir nach einem Weilchen begegnen, schickt uns wieder zurück zur Straße, der wir seitlich folgen. Im nächsten Dorf steht eine riesige Aufforderung, hier doch bitte rechts abzubiegen. Wir latschen fröhlich geradeaus.

Meine Lieben, wer dieses Schild sieht, seine Größe, seine klaren und unmissverständlichen Formen, seine auffällige Farbe, der langt sich an den Kopf und denkt: So dämlich kann man gar nicht sein! Doch, glaubt mir, man kann!

Irgendwann hinter dem Ort versuchen wir, wenigstens notdürftig wieder in die richtige Richtung zu kommen. Wir biegen in einen betonierten Feldweg ein und begegnen schon bald einer Kuhherde, die uns entgegenkommt.

Nun ist man aus dem wirklichen Leben so manche Begegnung mit Rindviechern gewöhnt, aber gleich so viele ... auf einem Haufen ... alle mit vier Beinen! Respektvoll drücken wir uns so weit wie möglich auf die Seite des Weges, bleiben mit einem sehr unbehaglichen Gefühl wie angewurzelt stehen und warten ab, bis diese mit dem Schwanz wedelnden, riesigen Nutztiere mit Hörnern auf dem Kopf an uns vorbei sind.

Die bleiben ihrerseits ebenfalls mit einem offensichtlich sehr unbehaglichen Gefühl wie angewurzelt stehen. Mit großen Augen glotzen sie uns entgegen. Wir können ihre Gedanken schier hören: Man begegnet in seinem Kuhleben ja so manchen menschlichen Rindviechern, aber die beiden sind nun wirklich ausgesprochen blöde Exemplare! Lassen wir sie an uns vorbeischlappen und hoffen wir, dass sie dabei keinen größeren Schaden anrichten. Denen ist ja wohl alles zuzutrauen!

Kein Rindvieh, weder eins mit zwei noch eins mit vier Beinen, rührt sich. Alle stehen still und warten, wer den ersten Schritt macht.

Hinter der Herde fängt ein Auto an zu hupen. Vor lauter Kühen können wir es zwar nicht sehen, da die Herde jedoch mucksmäuschenstill ist und auch nicht das leiseste Muh! von sich gibt, ist es nicht zu überhören.

Was jetzt passiert, haut uns schier aus den frisch eingelaufenen Wandertreterchen: Die Herde setzt sich nicht etwa in eilige Bewegung, nein, diese doch ziemlich umfangreichen Tiere, die vor uns die gesamte Breite des Weges einnehmen, schaffen es tatsächlich, sich fein ordentlich in einer Reihe aufzustellen und im Entenmarsch hintereinander mit argwöhnischem Geäuge und so viel Sicherheitsabstand wie möglich an uns vorbeizudrücken. Kaum, dass sie uns passiert haben, fällt jedem von ihnen unüberhörbar ein riesiger Stein vom Herzen. Sie laufen los, glücklich darüber, von uns nicht mit unseren Wanderstöcken verprügelt oder gar geschlachtet worden zu sein.

Am Ende winkt uns der Bauer freundlich aus dem Auto zu. Wir gucken ihm hinterher. Jetzt müsste noch die Sonne glühend hinter dem nächsten Hügel untergehen ... und dann kommt der Abspann.

Im nächsten Ort, Auritzberri/Espinal, sind wir wieder richtig. Langsam kriegen wir Hunger. Nicht, dass wir bisher schon sehr weit oder anstrengend gewandert wären, nein, wir hatten nur noch kein Frühstück.

Auf einer kleinen Steinmauer setzen wir zum ersten Mal unsere Rucksäcke ab. Genug zu essen habe ich ja dabei. Typisch ich: Immer Angst zu verhungern oder zu verdursten. So halten wir unsere erste kleine Frühstückssiesta, knabbern unsere Brote und genießen die Sonne.

Gleich um die Ecke kommen wir an einem kleinen Lädchen vorbei, in dem wir uns für später mit Nahrung und Wasser eindecken. Es ist so süß, so urig und die Chefin so eine knuddelige, ältere Señora – dies ist genau der richtige Platz, eine Pilgermuschel zu kaufen und an den Rucksack zu hängen. Bin ich froh, dass wir das nicht im Gewusel von Saint-Jean-Pied-de-Port gemacht haben. Das hier passt viel besser zu uns.

So kommen wir frisch gestärkt und bemuschelt zum Metzkiritz-Pass. Von unserer Umgebung kriegen wir nicht viel mit. Wir sind viel zu sehr mit uns selbst beschäftigt, mit der Tatsache, dass wir tatsächlich hier sind, damit, den Rucksack auf unserem Rücken zu spüren und unsere Füße schön einen vor den anderen zu setzen. Wir haben noch keinen Takt, sind noch nicht wirklich wir, noch nicht wirklich hier und noch nicht wirklich jetzt. Wir sind ... irgendwo zwischen nichts und gar nichts.

Außerdem liegt der Erro-Pass vor uns und der macht mir wirklich Sorgen. Von ihm herunter soll der Pfad sehr steil abfallen. Hoffentlich macht sich Thomas da nicht schon am ersten Tag seine unförmigen Knöchel kaputt.

Unterwegs begegnen wir mit ¡hola! (Hallo) immer wieder anderen Wanderern. Das Gefühl, zu ihnen zu gehören, will und will sich nicht einstellen. Wir haben noch nicht begriffen, dass das hier nicht einfach eine Tageswanderung ist, bei der man Menschen trifft, sich grüßt und dann nie wieder sieht. Pilger gehen über Wochen den gleichen Weg, begegnen sich beim Laufen und in den Herbergen immer wieder, haben das gleiche Ziel. Aber das ist uns noch fremd. Pilger, das sind die anderen, das sind nicht wir – noch nicht.

Der Höhenunterschied zum Erro-Pass macht nur etwa 120 m aus. Die reichen mir Pummelchen völlig! Der Weg führt größtenteils durch einen Wald. Wäre er nicht links und rechts von Maschendrahtzäunen flankiert, wäre er richtig schön. Ich gucke mich um, aber ich kann kein Tier entdecken. Wer soll da also eigentlich vor wem geschützt werden? Naja gut, nach unserer Begegnung mit den armen, verängstigenden Kühen ist diese Frage wohl überflüssig. Ab und zu kreuzen wir die Straße. Oben angekommen lassen wir uns für einen längeren Augenblick auf eine Bank plumpsen.

Da kommt ein deutscher Fahrradfahrer daher und quasselt uns die Ohren voll. Er ist schon so und so lange unterwegs, macht so und so viele Kilometer am Tag und was für ein toller Hecht er doch ist. Oh, mein Rucksack würde aber schwer aussehen. Ich hätte bestimmt viel zu viel eingepackt.

Meine Lieben, mein Rucksack sieht nicht nur schwer aus, sondern er ist es auch. Ich habe ihn nach meinem Drei-Stunden-Probelauf nicht mehr gewogen, weil ich gar nicht wissen wollte, wie schwer er ist. Es hätte eh nichts geändert. Was drin ist, ist drin, weil ich denke, dass ich es brauche. Kein überflüssiger Pullover, keine überflüssigen Schlüpfer und Mandeln für höchstens drei Tage. Wenn ich etwas nicht brauche, entsorge ich es eben unterwegs. Fertig. Außer mir muss niemand mein Gepäck tragen. Es gibt also überhaupt gar keinen Grund, mich dafür zu rechtfertigen, was ich eingepackt habe.

Ich mag Immer-alles-besser-wisser-Menschen sowieso so gerne wie Durchfall und Übelkeit gleichzeitig. Sind wir doch mal ein bisschen ehrlich: Wir alle tun Dinge doch nur, damit es uns selbst hinterher besser geht, oder? Wir sind die absoluten Egoisten, habe ich recht?

Nun kann man sich auf zwei Arten besser fühlen. Eine davon ist, alles besser zu wissen, den anderen dumm und klein zu machen, ihm zu zeigen, was für ein toller, cleverer Überflieger man selbst ist. Je kleiner, mickriger und unwuchtiger sich der andere fühlt, desto leichter kann man auf seine

Schultern steigen, seine Entenbrust aufpusten und tönen: Ich bin ein Schwan, ich bin ein Schwan!

Ich bin so egoistisch, dass ich manchmal vor mir selbst erschrecke, und auch ich tu' Dinge nur, damit es mir hinterher besser geht. Allerdings mache ich das anders: Ich versuche meinem Gegenüber ein Gefühl von Größe zu geben und habe eine diebische Freude daran ihm zuzugucken, wenn er tatsächlich wächst. Ist er dann richtig groß, dann klettere ich auf seine Schultern – und nun ratet mal, wer jetzt seine Nase in höhere Gefilde strecken kann! Ich war nie ein Schwan, ich bin kein Schwan, ich werde nie ein Schwan werden. Aber wenn ich einen Menschen mit einem guten Gefühl vor mir habe, kann ich mir ein Stückchen davon stibitzen (weil ich dem anderen dadurch nichts wegnehme, fällt das auch nicht unter das Gebot *Du sollst andere nicht beklauen*), mir in meine Entenbrust stopfen und nicht mehr hergeben. Na gut, ich muss ein bisschen höher klettern, um auf die Schultern zu kommen, dafür spare ich mir das Aufpusten, denn mit der Zeit sammelt sich da einiges an. Ich mag das!

Kurzerhand beschließen Thomas und ich, völlig eingequasselt und genervt, unsere Rast abzubrechen, den Schwan seinem Schicksal zu überlassen, setzen unsere Rucksäcke wieder auf unsere Entenbuckel und machen uns an den Abstieg.

Der tut Thomas wirklich nicht gut. Es ist ein Fußpfad mit vielen Steinen, eigentlich ein ausgetrockneter Wasserlauf, jedoch von der steileren Sorte. Er tastet sich Schritt für Schritt und mit zusammengebissenen Zähnen bergab.

Ich mag diesen Weg, eben weil er so pfadig, steinig und steil ist. Nur das Hüpfen, wie ich es sonst mache, wenn es hinuntergeht, scheitert am zusätzlichen Gewicht auf meinem Rücken. Aber das ist nicht schlimm. So kann ich Thomas besser im Blick behalten ohne dass es ihm zu sehr auffällt (als

Frau muss man den Stolz seiner *besseren* weil *stärkeren* Hälfte wie ein Mimöschen behandeln, sonst macht der womöglich den perfekten Mord wahr und man guckt viel zu früh auf sein Puzzle des Lebens).

Neun Stunden und 22 km nach unserem Abmarsch aus Roncesvalles kommen wir über eine wunderschöne alte Steinbrücke (ich werde auf dem Camino zum absoluten Liebhaber von Steinbrücken. Die sind nicht nur echte Hingucker, sondern allermeistens kommt dahinter ein Dorf, in dem es vielleicht sogar eine Bar, ein Lebensmittelgeschäft oder eine Unterkunft gibt) nach Zubiri. Wir sind zum Umfallen müde. Nein, heute laufen wir keinen Meter mehr!

Gleich rechts ist die Herberge. Wir lunsen nur kurz rein, werden jedoch umgehend von einem Landsmann aufgeklärt, dass alle Betten belegt sind. Darüber sind wir nun nicht wirklich traurig. So haben wir doch heute noch einmal eine gute Ausrede, nicht in einer solchen Unterkunft zu schlafen.

Landsmann erklärt uns, wo eine zweite *Albergue* (Massenpilgerschnarchstätte) ist. Wir schlappen in eben diese Richtung bis zur nächsten Straßenkreuzung. Hier sollen wir rechts abbiegen, also gucken wir - düdeldü - nach links und finden tatsächlich ein Schild, auf dem *Hotel* steht. Kaum wollen wir drauflos stürzen (die Aussicht auf ein Bett lässt auch den müdesten Treterchen Flügel wachsen), werden wir von einer älteren, kleinen Spanierin angesprochen, ob wir eine *habitacion* (Unterkunft) suchen. Wir nicken derart eifrig, dass mir im Kopf ganz schwindlig wird. Freundlich zieht sie mit uns davon in den vierten Stock eines Mehrfamilienhauses. Der Fahrstuhl ist zwar für sechs Personen ausgelegt, aber der hat nicht damit gerechnet, dass zwei von ihnen riesige Kiepen tragen könnten. Irgendwie quetschen wir uns hinein und schockeln nach oben.

Eine Wohnung ist sozusagen als private Herberge eingerichtet: Bad und Küche sind für alle, in drei Zimmern stehen jeweils zwei getrennte Einzelbetten und später werden auch im Wohnzimmer zwei Schlafgelegenheiten hergerichtet. Heute sind wir ausschließlich Deutsche, die hier übernachten. Das weckt in uns den Eindruck, dass Señora sich ab dem späteren Nachmittag auf die Lauer legt und alles einsammelt, was deutsch, müde und verzweifelt aussieht. In dieses Beuteschema passen wir hervorragend hinein.

Wie auch immer: Wir duschen, waschen unsere Klamotten des Tages und fallen müde aufs Bett. Nur ein bisschen ausruhen – und dann nie wieder aufstehen!

Es hilft alles nichts, wir müssen einkaufen, denn Hunger und Durst haben wir ja trotzdem. Also raffen wir uns noch einmal auf und schlurfen zum nahegelegenen Supermarkt. Eigentlich sind wir viel zu faul dazu, aber hätten wir das nicht gemacht, hätten wir wirklich etwas versäumt. Der Chef des Ladens ist so lieb und bedient uns so süß und herzlich - da macht einkaufen wirklich Spaß! Ganz nebenbei kriegen wir eine Privatstunde in Spanisch: Äpfel heißen *manzanas*, Orangen *naranjas* und Brot *pan*. Da diese drei Dinge für uns zu den wichtigsten Nahrungsmitteln auf unserer Wanderung gehören, merken wir uns diese Vokabeln bereitwillig, nehmen uns zwei Flaschen *aqua sin gas* mit (Wasser mit ohne Blubber, weil bei mit Blubber blubbert es beim Laufen zu sehr im Bauch), tappeln wieder in unsere Pension und schieben uns eine Kleinigkeit zwischen die Zähne. Beim mühsamen Kauen wird jeder Bissen mehr und mehr im Mund. Schlussendlich kostet es uns jede Willenskraft, ihn auch noch hinunterzuschlucken. Dann fallen wir hemmungslos in einen tiefen, festen Schlaf.

Der erste Tag ist geschafft. Leider hat Thomas auch schon die ersten Blasen an den Füßen. Aber er ist heil den Berg heruntergekommen, das alleine zählt.

Samstag, 23.05.2009

Zubiri - Trinidad de Arre (16 km)

Wir starten, für unsere bis-jetzt-noch-Verhältnisse, sehr früh um 8.15 Uhr. Natürlich hatte unsere Señora keinen Stempel für unsere Pilgerausweise, also halten wir in der Herberge an, um ihn uns dort geben zu lassen. Weil gerade niemand da ist, der so offiziell aussieht, dass wir ihn darum bitten könnten, das Objekt unserer Begierde jedoch offen im Eingang steht, beschließt Thomas, ihn selbst in unsere Pilgerpässe zu drücken. Das erzeugt großen Unmut bei unserem Landsmann von gestern, der gerade die Herberge verlassen will: Wild stempeln, das sei nicht in Ordnung! Wir sollen ihn uns gefälligst dort geben lassen, wo wir geschlafen haben!

Ihr Lieben, kennt ihr das, wenn man wie aus heiterem Himmel von jemandem völlig unbeherrscht und ohne jeden Grund angefahren wird, alles, was bis eben den Kopf wild belagert hat, sein Heil in der Flucht sucht und nur fassungslose Leere zurückbleibt? Genauso geht es mir in diesem Moment. Selbst der Gedanke du ausgemachter Blödkopf! guckt erst einmal vorsichtig hinter einer schützenden Mauer hervor und traut sich nur ganz langsam aus seinem Versteck.

Wild stempeln? Wo auch immer unsere müden Knochen geruhten zu ruhen: Wir sind den Weg bis hierher gegangen, auf unseren eigenen *zierlichen* Füßen, von denen zwei von diesem Marsch dicke Blasen als Verzierung erhalten haben. Also erzähl Er uns nicht, ob wir das Recht haben, uns einen Stempel zu nehmen oder nicht!

Wenn ihr geglaubt habt, es gäbe nur freundliche Menschen auf dem Camino, muss ich euch leider enttäuschen.

Aber bei den Unangenehmen hilft das Gleiche, wie im normalen Leben auch: auf Chinesisch und unsichtbar stellen, dann kommt von irgendwoher eine Stimme, die sagt etwas Unverständliches, aber es ist gar niemand zu sehen.

Frisch und wild bestempelt gehen wir zurück über die wunderschöne alte Steinbrücke und dann erst einmal ein ganzes Stück in ein großes Kieswerk, durch ein großes Kieswerk und um ein großes Kieswerk herum. Wir begegnen zum ersten Mal einem englischen Mönch in seiner braunen Kutte. Wie macht der das eigentlich mit dem Kleiderwechsel? Hat er eine Wechselkutte dabei, damit er eine waschen und trocknen kann, während er die andere trägt? Trägt er immer die Gleiche? Na gut, er hat sicher ein T-Shirt drunter, aber unter dem schweren Gewand wird einem doch mit Sicherheit gut warm. Außerdem schlappt das auch dauernd auf dem Boden herum.

Über was ich mir alles Gedanken mache! Dabei werde ich beim Anblick von Kutten oder Nonnengewändern ganz ehrfürchtig. Die Menschen, die sich für einen solches Leben entscheiden, müssen schon sehr fest in ihrem Glauben sein.

Thomas kommt mit seinen beiden Stöcken langsam in Tritt. Dabei quälen ihn seine Füße. Er hat, seit ich ihn kenne, Probleme mit seinen knubbeligen Knöcheln. Jetzt zieren seine Sohlen auch noch diese vorwitzigen Wasserpusteln. Na bravo!

Wir sind noch viel zu sehr damit beschäftigt hier anzukommen, als dass wir die wunderschöne Landschaft genießen könnten. Wir sind auch noch immer nicht wirklich Pilger. Wir wandern diesen Weg, machen einen Zwei-Mann-Urlaub und folgen, wenn wir sie nicht gerade übersehen, den gelben Pfeilen und Muscheln. Die anderen, die Pilger, sehen wir, nehmen sie wahr, haben Ehrfurcht vor ihrer Reise. Aber wir kriegen einfach nicht das Gefühl, zu ihnen zu gehören. Ja nun, so ein Heiligenschein braucht halt seine Zeit, bis er einem über dem Haupt leuchtet!

Außerdem sind wir wie die Neandertaler erst einmal nur mit Nahrungssuche beschäftigt. Wir kommen zwar durch Dörfer, doch die bestehen stets nur aus wenigen Häusern. Eine Bäckerei oder ein Lebensmittelladen ist nie darunter. Dabei haben wir Hunger! Ein Haus, das wir passieren, hat sogar einen eigenen kleinen Friedhof. Das sieht zwar lauschig aus, aber satt macht es nicht.

Uns begegnet immer wieder eine Gruppe älterer Franzosen, die ohne Gepäck laufen. Es gibt auf dem Camino die Möglichkeit, seine Tasche von Ort zu Ort bringen zu lassen und nur mit Tagesrucksack zu wandern. Jeder muss seinen Weg gehen, wie es für ihn richtig ist. Ich finde es eine tolle Sache, denn auf diese Weise kriegen auch diejenigen die Möglichkeit quer durch Spanien zu lustwandeln, die nicht ihre Unterwäsche auf dem Buckel tragen können.

Jedenfalls fällt Thomas und mir in dieser Gruppe besonders ein Herr auf, den wir sofort in unsere Herzen schließen. Er trägt einen ganz normalen Wanderstock in der Hand, allerdings nicht, um sich darauf zu stützen, nein, er fuchtelt damit freudig in der Gegend herum und grüßt mit ihm jeden, notfalls auch mehrmals hintereinander, der ihm über den Weg läuft. Manchmal halten wir die Luft an, dass er nur keinen seiner Mitläufer mit seinem überdimensional großen Dirigentenstab erwischt. Das wäre eine Schlagzeile: *Erschlagen auf der Pilgerreise!* Dieser Herr strahlt so viel Energie und Freude aus, dass er uns damit einfach ansteckt!

Leider macht auch er nicht satt.

Nein, hier gibt es kein Geschäft. Damit müssen wir uns abfinden. Überall an den Türen hängen Plastiktüten mit Weißbroten und Zeitungen drin. Ich überlege mir ernsthaft, eine solche Tüte zu plündern. Die Zeitung können die ja behalten, die versteh ich eh nicht.

Übrigens verschwenden wir weder jetzt noch in den nächsten Tagen auch nur einen einzigen einsamen Gedanken daran, was in der Welt passiert. Das ist wahr! Auch Thomas, der sonst im Urlaub in jeder auch nur halbwegs größeren Stadt hektisch auf die Suche nach einer deutschen Zeitung geht, merkt gar nicht, dass er es hier nicht tut. Die Welt ist so weit weg, dass wir gar nicht mehr wirklich zu ihr gehören.

Also die Zeitung würde ich drin lassen. Ich würde auch Geld für das *pan* in die Tüte legen. Also würde ich ja gar nicht wirklich stehlen, oder? Ich würde halt nur etwas ungefragt kaufen.

Natürlich tue ich es nicht. Auf dem Camino darf man nicht lügen und nicht ungefragt kaufen. Das steht zwar nirgends geschrieben, aber es wäre fast so, wie sich in der Kirche aus dem Opferstock zu bedienen oder Weihnachtsgeschenke schon vor der Bescherung auszupacken: Man tut es einfach nicht (meistens jedenfalls) (Hallo! Habt ihr als Kinder nie geguckt, ob das Christkind auch alles richtig gemacht hat?).

Dann begegnen wir einem weißen Kleinbus, der lauthals hupend vor jedem Haus hält und bei dem die Leute sehr wortreich einkaufen. Wir trauen uns nicht, den Aus-dem-Auto-Verkäufer anzusprechen. Bei unseren Kenntnissen der spanischen Sprache müssten wir wahrscheinlich damit rechnen, statt eines Brotes eine Jacke zu erhalten, bei der man die Ärmel auf dem Rücken befestigen kann. Wir können mit Ach und Krach *buenos dias* oder *adios* und natürlich *hola*, was sich aus unseren Mündern allerdings sehr komisch anhört.

Wie gut, dass ich nicht alle Mandeln wieder aus meinem Rucksack genommen habe. In irgendeiner Reisebeschreibung fand ich den Tipp, stets gesalzene Erdnüsse bei sich zu haben. Aber die mag ich nicht so gern, also habe ich mich für Mandeln entschieden.

Hier baue ich mal eben einen Knaller meiner unerschöpflichen Weisheit ein: Mandeln sind, wie alle Nüsse, Kraftspender. Ich nutze sie auch zu Hause, wenn mir ein bisschen der Schwung abhandenkommt. Ein Nüsschen in Ehren - schon bin ich wieder eine wilde Stierin. Freilich haben sie tierisch viele Kalorien, weil sie so viele Fette haben. Diese Fette sind jedoch (im Gegensatz zu dem, was da auf meinen Hüften herumwabert) gute Fette, die dafür sorgen, dass Geist und Seele schön geschmeidig bleiben. – Na gut, so professionell klingt diese Lebensweisheit nun nicht. Wenn ihr es genauer wissen wollt, könnt ihr gerne im Internet nachgucken. Da ist das alles höchst professionell beschrieben und erläutert. Mir reicht es, dass ich sie mag. Ansonsten gilt, was immer gilt: Man muss es sich nur lange genug einreden, dass es hilft, schon watscheln die Treterchen wieder wie frisch nussgeölt.

Außerdem haben wir noch die Äpfel, die zu kauen wir gestern zu müde waren. So schieben wir uns nun abwechselnd alles zwischen die Zähne, was mein Rucksack hergibt. Es ist nicht wirklich eine Mahlzeit, aber eine wunderbare Gelegenheit, ein bisschen Gewicht von meinem Buckel in unsere Bäuche zu verlagern.

Einen Brunnen finden wir an einem kleinen Picknickpark am Fluss. Wir sind uns nicht sicher, ob das Wasser wirklich trinkbar ist. Wir sind eben Neulinge und vorsichtig mit allem, was uns fremd ist. Ein Herr zapft sich an dem Hahn eine Wasserflasche voll. Ob es Trinkwasser ist, weiß er auch nicht. Mit einem spitzbübischen Grinsen fügt er hinzu, dass es gar nicht für ihn selbst, sondern *nur* für seine Frau Gattin sei. Na Bravo!

Wir laufen, bis wir eine Landstraße kreuzen und danach ein kleines Stück steil den Berg hinaufmüssen. Hier überholen uns die Herrschaften von gestern Morgen, die Winker.

Das muss ich jetzt mal eben erklären: Man trifft unterwegs ganz viele Menschen. Manche gehen einfach an uns vorbei und lassen keinen großen Eindruck zurück. Die sind dann halt weg. Manche sieht man und fühlt sich an jemanden erinnert. Ein älterer Franzose sieht aus, wie unser Bauträger Herr Sch., also nennen wir ihn Herrn Sch. Einer ist ein Einzelgänger. Er ist nicht unfreundlich und sehr lustig, doch man sieht ihm an, dass er alleine sein möchte und keinen Anschluss sucht. Dazu trägt er einen sehr imposanten weißen Vollbart. Er erinnert uns an meinen Bruder, den wir *Zahnfee* nennen (er hat wirklich die wunderschönsten Zähne der Welt und kann damit täglich mehrfach kraftvoll zubeißen). Also ist er die Zahnfee. Manche verdienen sich ihren Spitznamen durch bestimmte Eigenschaften oder Situationen. Dem Mönch werde ich morgen wieder begegnen, wenn er sich zwei Tafeln Schokolade kauft. Er ist dann Bruder Schoki. Ein österreichisches Ehepaar sind die Ösis, Österreicher halt. Ein Däne, der von sich selbst sagt, er habe sich eingebildet, Superman zu sein, trägt kein flatterndes Cape und wird auch nie fliegen (er kann ja kaum noch laufen!), aber für seinen Namen hat er selbst gesorgt. Und diese Herrschaften, die mir gestern gewunken haben, sind eben die Winker.

Ich bin davon überzeugt, dass das andere genauso machen. Thomas ist mit Sicherheit für alle Häuptling Schockfuß, weil seine Probleme beim Gehen ebenso wenig zu übersehen sind wie seine unnatürlich dicken Knöchel. Für einen Herrn, der mir drei Tage hintereinander jeweils einmal täglich begegnet, bin ich sicher die Pieselliesel. Ratet mal, warum. Wenn man nach der Verrichtung seiner Notdurft aus den Büschen herauskriechend immer der gleichen Person (groß, schlank, dynamisch, braungebrannte, sportliche Beine mit einem mehr als appetitlichen Knackpo am Ende) begegnet, ist das sogar mir peinlich!

Wo war ich?

Ach ja.

Wir kriechen also diesen riesigen Berg mit seinen mindestens 20 Höhenmetern hinauf und erreichen schnaufend die Kirche des Heiligen Stefan. Ich glaube, wir haben da einen Umweg gemacht, denn nicht alle waren in diesem kleinen, aber ganz besonders feinen Gotteshaus. Die, die nicht dort waren, haben allerdings entschieden etwas versäumt.

Im Schatten des Eingangs sitzt eine Dame von Mitte fünfzig mit einem großen Kreuz um den Hals. Sie begrüßt uns herzlich, fragt, aus welchem Land wir kommen, und bedauert es aufrichtig, dass sie kein Deutsch spricht. Als Thomas anfängt, mit ihr auf Französisch zu parlieren, freut sie sich wie eine Schneekönigin. Sie erzählt uns, dass diese kleine Kirche aus dem 13. Jahrhundert stammt, und lädt uns ein, eine kleine Pause einzulegen.

Beim Eintreten schallen uns gregorianische Gesänge vom Band entgegen. Der Innenraum ist nicht prunkvoll, aber kuschelig. Sie gibt uns auch eine Beschreibung, die sie in allen möglichen Sprachen dieser Welt parat hat. Wir setzen uns auf die Holzbänke und genießen einfach diesen Moment. Wir lesen die Beschreibung nicht und lassen sie leider auch liegen, doch die Ruhe in diesem kühlen Gotteshaus, die Musik, die Herzlichkeit der Señora – es ist einfach nur wunderschön. Die Winker sitzen neben uns und sind ebenso verzaubert wie wir.

{Übrigens sollte man hier unbedingt der Aufforderung folgen, in den Kirchturm zu steigen und dort die Glocke zu läuten. Die Rechte sieht zwar beeindruckender aus, ist jedoch gesprungen. Aber die Linke ist heil und soll die Älteste in Navarra sein. Hoch oben in diesem alten Kirchturm zu stehen und ihren Klöppel zu schlagen ist ... Gänsehaut pur!}

Draußen erfahren wir im Gespräch mit ihnen und der Dame, dass die Winker heute bis Pamplona wandern und dort in der Herberge Paderborn bleiben wollen, die einen richtig guten Ruf hat. Jeder, der nach Pamplona kommt, versucht als Allererstes, dort ein Bett zu kriegen. Ob wir es so weit schaffen, wissen wir nicht. Und in eine Herberge wollen wir ja auch eigentlich (noch) gar nicht (Gänschen!).

Die Señora bietet uns sogar Kekse an, weil wir noch nichts gegessen haben. Ist das nicht lieb?! Mit allen ihren guten Wünschen machen wir uns wieder auf den Weg.

Der beginnt sich zu ziehen wie ein ausgesuckelter Kaugummi. Schließlich müssen wir auf einem breiten, geraden Schotterweg, der oberhalb einer stark befahrenen Bundesstraße verläuft, einen Hügel hinauf. Die Strecke ist kurz, aber sie nimmt und nimmt kein Ende. Sie beißt uns in die Beine. Wir beißen zwar zurück so gut wir können, aber es kommt uns vor, als würden wir bei jedem Schritt einen Zahn verlieren.

Von oben sehen wir rechts von uns eine größere Stadt. Die ist zwar noch ein Stückchen weg, aber da muss es doch endlich ein Geschäft und etwas zu Essen geben!

Nach einer Rast, zu der wir uns einfach nur seitlich neben dem Schotter in die Disteln fallen lassen, watscheln wir hoffnungsfroh weiter, immer diese Stadt im Blick. Allerdings führt uns der Weg den Buckel hinunter und nach links. Moment mal, da stimmt doch etwas nicht! Wir gucken noch mal. Nein, es gibt keinen Zweifel: Rechts ist die Stadt, aber nach links zeigt der Pfeil. Hallo! Wir wollen nicht nach links! Wir wollen nach rechts! Wir wollen Nahrung! Wir wollen ein kuscheliges, weiches Bett! Wir wollen vor allem nicht mehr laufen müssen!

Die Wegweiser auf dem Camino haben wirklich eine wunderschöne und heimelige Ausstrahlung, doch sie haben auch einen großen Fehler: Sie lassen nicht mit sich diskutieren. Wenn ein Pfeil sich mal in den Kopf gesetzt hat, in die falsche Richtung zu zeigen, dann lässt er sich durch nichts in der Welt, kein Flehen, kein Argumentieren, kein Bitten und kein Betteln davon überzeugen, dass er sich irren könnte. Nein. Dieser zeigt nach links. Basta!

Wenigstens geht der hässliche Schotterweg hier in einen lauscheligen, kleinen Pfad über und siehe da: Gleich vor uns und wunderbar nah tauchen plötzlich auch Häuser wie aus dem Nichts auf. Das ist ja noch besser! Wären wir nicht zu müde, würden wir schnell zu dem hartnäckigen, eigensinnigen Wegweiser zurückwetzen und ihn für unser Gezeter um Verzeihung bitten.

Schon überqueren wir eine Steinbrücke (Kinders, ist die schön!). Gleich dahinter liegt ein kuscheliges kleines Kloster, unauffällig und wie im Dornröschenschlaf, von außen kaum als solches zu erkennen.

Eine Deutsche, die wir schon morgens in Zubiri vor der Herberge getroffen haben und die mit ihrer 15-jährigen Tochter unterwegs ist, beschließt sofort, hier zu bleiben. Wir stellen uns ein bisschen abseits und beobachten das Prozedere, wie sie anklopft, um ein Bett bittet und eingelassen wird. Dann schauen wir uns tief in die Augen und ... gehen. Da gibt es bestimmt irgendwo eine nette kleine Pension und Nahrung brauchen wir auch noch.

Thomas ist da anders als ich. Er kann im Urlaub beschließen, dass er jetzt nichts isst. Dann isst er nichts. So wie ich beschließe, im Urlaub nicht zu rauchen. Dann rauche ich nicht. Ich bin da auch ganz stolz auf mich – und maßlos enttäuscht von mir, wenn ich mir zu Hause bei erstbester Gelegenheit wieder eine Zigarette zwischen die Lippen stopfe. Aber mit Essen geht das bei mir nicht. Wenn ich Hunger habe, habe ich Hunger und will essen, und zwar jetzt und sofort und wehe, wenn ich nichts kriege! Und jetzt habe ich Hunger und will essen! Sofort!

Wir müssen ein langes Stück in den Ort hineinlaufen, bis wir zur Kirche und an eine Bar kommen, an der wir nach einem Supermarkt fragen können. Die sind nämlich nicht immer so leicht zu finden, sondern verstecken sich manchmal irgendwo um drei Ecken herum hinter einer grauen Fassade, an der man gerne auch mal vorbeistolpert, ohne sie zu bemerken.

Auf dem Platz neben der Kirche setzen wir unsere Rucksäcke ab. Ich weiß, ich wiederhole mich, aber es ist wirklich zu lustig: Wenn das Gewicht auf dem Rücken plötzlich weg ist, droht man nach vorne umzukippen. Man purzelt dann ein bisschen ziemlich dämlich in der Gegend herum und läuft wie King Kong auf rohen Eiern. Jede Bewegung ist so eckig und fühlt sich absolut dusselig an. Die Beine strecken sich plötzlich wie eine Feder, die man die ganze Zeit heruntergedrückt hat, nach oben und frohlocken. Ha! Merkt ihr jetzt endlich, wie undankbar ihr manchmal seid? Nun stellt euch mal vor, ich wäre zusätzlich zu meinem Übergewicht so schwer wie mein Rucksack, dann wäre da nix mehr mit plötzlich wieder leicht sein und sich wie eine Feder dehnen! Jetzt behauptet noch einmal, ich müsse unbedingt abnehmen!

Thomas zieht los, sucht und findet einen Supermarkt. Ich setze mich derweil auf eine Bank. Meine unflüssigen Bewegungen gehen mir selbst auf die Nerven. Ich muss mich mit meinem Herumgeeier nicht mit aller Gewalt zum Gespött halb Nordspaniens machen. Stattdessen befreie ich meine Füße aus meinen heißgeliebten Wanderschuhen. Die werden zwar gerade auf Asphalt oder Beton richtig schwer, doch ich habe nach wie vor keine Blasen.

Als Thomas mit Brot und Salami (na toll! Ich schleppe auch nur schon seit zwei Tagen eine Ringsalami quer durch die spanische Sonne!) zurückkommt, habe ich schlagartig keinen Hunger mehr. Schon der Gedanke, das Brot kauen zu müssen, macht mich so was von supersatt! Aber ein Stück Schokolade, ja, das ist fein. Das kann man einfach zwischen die Zähne schieben und warten, bis es sich von selbst gegessen hat.

So verbringen wir eine lange Weile auf diesem Platz. Auf unserem Weg hierher haben wir genau aufgepasst und uns sorgfältig umgesehen. Noch können wir uns nicht mit dem Gedanken anfreunden, mit wildfremden Menschen in einem Raum zu schlafen. Allerdings finden wir weder ein Hotel oder eine Pension noch liest uns eine Dame auf, die Ausschau nach müden und verzweifelten Deutschen hält. Dabei wären wir heute für sie allererste Wahl!

Zum weiteren Suchen sind wir einfach zu müde. Also treffen wir unseren in diesem Urlaub wohl besten Entschluss und tippeln zum Kloster zurück. Eine Nacht wollten wir es sowieso ausprobieren, in einer Herberge zu schlafen. Warum also nicht heute?

Kurze Zeit später stehen wir wieder vor dem kuscheligen Gemäuer und drücken auf die Klingel. Ein älterer Herr, der sofort unsere müden Herzen gewinnt, öffnet und bittet uns derart freundlich herein, dass ich schier kein Wort mehr herausbekomme. Und das will nun wirklich etwas heißen! In einem großen, sehr alt anmutenden Raum stehen mindestens ebenso alte Stühle, auf denen er uns Platz nehmen lässt. Entweder er ist zu allen so fürsorglich, oder wir sehen wirklich sehr mitgenommen aus.

Er bittet uns um unsere Pilgerpässe, die *Credencials* (ohne die kriegt man auf dem Weg in keiner Herberge Unterkunft) und unsere Personalausweise. Mit aller Seelenruhe und Sorgfalt trägt er unsere Namen und Adressen in eine dicke, alte Kladde ein.

Ich gestehe, dass ich unsere Schlafplätze schon gerne vorher sehen würde. Das ist jedoch weder üblich noch notwendig. Wer einmal in einer Herberge geschlafen hat, tut es immer wieder und ohne lange zu zögern. Wer einmal die herrliche Nachtmusik mehrstimmigen Schnarchens genossen hat, kriegt davon gar nicht mehr genug. Wer einmal die nackte Matratze mit seinem Schlafsack ausgelegt und das Kissen, auf dem ungezählte müde Häupter schon vorher in tiefen, erfrischenden Schlummer versunken sind, mit seinem Handtuch oder Schal abgedeckt hat (immer aufpassen, dass unten unten und oben oben ist, so, wie man es in der Sauna gelernt hat. Beim Zusammenlegen am nächsten Morgen empfiehlt es sich, die Bettseite nach innen zu kehren, damit eventuell mitreisende, kleine Erdenbewohner im Handtuch bleiben und nicht in den angrenzenden Schlüpfer übersiedeln. Ob das wirklich hilft? Ich weiß es nicht, doch der Glaube versetzt bekanntlich Berge), stört sich nicht an fehlenden Bettlaken. Wir jedenfalls verschwenden nur dieses eine Mal einen Gedanken an so was Überflüssiges wie Hygiene und das auch nur ganz kurz. Dann beschließen wir schlicht: Um Läuse, Flöhe, Wanzen und Fußpilz kümmern wir uns zu Hause!

Wir folgen dem Señor aus dem Raum, quetschen uns an einer Holztreppe vorbei in einen kleinen Raum mit verwelkten Blumen, durchqueren eine kleine, heimelige Kapelle, zwei weitere Räume und ein altes Fliegen-müssen-leider-draußenbleiben-Gehänge und kommen schlussendlich in einen wunderschönen Innenhof. Überall stehen weiße Plastikstühle, die fast alle schon von sich sonnenden Pilgern besetzt sind. Über ihren Köpfen hängen heimelig frisch gewaschene Unterhosen, Wandersocken, T-Shirts, Hosen und BHs einträchtig in der Sonne trocknend nebeneinander und bewegen sich leicht und sorglos im lauen Wind.

Ja. Hier bleiben wir. Hier ist es schön!

Uns gegenüber führt eine imposante Steintreppe in ein anderes Gebäude. An den Waschräumen - links für Jungs, rechts für Mädchen - vorbei, betritt man einen großen

Schlafsaal. Da stehen mindestens zwanzig zweistöckige Betten. Na bravo! Habe ich gerade gesagt, hier bleiben wir?

Ich denke, unser Herbergsvater hat uns gleich beim Empfang an der Nasenspitze angesehen, dass wir Neulinge sind. Darum lässt er uns gar keine Zeit für Entsetzen, sondern winkt uns gleich weiter. So gelangen wir durch eine große Gemeinschaftsküche und einen Aufenthaltsraum mit Sesseln, die ihre besten Zeiten wohl vor fünfzig Jahren gesehen haben, an eine kleine Tür, hinter der sich ein *Doppelzimmer* verbirgt. Es ist gerade groß genug, dass wir neben einem Stockbett unsere beiden dicken Rucksäcke auf den Boden stellen können. Ich behaupte nicht, dass auch Platz für vier Füße ist, denn in einem Kloster darf man nicht lügen.

Thomas und ich gucken uns an und sind ... glücklich!

Wir duschen, waschen unsere Wäsche des Tages und hängen sie zu der der anderen in die Sonne.

Hier ist internationales Schlüpfertreffen in 1,70 m Höhe. Es findet ein reger - wenn auch für das menschliche Ohr nicht hörbarer - schlüpfriger Austausch über die Beschaffenheiten und Gewohnheiten der Trägerpopos der einzelnen Länder und Kontinente statt. Was sie sich genau erzählen, bleibt ihr Geheimnis. Aber ich bin davon überzeugt, dass da ganz schön gelästert und gelacht wird, so wie die Unterwäsche da zappelt und sich überschlägt.

Danach gesellen wir uns zu den anderen in den Garten. Ach Kinders, ist das herrlich hier zu sitzen!

Ein jüngerer Herr aus Deutschland ist der Einzige, der laut spricht, was unseren Ohren sofort schmerzhaft auffällt. Und was der schon alles Tolles gemacht und geleistet hat! Ich denke: Mäusele, ich wünsche dir ein bisschen mehr Selbstbewusstsein. Nur Menschen mit zu wenig davon müssen so laut davon erzählen, was für großartige Hechte sie sind. Wenn man von sich selbst nicht überzeugt ist, überzeugt man wenigstens andere von sich – notfalls eben durch Lautstärke.

Eine junge deutsche Frau, Marke zwangsrelaxte, indische Schlabberklamotten tragende, bei Ikea ständig mitten im Weg stehende Müslitante, hängt geradezu an seinen Lippen. Sie gibt ihm ständig recht und hat so viel Verständnis für alles, dass ich mich frage, ob ihr ihre eigene Meinung aus den Jesuslatschen herausgeplumpst ist. Meine Lieben, ich bin ein Mensch, der Harmonie liebt, aber bei so viel davon könnte ich die Wände rauf- und runterdoppeln!

Weil wir gerade bei Wänden sind: Wir sind mehr als dankbar für unser Separee, denn so können wir unsere erste Nacht im Viel-Bett-Gelege zumindest unbeobachtet ausprobieren. Der Hörgenuss bleibt uns jedoch unbenommen, denn die Herberge ist ein einziger, sehr hoher Raum in einem sehr alten Steingemäuer. Der ist zwar mit dünnen Sperrholzwänden abgetrennt, obendrüber ist jedoch alles offen. Das heißt, wir sehen zwar nichts, werden auch nicht gesehen, aber wir dürfen allen Geräuschen lauschen, die eine Pilgerunterkunft eben mit sich bringt: Der eine schnarcht Tenor, der andere Bariton, der eine Walzer, der andere Pop und der Nächste ein Solo für Anton. Einer tanzt mit lautem Federquietschen - *jo, man!* - die ganze Nacht über Hipp-hopp. Frau Zwangsrelaxt schnurchelt garantiert selbst im Schlaf harmonisch und verständnisvoll, während Herr Mäusele lautnasig mitteilt, was für ein toller Hüpfer er ist.

In dieser Nacht sind wir wohl 20 Menschen in der Herberge, von denen jeder einzelne mindestens einmal die Toilette benutzt. Die Spülung hört gar nicht auf zu brauseln.

Wir sind vorbereitet und haben Ohrstöpsel dabei. Die sind für alle Ohren geeignet, nur nicht für meine. Sie rutschen mir dauernd heraus. Schließlich gebe ich auf, stecke sie weg, mache die Augen zu und schlafe seelenruhig ein. Na bitte, geht doch!

Sonntag, 24.05.2009

Trinidad de Arre - Uterga (20 km)

Heute erfahren wir zum ersten Mal, was auch zum Pilgersein gehört: entsetzlich frühes Aufstehen. Schon um 6.00 Uhr morgens ist in unserer Herberge alles unterwegs, was zwei beblaste Füße und einen Rucksack hat. Hallo! Wir haben Urlaub!

Wir ergeben uns unserem Schicksal, zumal wir wissen, dass es durchaus Sinn macht. In Spanien wird es mittags zuweilen so heiß, dass man sich nicht mehr bewegen sollte als notwendig. Wenn man um 8.00 Uhr auf dem Weg (schaut nicht so ungläubig, unser Aufbruch dauert tatsächlich zwei Stunden! In der Zeit habe ich daheim meinen Fünf-Personen-Haushalt geschmissen, Frühstück und Vesper für alle gemacht, den Tisch auf- und wieder abgedeckt, das Haus geputzt und notfalls auch noch die Fenster gewienert!) ist, dann hat man bis 14.00 Uhr auch sechs Stunden Weg und die entsprechende Anzahl Kilometer geschafft. Dazu kommt, dass man sich, wenn man in einer *Albergue* übernachten will, durchaus rechtzeitig um ein Bett kümmern muss. Das ist wie bei Maria und Josef in Betlehem: Wer zu spät kommt, kriegt keinen Platz mehr in der Herberge und muss sehen, wo er bleibt. Auch Ochsen und Esel gibt es hier reichlich, die heißen dann zum Beispiel Thomas oder Andrea!

Also krabbeln auch wir aus unseren Schlafsäcken, schrubben unsere Zähne, werfen uns ein paar Tropfen Wasser ins Gesicht und packen unsere Rucksäcke, was tatsächlich so eine Sache für sich ist. Es ist kaum zu glauben, was man aus einem kleinen Beutel alles herausziehen kann, sodass man es auch wieder hineinstopfen muss. Dabei gilt: Je kleiner der Raum, desto größer die Unordnung. Außerdem braucht Thomas eine sehr lange Weile, bis er seine blasigen Füße gehschön verpflastert hat.

Als wir die Herberge verlassen, ist es noch angenehm kühl. Ich kann nicht sagen, dass wir ausgeschlafen sind, aber wir sind frischen Mutes und machen uns beschwingt auf den Weg.

Der führt uns zunächst geradewegs nach Pamplona. Gleich am Ortsrand an einem Haus, das wunderschön über und über mit Jakobsmuscheln verziert ist, treffen wir Judy, eine schon etwas ältere englische Dame, die in den nächsten Tagen in unseren Pilgerbäuchen einen großen Platz einnehmen wird.

Oh, habe ich euch schon gesagt, dass ich jetzt ein Pilger bin? Nein? Dann wird es aber allerhöchste Zeit: Guten Tag, ich bin Andrea, ich bin auf dem Jakobsweg, ich bin Pilger!

Moment, das klingt so schön, das muss ich es einfach noch einmal sagen: Ich bin Pilger!

Pilger zu sein ist ein Gefühl, das man kriegen muss. Bei manchen braucht es wohl etwas länger und ich war ja nie von der schnellen Truppe. Aber wenn es dann mal da ist, ist es da. Es kommt ganz tief aus dem Bauch und strahlt so intensiv in jeden Winkel des Ichs, dass es einen schier aus den Wanderstiefeln haut.

Warum ich dieses Gefühl jetzt endlich habe? So genau weiß ich das auch nicht. Vielleicht, weil wir endlich unseren (klar und deutlich markierten) Weg nicht mehr dauernd verfehlen. Vielleicht, weil wir schon den dritten Tag unterwegs sind. Vielleicht, weil die Menschen auf der Straße uns alle herzlich ¡buen Camino! (guten Weg) wünschen. Das ist so schön! Aber ich denke viel wichtiger ist, dass wir uns eingelassen haben auf den Weg und seine Menschen, dass wir sie zulassen, dass wir zulassen zu ihnen zu gehören, dass wir uns nicht mehr abgrenzen, uns nicht mehr hinter einer Hoteltüre verstecken, sondern uns geöffnet haben. Wir sind nicht mehr auf einer Zwei-Mann-Wanderung mit Pilgergucken und Hintertürchen für den Notfall. Wir sind auf dem Weg. Wir sind auf DEM WEG!

Wenn man sich einmal wirklich auf den Camino eingelassen hat, ihn nicht nur wandert, sondern sich wirklich auf ihn eingelassen hat, wird man ganz verrückt nach ihm. Mir geht es jedenfalls so. Er wird nicht selbstverständlich. Er ist und bleibt ein besonderer Weg und es ist und bleibt etwas Besonderes ihn zu gehen. Aber es wird zu einer Selbstverständlichkeit, dass man ihn geht, ihn gehen will, jeden einzelnen Meter.

Da sind die wunderschöne Landschaft, die grandiosen Wege, die Menschen, die aus den unterschiedlichsten Ländern kommen und aus den unterschiedlichsten Gründen auf die unterschiedlichsten Weisen diesen Weg gehen, die Gespräche mit ihnen; da ist die Erfahrung mit sich selbst, seinem Körper (dass der das doch schafft!) und seinem Ich (huch, habe ich das jetzt wirklich gefühlt/gedacht? Ich?). Wenn man zehn Stunden am Tag marschiert, hat man viel Zeit nachzudenken, sich zu sortieren, neu aufzustellen, zu überlegen, was einem wichtig ist und was nicht, wo man in seinem Leben steht, wo man hinwill und wie man es leben möchte. Wann hat man das sonst schon? Und weil alle anderen genauso mit nach Luft japsen beschäftigt ist wie man selbst, quatscht einem auch nur selten einer in die Gedanken hinein; man kann sie hören!

Nein, wir wollen und brauchen keinen Fluchtweg mehr. Das Thema Abbrechen hat sich in unseren Köpfen im wahrsten Sinne des Wortes in Wohlgefallen aufgelöst – in absolutes Wohl und Gefallen. Freilich plagt uns hier ein Bein, da ein Fuß oder sonst ein Zipperlein, aber das verschwindet einfach hinter dem, was der Weg uns gibt. An unser Auto denke ich nur, dass es hoffentlich noch steht und nicht aufgebrochen worden ist, wenn wir zu ihm zurückkommen. Doch selbst dieser Gedanke kommt nur sehr selten und ist – schwups – wieder weg.

Der Gedanke an den Rest der Welt kommt ... gar nicht erst. Selbstverständlich stehen wir in Kontakt mit zu Hause. Für mich ist das Handy immer eine Art Nabelschnur, über die ich mit unseren Leben verbunden bin und nachfragen kann, ob es ihnen gut geht, ob alles in Ordnung ist und wo zum Himmeldonnerwetter meine Lieblingssocken (die mit den rosa Blümchen drauf. Meine Lieben, ich schwöre hiermit feierlich: Nie wieder werde ich Söhnen das Leben schenken, die es total cool finden, mit meinen Lieblingssocken herumzulaufen!) geblieben sind. Freilich haben Eltern früher auch ohne die Möglichkeit überlebt, ihre Kinder jederzeit überall anrufen zu können. Aber früher schrubbten die Frauen die Wäsche auch auf Brettern und Möchtegernautoren tippten ihre Manuskripte auf Schreibmaschinen. Ich finde es schön, dass ich die Möglichkeiten moderner Technik nutzen kann.

Wir schicken SMS an unsere Jungs und liebe Freunde, denen Thomas täglich einen kleinen Bericht abliefert. Umgekehrt wissen wir, dass zu Hause alles in Ordnung ist, welche Fußballmannschaft die deutsche Meisterschaft gewonnen hat (gestern), wann die Wodkavorräte aufgebraucht sind (vorgestern) und was es bei lieben Nachbarn heute zum Abendbrot gibt. Damit erschöpft sich unser Interesse am Rest der Welt aber auch schon. Keine Zeitung, keine Nachrichten – und wir merken es nicht einmal!

Die Jungs haben uns Musik auf Thomas Handy gespielt, weil ich dachte, wenn man stundenlang in der Einsamkeit herumeiert, ist es vielleicht schön, ein paar nette Klänge zu hören. Selbst das habe ich völlig vergessen. Musik würde mich unterwegs auch nur stören. Ich trällere hier und da selbst ein Lied, aber nur, wenn ich mich ungehört fühle. Das deckt meinen Bedarf an *melodischen* Klängen völlig.

Vielleicht gehört das auch ein bisschen zum sich Einlassen: mit sich selbst, der unmittelbaren Umgebung, den nächsten Kilometern und der Suche nach frischem Trinkwasser so beschäftigt zu sein, dass alles andere völlig unwichtig wird.

Aber wieder zurück zum Camino.

Ich gestehe: Ich habe der Stadt Pamplona mit sehr gemischten Gefühlen entgegengesehen. Es soll jeder machen, was ihm guttut. Aber mir erschließt sich beim besten Willen nicht der Sinn, als erwachsener und wenigstens halbwegs vernünftiger Mensch seine Kraft und Stärke mit wild gemachten Stieren messen zu müssen, die man, in Panik versetzt, quer durch die Gassen scheucht. Wird man dadurch zum Mann, indem man es riskiert, von einem Tier, das gar nichts dafür kann, auf die Hörner genommen zu werden? Was soll das?

Dass wir an der Stierkampfarena vorbeikommen, geschieht – palimpalim – selbstverständlich rein zufällig und nur, weil wir unbedingt das Hemingway-Denkmal sehen wollen {sein Roman *Fiesta* entstand und spielt hier in Pamplona; sein Lieblingscafé, das *Café Iruña*, ist übrigens total klasse!}, das direkt davor steht. Und dass ich, wenn ich nun schon mal da bin, zu gerne einmal durch die Türe lunsen würde, dann natürlich nur aus Interesse an meiner Umwelt und auf keinen Fall, weil ich fürchterlich neugierig bin.

Ansonsten ist Pamplona eine wunderschöne Stadt, die so früh am Morgen nur noch nicht richtig ausgeschlafen hat. Zumal hier gestern offensichtlich ein Fest gefeiert worden ist. Wir folgen gemütlich einem Spritzauto, das mit Wasser die

Straßen wieder sonntagsfein macht, und werden dabei von den Klängen eines Pfeifen-Musik-Zuges begleitet.

Die Kathedrale ist leider geschlossen. Wir holen uns in der nächsten Bäckerei Croissants und frühstücken erst einmal, aber bis zur Öffnung wollen wir nicht warten. Schließlich haben wir noch ein gutes Stück Weg vor uns.

Am Stadtrand entdecke ich ein Schild, das darauf aufmerksam macht, dass es in 200 m eine Universität gibt, an der man sich als Pilger einen Stempel geben lassen kann. Es gibt Weggefährten, die nur von dort einen Stempel haben wollen, wo sie übernachten, und es gibt welche, die sie regelrecht sammeln. Ich gehöre, glaube ich, weder zu den einen noch zu den anderen. Ich mag nicht extra in irgendwelchen Rathäusern nach ihm fragen, aber wenn mir einer zuläuft oder er mir so unübersehbar angeboten wird, dann nehme ich ihn mit.

Also mache ich, während Thomas in seinem Takt schon mal vorausstapft, diesen Umweg, finde aber – typisch ich – nicht die Stempelstelle. Stattdessen findet mich ein Polizist etwas verwirrt und unschlüssig dusselig dreinschauend in der Gegend herumstehen. Er fragt gar nicht lange, was ich suche, nimmt mich an die Hand, führt mich zu einem über meinem Kopf gelegenen Fenster und palavert mit einem Herrn, der auf Zuruf seinen Kopf herausstreckt. Der nimmt unsere *Credencials*, drückt einen Stempel hinein und wünscht mir fröhlich „¡buen Camino!". Die Menschen sind so nett und zuvorkommend Rucksackträgern gegenüber, dass es mir mitten in den Bauch fährt!

Dann läuft mir ein Geschäft über den Weg, in dem ich hurtig zwei zusätzliche Flaschen Wasser kaufe, die ich in meinen Rucksack stecke. Thomas ist jetzt ein ganzes Stück vor mir. Ich kriege das Ding kaum selbst auf den Buckel, so schwer ist es mit den immerhin zusätzlichen 3 kg. Am Ende schaffe ich es mit Ach und Krach, auch wenn mir die Beine ein bisschen einknicken.

Nach wenigen Metern fange ich an, an meinem eigenen Verstand zu zweifeln: Hab' ich sie denn noch alle, noch mehr Gewicht mit mir herumzutragen?! Ich muss ja völlig bekloppt sein!

So warmgeschimpft komme ich langsam in Fahrt und werde jetzt erst richtig ärgerlich - mit mir, mit den Flaschen und schließlich mit Thomas. Den kann ich zwar sehen, aber er ist so weit weg, dass er mein Rufen nicht hört. Ich habe mich eindeutig übernommen. Aber dass Wasser derart schwer sein kann, das hat mir keiner gesagt. Na bravo! Die wichtigsten Dinge werden einem ständig verschwiegen: dass die Pyrenäen aus Bergen bestehen und Wasser ein Gewicht von 1 kg auf den Liter hat. Danke auch!

Endlich, endlich hole ich Thomas ein, fix und fertig mit der Welt und meinen Kräften. Diesen Fehler habe ich nur einmal gemacht. Das passiert mir nie wieder!

Die Mörderflaschen wechseln den Rucksack. Thomas ist schließlich ein gestandener Mann und ich nur eine ach so schwache Frau!

Weiter geht es. Die nächsten Kilometer sind relativ ebenerdig, hier und da mit einem kleinen Buckelchen, aber sehr bequem zu betippeln.

Kurz vor Zariquiegui passieren wir einen Bildstock, der einen verstorbenen Pilger zeigt. In den nächsten Tagen finden wir noch einige solcher Gedenksteine. Auf den Straßen hat man sich an den Anblick von Kreuzen am Fahrbahnrand fast gewöhnt, aber dass Menschen auch auf dem Camino einfach aufhören zu atmen, daran habe ich vorher nie einen Gedanken verschwendet und bin jetzt richtig angekratzt. Diese Menschen sind nicht zu schnell gefahren, sondern gingen den Weg, um sich etwas Gutes zu tun. Dann stehen sie plötzlich vor ihrem Schöpfer und wissen wahrscheinlich selbst nicht, warum. Ein komisches Gefühl ist das.

Es geht einen Berg hinauf zum Puerto del Perdón, dem Pass der Vergebung. Man sagte mir, hier soll ich den Menschen vergeben, die hässlich mir gegenüber waren. Dafür bin ich aber nur bedingt bereit. Es gibt vier Menschen, denen kann und will ich nicht verzeihen.

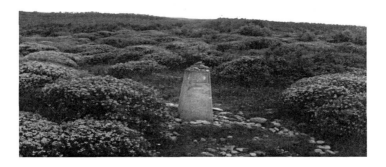

Umgekehrt kann das jedoch auch kein Weg sein, den man gehen muss, um Buße für die eigenen Fehltaten zu tun. Dafür ist er einfach viel zu schön: Ein schmaler Fußpfad (ich liebe schmale Fußpfade!) schlängelt sich sachte aber stetig durch niederen Ginster, wilden Buchs, wunderschön blühende Sträucher (die sollen *Je-länger-je-lieber* heißen) und Unmengen von weißen und tiefblauen Blumen den Berg hinauf. Oben steht eine lange Reihe von Windrädern, die sich gemächlich drehen. Die Luft riecht so süß, der Himmel ist so blau, die Sträucher sind so grün. Es ist einfach herrlich!

Außerdem merke ich, dass ich körperlich viel besser drauf bin als vor zwei Tagen. Der Anstieg macht mir gar nichts aus. Ich japse nicht mehr nach Luft, sondern gehe stetig Schritt für Schritt am Ende im Takt mit den Windrädern: Ein Wutsch der Rotoren, Schritt, Schritt, Wutsch, Schritt, Schritt (naja, sie wutschen halt auch sehr langsam).

Ich muss grinsen. Mein Popo fühlt sich an wie pure Muskelmasse. Der Speck ist zwar mit Sicherheit noch da, aber er hat sich doch, zumindest mit den Muskeln, solidarisiert und schlabbert nicht mehr allzu unförmig herum. Meine Damen, Orangenhaut hat hier keine Chance. Ja, auch auf dem Jakobsweg darf man eitel und stolz auf seinen Körper sein. Ich bin gerade sehr stolz auf meinen - ein ungewohntes Gefühl, denn allzu oft war ich in meinem schon immer etwas übergewichtigen Leben nicht eins mit ihm.

Am Ende bin ich richtig enttäuscht, oben angekommen zu sein. Ich wäre gerne noch ein bisschen weiter so vor mich hingetippelt.

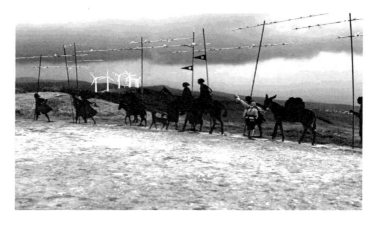

Wir sind da, *wo der Weg des Windes den der Sterne kreuzt* und das merkt man. Es ist extrem luftig. Na klar, deswegen stehen hier auch Windräder! Wir machen Fotos von uns und einem Pilgerzug aus vergangenen Zeiten, der in überlebensgroßen Metallfiguren nachgestellt ist, genehmigen uns ein Schlückchen aus den Mörderflaschen und schon geht es auf zum Abstieg über einen Geröllweg.

Gegen 17.00 Uhr, also nach neun Stunden Marsch (und dem einen oder anderen Päuschen), erreichen wir Uterga. Unser Reiseführer sagt, direkt am Dorfbrunnen gebe es eine Miniherberge für vier Personen. Das finden wir lustig und suchen sie, aber leider können wir sie nicht finden. Weit und breit gibt es niemanden, den wir fragen können. Bis auf einen struppigen Hund, der uns seit dem ersten Haus folgt, scheint dieser Ort völlig ausgestorben zu sein. Ein Stückchen weiter begegnen uns zwar zwei Kindern, aber die sind so mit unserer vierbeinigen Begleitung beschäftigt und reden so wild durcheinander, die könnten wir zwar fragen, aber wer sollte uns die Antwort übersetzen? Also gehen wir zu einer größeren Herberge über einer Bar.

Die Señora an der Theke bietet uns auch ein Doppelzimmer an. Nein, das möchten wir nicht. Wir möchten mit den anderen schnurcheln, sie hören, sehen und riechen. Hallo! Wir sind doch keine Gänschen, wir sind Pilger!

Sie geht uns voraus in den großen Schlafraum und ist sich sicher, dass da zwei Betten frei sein müssen. Tatsächlich gibt es aber nur eines, auf dem nichts liegt, was für einige Verwirrung sorgt, bis sie kurzerhand ein Buch von einer Matratze herunternimmt und Thomas bedeutet, dass dies jetzt seine Schlafstätte sei. Das Bett ist tatsächlich nicht belegt. Einer unserer Mitläufer hat nur eben seinen Schmöker darauf abgelegt. Wir denken uns nichts Böses dabei, doch in ein paar Tagen werden wir wissen, dass dieses Verhalten System hat. Aber das erzähl' ich dann.

Wir verbringen einen sehr netten Abend mit unseren Weggefährten. Judy, die englische Dame aus Pamplona, ist auch da und freut sich uns wiederzusehen. Die anderen Mitschnarcher treffen wir hier zum ersten, aber ganz viele nicht zum letzten Mal. Dazu gehören Monika und Renate (die waren von der Señora in Zubiri eindeutig als deutsch, müde und verzweifelt genug befunden worden, dass sie sie im Wohnzimmer untergebracht hat) und ein Ehepaar aus Österreich, die Ösis, das mit großem Bedacht in ihrem Reiseführer blättert und überlegt, in welcher Herberge sie die nächste Nacht verbringen werden. Ich beobachte sie eine Weile und denke mir, dass eben jeder seinen Weg gehen muss, wie es für ihn richtig ist. Ich mag heute nicht darüber nachdenken, wo ich morgen schlafen werde. Wir haben schon vor unserer Abreise beschlossen, dass wir immer so weit laufen, so weit uns unsere Füße tragen. Aber wir sind auch nicht so wanderbewandert wie diese beiden, die mir irgendwie den Eindruck machen, dass sie den Camino nur gehen, weil sie den Landschaften und Hügeln außerhalb des eigenen Landes gnädig auch einmal eine Chance geben wollen. Die beiden sind nicht unrecht, aber keine Menschen, mit denen wir warmwerden.

Oh ja, da ist noch ein älterer Franzose, Herr Sch. In ein paar Tagen erfahren wir, dass er Jean heißt.

Die Nacht ist für mich sehr unruhig. Ich liege oben im Stockbett und weiß, beweglich wie ich nun mal bin, nicht wirklich, wie ich da wieder herunterkommen soll. Hoffentlich muss ich nicht aufs Klo!

Irgendjemand schnarcht richtig tüchtig. Mir rutschen die Ohrstöpsel dauernd aus den Lauschern. Einer fängt an zu schimpfen, kurz aber ungehalten. Ein anderer spricht im Schlaf. Meine Beine fangen an so wehzutun, dass ich gar nicht weiß, was ich mit ihnen anfangen soll. Sie wollen nicht liegen, sie wollen laufen, jetzt, sofort! Aber wenn ich mich bewege, wecke ich vielleicht Renate unter mir.

Kein Klagen! Wir haben es so gewollt! Schließlich schlafe ich doch irgendwann so tief und fest, dass ich von der Welt, diesem Raum und meinen 17 Mitmenschen gar nichts mehr mitbekomme.

Montag, 25.05.2009

Uterga - Ciraqui (14 km)

Endlich steht der Erste auf und ich traue mich, aus dem Bett herauszukrabbeln. Wenn Renate jetzt wach wird, tut es mir leid. Ich versuche auch so leise wie möglich von meiner Matratze zu fallen. Aber ich muss ganz dringend mal für kleine Pilgerinnen!

Die, die schon in aller Frühe losgehen, holen auf Zehenspitzen ihre Sachen in den Aufenthaltsraum und machen sich dort fertig. Das finde ich sehr nett. Morgen werde ich erfahren, dass das durchaus nicht selbstverständlich ist.

Ich gönne mir - sehr zum Erstaunen aller anderen - eine schnelle Dusche. Frisch soll man den Tag beginnen! Später denke ich selbst, dass das vielleicht nicht unbedingt sinnvoll ist. Schließlich werden da die Füße nass (na klar!) und die Haut weich. Eine gute Grundlage für Blasen. Andererseits bleibt beim längeren Tragen von Wanderschuhen auch der stinkendste Fuß nicht lange trocken. Wenn ich Blasen kriege, dann wenigstens an frisch gewaschenen Treterchen.

Oh, hatte ich schon erwähnt, dass ich grottenhässliche, superbequeme Wanderschuhe und bis jetzt nicht eine einzige, winzige Blase habe?

Was ich auch nicht habe ist Muskelkater. Fällt mir da doch gerade ein. Mir tun zwar nachts die Beine weh und manchmal zucken sie, als wollten sie es einfach nicht akzeptieren, jetzt gerade nicht laufen zu dürfen. Aber ich habe keinen Muskelkater. Gutes Training! (Da muss ich selbst lachen!)

Die Rückenschmerzen, die mich seit Monaten plagen, haben sich auch aus dem Staub gemacht. Der Rucksack ist zwar ungewohnt und schwer, aber ich trage das Gewicht hauptsächlich auf der Hüfte. Es passiert nur ab und zu, dass die Riemen an den Schultern drücken. Dann stopfe ich einfach meine Hände dazwischen und denke an etwas Schönes - schon ist alles wieder gut.

Wir packen unsere Siebensachen und hängen die Wäsche ab, die wir leider nicht wirklich trocken einpacken können (obwohl Thomas dafür eine ganz komische Wandlampe als Trockengestell missbrauchte). Das macht zwar der Wäsche nichts aus, doch es sind zusätzliche Gramm auf dem Buckel.

Mecker nicht!

Wir laufen gerade morgens sehr lange Strecken jeder für sich alleine. Ich schmettere, wenn ich mich ungehört wähne, fröhlich meine Lieder. Das habe ich, als die Jungs klein waren, täglich gemacht. Irgendwann hat sich mein Geträller im Sand verlaufen. Hier tue ich es wieder. Zu meinem Repertoire gehört *Danke für diesen schönen Morgen* (auch nach dem Puerto del Perdón mit einer kleinen Abwandlung, denn das mit dem Verzeihen kriege ich nicht hin und muss es also auch nicht scheinheilig besingen), *Gott, dafür will ich dir Danke sagen* (mit einer selbstgedichteten zusätzlichen Strophe, weil ich die Melodie so schön finde, dass es mir einfach zu kurz ist), *Kumbaya my Lord* und Stücke, die aufgrund ihrer frivolen Texte nicht in Kirchen gesungen werden. Hihihi, das kennt ihr doch sicher auch aus Zeltlagerzeiten: Die schmutzigsten Lieder lassen sich am lautesten und inbrünstigsten schmettern! Da wird auch das müdeste Pilgerchen munter!

Unsere Alleingänge liegen jedoch auch daran, dass ich morgens einfach flinker zu Fuß bin. Solange ich leicht und beschwingt laufen kann, nutze ich es voll aus wohl wissend, dass irgendwann der Punkt kommt, an dem meine Beine etwas gemächlicher werden. Da holt Thomas mich wieder ein.

Der geht mit seinen Stöcken (er hat sich anfangs auch gegen sie gewehrt, doch ich habe sie ihm einfach verpasst und keine Widerrede geduldet, frei nach dem Motto: Die sind gekauft, die sind bezahlt, die werden genommen. Basta!) stetig seinen Schritt, bergauf, bergab, Schotter und Asphalt – er nimmt alles, was ihm unter die Füße kommt und immer im gleichen Tempo.

So erreichen wir getrennt voneinander den nächsten Ort und kaufen ein – auch getrennt voneinander und jeder von uns alles, was sein Pilgerherz begehrt: Teilchen, Brot, Schokolade, Äpfel, Orangen, Wasser und Kakao.

Die Schokolade kaufe ich. In meinem Geschäft ist nämlich der englische Mönch in Kutte. Der genehmigt sich gleich zwei Tafeln davon für sein geistliches Wohl. Als er jedoch einfach selbst Äpfel aus der Kiste grapschen will, kriegt auch er von der Chefin auf seine mönchlichen Patschehändchen geklopft: Finger weg! Ich komme nach ihm, lerne aus seinem Fehler, hole tief Luft, bitte artig, mir auch *„dos naranjas, por favor"* abzugeben und kriege … zwei Orangen. Na bravo!

Als ich gerade aus dem Geschäft trete, kommt mein lieber Mann und Göttergatte freudestrahlend angehechelt, um mir glücklich und stolz mitzuteilen, dass er schon Jäger, Sammler und Einkäufer gespielt hat. Na prima! Da freu ich mich aber!

Wir geben ein Brot (so viel essen wir nun wirklich nicht und müssten es sonst tragen) an ein vorbeikommendes Mädel mit Rucksack weiter, die sich fürchterlich darüber freut und uns Geld oder wenigstens einen ihrer Müsliriegel geben will. Wir lehnen dankend ab und freuen uns einfach nur darüber, dass sie sich freut. Dann gibt's Frühstück: Teilchen und, in Ermangelung eines Nutellabrotes, Baguette mit Schokolade. Heiliges Jakobchen, geht es uns gut!

Ein bisschen Zucker muss manchmal einfach sein. Doch dafür, dass wir so weite Strecken laufen, essen wir ausgesprochen wenig. Ob ich schon abgenommen habe? Zumindest habe ich mit Sicherheit Muskelmasse zugelegt. Schaut doch mal, mein Po ist knackig wie mit 16 nicht und meine Beine sind hart wie Baumstämme! Wow, habe ich einen Körper! (Wenn ich mir das lange genug einrede, glaube ich vielleicht auch irgendwann daran.)

Frisch gestärkt erreichen wir Puente la Reina. Hier treffen der aragonische Weg, der in Puerto de Somport beginnt, und der navarrische Weg, von dem wir kommen, aufeinander, begrüßen sich herzlich, knuddeln sich ein bisschen und beschließen, ab sofort gemeinsam Camino francés zu heißen und bis Santiago miteinander durch dick und dünn, schön und langweilig, bergauf und bergab zu gehen.

Aus dem Holztor eines älteren Gemäuers treten zwei Señoras mit *Credencials* in den Händen und sehen so aus, als ob sie sich gerade einen Stempel haben geben lassen. Sie haben keine Rucksäcke auf ihren Buckeln und glaubt mir: Mit den Schuhen, die sie tragen, läuft kein Mensch den Camino. Ich möchte von hier auch gerne einen Stempel haben und versuche mehrmals sie mit *„¡hola!"* und *„¡lo siento!"* anzusprechen, aber sie ignorieren mich geflissentlich. Im Innenhof des Gemäuers finde ich zwar einen gläsernen Empfang, allerdings unbemannt. Ärger macht sich in meinem Pilgerherzen breit: Man kann doch bitteschön antworten, wenn man angesprochen wird!

Das Ganze gipfelt darin, dass ich diese beiden Möchtegernpilgerinnen dabei erwische, wie sie in ein Auto steigen und davonfahren. Dabei muss ich fast noch aufpassen, dass sie nicht über meine nicht mit Pumps beschuhten Füße rollen! Da hört sich ja wohl alles auf!

Ich schimpfe lauthals und wie ein Rohrspatz und wecke so die gehörliche Aufmerksamkeit eines anderen Deutschen, der uns anspricht und sein Leid klagt: Er muss einen Ruhetag einlegen, weil seine Füße einfach zu blasig sind zum Laufen. Wie gut, dass ich so grottenhässliche, superbequeme Wanderschuhe habe!

Die Kirche ist, im Gegensatz zu den meisten in Spanien, geöffnet.

Das ist etwas, was ich wirklich schade finde: Die meisten Kirchen sind verschlossen. Dabei würde ich so gerne in die eine oder andere mal hineingucken. Gerade in die Kleinen, denn die Großen sind eigentlich alle gleich: Karges Gemäuer und vorne ein bis unter das Dach reichendes Kunstwerk aus leuchtendem Gold. Das ist schön, für meinen Geschmack aber zu pompös. Ich mag es lieber kuschelig.

Diese Kirche ist jedenfalls offen, schön, aber eben pompös. Wutsch - schon laufen wir weiter.

Jetzt geht es ziemlich steil einen Buckel hinauf. Der Pfad ist nichts anderes als ein ausgewaschenes, rot-lehmiges Bachbett und dieses Bachbett verlangt nach Wasser. Schon die ganze Zeit beobachten wir tiefschwarze Regenwolken, die bisher in angenehmer Entfernung über den Himmel zogen. Plötzlich sind sie da und tun das, was Regenwolken nun mal am liebsten tun: Sie lassen Tropfen tröpfeln.

Thomas, das alte Weichei, zieht sofort sein Regencape über. Ich bin fest davon überzeugt, dass gleich da oben der nächste Ort kommen muss und laufe so schnell wie möglich und tapfer den Berg hinauf. Dass der sich dermaßen zieht, damit habe ich nicht gerechnet! Der Regen wird stärker und stärker. Schon nach einer Minute bin ich nass bis auf die Knochen. Na toll! Jetzt lohnt es sich auch nicht mehr den Überzieher überzuziehen.

Ich denke mal wieder nur an mich. Auf die Idee, dass im Rucksack alles nass wird, komme ich gar nicht (hier ganz kurz ein Knaller meiner unerschöpflichen Weisheit: Es gibt Regenschützerchen für Rucksäcke, denn so sehr sie auch von sich behaupten, wetter- und wasserfest zu sein - sie sind es nicht. Die lassen sich bequem bei einer Rast anbringen und sollte der Himmel wirklich seine Schleusen öffnen, ist man auf der trockenen Seite).

Der Weg wird lang und länger, jeder Schritt schwerer und schwerer. Ich krieg' Plack!

Inzwischen läuft mir die Brühe von oben in meine sonst absolut wasserdichten, supertollen Wanderschuhe. Jetzt hätte ich gerne Regengamaschen (noch ein Knaller meiner unerschöpflichen Weisheit: Das Innenleben von Wanderschuhen wird nicht von dem Wasser nass, durch das man vielleicht watet, sondern von dem, das von oben an den Beinen entlang hineinblubbert. Regengamaschen sind da nicht nur superpraktisch, sondern sie sehen, weil man sie in allen möglichen Farben kaufen kann, lustig aus und wärmen nebenbei notfalls auch die Waderln, wenn ihnen bibbert). Das muss ich mir gleich merken als Idee für meinen eigenen Wunschzettel oder Geschenk für Thomas zu Weihnachten: Regengamaschen.

Wir stapfen durch den Wolkenbruch. Der rote Lehmboden entwickelt sich zu einer einzigen Matschpampe. Von oben kommt uns das Wasser in reißenden Flüssen (erkennt ihr meine Laus mit Rüssel? Ja? Ihr seid guuut!) entgegen. Der Buckel nimmt und nimmt kein Ende.

Irgendwann sind wir doch oben. Aber von einem Ort ist weit und breit nichts zu sehen. Jetzt hilft alles nix. Ich schlupfe doch in das Cape. Das ist riesig! Wir haben es extra gekauft, weil es einen großen Höcker für den Rucksack hat. Ob das jedoch ein Knaller unerschöpflicher Weisheit war, davon bin ich im Moment nicht überzeugt. Das Ding entpuppt sich als mitlaufende Minisauna. Nass, wie ich bin, werde ich unter diesem Monstrum durch meine eigene Schwitze (habt ihr auch Worte, die ihr nicht gerne benutzt, weil sie so hässlich klingen? Ich mag *Schweiß* jedenfalls noch nicht einmal denken, geschweige denn aussprechen oder aufschreiben!) auch nicht trockener.

Endlich, endlich erreichen wir den nächsten Ort, Mañeru, und finden rund um einen überdachten Brunnen eine ganze Pilgerschar: Judy ist da, die Ösis und eine etwas korpulentere und sehr einprägsame Dame, die wir sofort gerne mögen. Sie heißt Brigitte, ist Busfahrerin und ein absolutes Original: einfach, ungeschminkt, aufrichtig, eine ehrliche Haut, an die Mund und Stimmbänder vom lieben Gott nicht umsonst verteilt worden sind.

Zu ihnen gesellen wir uns, machen uns erst einmal nackelig (naja, zumindest fast), ziehen uns etwas Trockenes an und gucken dann, was unser Proviant hergibt. Brigitte lässt sich ein großes Päckchen Serrano Schinken gut schmecken. Sie isst halt gerne und noch lieber gut. Großzügig bietet sie uns von ihrem Schmankerl an, aber was wir jetzt aus unserem eigenen Rucksack verspeisen, brauchen wir später nicht mehr zu tragen.

So verbringen wir das Warten auf das Ende des Regens sehr gemütlich und heimelig. Ab und zu kommen andere Wanderer vorbei. Manche tippeln mit einem Gruß vorüber, manche bleiben bei uns stehen - wie Zahnfee.

Ihn hatte ich ja schon erwähnt. Er ist auch ein Original: Franzose mit einem sehr imposanten weißen Bart, lustigen und leuchtenden Augen, wettergegerbt braun, sehr freundlich, sehr herzlich und doch ein absoluter Einzelgänger – wie mein Bruder eben. Morgen werden wir ihn mit Blümchen am Hut wiedertreffen und später auch in der Herberge in Viana.

Zahnfee hat übrigens solche Regengamaschen. Ich muss an mich halten, dass ich nicht über ihn herfalle und sie ihm von seinen knackigen Waderln zerre. Damit mein gieriger Blick nicht so dolle auffällt, biete ich ihm ein Stück Schokolade an. Er nimmt die Tafel sofort mit strahlendem Gesicht an (noch ein Punkt, bei dem ich denke, das muss mein Bruder sein, nur eben ein bisschen verkleidet) und mümmelt sie sofort und sehr genussvoll leer (Kinders, ich möchte nicht wissen, was der jetzt gerade über meinen starren Blick denkt, aber er kann froh sein, dass ich nicht an seinem Gesichtshaar reiße und ihm - ich habe doch gewusst, dass du es bist! - um den Hals falle!). Dann geht er seiner Wege - die ja auch die unseren sind. Wir folgen ihm, sobald es aufhört zu regnen.

Bis zum nächsten Dorf und der Herberge ist es von hier nur noch ein Katzensprung. Als wir um die Ecke biegen, guckt oben schon Judy aus dem Fenster (sie ist ein Weilchen vor uns weitergelaufen) und begrüßt uns mit: *„It's such a nice place!"*

Meine Lieben, ihr könnt euch gar nicht vorstellen, wie schön das ist, in einer Herberge anzukommen. Es ist immer schon jemand da, der uns begrüßt, als hätte er nur auf uns gewartet. Es ist, wie nach Hause zu kommen und in der offenen Tür von einem lieben Menschen empfangen zu werden: Oh, da bist du ja! Wie schön, dass du angekommen bist! Wie war dein Tag?

Natürlich bleiben wir. Unsere Schuhe sind vom hineingesabberten Wasser klatschnass und der dranhängende Matsch macht sie schwer wie Blei. Uns ist kalt. Wir sind müde. Wir wollen ein Bett, jetzt sofort und auf der Stelle!

Es ist wirklich eine sehr schöne Herberge. Sie liegt mitten im Dorf an einem Platz hinter der Kirche Santa Catalina, hat eine sehr gemütliche Atmosphäre und einen sehr einladenden Balkon. Das Schönste sind jedoch die absolut stabilen Holz-Stockbetten. Keine quietschenden Metallsprungrahmen mit Versenkeffekt, sondern feste Holzbretter, auf denen die Matratzen liegen. Das tut unseren Rücken gut! Und mit zehn Personen in einem Zimmer hält sich auch die Stimmvielfalt nächtlichen Geschnarches in sehr erträglichem Rahmen.

Inzwischen sind alle Regenwolken wieder verschwunden. Wir waschen schnell unsere Kleider und hängen sie zusammen mit den noch feuchten Klamotten von gestern zum Trocknen.

Das ist eine feste Reihenfolge: Ankommen, Stiefel ausziehen, anmelden, bezahlen, Bett belegen, Rucksack absetzen, frische Kleider und Waschbeutel aus dem Rucksack wuseln, duschen, Wäsche waschen und sofort aufhängen. Hier geht diesem Prozedere nur voraus, dass wir unsere Stiefel am Brunnen reinigen und zum Trocknen in die Sonne stellen, die inzwischen wieder hell und warm vom Himmel strahlt. Dabei sind meine Schuhe innen gar nicht mehr wirklich nass, sondern fast schon wieder trocken. Hatte ich schon gesagt, dass sie grottenhässlich und supertoll sind?

Um 18.00 Uhr öffnen die Geschäfte und wir gehen einkaufen. Die anderen haben sich fast alle in der Bar ein Pilgermenü bestellt, aber das gibt es erst in zwei Stunden. So lange wollen wir unsere Bäuche nicht knurren lassen. Außerdem genießen wir es wahrhaft unverschämt, derweil in Ruhe auf unseren Matratzen zu liegen und unsere müden Äuglein ein paar Minuten auszuruhen.

Als alle wohlgefüttert und zufrieden verdauend wieder aus der Bar zurück sind, sitzen wir noch ein Weilchen mit ihnen auf dem Balkon.

Angekommen sind inzwischen auch zwei Jungs und ein Mädel mit unüberhörbar fränkischem Akzent. Sie sind Anfang zwanzig, jung, dynamisch, sportlich und sehr sympathisch. Sie erklären: *„Wir mache vierzich Gilomeder am Daach"*, was ihnen durchaus zuzutrauen ist.

Und wir treffen hier zum ersten Mal Margit, die uns ab sofort öfters über den Weg laufen wird. Aber das erzähle ich dann, wenn es soweit ist.

Dienstag, 26.05.2009

Ciraqui - Villamayor de Monjardin (23 km)
(Villamayor de Monjardin - Los Arcos per Auto (12 km))

Heute müssen wir leider feststellen, dass nicht alle Mitpilger so rücksichtsvoll beim Aufstehen sind wie die gestern. In unserem Schlafraum haben zwei Damen mit schwäbischem Dialekt genächtigt, bei denen eben dieses, das Nächtigen nämlich, schon lange vor sechs Uhr zu Ende ist. Sie fangen an zu wursteln, zu kruscheln, zu machen und zu tun. Dabei geben sie sich nicht einmal ansatzweise Mühe, ein bisschen leise zu sein und auf ihre schlafenden Mitmenschen Rücksicht zu nehmen. Im Gegenteil: Sie schrecken nicht einmal davor zurück, das Licht anzuknipsen!

Natürlich ist da nicht mehr an Schlafen zu denken. Wir sind ruckzuck alle wach. Länger liegen zu bleiben hat jetzt auch keinen Zweck mehr, also stehen wir auf und machen uns fertig.

Derweil haben eben diese beiden Damen ihr Gefummel an den Rucksäcken unterbrochen und sich zu einem gemütlichen Frühstück auf dem Balkon niedergelassen. Mahlzeit! Ich könnte ihnen ihre in Zellophan eingeschweißten spanischen Frühstückskekse unausgepackt zwischen die Beißerchen schieben! Warum um Himmels Willen kann man nicht erst frühstücken und dann alle Leute wecken? Ich vergifte ihren Automatenkaffee mit meinen Blicken! Ja, ja, ich weiß, dies ist ein urchristlicher Pilgerweg, aber wenn die nach den ersten drei Schlucken tatsächlich tot umfallen, dann wäre das eine neue Methode für den perfekten Mord. Und *du sollst nicht töten* beinhaltet nicht zwangsweise *du sollst keine Mordrunst verspüren*, oder?

Um meinen Unwillen abzukühlen, stelle ich mich schnell unter die Dusche und schrubbe mir die Zähne. Als ich zurückkomme, kruscheln die beiden schon wieder an ihren Rucksäcken, womit sie übrigens immer noch beschäftigt sind, als wir die Herberge verlassen. Das ist auch gar kein Wunder, denn sie haben jedes Teil ihres Gepäcks einzeln in Plastiktütchen mit Zippverschluss gepackt, damit sie bei Regen nicht nass werden.

Wie um alles in der Welt kann man so bescheuert sein? Erstens weckt man nicht acht Leute auf, nur weil man selbst nicht mehr schlafen will. Da nimmt man halt seine Siebensachen und schleicht sich! Und wie kann man zweitens nur so umständlich denken? Anstatt mit einem Regenschutz oder eben nur einem einfachen großen Plastiksack dafür zu sorgen, dass der Rucksack nicht nass wird, packt man jede Unterhose einzeln in ein Zipp-Beutelchen? Na, auf die Idee müsste ich mal kommen!

Brummle nicht, du pummeliges Pilgerweib, es hat alles seine Vorteile: So ist der Tag länger, der Morgen kühler und die Luft frischer.

Genau das brauche ich jetzt: Frische Luft, und zwar jede Menge!

Wir verlassen Ciraqui auf einer uralten Pflasterstraße, die an einer ebenso uralten Steinbrücke endet. Laut unserem Reiseführer handelt es sich bei diesem Weg um einen der *eindrucksvollsten des gesamten Wegverlaufs des Jakobswegs auf spanischem Boden*. Gut dass wir das wissen. Also sind wir nicht nur begeistert von diesem alten Gepflaster, sondern auch gebührend voll einbedruckt.

Außerdem müssen wir mal eben über uns selbst grinsen. Wir werden von Tag zu Tag früher. Würden wir bis Santiago durchlaufen, würden wir am Ende bestimmt auch zu den

Nachtwanderern mit Taschenlampe an der Stirn werden, von denen wir gelesen haben. Das könnte den beiden Zipp-Beutel-Schrunzeln jedoch nie passieren. Bis die ihre Socken alle eingetütet haben, ist es Mittag – egal um welche Uhrzeit sie ihren Mitmenschen den Schlaf rauben!

Irgendwie sind wir heute nicht gut drauf und brauchen bis Lorca, dem nächsten Ort, viel länger, als unser Reiseführer sagt. Unterwegs passieren wir den Rio Salado. Laut Buch soll sein Wasser nach mittelalterlichen Berichten todbringend gewesen sein. Während Pilger ihre Pferde dort trinken ließen, saßen daneben freundliche Mitmenschen, die bereits mit geschärften Messern drauf warteten, dass die armen Tiere tot umfielen, um sie unverzüglich zu häuten und für die nächste Mahlzeit küchenfertig zu zerlegen.

Ich gucke mich um. Da sitzt niemand mit Messern. Trotzdem halte ich *meinen alten Esel* davon ab, sich durstig auf das Wasser zu stürzen. Sicher ist sicher. Er hat zwar eine gute Lebensversicherung, aber irgendwie habe ich mich im Laufe der Jahre ja nun doch an ihn gewöhnt und mag ihn nicht missen. Sollte das Wasser jedoch tatsächlich vergiftet sein, würden mir da zwei dusselige Schrunzeln einfallen, denen ich eine Erfrischung hier nicht verweigern würde.

Übrigens: Zu deren Glück und dem Erhalt meines Seelenheils begegnen wir ihnen nicht wieder. Ich glaube, wenn die mich noch einmal in dieser Art geweckt hätten, hätte ich kein vergiftetes Wasser gebraucht, um sie vorzeitig vor unseren Schöpfer treten zu lassen.

Zurück zum Weg: Der Begriff *Rio* klingt nach einem reißenden Strom, oder? Das weckt doch Bilder von Wildwestromantik, halsbrecherischen Fahrten auf notdürftig zusammengebastelten Flößen, brausender Gischt und John Wayne (oh, ich fand schon als kleines Kind seinen breitbeinigen Gang total sexy!). Wir sind nicht in Hollywood, sondern in

Spanien, und dieser *Rio* ist ein reizender, kein reißender Fluss. Unser *Wiesebächel* zu Hause ist nicht viel kleiner als dieses Rinnsal, wenn auch, obgleich ebenfalls sehr lauschig, nicht ganz so schön.

In Lorca verbringe ich eine halbe Stunde auf der Suche nach meinem angetrauten Esel. Thomas ist schon manchmal ein Hammer: Wir sind nach dem Fluss wieder getrennt gelaufen. Ich habe mir irgendwie eine ziemlich hässliche Blasenentzündung eingefangen, spiele Pieselliesel und schlage mich in sehr kurzen Abständen in die Büsche (heute begegnet mir übrigens auch der große, dynamische Wanderer mit den knackigen Waden und dem leckeren Popo zum ersten Mal). Für Blasen an den Füßen habe ich alles Mögliche dabei, aber wer denkt bei seinen Wandervorbereitungen schon daran, dass die Blase, die man nun mal immer hat, anfangen könnte derart verrückt zu spielen? Um Thomas, der in seinem Schritt vor sich hinstapft, nicht zu stören, gehe ich ein bisschen langsamer und verschwinde - schwups - für kleine, geplagte Pilgerinnen.

Eigentlich ist er also vor mir. Aber an einer Bar, in der einige Mitwanderer frühstücken, die ihn auch kennen („der mit den Füßen"), ist er nicht vorbeigekommen.

Da steh' ich nun, ich Pilgerin, und guck' so doof, als wie ich bin.

Ich beschließe, erst einmal zu warten und mir derweil etwas Wärmeres anzuziehen, denn heute ist es richtig kühl und windig.

Kühl beim Wandern ist ein bisschen doof: Innen ist man von der Bewegung warm, dann kommt ein frisches Lüftchen und man fängt oberflächlich an zu bibbern. Das Hirn (Hallo! Werdet ihr wohl nicht anfangen zu lästern!), total überfordert, hüpft verzweifelt zwischen uff, mir ist warm, weil ich mich bewege!, und schlotter, mir ist kalt, weil das Lüftchen so frisch ist! hin und her und weiß gar nicht mehr, was es denken soll. Bleibt man dann allerdings stehen, kommt ein eindeutiges Signal: Zieh dir gefälligst etwas an!

Eben dies tu' ich jetzt und schlüpfe nicht nur in ein langärmeliges Oberteil, sondern auch in meine lange Laufhose. Die habe ich bis jetzt nur nachts getragen und mir schon ernsthaft überlegt, sie unterwegs einem Mülleimer zu spenden. Jetzt bin ich froh, dass ich sie habe. Irgendwie habe ich schon sehr klug gepackt. Ich bin halt doch ein Knaller unerschöpflicher Weisheit (räusper) (hihihi, ich kann jetzt nicht einmal mit euch schimpfen, weil ich selbst lachen muss!)!

Warm angezogen warte ich noch eine Weile und überlege schon weiterzugehen. Wer weiß, vielleicht sitzt Thomas im nächsten Ort und wartet dort ebenso verdattert auf mich wie ich hier auf ihn. Tut er aber nicht, denn wer kommt denn da nach einer halben Ewigkeit doch noch angeschlappt? Genau, mein lieber Mann und Göttergatte. Warum er so spät kommt? Er hat sich mal wieder verlaufen! Na klar! Hätte ich mir ja denken können!

Da sag mal einer, Frauen wären unaufmerksam und orientierungsschwach. Würde Thomas alleine wandern, käme er wahrscheinlich irgendwo in Südamerika an. Er würde es schaffen, über sämtliche Weltenmeere zu lustwandeln ohne zu merken, dass da etwas nicht stimmt!

Um die Mittagszeit erreichen wir Estella und können es schier gar nicht fassen: Vor der Herberge sitzt schon jetzt eine Pilgerschar, die auf Einlass wartet. Nee, ne? Naja, vielleicht wollen die sich die Stadt angucken.

Ich muss gestehen, dass mir für Sightseeing ein bisschen die Geduld und das Interesse fehlen. Der Camino führt durch so viele Orte. Natürlich haben die alle ihren eigenen Flair und mit Sicherheit wunderschöne Gassen und Eckchen. Nun, die haben sie auch, ohne dass ich mir alle angucke.

Außerdem bin ich inzwischen so weit, dass ich mich in größeren Städten und zwischen vielen Menschen und Geräuschen gar nicht mehr wohlfühle. Mir sind die Stille und die Landschaft zwischen den Dörfern viel lieber.

Wir kaufen uns schnell ein paar Leckereien zum Mittagessen, setzen uns auf einen sonnigen Platz mit Brunnen und strecken unsere Füße an die Luft. Das heißt, ich strecke. Thomas trägt wegen seiner Blasen sowieso nur Sandalen und seine Wanderschuhe zum Spaß spazieren. Wir haben jetzt richtig Hunger. Außer einer Magdalena und einer Banane haben wir noch nichts gegessen.

Am anderen Ende von Estella kommen wir an einer anderen *Albergue* vorbei. Kurz danach treffen wir Brigitte, die Busfahrerin. Sie hat sich eine riesige Wassermelone gekauft und wollte in eben dieser Herberge bleiben, die nur etwa 200 m entfernt ist. Als sie uns sieht, ändert sie mal eben ihren Plan und beschließt, mit uns weiterzulaufen. Gesagt, getan. Mit ihrer Melone wandert sie die nächsten 8 km, die zum allergrößten Teil bergauf gehen!

Diese Frau ist der Hammer! Wer trägt schon so eine Wuchtbrumme freiwillig so weit quer durch Spanien? Niemand! Schon mal gar nicht, wenn man eh sein gesamtes Hab und Gut auf dem Buckel schleppt!

Wie gesagt: Es geht bergauf, mäßig aber regelmäßig.

Wir kommen nach Irache. Rechts des Schotterweges finden wir andere Pilger in bester Stimmung hinter dem Eisentor eines Weingutes. Sie stehen fasziniert vor einem in die Wand eingelassenen kunstvoll gearbeiteten Brunnen mit zwei Hähnen. Über dem rechten steht *Aqua*, Wasser, über dem linken *Vino*, Wein. Was dransteht, kommt auch raus: Wasser und Wein. Na, auf die Idee muss man mal kommen!

Auf dem Dach hinter uns entdecken wir eine Kamera und darunter ein Schild, das mitteilt, dass man gerade per

Webcam von der ganzen Welt beobachtet werden kann. Kurzentschlossen rufen wir unsere Leben an und sagen ihnen, sie sollen gefälligst sofort ins Internet gehen. So stehen wir da, telefonieren und winken kräftig nach Hause.

Unser lieber Sohn Felix erkennt seine Mutter sofort. Sein Kommentar: „Muddi, du hast ja schon wieder einen Hörer am Ohr!"

Diese Situation ist so witzig: der Brunnen, der Wein, die Kamera und Brigitte, die ihre Melone kurz abgelegt hat und geduldig ihre Wasserflasche unter den Weinhahn hält. Sie trinkt, wie sie sagt, sonst nie, aber diesen Wein wird sie sich schmecken lassen. Verdient hat sie ihn sich allemal!

Ich bedaure nur, dass die Webcam nicht umgekehrt auch funktioniert. Jetzt haben die Jungs zwar uns gesehen, aber ich würde sie gerne auch mal wieder angucken. Ein bisschen Heimweh kommt auf. Heute ist schon der sechste Tag, an dem wir weg sind. So lange waren wir noch nie von unseren Leben getrennt. Hier streckt der Gedanke, wieder nach Hause zu fahren, sein vorlautes Näschen hervor, schnuppert, merkt, dass er nicht gebührend beachtet wird, reckt beleidigt seinen Zinken in die Luft und - schwups - isser wieder weg.

Wir winken noch einmal fuchtelnd in die Webcam, schicken fliegende Knutscher („Muddi, du bist voll peinlich!") und gehen weiter.

Gleich gegenüber dem Weingut liegt ein altes Kloster, das Monasterio de Irache. Von außen wirkt es richtig einladend, jedoch sind auch seine Pforten leider verschlossen. Kinders, warum um alles in der Welt sind hier ständig alle Kirchentüren verrammelt und verriegelt? Wir Pilger wollen doch gar nichts Böses, wir wollen halt mal gucken. Warum lasst ihr uns nicht? Da fehlt nur noch ein Schild mit einem durchgekreuzten, erschöpften Männchen mit viel zu großem Rucksack auf dem steht: *Wir müssen leider draußen bleiben!*

Also gehen wir ungeguckt daran vorbei, genießen jedoch umso mehr den Anblick der wild wuchernd bewachsenen Klostermauer. Der entschädigt zumindest ein kleines bisschen.

Nach einem Weilchen kommen wir in einen wunderschönen Steineichenwald. Welche Bäume es sind, weiß ich aus unserem Reiseführer. Ich kann gerade mal eine Kastanie von einer Kirsche unterscheiden – allerdings nur, wenn die dazugehörigen Früchte dranhängen. Dieser Wald sieht aus, als wenn gleich Hobbits zwischen den Bäumen hervorgesprungen kommen müssten. So stelle ich mir das Auenland vor!

Nach diesem Wald zieht sich der Weg wie Kaugummi … am Ende leider auch wieder bergauf. Unsere Schritte werden immer schwerer. Dann übersehen wir mal wieder die gelben Pfeile und latschen auch noch einen Umweg. Ich krieg' Plack!

Endlich, endlich kommen wir in Villamayor de Monjardin an. Hier gibt es zwei Herbergen, hier werden wir bleiben …

… denken wir. Doch beide sind voll. In der einen ist gar nichts mehr zu machen, in der anderen stehen schon vier müde Pilgerchen und warten auf eine Lösung ihres Schlafproblems. Ein Notlager mit fünf Matratzen wird eingerichtet. Vier sind ja dann schon belegt und um die fünfte werden wir uns mit Brigitte und ihrer Monsterwassermelone sicher nicht prügeln. Sie ist wirklich eine gestandene Frau, doch was sie heute geleistet hat, ist schlicht und umwerfend unfassbar. Sie ist nicht nur an ihre Grenzen gestoßen, sondern sie hat diese bei weitem überschritten. Wenn sich jemand ein Nachtlager verdient hat, dann ist sie es.

Drei Jungs, die direkt nach uns ankommen, bestellen ein Taxi und lassen sich nach Los Arcos bringen, wo es die nächste Herberge gibt. Wir bleiben ein bisschen dusselig und unentschlossen in der Gegend herumguckend zurück. Irgendwie weigere ich mich die Hoffnung aufzugeben, dass von irgendwo irgendwer kommt und uns neben Ochs und Esel in seinem Stall unterbringt, auch wenn wir weder Josef noch Maria heißen und ich schon mal überhaupt gar nicht daran denke, noch ein Kind in die Welt zu setzen.

An einem Tisch vor der Herberge sitzen auch die, die in Uterga ihre Sachen großzügig auf einem zusätzlichen Bett verteilt hatten. Sie begrüßen uns selbstgefällig: „Wir haben ein Bett bekommen. Tja, wir waren eben früher da als ihr!" Thomas ist wirklich ein Mensch, den so schnell nichts in Blutdruck versetzt, aber dieser blöde Spruch ärgert ihn nun doch. Später erfahren wir von Margit (sie hat einen Schlafplatz gekriegt), dass sie es hier genauso gemacht haben wie dort: Sie haben sich nicht auf nur zwei Betten ausgebreitet, sondern auf drei. Dabei sind sie nicht etwa hierher gelaufen, nein, sie haben sich mit dem Taxi bringen lassen. Schließlich haben sie Urlaub, da muss man auch einmal ausspannen! Was tut man also, wenn man sich chauffieren lässt? Na klar, man sucht sich, um sich nach der anstrengenden Fahrt zu erholen, einen Ort, in dem es möglichst wenig Schlafplätze in den *Albergues* gibt, macht sich derart breit, dass man mehr Matratzen belegt, als man beschnarchen kann, setzt sich dann rotzfrech hin und riskiert feixend eine dicke Lippe.

So, meine Lieben, jetzt muss ich doch einmal etwas sagen: Wer sich so benimmt, ist auf dem Camino fehl am Platz! Der sollte lieber nach Mallorca fahren und sich dort um fünf Uhr morgens mit Handtüchern bewaffnet mit anderen Touristen um Poolliegen prügeln! Es sei jedem ungenommen, Teile des Weges – von mir aus auch den ganzen Weg – mit dem Taxi zu fahren. Jeder muss das für sich entscheiden. Aber dann möge man sich bitte in eine Herberge bringen lassen, die mehr als 20 Betten hat, oder – das wäre nur konsequent – man nehme sich ein Zimmer in einer Pension oder einem Hotel (was obendrein den Vorteil hätte, dass man nicht das

Nachbarbett vollpacken muss, weil man Angst davor hat, dass sich jemand hineinlegen könnte). Auf dem Jakobsweg allerdings hat ein solches Verhalten nichts, aber auch gar nichts zu suchen! Nur damit ihr es wisst!

Ich bete zu dem, der vergessen hat, diese Leute mit einem Mindestmaß an Sitte und Anstatt auszustatten, dass ich denen nicht mehr begegnen muss. Ich glaube, ich würde mich sonst total vergessen und an ihnen mehr als eine meiner Fantasien vom perfekten Mord ausprobieren. Ich meine: Was würde ich schon riskieren? Die irdische Gerichtsbarkeit erwischt mich nicht (schließlich spreche ich vom perfekten Mord) und man sagt doch, dass dem, der den Camino geht und Santiago erreicht, alle Sünden erlassen werden. Vorausgesetzt ich werde bis dahin nicht vom Blitz getroffen, bin ich sowohl irdisch als auch himmlisch elegant aus dem Schneider und habe noch dazu die Menschheit von zwei Oberdeppen befreit.

Zumal dieses miese Verhalten nicht nur uns die Möglichkeit genommen hat, notfalls auf einer Matratze zusammenzurutschen. Nein. Die Sache kommt noch viel schöner: Nachdem nun Brigitte mit ihrer Wassermelone die *letzte* Matratze ergattert hat, kommt Judy auf ihren britischen Brustwarzen angekrabbelt. Sie ist ebenfalls mehr als an ihre Grenzen gestoßen und fertig mit sich, dem Weg, der Welt und überhaupt: Sie kann nicht mehr.

Das sieht auch eine junge Frau, die im Notlager untergekommen ist, und tut etwas, wovor wir nur den Hut ziehen können (guckt mal hin, ihr Taxi fahrenden Breitmacher, DAS ist Größe): Sie packt ihre Sachen wieder ein und überlässt Judy ihre Matte. Bis zur nächsten Herberge sind es *nur* 12 km, die schafft sie noch.

Noch eine Frau, die der absolute Hammer ist!

Weil es in diesem Dorf weder Ochs noch Esel gibt (ha! Ich

kann eure Gedanken hören: Aber da sind doch welche! Ihr habt ja recht, aber diese beiden Vollpfosten als Ochs oder Esel zu bezeichnen wäre eine ziemlich gemeine Beleidigung - den Tieren gegenüber), die mit uns ihren Stall teilen wollen, gucken wir noch einmal in unseren Reiseführer. Der sagt, dass es in einem Nachbarort eine Pension geben soll. Die Herbergsmutter bietet uns an, uns dorthin zu fahren. Falls das stimmt, wäre es eine gute Möglichkeit, auch in Zukunft überschüssige Gäste dort unterzubringen.

Selbstverständlich schlagen wir der jungen Hammerfrau vor, mit uns zu kommen. Aber sie lehnt dankend ab und geht.

Etwas später kann ich sie nur zu gut verstehen. Wenn man den Weg angefangen hat, will man ihn gehen, und zwar Meter für Meter. Jedes nicht gelaufene Stück tut weh – es sei denn freilich, man gehört zu den Menschen, die Herbergsbetten mit Poolliegen verwechseln. Denen tut wahrscheinlich gar nichts mehr weh!

Wir steigen in das Auto und versuchen unser Glück im Nachbarort. Leider gibt es diese Pension nicht mehr und auch im nächsten Dorf ist keine. Uns bleibt nichts anderes übrig, als in den mehr als sauren Apfel zu beißen und uns nach Los Arcos bringen zu lassen (wartet mal kurz, ich muss mal eben unserer Herbergsmutter einen dicken Knuddler schicken, denn dass sie uns gefahren hat, war so lieb!). Das sind, wie gesagt, 12 km, die uns einfach fehlen.

Da kommt wieder der Unterschied zwischen Thomas und mir. Thomas sagt: Ich hatte keine Wahl, also kann ich es akzeptieren, dass mir diese Strecke fehlt. Doch eben weil ich keine Wahl hatte, mag ich es nicht akzeptieren. Ich habe die Entscheidung nicht selbst treffen können, sondern musste es tun; und etwas tun zu müssen, das mag ich gar nicht!

Es ist einfach Käse! Alle, die uns lieb sind, sind jetzt einen halben Tag hinter uns und von der Wassermelone haben wir auch nichts abgekriegt! Später erfahren wir, dass Brigitte sie gar nicht essen konnte. Sie hat sie am nächsten Morgen aufgeschnitten und für alle auf den Frühstückstisch gestellt. Hatte ich schon erwähnt, dass diese Frau der Hammer ist?

Um uns ein bisschen zu trösten, malen wir uns auf der Fahrt aus, wie wir gemütlich vor der Herberge sitzen, zu der wir jetzt fahren, und fröhlich die Franken von letzter Nacht begrüßen, wenn die daherkommen. Wir sind heute 23 km gelaufen, plus die 12 km, die wir gefahren werden, sind 35 km. Los Arcos ist eine größere Stadt. Da verzichtet man auch mal auf die letzten Hups (*wir mache vierzich Gilomeder am Daach*).

Es kommt, wie es kommen muss: Wir treffen sie tatsächlich in der *Albergue* und genießen ihre vor Staunen schier aus den Köpfen hupsenden Augen. Man soll eben doch immer nett zu seinen Mitmenschen sein, man weiß nie, wo, wie und wann man ihnen wieder begegnet.

Zum Glück hatten wir unterwegs im Auto die Idee in der Herberge anzurufen, um sicherzustellen, dass wir zwei Schlummerplätze bekommen, denn auch hier sind alle Betten belegt: Der Schlafsaal ist voll, das Matratzenlager ist voll und wir ergattern, dank Vorankündigung, das letzte Doppelzimmer, das wieder aus einem Stockbett in einem klitzekleinen Kämmerchen besteht.

Heute sind wir, wie gesagt, 23 km gelaufen und sehr stolz auf uns. Aber soll ich euch etwas sagen? So richtig darüber freuen können wir uns nicht. Wir sind von allen, die wir in den letzten Tagen so in unsere Herzen geschlossen haben, getrennt. Wenn das nicht ein guter Grund ist, traurig zu sein!

(Pst, ich sage euch etwas: Morgen werden wir wieder sehr fröhlich einschlafen. Aber verratet es mir noch nicht. Ich sehe mich selbst so gerne leiden!)

Mittwoch, 27.05.2009

Los Arcos - Viana (17 km)

Wir hüpfen schon früh aus unserem Stockbett. Ich sag's ja: Wenn das so weitergeht, werden wir Nachtwanderer!

Aus Los Arcos hinaus führt ein breiter Staubweg. Unser Reiseführer stellt die Frage, ob der jetzt für Pilger oder für Traktoren angelegt worden ist. Ich finde diese Bemerkung ein bisschen ärgerlich: Wie einfältig bin ich, dass ich erwarte, dass die Menschen, die hier 365 Tage im Jahr leben, arbeiten und ihre Felder bestellen, auf mich, die ich nur einmal diesen Weg benutze, so viel Rücksicht nehmen und auf einen befahrbaren Feldweg verzichten, um mir das Wandern angenehmer zu gestalten? Und wer beschließt, welcher Weg ein guter Weg ist? Ich mag Trampelpfade, je schmaler und holpriger, desto lieber. Thomas dagegen tut sich auf ihnen einfach nur weh und ist dem Himmel dankbar, wenn er so unholprig wie möglich laufen kann. Außerdem braucht er eine gewisse Breite, die nicht nur für seine eigene Körperfülle reicht, sondern auch für die Fuchtelweite seiner Stöcke.

Bei der Gelegenheit muss ich jetzt einfach mal sagen, dass die Wege bis jetzt fast immer nur schön waren: Trampelpfade, Feldwege, Schotterstraßen, stets deppensicher ausgezeichnet. Dass wir uns dauernd verlaufen, darf kein Maßstab sein. Allüberall sieht man gelbe Pfeile und Muschelzeichen, sodass selbst wir wieder auf den richtigen Weg zurückfinden – früher oder später. Ganz oft begleiten uns kleine Steintürmchen, die diesem besonderen Weg eine zusätzliche kuschelige Note geben. Es ist einfach heimeliger, als wenn da nur irgendwelche bunten Balken an irgendwelche Bäume gepinselt wären. Wir laufen halt nicht irgendwo, wir pilgern auf dem Camino!

Die Staubstraße ist sehr weit überschaubar, es ist früh am Morgen und die Pilger sind alle sehr kompakt zusammen. Wenn man jetzt nach vorne und hinten guckt, sieht es ein bisschen aus wie Volkswandertag. Die Einsamkeit der ersten Tage, in denen wir manchmal stundenlang gelaufen sind, ohne einem einzigen Menschen zu begegnen, ist ja schon seit Puenta la Reina vorbei. Aber hier haben wir wirklich das Gefühl, von Menschen umzingelt zu sein.

In Sansol lassen wir uns an einer Mauer in der Sonne nieder und frühstücken erst einmal. Wir haben in den letzten Tagen richtig Appetit entwickelt. Anfangs kriegten wir nur selten einen Bissen mit Genuss hinunter. Inzwischen haben sich unsere Körper an die Anstrengung gewöhnt und rufen immer öfter: Fütter mich!

Dann geht es ein bisschen den Berg hinauf. Ich schlappe wieder irgendwo hinter Thomas her, der, wie Emma, die Lokomotive, in seinem Schritt vor sich hinwackelt. Manchmal muss ich grinsen, denn unsere unterschiedlichen Weisen zu gehen entsprechen so typisch unseren Wesen: Thomas langsam, stetig, überlegt, zuverlässig, ich mal schnell, mal langsam, mal hoppelnd, mal kriechend, mal voll Energie und Übermut und mal mit hängender Zunge. Zeige mir, wie du gehst, und ich sage dir, wie du bist.

Als ich ihn stehen sehe, rufe ich ihm zu, dass er ruhig weitergehen soll und nicht auf mich zu warten braucht, doch er bedeutet mir, leise zu sein. Also schleiche ich mich auf Stiefelspitzen an … und bin ehrlich gesagt ziemlich überwältigt.

Wir kommen gerade rechtzeitig zu einer spontan abgehaltenen Messe im engsten Kreis einer kleinen Pilgerschar unter freiem Himmel. An der Ermita Nuestra Señora del

Poyo, die nur aus den eingefallenen Resten eines alten Gemäuers besteht, gibt es einen kleinen Steintisch mit Bank. Vor dem Tisch stehen zwei männliche Gestalten im weißen Messgewand und zelebrieren gerade die Gabenbereitung. Sie sprechen englisch, aber ich bin lange genug katholisch erzogen, dass ich keine deutschen Worte brauche.

Wir werden aufgefordert, uns aufzustellen: Katholische Christen sollen ihre Hände öffnen, um die Kommunion zu empfangen, alle anderen ihre Rechte auf das Herz legen, um einen Segen zu erhalten.

Ich nehme meine viertel Hostie und stelle mich ein bisschen abseits. Diese Szene ist so ... Dafür gibt es einfach keine passenden Worte. Mir laufen die Augen über (oh, guckt mal, ich kann wieder weinen!). Ich möchte die anderen jedoch auf keinen Fall durch mein Geschnüffel stören und mir dieses Bild ganz feste einprägen, damit ich es nie vergesse.

Ich mache das sowieso gerne: Wenn ich in einer Situation stehe, die mich berührt, setze ich mich ein bisschen ab, beobachte die Szene, genieße es, sie beobachten zu dürfen, sauge sie in mich hinein, verschließ' sie in meinem Bauch (der ist schließlich nicht ohne Grund so ... umfangreich) und gebe sie nicht mehr her.

Am Ende des Gottesdienstes kann ich mir endlich tüchtig die Nase schnäuzen, ohne dabei allzu unangenehm aufzufallen. Dabei beobachte ich, wie die beiden Priester ihre Messgewänder über die Köpfe ziehen. Und siehe da: Es ist Bruder Schoki, der seine Patschefingerchen nicht von den Äpfeln lassen kann, und sein Begleiter. Ich könnte die beiden gerade mal küssen dafür, dass sie uns so einen schönen Moment geschenkt haben. Denn genau das ist es: ein wunderschöner Moment, den ich nie, niemals vergessen werde!

Ha, ihr Spanier, verschließt und verrammelt ihr nur eure Gotteshäuser, pfff, die brauchen Pilger nicht, um eine Messe zu feiern! Davon einmal abgesehen kann auch das prächtigste, goldigste und prunkvollste Altarbild nicht mit dem mithalten, was uns hier umgibt: Blauer Himmel, weiße Wölkchen, strahlender Sonnenschein und eine traumhafte Landschaft, hoch oben mit einem weiten Blick quer über ein Stück Erde, das so wunderschön ist, bis hin zu den schneebedeckten Mützchen der hohen Berge, die das Bild beschließen. Wer braucht da eine Kirche?

So angetan und frisch gesegnet tippeln wir unseres Weges, der jetzt anfängt sich zu ziehen. Es geht bergauf und bergab. Am Ende eines besonders steilen Stückes wartet eine weitere kleine Überraschung auf uns: Eine geschäftstüchtige Seele hat eine große Plastiktasche mit eisgekühlten Getränken bereitgestellt. Das Wasser in den Plastikflaschen ist zum Teil noch gefroren. Auch Dosen mit süßen Getränken gibt es, doch ich glaube, die finden keinen reißenden Absatz, weil man danach nur noch mehr Durst bekommt. Sogar wir eingefleischten Nicht-Wasser-Trinker beschränken unseren Konsum an koffeinhaltigen Limonaden auf morgens zum Frühstück (statt Kaffee) und nachmittags, wenn wir angekommen sind. Sprudelwasser haben wir auch einmal probiert. Nur gut, dass das zu einer Zeit war, als wir noch lange Strecken alleine wandern konnten und niemandem mit unserem herzlichen Rülpsen auf die verschwitzten Wandersocken gingen.

Also, da muss ich etwas loswerden: Wenn ich ein bisschen Geld und Muse übrig hätte, würde ich auf dem Camino lustig verstreut Würstchenbuden aufstellen. Für unsere bayerischen Pilger gäbe es *Fleischpflanzerlsemmeln*, für *normale* Menschen Frikadellenbrötchen und für unsere amerikanischen Freunde würde ich zwei Gurkenscheibchen und ein Stückchen Salat drauflegen und es *Pilgrimsburger* nennen. Ein paar Würstchen, ein bisschen frisches Obst, Rohkost, selbstverständlich kalte Getränke und für den Notfall Blasenpflaster. Oben drüber kämen Schilder: *Walk-through*! Das versteht jeder.

In den Bars werden zwar Pilgermenüs angeboten, aber etwas Herzhaftes mal eben schnell für den kleinen Hunger zwischendurch gibt es nicht.

Von dem Geld, das ich damit verdiente, würde ich alle leerstehenden Häuser aufkaufen und Betten hineinstellen. Besonders dort, wo es sowieso nur wenige Schlafplätze für Pilger gibt. Dann müsste sich niemand mehr von seiner Herbergsmutter in die nächste Stadt fahren lassen oder weiterlaufen, um einer müden kleinen, englischen Dame die Matratze zu überlassen.

Ja. Das würde ich machen. Das ist eine gute Idee. Und Leute, die sich mit dem Taxi bringen lassen, würde ich nach Mallorca schicken. Ha!

Ich ärgere mich immer noch.

Wo war ich jetzt? Ach so, bei den Getränken: Neben der Tasche steht ein Schild mit der Bitte, für jedes Getränk einen Euro in die ebenfalls bereitgestellte Kasse zu werfen. Das machen wir mehr als gerne. Wir haben zwar genug zu trinken dabei, aber die Idee ist so lieb und das Wasser im Gegensatz zu der lauwarmen Pökelbrühe, die wir mit uns herumschleppen, so kalt – da können wir gar nicht anders.

So nähern wir uns langsam Viana.

Gestern hat in der letzten Gehstunde mein linkes Knie ein bisschen angefangen wehzutun. Darum laufe ich heute schon den ganzen Tag mit Stöcken, um meine Gelenke ein bisschen zu entlasten. Die habe ich vorher nur an unserem ersten Tag eine Weile benutzt, bis ich ausreichend oft über sie gestolpert bin. Seither trage ich sie an meinem Rucksack geschnallt herum und zeige ihnen das wunderschöne Spanien.

Heute war ich bis jetzt auch soweit schmerzfrei. Auf der letzten Strecke und gerade in Viana selbst tut es mir wieder mehr weh. Überhaupt habe ich nur auf eine gute Ausrede gewartet, denn ich habe keine Lust mehr weiterzulaufen.

Viana ist relativ groß, hat mehrere Geschäfte, die natürlich alle erst wieder um 18.00 Uhr öffnen, und das Kloster, in dem sich die Herberge befindet, sieht richtig einladend aus. Besonders die Wiese, auf zwei Seiten eingerahmt von einer sehr massiven, breiten Steinmauer und dahinter der freie Blick über die Landschaft. Wenn man hier nicht bleiben will, weiß ich auch nicht!

Innen ist es nicht so kuschelig. Zur Abwechslung haben die Betten nicht zwei, sondern gleich drei Stockwerke. Wir sind sehr zeitig und bekommen unsere Matratzen unten und in der Mitte.

Die Mutter, die wir zuerst in Zubiri trafen, kommt mit ihrer Tochter so spät, dass sie beide ganz oben schlafen müssen. Die Tochter findet das witzig, während Mama sich schier nicht mehr einkriegt vor Unglück und jammert und jammert. Ich habe ja den Verdacht, dass sie nur so erschüttert ist, um jemanden dazu zu bewegen, sein Bett mit ihr zu tauschen, damit sie endlich die Klappe hält. Sie hat mir unterwegs einmal erzählt, dass sie Tränen durchaus einzusetzen weiß. Thomas und ich suchen unser Heil in der Flucht. Unsere Betten kriegt sie jedenfalls nicht!

Meine Lieben, wenn ich etwas nicht leiden kann, dann sind das *Damen*, die sich die Nase wegheulen, nur um ihren Kopf durchzusetzen. Das geht gar nicht! Bin ich denn nicht Weib genug, in einfachen Worten zu sagen, was ich warum will, notfalls auch mal mit dem zufrieden zu sein, was ich habe, und hinzunehmen, was nun mal gegeben ist? Woran messe ich, wie furchtbar etwas ist, wenn ich mich über ein Bett derart aufrege, nur weil man halt etwas klettern muss, um es zu erreichen? Nein, solche Frauen sind nicht mein Ding.

Natürlich kommen erst Dusche und Wäschewaschen,

doch dann verbringen wir viel Zeit damit, in der Sonne im Hof zu faulenzen. Wir kauen eine Kleinigkeit, schreiben Tagebuch und liegen einfach nur zu träge für alles in der Sonne herum.

Dabei lernen wir ein Ehepaar kennen, das aus dem Norden von Holland kommt und vor vier Monaten seinen Weg an der eigenen Haustüre begonnen hat. In Holland! Die sind schon im Winter losgegangen!

Solche Menschen treffen wir allerdings öfter: Eine Frau ist in der Schweiz gestartet (der Jakobsweg dort soll traumhaft schön sein!), ein Ehepaar begann seinen Camino in Passau. Sie haben sich irgendwann getroffen und gehen seither zusammen. Na, wenn das nicht der Beginn einer wunderbaren Freundschaft ist!

Ich habe absolute Hochachtung vor diesen Menschen. So lange fast jeden Tag laufen, natürlich nicht immer, aber immer wieder in Herbergen schlafen - da muss man Ausdauer und eine Unmenge Idealismus mitbringen. Für mich wäre das nix. Ich bin ja schon stolz, dass ich jetzt noch kein Heimweh habe. Ich würde bereits nach nur einem Monat völlig am Rad drehen!

Außerdem gibt es da auch die kleinen menschlichen Bedürfnisse: Mal zum Frisör gehen, mal etwas Nettes anziehen, mal andere Schuhe tragen, mal im Schlafanzug schlafen, mal auf seinem eigenen Klo sitzen oder in der eigenen Küche kochen (und das schreibe ich, die ich eine total begeisterte Köchin bin - räusper), Kaffee aus der eigenen Tasse trinken (ich liebe meine Tassen!), in seiner Lieblingssofaecke sitzen und den lieben Gott einen guten Mann sein lassen. Vielleicht geht es einem auch mal nicht so gut; der Hals kratzt, die Glieder reißen - gerade, wenn man mitten im Winter schon in der Gegend herumstolpert. Da braucht man andere Kleider, eine Winterjacke und lange Hosen. Mein Rucksack haut mich mit meinen leichten Sommersachen schon aus meinen geliebten Wanderstiefeln!

Am schlimmsten wäre für mich freilich, so lange von unseren Leben getrennt zu sein. Gleich dahinter kommen unsere Freunde, Bekannten und Nachbarn. Sich mal eben im Supermarkt hoffnungslos festquatschen, spontan Freunde besuchen oder von Freunden besucht werden, ein kurzes zufälliges Treffen, das mit einem stundenlangen Kaffeeklatsch endet – das sind Dinge, die brauche ich fast so nötig wie das tägliche Brot, einen Schluck Wasser und einen Sonnenstrahl.

Selbst, als alle unsere Leben noch mit uns in Urlaub fuhren, haben wir es nie länger als zwei Wochen ausgehalten und waren uns stets einig: Das Schönste am Urlaub ist, wieder nach Hause zu kommen! Monatelang von daheim weg sein, zu Fuß und mit dem Gepäck auf dem Buckel durch die Welt zu watscheln – davor ziehe ich voll Ehrfurcht meinen Wanderschlapphut

Nach ausreichendem Faulenzen schlendern wir durch die Stadt und gucken uns ein bisschen um. Am Ende bleiben wir bei einer Pilgerschar vor einer Bar in der Sonne hängen.

Dort erzählt man uns von einem jungen Mann aus Korea, der heute auch in unserer Herberge übernachtet. Ein Freund hat ihm extra für seine Wanderung einen Stempel entworfen, den er gerne jedem auf sein *Credencial* drückt. Dazu schreibt er von jedem den Namen auf Koreanisch hinein. Ich finde diese Idee so süß! Wer kommt schon auf den Gedanken, seinen eigenen Stempel mit auf den Weg zu nehmen? Wir kriegen ihn auch und er ist für uns einer der Wertvollsten.

So vertrödeln wir also den Rest des Tages, bis es Zeit ist ins Bett zu kriechen. Ich liege schon auf meiner Matratze im untersten Stock. Die Dame, die oben schlafen soll, hat noch nicht aufgehört zu jammern. Als sie merkt, dass es niemandem einfällt, ihr sein Bett anzubieten, geht sie dazu über, sehr wortreich und umständlich ihre neu erstandenen Habseligkeiten im Rucksack zu verstauen. Jedes Haarklämmerchen wird kommentiert. Und die Taschentücher! Ja, die braucht sie ja nun nicht alle. Soll sie die jetzt alle einpacken? Soll sie sie wegwerfen?

Kinders, das sind die Probleme, die unsere Erde bewegen! Wer denkt bei solchen Schwierigkeiten schon noch an so unbedeutende Nebensächlichkeiten wie den Hunger in der Welt, das Ozonloch oder den Klimawandel?

Ich krieg' langsam Pickel an Körperteilen, die wussten bis dahin selbst nicht, dass es sie gibt! Höflich wie ich bin versuche ich meine perfekten Mordfantasien zu ignorieren und schlage ihr vor, sie (die Taschentücher) doch im Gemeinschaftsraum auf den Tisch zu legen. Da kann sich jeder, der welche braucht, bedienen. In Ciraqui gab es extra einen Korb für die Sachen, die man selbst nicht mehr haben möchte, andere jedoch vielleicht gut gebrauchen können. Oh, das wäre eine gute Idee! - Na bitte, warum nicht gleich so!

Wer jetzt allerdings denkt, sie würde endlich den Mund halten, der hat sich verdacht. Aber so was von!

Da streckt Margit, die nebenan schläft, ihre Nase zur Türe herein. Sie hätten eine Notmatratze ins Zimmer bekommen und ich solle doch mal raten, wer angekommen ist: Judy!

Es ist nicht zu glauben: Unsere kleine englische Dame ist bis hierher gelaufen, also 12 km mehr als wir! Dabei ist ihr Gang eher langsam und trödelnd, wie der eines kleinen Mädchens, das eigentlich weiß, dass es in die Schule muss, aber uneigentlich gar keine Lust darauf hat und gedankenverloren vor sich hinschlendert.

Ich springe gleich aus meinem Bett und wetze los, um wie ein wild gemachter Stier von Pamplona über sie herzufallen. Wir liegen uns in den Armen, bis eben beide fest davon überzeugt, dass wir uns in diesem Leben oder zumindest auf diesem Weg nicht noch einmal begegnen werden, und freuen uns wie die Wichte. Dabei sind wir so lautstark, dass Zahnfee, der auch in diesem Zimmer schläft, uns zunächst mit bösen Blicken straft. Mäusele, reg dich nicht auf. Du darfst gleich schlafen. Nur ein bisschen jubeln und umarmen, dann verdrück' ich mich ja wieder.

Ich sag' zwar nix, aber Zahnfee versteht offensichtlich auch ohne Worte. Jedenfalls guckt er schnell viel milder, grinst ein bisschen in seinen rauschigen Bart und trollt sich wieder auf seine schon angekuschelte Matratze.

Versprechen müssen gehalten werden, auch wenn man sie gar nicht laut gegeben hat. Ich knuddele Judy noch einmal ganz feste, wünsche ihr eine wunderbare Nacht und verschwinde auf Zehenspitzen, um auch wieder in mein Pilgerlager zu krabbeln.

Meine Lieblingsfreundin ist immer noch mit Packen und Verstauen beschäftigt. Das wäre nicht schlimm, wenn sie nur dabei den Mund halten würde! Endlich überwindet sie sich und erklettert die schwindelnden Höhen iherer Koje.

Na gut, ich gebe es ja zu: Ich wollte auch nicht ganz da oben schlafen. Alleine der Abstand zur Erde würde mir die nächtliche Ruhe rauben. Wie das aussehen würde, wenn ich von dort herunterfiele und auf der Erde aufschlüge, mag ich mir nun gar nicht vorstellen. Aber manchmal muss man sich einfach in sein Schicksal fügen. Punkt! (Hihi, sag' ich und kuschele mich in mein Lager ganz unten. Na bravo!)

Dort bricht sie noch einmal kurzfristig fast in Tränen aus, ob des grauenvollen Schicksals, das sie heute ereilt hat. Als selbst das niemanden dazu bewegt Erbarmen mit ihr zu haben, hat ihr Geschnatter endlich ein Ende ... und ich breche fast in Tränen aus! - Allerdings aus anderen Gründen.

Meine Lieben! Ja, ich habe ihn längst vernommen, ja, ich

bin von ihm so einiges gewohnt, aber nein, so laut habe selbst ich Thomas noch nie schnarchen gehört. Es ist, als hätte er gegen dieses nicht enden wollende, laute Gejammer einen Schutzwall um sich gezogen aus noch lauterem und noch mehr nicht enden wollendem Gesäge. Man hört oft, dass Leute eine Mauer des Schweigens um sich errichten. Mein lieber Mann und Göttergatte bereichert nun zumindest einen kleinen Teil der Menschheit um die Erfahrung, dass man das auch mit Geschnurchel machen kann. Es ist der Hammer! Ich habe mich vorher schon gewundert, dass niemandem sein Gesäge aufgefallen ist. Das lag wohl daran, dass alle vom mütterlichen Gezeter abgelenkt waren. Jetzt, wo diese Ablenkung weg ist, schallt sein Chchchchrrrrrr! wie ein Donner aus heiterem Himmel durch den Raum und haut alle aus ihren Betten (nur die im dritten Stock bleiben bitte genau da und regen sich nicht, sonst krieg' ich Krise!).

Ich glaube, es ist der holländische Extrempilger, der ihm schließlich einen Schubs gibt. Ich sehe es nicht, denn ich habe schon längst der Welt den Rücken zugekehrt.

Thomas wird tatsächlich ein wenig leiser, das Licht wird ausgeknipst und ich tzwutzel mir unauffällig die Stöpsel in die Lauscher. Schließlich kenne ich meinen lieben Mann und Göttergatten und wenn der etwas angefangen hat, dann hört der damit so schnell nicht wieder auf.

Donnerstag, 28.05.2009

Viana - Navarette (23 km)

Die Holländer haben sich für 6.00 Uhr morgens einen Wecker gestellt. Einen Wecker! Als ob der nötig wäre!

Aber diesen beiden kann ich das eher verzeihen als den Zipp-Beutel-Schrunzeln von gestern deren Gewurstel. Schließlich haben die schon ein unbedeutend kleines bisschen mehr Weg hinter sich als wir. Und 6.00 Uhr ist auf dem Camino durchaus eine übliche Zeit, sein Lager zu verlassen.

Ich wehre mich innerlich manchmal immer noch gegen dieses frühe Aufstehen, obwohl ich eigentlich mehr als daran gewohnt bin. Zu Hause bin ich oft schon früher auf den Haxen, weil ich nicht mehr schlafen kann. Das könnte mir hier allerdings nicht passieren, denn vom Wandern bin ich abends echt geschafft und schlafe die ganze Nacht tief und fest (woran jüngst auch Thomas Geschnorchel mich nicht hindern konnte). Ich wache morgens nur auf, weil mir im allgemeinen Aufbruch gar nichts anderes übrig bleibt.

Als ich zur Toilette trottele, finde ich dort ein Päckchen Damenbinden für den allgemeinen Gebrauch. Ach, guck an; und dabei musste ich der edlen Spenderin gar nicht stundenlang beim Verstauen zuhören und sie auf diese Idee bringen! Es gibt Menschen, die haben ganz von alleine und sehr leise gute Einfälle, während andere sehr laut nicht einmal wissen, wie dieses Wort buchstabiert wird!

Wir machen uns fertig, verlassen Viana durch einen wunderschönen steinernen Torbogen und stehen schon bald erneut mitten in den Weinbergen.

Das Farbspiel dieser Landschaft ist so schön, so stark und

beeindruckend, dass ich es gar nicht richtig beschreiben kann: Die Erde ist von einem tiefen Dunkelrot. Darauf stehen die ein bisschen hutzelig aussehenden Weinstöcke. Aber so krüppelig ihre Stämmchen auch sind, so leuchtend grün ist ihr Laub. Darüber breitet sich ein strahlend blauer Himmel mit kleinen weißen Schäfchenwolken aus. Und als ob das nicht genug wäre, blühen am Wegesrand knallroter Klatschmohn und tiefblaue Kornblumen, derweil man in der Ferne die mit Schnee bedeckten Gipfel richtig hoher Berge sieht. Kinders, es ist einfach traumhaft!

Manchmal gibt es Strecken, an denen wir unsere Schlapphüte nach unten klappen und uns nur auf unsere Füße konzentrieren. Wir machen dann völlig dicht, sind nur mit uns selbst beschäftigt. Leider verlaufen wir uns dann auch oft, weil wir vor lauter nach innen gucken nicht auf den Weg achten.

Hier mag man das gar nicht machen. Im Gegenteil, ich würde zu gerne immer hin- und herlaufen, um bloß nichts zu verpassen.

Umso schlimmer trifft uns Logroño. Schon ein Stück vor der Stadt kommen wir an einen Verkehrsknotenpunkt, wie er grauseliger nicht sein kann: Von allen Seiten kommen stark befahrene Straßen und Autobahnen. Sie führen übereinander her, untereinander hindurch und kreuz und quer. Es ist so laut, dass es uns richtig in den Ohren wehtut. Die Luft ist voll von Abgasen und einem chemischen, widerwärtigen Gestank, dass wir unwillkürlich schneller und schneller werden. Wir wollen nur weg. Das einzige Heil, das ein Mensch an einem solchen Ort finden kann, liegt in der Flucht. Also nimm die Füße in die Hände, kleines, pummeliges Pilgerchen, und wetze!

Zum Glück führt der Weg bald wieder ein bisschen abseits weiter. Wir atmen auf.

Wie als Wiedergutmachung kommen wir irgendwann an einem Haus vorbei, an dem ein Schild darauf hinweist, dass es bis zu irgendeinem *casa* nur noch 20 m sind. Das sieht so komisch aus, dass wir schmunzeln müssen. Dann sehen wir, was das Schild heißen sollte: Auf der Steinbank vor einem Haus sitzt Doña Maria, eine ältere, sehr umfangreiche Dame in Kittelschürzchen und noch umfangreicherer, dunkelblauer Mohair-Strickjacke in der Sonne. Die langen Fasern stehen an ihr ab wie die Stachel bei einem erschreckten Igel. Neben ihr sitzt ihre Tochter, eine schlanke, etwas jüngere Frau. Zunächst werden die beiden halb von einer Tafel verdeckt, auf der steht, dass Pilger hier einen Stempel bekommen können. Sobald wir diese umrundet haben, winken sie uns fröhlich zu und laden uns ein, die Rucksäcke abzustellen und es uns einen Moment lang gemütlich zu machen. Och, ist das lieb!

Wir geben der Tochter unsere Pilgerausweise. Sie bedeutet mir, ihr ins Haus zu folgen. Da steht ein großer Tisch mit Kaffee, Milch, Zucker, Tassen und einem Korb voll Jakobs-Pilgermuscheln zum an den Rucksack hängen, Jakobs-Pilgermuscheln zum um den Hals hängen und Jakobs-Pilgermuscheln zum sich um das Handgelenk binden. Sie schreibt unsere Namen in ein dickes Buch und drückt uns einen Stempel in die *Credencials*. Dieser Stempel ist uns ebenso wertvoll wie der, den uns der junge Mann aus Korea gegeben hat.

Die Szene ist so heimelig, so kuschelig, so lauschig schön! Für mich jedenfalls. Thomas dagegen ist wie gebannt von der Unordnung rund ums Haus und dem Hund, der an der Leine liegt und aus Töpfen fressen muss, die wirklich nicht appetitlich aussehen.

Ich muss gestehen: Die Tassen und Kannen sehen auch nicht so aus, dass ich unbedingt daraus trinken wollte. Ich lehne den angebotenen Kaffee dankend ab. Aber ich finde es so lieb, dass die beiden dies alles überhaupt machen! Die verbringen wirklich den ganzen Tag damit, vor dem Haus zu sitzen, Pilger zu zählen, ihre Namen aufzuschreiben und ihnen Stempel in den Ausweis zu drücken. Und sie tun es mit Herz und aus Überzeugung.

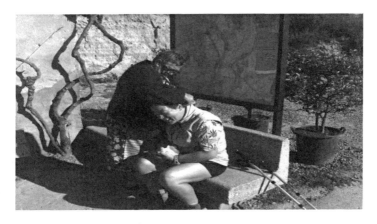

Ich kann es mir nicht verkneifen, mir eine zweite Jakobsmuschel und eine Halskette zu kaufen. Die Muschel hänge ich zu der anderen an meinen Rucksack, was bei den beiden Señoras für einiges Unverständnis sorgt: Ich hätte doch schon eine! Aber diese ist *muy bonita*, die beiden Señoras sind noch mehr *muy bonita* – es muss einfach sein. Dann hilft mir Doña Maria, die Halskette anzulegen, und ersticht mich dabei fast mit ihren Stacheln. Ich liebe Körperkontakt, solange mir nicht jemand oder etwas oberhalb des Halses herumfummelt. Iiih, das kann ich gar nicht leiden! Diese Frau lässt mir gar keine andere Wahl als mich in mein Schicksal zu ergeben und mein Gesicht in die unergründlichen Tiefen ihrer Strickjacke zu versenken. Und ich ergebe mich nicht nur gerne, nein, ich würde nur zu gerne diese hässliche Strecke noch einmal gehen, nur um noch einmal meinen Kopf in die Stachel dieser Jacke pressen zu können!

Als wir aufbrechen, kommen gerade Judy und Mutter nebst Töchterchen daher. In meiner Euphorie und Begeisterung falle ich über sie her und zwinge sie schier dazu, sich hier unbedingt einen Stempel geben zu lassen. Die können gar nicht anders ... denke ich, was sich als Irrtum herausstellt. Diese Frau kriegt einfach rein gar nichts gebacken! Ob das eine Herberge sei? - Nein, aber unbedingt einen Stempel geben lassen! - Warum?

Ihr Lieben: Was soll man - gerade wenn man so hin und weg von so einem schönen und liebenswerten Ort wie diesem ist, gefangen von seiner Atmosphäre und Herzlichkeit – auf eine solche Frage antworten? Mir jedenfalls fällt nichts, aber auch rein gar nichts mehr ein. Es gibt Dinge, die muss man einfach sehen, fühlen, spüren. Wenn man das nicht kann, dann helfen auch Geld, gute Worte, neue Haarspangen und ein Bett unten nicht.

Judy erzählt uns später, dass Mutter nebst Tochter trotz meiner Aufforderung einfach weitergegangen ist. Judy selbst, unsere kleine, englische Dame, genießt noch einen Kaffee und erntet dafür noch mehr meiner Hochachtung, als sie eh schon hat.

Wir wackeln davon und erreichen Logroño, was ungefähr mit einer kleineren deutschen Großstadt vergleichbar ist. Zumindest gibt es einen großen Supermarkt, in dem wir unsere Speisevorräte auffüllen, und ein Geschäft, in dem ich endlich ein Heft für meine Schreibereien kaufen kann. Bis hierher besteht mein Tagebuch aus stichwörtlichem Gekritzel auf stark angeschlagenen Papierfetzen.

Wir haben Hunger und frühstücken mitten in der Stadt. Aber die vielen Menschen, die lauten Geräusche, die Autos, das geschäftige Treiben, die staubige Luft, in der man die Abgase schier sehen kann - das ist uns alles zu viel. Wir beeilen uns und wollen nur raus hier, zurück in die friedliche und schöne Natur.

Kaum haben wir unsere Rucksäcke wieder aufgesetzt, kommen wir zum ersten Mal überhaupt auf unserem Weg an einem Sportgeschäft vorbei. Thomas braucht ein paar gute Worte, ergibt sich jedoch in sein Schicksal (mir zu widersprechen ist sowieso wie Bäume dazu überreden zu wollen, sich mit ihren Wurzeln an den oberen Ästen zu kratzen). Wir gehen hinein und verpassen ihm endlich ein paar neue Schuhe.

Der Verkäufer ist so lieb und zuvorkommend, verkneift sich jedes Entsetzen im Blick, als er Thomas Füße sieht (seine Gedanken schweben jedoch wie Sprechblasen über seinem Haupt: Mit den Dingern läuft der den Camino?! Nee, ne!), und bringt geduldig ein Paar nach dem anderen. Ich habe die Hoffnung schon fast aufgegeben, dass es in diesem Land voll schöner Menschen mit wohlgeformten Treterchen Schuhe gibt, in die die krubbeligen *Ätsch-Ätsch-Füße* meines lieben Mannes hineinpassen. Doch dann erbarmt sich das Heilige Jakobchen und lässt - schwups - ein wunderbares Wunder geschehen. Als wir jedenfalls eine halbe Ewigkeit später das Geschäft wieder verlassen, hat Thomas neue Joggingschuhe an (einen Wanderstiefel, in den seine Knöchel hineinpassen, gibt es auch mit Hilfe des Heiligen Jakobs auf der ganzen Welt nicht), während seine ach so gut eingelaufenen alten Blasenfabriken ihre ewige Ruhe in einem kuscheligen Mülleimer gefunden haben.

So, jetzt aber weg!

Das ist leicht gesagt. Eine schier nicht enden wollende asphaltierte Fußgänger- und Joggerrennstrecke führt uns zwar ganz idyllisch hinaus und an einen Stausee, der das

Naherholungsgebiet der Stadt und seiner Umgebung ist, aber er ist, eben weil asphaltiert, furchtbar anstrengend und fährt mir in die Füße (wobei ich erklären muss, dass wir in Baden wohnen, wo man sich mit Teppichen zudeckt und der Fuß bis zum Hintern geht). Hier zu laufen ist ermüdender als alle Anstiege, die wir bis jetzt gegangen sind, zusammen.

Ein solcher Weg wäre in Deutschland undenkbar. Er ist etwa 3 km lang und für Kraftfahrzeuge gesperrt. Ich kann mir nicht vorstellen, dass es bei uns Menschen gibt, die bereit sind, länger als zwei Minuten zu Fuß zu einem See zu latschen.

Hier ist das anders: Hier laufen jede Menge Menschen jeden Alters, wobei gerade die Älteren sehr energisch und kraftvoll daherkommen.

Überhaupt scheint es in Spanien nur wenige der älteren Menschen zu geben, die bei uns fast typisch sind: kraftlos, ein bisschen langsam, am Leben gealtert. Diese Menschen haben, egal wie alt sie sind, eine solche Energie, dass sich mancher junge Mensch davon eine Scheibe abschneiden könnte. Und wenn sie zum Gehen einen Stock benutzen, haben sie außerdem für den Notfall schlagkräftige Argumente zur Hand. Mit denen legt man sich nicht so schnell an! So möchte ich auch einmal alt werden.

Wo war ich? Ach ja: Der Weg ist schön ... hart und belebt. Erst als wir den See rechts umrunden, wird es ein bisschen ruhiger und stiller. Endlich!

In einem kleinen Strandcafé gehe ich schnell auf Toilette. Mich quält meine Blase. Als ich zurückkomme, telefoniert Thomas gerade mit einem Kollegen, dem er fröhlich lachend von meinem schmerzverzerrten Gesicht und meiner Entzündung unterhalb der Gürtellinie erzählt. Jetzt bin ich wirklich stinkig: Hallo! Ich kenne den doch gar nicht! Was um alles in der Welt geht den mein Innenleben an?!

Meine Lieben, was ich da noch nicht weiß, ist, dass er in einer SMS der halben Welt von diesem, meinem Körperteil berichtet hat. Wenn wir wieder nach Hause kommen, werden mich alle fragen, ob es mir wieder besser geht. Ist das nicht nett? Lacht nicht, ihr seid ja nicht mit ihm verheiratet!

Meine Füße sind von der langen asphaltierten Strecke so schwer und müde, dass ich unmöglich in meinen Wanderschuhen weitergehen kann. Die bleiben, als seien sie mit Bleigewichten vollgestopft, bei jedem Schritt am Boden hängen und lassen sich schier nicht mehr nach vorne bewegen. Also ziehe ich sie aus, hänge sie zur Strafe an Thomas Rucksack und trage zum ersten Mal seit Pamplona wieder meine Sandalen beim Laufen.

Hatte ich schon erwähnt, dass ich supertolle Wanderschuhe habe? Schon in der Frühe beim Anziehen freuen sich meine Füße darauf in sie hineinzuschlupfen und fühlen sich sofort wieder wohl darin. Es ist der Hammer! Nun, auch die größte Liebe braucht ab und zu eine Auszeit.

Praktischerweise ist die Asphaltpiste jetzt zu Ende. Gutes Schuhtiming! Aber das macht gar nichts, denn ich habe nicht nur supertolle Wanderschuhe, sondern genauso supertolle Sandalen. Mit denen laufe ich jeden Pfad, besonders dann, wenn er wieder heimelig durch die wunderschönen Weinberge führt. Ich liebe diese Landschaft!

Wer um alles in der Welt kam auf die Idee, hier mitten hinein eine Autobahn zu setzen? Und wer kam auf die noch blödere Idee, den Jakobsweg genau entlang dieser Raserstrecke zu führen? Wer auch immer: Er gehört geprügelt, geteert, gefedert und den Weinbergschnecken zum Fraß vorgeworfen!

Auf dieses Stück Weg hätte nun auch ich gerne verzichten können. Das Einzige, was nett ist, ist der endlos lange Maschendrahtzaun, der unglückliche Pilger davon abhält, sich in ihrer Verzweiflung darüber, dass sie nicht weiter durch die Weinlandschaft watscheln dürfen, todesmutig vor ein Auto zu werfen. Dieser Zaun ist zwar hässlich wie die Nacht, doch fleißige Hände haben unzählige Kreuze in ihm befestigt. Manche sind aus Stroh oder im Laufe der Zeit getrocknetem Gras, manche aus Ästen, manche aus auf diese Weise edel entsorgten überflüssigen Gepäckstücken oder durchgelatschten Socken. Insgesamt ist dieser Anblick kitschig ohne Ende, aber wenn man sonst nichts hat außer einer zum Greifen nahen Autobahn, dann hält man sich eben an jedem zum Kreuz geformten Strohhalm fest.

Das funktioniert zumindest die ersten Meter. Dann klappen wir unsere Schlapphüte herunter und konzentrieren uns auf unsere Füße. Diese Kopfbedeckung ist einfach wichtig und unbezahlbar. Ich bin mir sicher, dass sie schon so manchen Wanderer vor dem Selbstmord bewahrte. Bei uns jedenfalls funktioniert diese Technik, wir müssen nur aufpassen, dass wir nicht wieder Pfeile übersehen und womöglich länger als unbedingt notwendig an der Autobahn entlangstapfen.

Kurz vor Navarette, wo wir in der Herberge übernachten wollen, treffen wir auf die letzten Mauerreste eines alten Pilgerhospitals. Womöglich gab es schon in früheren Zeiten dort, wo heute die Autobahn ist, einen Kutschenschnellweg, an dem die Pilger entlanggeführt und in so tiefe Depressionen gestürzt worden sind, dass sie hier wieder aufgepäppelt und für die weitere Wanderung hergestellt werden mussten.

Wie fast jeder Ort den wir passieren, liegt auch dieser auf einem Berg. Ich glaube, die spanischen Neandertaler haben immer, wenn sie eine Siedlung errichten wollten, erst einmal einen großen Hügel in der Landschaft aufgeschüttet, damit es später Wanderern nicht zu leicht werden sollte, darüber herzufallen. Ha! Wir sind heute schon so viele unschöne Strecken gegangen, wir lassen uns nicht vergraulen!

So erreichen wir die Herberge, die auf unserem Weg eine der Besonderen ist. Schon beim Hereinkommen finden wir auf einem großen Tisch ganz viele Jakobsmuscheln mit dem mehrsprachigen Hinweis, man dürfe sich gerne daran bedienen. Der Herbergsvater ist älter, gemütlich und furchtbar herzlich.

Die normalen Schlafräume sind jetzt, es ist 15.00 Uhr, schon alle belegt. Unter dem Dach hat er jedoch einen Raum mit einfachen Liegen, für die wir mehr als dankbar sind. So können wir unsere Betten zusammenrücken und zum ersten Mal seit Roncesvalles wieder nebeneinander schlafen.

Als wir den Raum betreten, sitzt da schon Judy und begrüßt uns fröhlich winkend. Sie ist einfach eine tolle Frau!

Die Toiletten befinden sich in den beiden unteren Stockwerken jeweils auf dem Flur und zum Duschen müssen wir durch einen beliebigen Schlafraum gehen. Ich nehme gleich die erste Türe und sorge für einiges Unverständnis: Warum ich denn nicht unsere eigene Dusche benutze? - Ihr süßen, kleinen Witzbolde, weil wir da oben keine haben! So stehe ich im Zimmer und erkläre grausig vor mich hinstinkend die Sachlage, woraufhin man mich dann doch recht schnell passieren lässt. Hihi, wozu Körperdüfte doch manchmal gut sind!

Ich lasse in Ruhe das heiße Wasser über meinen Körper plätschern und stehe gerade nackt, wie der liebe Gott mich geschaffen hat (und selbst er war nicht dazu in der Lage, immer nur Schönes zu produzieren), im Raum, als sich die Türe öffnet und ein deutscher Herr ohne erkennbaren Grund eintritt.

Der Jakobsweg ist eben wie im echten Leben: Es gibt Menschen, die man sofort in sein Herz schließt, Menschen, die einem gewaltig auf den Wecker fallen (die zum Glück heute in Logroño geblieben sind, was die Gefahr, ihnen in diesem

Jahr noch einmal zu begegnen, auf ein erträgliches Maß schrumpfen lässt und für all unsere künftigen Zimmergenossen den angenehmen Nebeneffekt hat, dass Thomas keine laute Mauer des Schnurchelns mehr um sich bauen muss) und ... Spanner.

Mäuselein, ich weiß, dass ich zu den Menschen gehöre, die, wo sie auftauchen, für eine lebhafte Atmosphäre sorgen. Diese Eigenschaft verdanke ich jedoch meinem etwas zu groß geratenen und oft für mein Hirn zu schnellen Mundwerk, nicht meinem nun wirklich nicht gerade zu Entzückensschreien herausforderndem, für meine Körpergröße etwas zu massivem Körperbau, an dem eine Zwillings- und eine Einlingsschwangerschaft zusätzlich ihre Spuren auf Bauch und vorderen Oberschenkeln hinterlassen haben. Hättest du mich vorher gefragt, hättest du dir diese ach so freundliche und unverfängliche, nicht besonders intelligente Unterhaltung mit meinem nackeligen Ich durchaus sparen können. In einer netten Verpackung sehe ich wesentlich angenehmer aus.

Naja, er tut mir sonst nichts (ich ihm sowieso nicht) und verlässt bald auch wieder den Raum. Sauna und FKK-Strand erprobt, wie ich bin, macht es mir auch nicht wirklich etwas aus.

Kaum haben wir die Herberge zur Nahrungssuche verlassen, treffen wir den Stempel-Koreaner und einen jungen Deutschen, der letzte Nacht auch in Viana verbracht hat, an einem kleinen Tischchen vor einer noch nicht geöffneten Bar und setzen uns zu ihnen. Doch wir haben nicht lange Zeit zum Reden, da kommt jemand aus unserer heutigen Unterkunft und fragt, ob wir schon unsere Crêpes gegessen hätten. So verschlummert wir die ganze Zeit in der Sonne gedüsselt haben, so wach werden wir bei diesem Wort schlagartig und wetzen zurück. Da steht unser Herbergsvater tatsächlich mit einer riesigen Rührschüssel voll Teig vor der Backplatte und produziert einen Pfannkuchen nach dem anderen für seine Schützlinge. Wenn das nicht lieb ist!

Wir setzen uns an den Tisch und hauen mit dicken Backen schmatzend rein. Lecker, lecker! Und weil besonders ich ach so verhungert aussehe (hihihi, der hätte mich mal nackig sehen sollen!), bekomme ich später einen extra Pfannkuchen zum Abendbrot.

Zum ersten Mal erfahren wir, dass *Albergues* mehr sind als ein Platz zum Schlafen. Die Herbergsmütter und -väter machen das zu einem großen Teil wirklich aus Überzeugung. Das merkt man sofort, wenn man sie betritt. Natürlich gibt es auch kommerzielle wie in Uterga oder welche, die einfach zu groß sind, um persönlich zu sein, wie die in Viana. Aber viele werden mit so viel Herz geführt, dass man einfach in ihnen übernachten muss, weil es so schön ist.

Später am Nachmittag kommt eine Familie an: Papa, Mama, Sohn, 14 Jahre, und Tochter, 12 Jahre. Die laufen mehr als 30 km am Tag, wobei jeder sein Gepäck selbst trägt!

Frau Nervensäge wandert ja auch mit ihrer Tochter, der die Unlust allerdings unübersehbar über dem Kopf weht. Mal ehrlich: Mit 15 Jahren hätte ich auch eine andere Vorstellung von einem tollen Urlaub als durch halb Spanien zu latschen. Aber diese Kinder strahlen eine solche Begeisterung aus - die sind klasse!

Ich bin auch immer wieder überrascht über uns selbst. Wir sind bis heute etwa 125 km gelaufen und glaubt mir: Ich kenne niemandem, der, hätte ich je behauptet, so etwas einmal zu tun, mir nicht den Vogel gezeigt hätte und in lautstarkes Gelächter ausgebrochen wäre! Obwohl wir jede Nacht mit – inzwischen nicht mehr nur – Fremden in einem Raum schlafen, fallen wir abends wie tot ins Bett und ratzen sofort weg. Den Gedanken, eine Herberge zwar mal auszuprobieren, weil es eben dazugehört, aber sonst in Hotels und Pensionen zu übernachten – den habe iiich niiie gedacht! Selbst das vielstimmige Schnarchen macht mir gar nichts aus (nein, ich sag' zum Gezeter einer gewissen Dame und der Geräuschmauer meines lieben Mannes und Göttergatten nix mehr). Wenn jemand aufs Klo muss, schlummere ich einfach weiter. Nur den Körperkontakt zu Matratze und Kopfkissen versuche ich nach wie vor zu vermeiden.

Das Einzige, was mich manchmal nachts aus der Ruhe zerrt, ist mein eigener Körper. Meine Beine werden immer wieder unruhig und wollen einfach laufen! Ich höre sie regelrecht schimpfen: Pfff, nur weil du faule Trulle schlafen willst, sollen wir liegen bleiben? Da hast du dich aber geschnitten! Doch selbst daran habe ich mich inzwischen gewöhnt.

Ach, wir sind halt schon tolle Kerle – und wenn ich mir das jetzt lange genug einrede, glaube ich vielleicht sogar irgendwann daran.

Jedenfalls schlummere ich heute wie ein Engelchen: Neben mir liegt mein Göttergatte, auf der anderen Seite Judy, rund um mich herum lauter tolle Menschen (der Spanner schläft ja unten) und ich habe einen wunderbaren Crêpes im Bauch!

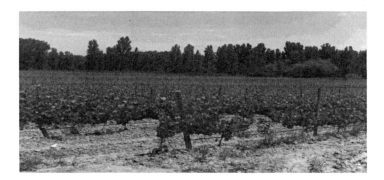

Freitag, 29.05.2009

Navarette - Azofra (23 km)

Heute beeilen wir uns mit dem Aufstehen, denn inzwischen ist es mittags oft so heiß, dass wir nur noch ganz schwer und mit richtig viel Absonderung gewisser nicht immer wohlriechender Körpersäfte laufen können.

Anfangs gehen wir wieder parallel zur Autobahn. Ich mag wirklich nicht über den Weg meckern, denn er ist zum allergrößten Teil ausgesprochen angenehm und führt fast immer durch eine wunderschöne Landschaft. Aber die Pisten neben der Piste, die mag ich gar nicht! Muss ich ja auch mal sagen dürfen.

Irgendwann teilt sich der Weg: Entweder geradeaus weiter an der Straße entlang oder nach links mit einem kleinen Umweg über ein Dorf.

Judy entschließt sich in dem ihr eigenen Trödelschritt für geradeaus, was nicht sehr einladend aussieht. Bei so vielen Kilometern, die wir am Tag gehen, kommt es auf die paar Hundert Meter auch nicht mehr an. Darum entscheiden wir uns für den Umweg und kehren der Autobahn nur zu gerne den Rücken. Sofort laufen wir wieder durch diese wunderbar krüppeligen Weinstöcke auf dem tiefroten Boden, durch Bäume, Büsche und Blumen. Na bitte, geht doch!

Manchmal denke ich, dass wir gar nicht bis Santiago laufen müssen, sondern unser Ziel längst erreicht haben, nämlich damit, durch dieses traumhafte Stückchen Erde zu tippeln, es zu sehen, es zu riechen, es zu spüren und in der uns eigenen unverschämten Art zu genießen. Schaut euch doch mal um: Wer das alles geschenkt bekommt, muss so ein guter

Mensch sein, den lässt man auch ohne *Compostela* (so heißt die Urkunde, die die Pilger am Ende des Weges in Santiago bekommen) nicht in die Hölle!

Menschen gehen den Camino aus den unterschiedlichsten Gründen: Weil sie einen gewissen religiösen Anspruch haben, weil sie ein Versprechen einlösen, einen guten Grund dafür haben, sich auf diese besondere Weise beim lieben Gott für etwas zu bedanken, sie an einem Punkt angekommen sind, an dem sie sich neu orientieren, oder einfach nur, weil er so ein bisschen nach Abenteuer duftet. Einmal habe ich zwei Jungs erlebt, die haben sich auf die Frage, warum sie hier sind, schier einen abgebrochen, weil sie sich nicht trauten zu sagen: Es ist billig und man erlebt eine Menge!

Wir wollten vom ersten Moment, als diese Idee uns heimsuchte, einfach nur etwas machen, was unsere Füße wieder auf den Boden zurückholt. Genau das erreicht jeder einzelne Meter des Caminos: Er erdet, bringt den Geist dazu, nicht mehr wie ein wild gewordenes Rhinozeros durch die Gegend zu fegen, stellt das HB-Männchen in uns zurück auf seine Beine und tut einfach nur gut. Ich bin fest davon überzeugt, dass viele Menschen auf Antidepressiva verzichten könnten, wenn sie ihn nur ein paar Tage gingen. Vielleicht wäre das eine Möglichkeit der Kostenersparnis für Krankenkassen bei Burn-out-Patienten: Keine teuren Medikamente, Klinikaufenthalte oder Kuren, sondern ein Flugticket nach Nordspanien und ein *Credencial*, mit dem sie hinterher belegen müssten, dass sie wirklich wenigstens ein gewisses Stück des Caminos gegangen sind. Das wäre doch mal eine gute Idee!

Eine gute Sparmaßnahme wäre es übrigens auch, Medikamente aus Spanien zu importieren und zum Selbstkostenpreis an die Patienten abzugeben. Warum in Deutschland schon mein Versichertenanteil das Zehnfache (!!!) (nein, ihr Lieben, das ist keine verkleidete Laus, sondern wirklich wahr!) des Preises beträgt, den ich hier für das gleiche Medikament zahle, wird wohl einen Grund haben ... den ich mit meinem kleinen Geist nur nicht erfasse.

Da der Weg nicht direkt in den nächsten Ort, Ventosa, hineinführt und wir unser Frühstück im Rucksack haben, gehen wir einfach an ihm vorbei, setzen uns Mitten in die Landschaft und vespern in den Weinbergen. Kinders, ist das Leben schön!

Auf den heutigen Tag habe ich mich sowieso besonders gefreut, denn heute kommen wir zum Pass der Steinmännchen. In Judys Reiseführer steht, dass diese Strecke sehr langweilig sein soll. Hups, hat man in England noch nie etwas von den Türmchen gehört, von denen man bei uns überall liest und überhaupt ganz wuschig drauf gemacht wird?

Hinter Azofra führt der Pfad hinauf zu eben diesem Pass. Unterwegs stehen links und rechts tatsächlich immer wieder kleine Türmchen aus aufeinander gesetzten Steinen. Mein Herz klopft immer wilder: Gleich sind wir da! Guck mal, die fangen hier schon an! Wie muss es dann erst oben aussehen?! Ich bin gespannt bis in die große Fußzehe. Voll Vorfreude flitze ich wie wild den Buckel hinauf. Mit jedem Schritt komme ich höher und oben kommt immer näher. Langsam geht mir die Puste aus. Beiß die Zähne zusammen! Du hast es gleich geschafft! Nur ein kleines Stückchen noch! Ich tu' es, ich kneife meine Kauleisten aufeinander, ich hol' Luft, so gut ich kann, ich wetze, ich eile, ich renne und dann, endlich, völlig außer Puste bin ich da. Ich bin da!

Ich bin da und da ist ... nichts. Nichts! Keine weite Landschaft voll von Türmchen, die aussehen soll wie eine Pinguinkolonie. Diese Viecher sind offenbar ausgestorben! Dinosauriergleich von einem Meteor zerstört und für immer von dieser Welt ausradiert! Ich stehe oben auf dem Buckel und kann es gar nicht glauben: Hier gibt es nix!

Wie ich später erfahre, bin ich nicht die Einzige, die enttäuscht ist. Gerade den Mädels unter den Pilgerchen geht es genauso wie mir: Wir sind enttäuscht!

Ich bin enttäuscht … und das macht mich erst richtig sauer: Himmel, bin ich doof! Auf dem Camino gibt es so viele kleine Steintürmchen und ich finde es immer so schön, dass die jemand gebaut hat. Wie oft habe ich mich im Vorbeigehen darüber gefreut, dass Menschen Steine auf die Wegweiser gelegt haben. Sie wirken wie freundliche Grüße von Vorpilgern an ihre Nachpilger. Habe ich das denn alles – wutsch - vergessen? Woher nehme ich das Recht enttäuscht zu sein? Wenn meine Erwartungen zu groß waren, dann ist das doch alleine meine Schuld! Ja, habe ich denn noch immer nicht kapiert, dass die eigentliche Schönheit im Einzelnen liegt, nicht in der Masse, in der das im Einzelnen nur untergehen würde? Ich dumme Nuss!

Mit dem Camino ist es mir übrigens genau umgekehrt gegangen: Ich habe das Buch von Kerkeling gelesen und beschlossen, diesen Weg auch zu gehen. Dann habe ich mich so lange so sehr darauf gefreut, dass ich am Ende richtig Angst davor bekam, wirklich hierher zu fahren. Auch da waren meine Erwartungen riesig, so riesig, dass ich vor ihnen selbst erschrak. Wie konnten die erfüllt werden? Gar nicht!, habe ich gedacht und mich auf das Schlimmste eingestellt. Tatsächlich ist es hier noch viel schöner, als ich es mir in meinen buntesten Träumen hätte ausmalen können, und das – mach' die Augen auf, du Dussel! – auch ganz mit ohne einer steinernen Pinguinkolonie!

Ihr Lieben, dieser Weg ist, wie ich schon gesagt habe, wie das Leben. Der eine mag seinen Dackel, wenn er auf einem Deckchen in seinem Körbchen liegt, der andere, wenn er hinten im Auto sitzt und freudig mit dem Kopf wackelt, und der Nächste bevorzugt ihn frisch gegrillt auf Safranreis, umgeben von einem Gemüsenest und in einer delikaten Knoblauchsoße. Jeder mag das, was er mag, und empfindet Dinge auf seine Weise. Ich kann hier nur meine Eindrücke wiedergeben und wer mich kennt, weiß, dass die – zum Glück! – kein Maßstab sind.

Zumindest ist meine Enttäuschung nicht so groß, dass ich allzu lange den Blick für die Landschaft darüber verliere. Ich bin eben doch ein positiver Mensch, auch wenn ich manchmal ein Weilchen brauche, bis ich mich darauf besinne (oder es mir selbst so lange eingeredet habe, dass ich daran glaube).

Am Poyo de Roldán treffen wir auf einen sehr witzigen Wetterunterschlupf. Er sieht aus wie ein viel zu groß geratenes Iglu oder ein Bienenkorb aus Stein. Innen geht eine Bank einmal rundherum. Falls es die öfters gibt und wir wieder einmal keinen Platz in der Herberge bekommen, wissen wir ja, wo wir übernachten können!

Naja, mit unseren großen Klappen hatten wir uns eigentlich die Möglichkeit eingeräumt, notfalls unter freiem Himmel zu schlafen. Aber da war das Mundwerk halt doch mutiger als der, dem es gehört, und der Camino so herrlich weit weg. Da ließ sich gut große Töne spucken!

Wir sind heute richtig gut drauf und beschließen schon vor Najera, nicht hier in der Herberge zu bleiben {es gibt mehrere *Albergues*. Eine davon ist mit ihren 45 Etagenbetten in einem einzigen, großen Raum besonders kuschelig. Wohl dem, der da einen Schlafplatz unter einem Fenster kriegt. Glaubt mir: Nur um ein bisschen frische Luft zu bekommen, schläft hier auch das kletterfaulste Pilgerlein mehr als gerne oben!}, sondern bis zur nächsten weiterzulaufen.

So machen wir nur eine etwas längere Pause in einem Café am Ufer des Rio Najerilla, wo wir wieder einmal Judy treffen. Die ist total glücklich, weil sie endlich noch eine

Engländerin gefunden hat. Außer Bruder Schoki in seinem Kapuzenmäntelchen und dessen Freund hat sie noch niemanden aus ihrer Heimat getroffen. Jetzt sitzt sie mit Pam, einer jungen Frau, vor einer Bar in der Sonne und strahlt mit eben dieser um die Wette. Da kann man gar nicht anders als sich mit ihr zu freuen!

Nach dieser Rast sind wir wieder richtig frisch und machen uns munter auf die Socken.

Auf einem Sandsteinfelsen hinter dem Ort gibt es eine Storchenkolonie. Die Jungen lernen gerade fliegen. Das sieht so schön aus! Überhaupt gibt es hier endlos viele Störche. Wir haben schon wiederholt Kirchen mit Stufengiebeln gesehen, die dicht und dicht besiedelt waren. Sogar auf einem Kran, der wohl schon seit längerer Zeit nicht benutzt wird, haben sie ihre Nester gebaut. Vielleicht ist das hier der Ort, an dem der liebe Gott seinen Helfern die Babys in den Schnabel stopft und sie losschickt, sie in den entsprechenden Familien abzugeben. Wenn das so ist: Wo bitteschön ist das dusselige Vieh, das mir gleich zwei von der Sorte auf einmal gebracht hat?! Komm raus, du Feigling, ich will dich knutschen!

Plötzlich wird es furchtbar heiß. Der Weg geht einen kahlen Buckel hinauf. Nirgendwo Schatten. Da kocht das Gehirn. Ja waren wir denn von allen guten Geistern verlassen, nicht in Najera zu bleiben?

Wir beißen. Umkehren kommt gar nicht in Frage. Das gehört zu unseren ungeschriebenen Regeln: Wir laufen, so lange wir können und wollen, und wir gehen nicht zurück. Punkt!

Wer um alles in der Welt hat diesen Punkt gesetzt?

Bis zur nächsten Herberge sind es 6 km. Die schaffen wir zwar in *nur* eineinhalb Stunden, aber der Weg bleibt, wenn auch überwiegend eben, schattenlos. Die Sonne ist von ihren heißen Strahlen selbst so begeistert, dass sie gar nicht damit aufhören will, die Erde mit ihnen zu kitzeln. Am Ende haben wir wirklich genug geleistet für diesen Tag.

Wir werden jedoch für diese Anstrengung gebührend belohnt. Die Herberge in Azofra ist ganz neu und ganz anders als alle anderen. Wir kommen in einen wunderschönen kleinen Innenhof mit plätscherndem Springbrunnen, in dem schon einige blasige Füße hängen. Ute ist auch schon da. Die hatten wir zum letzten Mal morgens beim Weglaufen aus Uterga gesehen. Da saß sie alleine mit sich selbst um einen Tisch herum und sah so traurig und verloren aus, dass ich fast den Eindruck hatte, dass sie aufgibt. Wie schön, dass ich mich da getäuscht habe!

Monika und Renate haben wir zuletzt in Villamayor gesehen, wo wir kein Bett bekommen hatten. Sie sind vorher schon mit Ute zusammen gelaufen. Ich glaube, dieses Trio versteht sich richtig gut.

Monika und Renate sind beide Frührentner. Monika hat irgendwann eine Veränderung in der Brust gespürt. Während sie auf das Ergebnis der Biopsie wartete, hat sie dem lieben Gott versprochen, den Weg zu gehen, wenn es nur bitte kein Krebs ist. Sie hatte gerade erst ihre Mutter und dann ihre Tante wegen Brustkrebs im Sterben begleitet. Zum Glück bestätigte sich der Verdacht nicht. Jetzt löst sie ihr Versprechen ein. Und damit sie sich nicht so einsam fühlt, ist Renate einfach mitgekommen.

Ich muss ein bisschen schlucken, denn sie machten auf mich bisher nicht unbedingt den sensibelsten Eindruck. Man soll halt nie vorschnell über Menschen urteilen.

Darum urteile ich auch nicht über die Ösis. Sie geben sich erneut wirklich alle Mühe. Ich werde mit ihnen einfach nicht warm, was allerdings mehr an meinem Dickkopf als an ihnen liegt.

Unsere Winker, die uns seit dem ersten Tag immer wieder

begegnen, sind auch hier und haben einen dicken Sonnenbrand. Ich versorge sie mit After Sun Lotion, denn was die verbrauchen, muss ich nicht mehr tragen. Zum ersten Mal sprechen wir mehr miteinander als drei Worte! Hihihi, ich kann es selbst kaum glauben, dass es tatsächlich Menschen gibt, die ich nicht sofort und auf Anhieb totquatsche. Jedenfalls heißen sie Marie-Paul und Bernard, kommen aus dem Elsass und sprechen perfekt Deutsch.

Der Papa von der letzten Herberge ist auch unterwegs schon an uns vorübergezogen. Der arme Kerl ist völlig abgehetzt, aber glücklich, denn er hat für sich und seine Lieben genug Betten bekommen. Es ist schon zu zweit manchmal schwierig, einen Schlafplatz zu ergattern. Mit vier Personen bleibt Vati gar nichts anderes übrig als Bauernopfer zu spielen, vorwegzurennen und die Unterkunft für alle klarzumachen.

Auch Julia, die wir seit Viana kennen, ist schon da, der junge Mann aus Korea mit dem eigenen Stempel, Judy und Pam kommen noch, das Ehepaar, das von Passau aus losgelaufen ist, die junge Schwäbin, die in der Schweiz gestartet ist – überhaupt: Es ist wie bei einem großen Familientreffen!

Und die Schlafplätze sind so süß! Ich weiß nicht, wie viele Doppelzimmer sich eins an eins jeweils auf der linken Seite eines langen Flures aneinander reihen. Hinter den Türen befinden sich kleine Regale, in die man gerade so seinen Rucksack hineinzwängen kann. Dahinter stehen links und rechts zwei Metallgestell-Einzelbetten. Wir dürfen also wieder beide unten schlafen! Dazwischen ist gerade genug Platz, dass man zwischen den Betten hindurchgehen kann. Natürlich ist es sehr hellhörig. Dass da Wände aus Pressspanplatten zwischen uns sind, heißt das nicht, dass man nicht jedes Schnarchen und jeden Gang zur Toilette mitbekommt. Aber es ist trotzdem alles irgendwie heimelig.

Samstag, 30.05.2009

Azofra - Grañon (23 km)

Unser neunter Tag auf dem Camino. Wer hätte das gedacht!

Der Weg nach Santo Domingo de la Calzada sieht lang aus und die Sonne scheint schon morgens. Trotzdem kommen wir gut voran. Am oberen Ende eines längeren Anstieges wartet ein ganz liebevoll angelegter kleiner Rastplatz auf uns. Der ideale Ort für eine Brotzeit.

Ich muss gerade mal an meinen Papa denken. Wäre der jetzt auch hier, hätte er garantiert sofort einen Ring Fleischwurst ausgepackt, mit seinem Taschenmesser ein Stück von einem Laib Brot gesäbelt und zufrieden seine Glatze in die Sonne gestreckt. Als Jugendliche war mir das entsetzlich peinlich. Ich hätte mir immer am liebsten ein unauffälliges Plätzchen in mindestens 500 m Entfernung gesucht und so getan, als ob ich nicht zu ihm gehöre. Heute und hier knabbere ich an meinem *pan* (Brotlaibe gibt es in Spanien ebenso wenig wie Fleischwurstringe) und schicke schmunzelnd einen Gruß nach oben: Ja, lach du nur!

Ab Cirueña geht der Pfad schnurgerade den Hügel hinauf. Hier gibt es einen Brunnen und sogar steinerne Sonnenliegen. Schade, dass wir gerade gegessen haben, das wäre auch ein nettes Brotlaib- und Fleischwurst-Plätzchen.

Es geht wieder abwärts. Wir haben erneut das Gefühl, beim Volkswandern zu sein: Ein Pilger watschelt hinter dem anderen im Gänsemarsch her. Dabei fällt mir auf, dass fast nie zwei nebeneinander gehen. Also sind wir nicht die Einzigen, die sich für längere Strecken am Tag trennen.

Bei manchen ist das auch kein Wunder. Irgendwo unterwegs sind wir einmal an einem Ehepaar vorbeigelaufen, bei dem die Dame unentwegt und sehr lautstark auf den Mann eingeredet hat. Es war furchtbar! Wir haben fluchs einen Zahn zugelegt, um uns das Gequassel nicht auch anhören zu müssen (um es mit Schnarchen zu übertönen, dafür war gerade weder die passende Tageszeit noch der richtige Ort). All unser Mitgefühl galt für diesen Tag dem armen Ehemann. Das geht gar nicht!

Ein bisschen erinnert mich dieses Bild der Pilgerschlange auch an die Kühe vom ersten Tag, wie die schön brav einer hinter dem anderen an uns vorbeigestakst sind. Was würden die wohl denken, wenn die uns so sehen könnten?

Von hinten kommt irgendwann Margit. Wir haben sie, seit wir vorgestern Viana verlassen haben, nicht mehr gesehen. Jetzt erzählt sie uns, dass sie einen *kleinen* Umweg zum Kloster San Millán de Cogolla gemacht hat, das ein Stückchen vom Camino weg liegt. Das muss richtig toll dort sein. Margit jedenfalls ist hellauf begeistert. Dann trennen wir uns wieder. Aber auf dem Camino geht niemand verloren.

Schließlich laufen wir in Santo Domingo de la Calzada ein. Ich kann es immer noch nicht glauben, dass wir wirklich schon so weit gegangen sind. Zwischendurch überkommt mich dann doch hier und da die Ehrfurcht vor meiner eigenen Leistung. Was bin ich doch für ein tolles Weib!

Naja, für durchtrainierte, sportliche, dynamische junge Menschen (*wir mache vierzich Gilomeder am Daach*) hört sich das sicher komisch an. Aber genau das sind wir ja nun beide nicht. Daher haben wir jeden Grund und jedes Recht auf uns stolz zu sein. Basta!

Wir kommen an einem alten Kloster und der Herberge vorbei. Natürlich würde es sich anbieten, die Nacht hier zu verbringen und den Rest des Tages in der Stadt zu vertrödeln. Aber wir haben erst 11.30 Uhr. Das ist uns nun doch zu früh. Überhaupt sind uns die kleinen Orte sowieso viel lieber als die großen Städte. Außerdem haben wir schon eine Herberge im Reiseführer ausgeguckt, die sich interessant anhört. Dort wollen wir hin.

Vor der Kathedrale vertrauen wir auf Gott und die Aufrichtigkeit der Menschen und lassen unsere Rucksäcke vor der Tür stehen, allerdings, sicher ist sicher, nicht ohne uns vorher umzugucken und zwei Herren in Uniform auszumachen, die uns beobachten.

Hihihi! Ich möchte nicht wissen, was die sich bei unserem Anblick so denken! Wir sind aber auch wirklich sehenswert mit unseren Kiepen, die fast größer und schwerer sind als ihre Träger, in Wanderschuhen (Thomas in seinen Joggingschuhen – er läuft viel leichter, seit er die hat) und unseren durch die tägliche Handwäsche schon ein bisschen mitgenommen wirkenden Klamotten. Zwischen all den Damen und Herren in Stöckelschühchen, Kleidchen und Anzügchen sehen wir sehr verwegen aus!

Jedenfalls sind wir uns sicher: Diese Rucksäcke nimmt außer uns niemand. Und wenn doch, werden die uniformierten Herren sich bestimmt drum kümmern - vorausgesetzt die Diebe werden nicht vorher von einem Blitz oder dem Gestank unserer darin befindlichen Socken getroffen und fallen mausetot um.

Mit diesem Gottvertrauen besichtigen wir also die Kathedrale (sie ist nicht abgeschlossen, also nix wie rein!). Für Pilger ist sie ein besonderer Ort, denn in ihrem Innern gibt es einen Käfig mit einem Hahn und einer Henne.

Was das Federvieh in einer Kirche zu suchen hat, wollt ihr wissen? Oh, da machen wir doch schnell einen kleinen Ausflug ins Land der Sagen und Legenden: Vor Unzeiten ist eine Pilgerfamilie aus Xanten auf ihrem Weg nach Santiago in

Santo Domingo de la Calzada angekommen und hat in einem Wirtshaus übernachtet. Der Sohn der Familie war ein knackiges Bürschlein und machte die Tochter des Wirts ganz wuschelig. Aber Hallo! Man war schließlich auf einer Pilgerfahrt, da ist man keusch und poussiert nicht! Die Abgewiesene hatte dafür allerdings kein Verständnis, spielte Zickenkrieg und steckte dem Jüngling kurzerhand einen silbernen Becher ins Beutelchen. Papa Wirt fand das freilich gar nicht lustig: Immer diese deutschen Pilger, denen darf man nicht weiter trauen, als dass man das Weiße in ihren Augen sehen kann! Er schickte dem Bürschlein den Büttel hinterher, das Objekt töchterlicher Begierde wurde geschnappt, kriegte einen Ruckzuck-Prozess und endete – schwups - als Zierde an einem netten, heimeligen Galgen. So, das hatte er nun von seiner Keuschheit! Die Eltern setzten ihre Pilgerfahrt fort, holten sich in Santiago ihre Tickets ins ewige Himmelreich und machten sich auf den Weg zurück nach Hause. Als sie wieder nach Santo Domingo de la Calzada kamen, sahen sie, dass ihr Spross zwar noch am Galgen baumelte, aber ansonsten mopsfidel war, weil (hier scheiden sich die Gemüter) entweder Santo Domingo (der Schutzpatron der Stadt) oder Santiago (der Heilige Jakob) ihn fest- und vom Sterben abhielt. Schnell flitzten sie zum Richter, der sich gerade zum Essen vor einen Teller gebratener Hühner niedergelassen und ein Lätzchen umgebunden hatte, und baten ihn um Gnade. Doch wer will es ihm verdenken, dass er ihnen nicht glaubte. Hallo! Von hier nach Santiago sind es noch 575 km - könnt ihr euch denken, wie lange der Kerl da gebaumelt haben soll? Nein, nein, der sei tot, mausetot, so tot, wie die Hühner auf seinem Teller! Und siehe da: Das hörten die Hühner, die sowieso keine Lust hatten, als Gaumenschmaus ihr Leben zu beenden, erhoben sich und wackelten – naja ein bisschen ungelenk und kopflos - davon. Söhnchen wurde abgehängt,

Töchterchen dafür aufgeknüpft (diese Krawallschachtel wollte kein Heiliger halten), Xanten bekam seine Pilgerfamilie vollständig zurück und die Kathedrale einen Hühnerkäfig

Es heißt, wenn der Hahn kräht, während man sich in der Kathedrale befindet, steht die Pilgerreise unter einem guten Stern. Wir schlendern bewusst langsam einmal rund herum und warten, aber dieses blöde Vieh gibt keinen Ton von sich. Später erzählt uns jemand, dass der Hahn während der Messe tatsächlich gekräht hätte. Ein Schelm, der da auf die Idee kommt, dass das Krähen stets gerade recht in der Zeit (nämlich während des Gottesdienstes) geschieht! Wir jedenfalls verbringen endlos viel Zeit in der Kirche, doch bei uns kräht nix. Unfair ist das! Ich finde, man könnte den Gockel vom Band ruhig öfters anstellen als nur ... - oh, ich Schelm!

Plötzlich füllen sich die Bänke schlagartig: Gottesdienst. So lange wollen wir nun doch nicht bleiben, also verlassen wir die Kirche.

Irgendwie hüpfen heute dauernd Menschen durch meine Gedanken, die leider viel zu früh gestorben sind. Gerade muss ich jedenfalls an unseren Opa denken, der ebenso wunderbar und lieb wie misstrauisch Menschen gegenüber war, die er nicht kannte. Zu seinen Lieblingssprüchen gehörte: „Das sind alles Lumpen und Verbrecher!"

Ich weiß nicht, ob es daran liegt, dass er damit einfach Unrecht hatte. Vielleicht sind heute gerade keine Leute unterwegs, die Lump und Verbrecher genug sind, sich an den Rucksäcken von Pilgern vor einer Kirche zu vergreifen. Vielleicht ist auch einfach das Gemuffel aus unseren Taschen noch schlimmer, als wir dachten. Sie sind jedenfalls noch da (und wir wundern uns nur ein bisschen darüber, dass rundherum lauter leblose Menschen liegen)(nicht erschrecken, das war nur eine Rüsssellaus).

Thomas geht auf Nahrungssuche. Leider gibt es weit und

breit keinen Supermarkt, sondern nur kleine Feinkostläden. Also setzen wir uns gegenüber dem Haupteingang der Kathedrale auf eine Mauer, schlabbern süße Teilchen, Bananen und Äpfel, spülen mit köstlichem, kohlensäurefreiem Wasser nach und holen uns einen Stempel im Touristenbüro. Den möchte ich nun einfach haben.

Wir sind wirklich gemütlich und niemand hetzt uns, doch lange halten wir es nicht aus. Die vielen Menschen, das Gerede und Gewusel auf dem Platz, hier und da auch noch ein Auto – es ist uns einfach zu laut! Wenn man tagelang fast ausschließlich in Feldern und höchstens kleinen Orten unterwegs war, haut der ganz normale Wahnsinn eines belebten Kirchplatzes einen schier um. Es ist nicht so schlimm wie in Logroño, aber uns genügt es.

Die gelben Pfeile haben uns bis zur Kathedrale gebracht. Jetzt finden wir keine mehr. Ein netter älterer Herr, den wir fragen, schickt uns erst einmal die Hauptstraße hinauf und da vorne rechts um die Ecke, aber da finden wir auch keine Zeichen. Also fragen wir eine Gruppe von drei Männern. Keiner – in Worten: KEINER – von denen scheint jemals gehört zu haben, dass es einen Camino gibt und der ausgerechnet durch diese Stadt führt. Hallo! Dass wir nicht unseren Wanderführer herausholen müssen um zu beweisen, dass die Frage nach dem Jakobsweg durchaus seine Berechtigung hat, ist alles! Als wir nach Santiago fragen, geben sie uns zumindest eine grobe Richtung mit ausgestreckter Hand ... mitten hinein in eine Häuserfront.

Da mischt sich ein älterer Señor ein und zeigt uns, wo wir lang müssen. Wir sind ihm endlos dankbar und schon bald finden wir auch wieder unsere heißgeliebten gelben Pfeile und Muscheln.

Die nächsten 8 km ziehen sich wie Kaugummi auf einer harten Schotterpiste, anfangs auch noch an der Bundesstraße entlang. Ich verbringe die Zeit damit, den Schlapphut herunterzuziehen und mir selbst einzureden, dass es eine gute Idee war, diese Strecke noch heute hinter uns zu bringen. So kann sie uns morgen nicht gleich am Anfang den Tag verhässlichen. Manche Dinge sind so unfein, dass man zumindest versuchen muss, sie sich schönzureden.

Es ist heiß, die Sonne scheint uns ungebremst auf die Mützen. Ohne Hut zu wandern geht heute gar nicht. Die Schwitze läuft uns die Backen herunter. Es sieht zwar mit Sicherheit dämlich aus, doch ich gehe dazu über, unter dem Hut eins von meinen Multifunktionstüchern (Schal, Mütze, Stirnband und Bankräubervermummung in einem – total genial!) als Schwitzbremse zu tragen. Das schnürt zwar mein nicht allzu umfangreich vorhandenes Hirn ein bisschen ein, aber so laufen mir meine eigenen Körpersäfte nicht ganz so ekelig über das von der Hitze hochrot gefärbte, anmutige (räusper) Antlitz.

Unter einem Baum in einer Senke treffen wir Cordula, Steffi und John, der uns erklärt, dass sie hier im Schatten Rast gemacht und ein hervorragendes drei Gänge Menü zu sich genommen hätten. Dazu hätten sie einen herrlichen, spanischen Rotwein genossen. Naja, der Wein sei ein bisschen verwässert gewesen. Vielleicht war es ja doch kein Wein, sondern nur das, was die Brunnen so von sich geben (und der Brunnen von Irache ist nun doch schon ein paar Kilometer hinter uns).

Wir verschnaufen kurz und genießen unsererseits ebenfalls *verwässerten Wein* ohne Kohlensäure. Um uns herum liegen so viele Pappelpollen (oh, ist das ein schönes Wort!), dass es aussieht, als hätte es gerade geschneit.

Es geht schnurstracks den Berg hinauf. Oben können wir schon Grañon sehen, aber es will und will einfach nicht näher kommen. Das Watscheln wird zu einem echten Gewaltmarsch.

Völlig erschöpft und verschwitzt kommen wir endlich an die Kirche, in der sich die Herberge befinden soll. Und die ist Belohnung für alles!

So, meine Lieben, haltet euch fest, denn nun kommt der wohl größte Knaller meiner unerschöpflichen Weisheit: Pilgerchen, willst du den Weg nicht nur gehen, sondern ihn erfühlen, seine Magie kennenlernen und dich wirklich von ihm verzaubern lassen, dann verbringe eine Nacht in der *Albergue* in Grañon! Ist dir das Herz schwer, liegen düstere Wolken auf deiner Seele, dann verbringe eine Nacht in der *Albergue* in Grañon. Gerätst du ins Zweifeln, ob du deinen Weg fortsetzen willst, ob es dein Weg ist, diesen Weg zu gehen, dann verbringe eine Nacht in der *Albergue* in Grañon. Willst du dir einfach nur etwas Gutes tun, den Geist des Caminos erleben, großartige Herbergsväter treffen, die dir alles geben, ohne dafür irgendetwas zu erwarten, dann verbringe eine Nacht in der *Albergue* in Grañon.

Der Eingang befindet sich hinter der Kirche an einem von riesigen Bäumen beschatteten Platz. Auf den fünf Bänken rundherum sehen wir ganz viele uns sehr vertraute und liebe Gesichter. Ich sag's ja: In jeder Herberge ist es ein bisschen wie nach Hause zu kommen.

Wir trauen uns zunächst nicht wirklich, uns durch den schmalen Eingang zu quetschen, doch Julia, die gerade vom Einkaufen kommt, spricht uns gut zu. „Geht nur rein, da drin ist es so schön!"

In den alten, dicken, kalten Mauern ist es so dunkel, dass wir uns erst einmal fast nur tastend vorwärts bewegen können. Dann fällt ein bisschen Licht durch ein großes Fenster auf eine uralte, von den Füßen unendlich vieler Pilger, die hier in den letzten Jahrhunderten um Obdach baten, völlig ausgetretene Steintreppe (uh, ist dieser Satz gruselig!).

In der ersten Etage kommen wir an einer Türe vorbei, die zu einem Schlafraum führt. Die Herbergsväter sitzen im zweiten Stock und sind gerade beim Essen. Einer von ihnen steht trotzdem sofort für uns auf, begrüßt uns mit einer solchen Herzlichkeit, dass wir ganz hin und weg sind. Weil er nicht Deutsch spricht, wir dafür aber kein Spanisch, zeigt er auf ein kleines, in liebevoll verschnörkelter Schrift verfasstes Plakat: *Willkommen liebe Pilger, fühlt euch wie Zuhause!!*

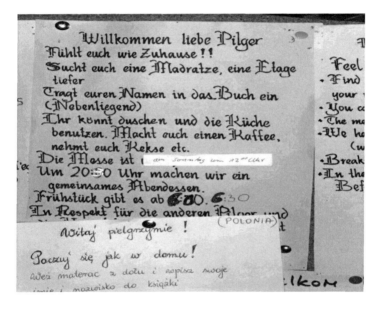

Wir werden in dem Schlafraum untergebracht, an dem wir gerade vorbeimarschiert sind. Es ist ein großer Raum mit Fenstern auf der einen Seite. Auf dem Parkettboden liegen in Reih und Glied Sportmatten. Aber nicht diese blauen, harten Plastikdinger, die wir aus unseren Turnhallen kennen. Nein. Diese Matten sind aus dunkelbraunem Leder, wie es sie nach dem Krieg gegeben hat. Alleine, auf solchen Antiquitäten schlafen zu dürfen, ist etwas Besonderes.

Wir stellen unsere Sachen ab und gehen duschen, was sofort all unsere todmüden Lebensgeister wieder auf Vordermann bringt. Das Wasser kommt offensichtlich direkt aus einem Brunnen, der mindestens 100 m tief sein muss, wenn nicht noch mehr. Es als eiskalt zu bezeichnen, wäre schlichtweg untertrieben. Trotzdem genieße ich es, es über meinen durch und durch schwitzigen Körper plätschern zu lassen.

Als ich mich gerade aus der Dusche herausbibbere, kommt Pam herein. Ich bin ja ein guter Mensch und warne sie, doch sie ist so eine gestandene Frau und hart im Nehmen – pfff! -, sie probiert es trotzdem. Hihihi, ihr solltet mal sehen, wie schnell sie ihre Meinung ändert! So kalt hat sie sich das nicht vorgestellt! Hupsend und schreiend beschließt sie, den Rest des Tages stinkend zu verbringen. Sie selbst hat sich immerhin an ihren eigenen Körpergeruch gewöhnt!

Der Trockenraum befindet sich direkt über dem Kirchenschiff. Er erinnert mich an die Dachböden aus kitschigen amerikanischen Filmen, auf die sich Kinder zurückziehen, um ihre Träume zu träumen oder eine Tür zu einer bunten, aufregenden Fantasiewelt zu finden. Und mittendrin steht eine Waschmaschine!

Als wir in den Schlafraum zurückkommen, haben sich noch mehr Pilger heimelig niedergelassen: Bruno erzählt uns, dass er jeden Tag sehr lange Strecken läuft. Er stürmt sozusagen über den Camino, denn er hat nur eine sehr begrenzte Zeit, will es aber trotzdem versuchen, ihn ganz zu gehen. Er ist so voll Energie und Elan, ich bin mir (noch) sicher, dass der das schafft. Und unsere Winker Marie-Paul und Bernard sind auch hier. Gestern haben wir zum ersten Mal miteinander gesprochen und - schwups - werden wir heute nebeneinander schlafen. Na, wenn das keine Steigerung ist!

Mit so erfrischtem Körper und Geist schlendern wir nach draußen. Der Supermarkt hat inzwischen leider geschlossen, doch die Bar ist geöffnet und von Pilgern reich besucht. Margit blinzelt fröhlich in die Sonne. Sie hatte uns auf der Volkswanderstrecke auf die Matten vorbereitet, sich dabei aber selbst nicht genug davor abgeschreckt, die Nacht hier zu verbringen.

Wir sitzen sehr entspannt und fröhlich, trinken eine kalte Coca Cola (*Coca* muss man dazusagen, weil *cola* das spanische Wort für Schwanz ist; bestellt man also nur eine Cola, kann das zu einigen Verwirrungen führen) und erzählen uns, was uns so in den letzten Tagen über den Weg gehüpft ist.

Irgendwann unterwegs hat Julia uns von einer Frau erzählt, die aus unserem Landkreis kommt und ihren Weg vor drei Jahren vor ihrer Haustüre begonnen hat. Sie geht eine Zeit lang, wie es eben gerade in ihren Alltag passt, unterbricht, wenn es nicht mehr passt, und setzt ihn dort fort, wo sie das letzte Mal aufgehört hat.

Jetzt sitzen wir also mit Margit in dieser Bar und unterhalten uns sehr angeregt. Nach so vielen gemeinsamen Tagen wird man doch neugierig und stellt Fragen. Dabei finden wir heraus, dass sie diese Dame ist. Huch, dann wohnt sie gar nicht so weit von uns weg, oder? – Nein, sie wohnt im Nachbarort! - Nee, ne? - Doch! - Dann kennt sie mich doch! Sie hat schon die ganze Zeit gedacht, dass ich ihr bekannt vorkomme, aber das konnte ja nicht sein. Jetzt kann es doch sein! Wir sind uns bestimmt schon einmal beim Einkaufen begegnet! - Na bravo!

Da kommt Bruno angelaufen und wedelt wie wild mit seinen frisch ausgewaschenen Wandersocken. Er versucht zweifellos das Wasser aus ihnen herauszuschleudern. Na, ob das geht? Jedenfalls macht er richtig was her mit seinen fliegenden Strümpfen.

Einkaufen in einem Dorf wie Grañon kann sehr lustig sein: Es gab zwar wohl einmal einen Supermarkt, doch der hat seine Türen offensichtlich schon vor langer Zeit geschlossen. Dafür heißt die Bäckerei gegenüber *Panaderia Jesus*. Na, wenn das nicht zu diesem Ort passt!

Gegenüber der Kirche finden wir dann doch einen kleinen Lebensmittelladen, den wir kaufwütig heimsuchen. Auf einer Steinbank vor der Türe sitzt eine ältere Señora strickend in der Abendsonne. Sie ist offensichtlich die Chefin und geht uns voraus ins Haus. Wir folgen ihr und sind hin und weg: Im Flur stehen Kisten mit Äpfeln und Orangen. Rechts, wo normalerweise wohl die Türe zur Stube wäre, ist ein kleines Fenster, durch das sie uns jetzt – naja - nicht wirklich freundlich anguckt. Hinter ihr sind statt Wohnzimmerschränken Blechregale aufgebaut, auf denen alles fein sortiert steht, was ein Herz höher schlagen lässt: Oliven, Käse, Fisch, Pasteten, Säfte, Zahnbürsten, Klopapier, Schuhcreme, Slipeinlagen, Babynahrung – alles eben.

Wir sind schlicht und einfach völlig überfordert und leider des Spanischen nicht kundig genug, uns mit ihr in einen lebhaften Austausch über Leberwurst mit oder ohne delikate Kräutern einlassen zu können. Also bestellen wir *aqua sin gas* und winken ihr mit zwei Äpfeln und zwei Orangen, die wir uns aus den Kisten genommen haben (ohne für die Selbstbedienung auf die Fingerchen geklopft zu bekommen. Wenn man dusselig genug guckt - und das können wir guuut -, kriegt man so manches erlaubt!). Mehr zu wollen verkneifen wir uns.

In unserem Reiseführer steht zwar, dass es in der *Albergue* ein gemeinsames Abendbrot gibt, zu dem jeder etwas beisteuert, doch Margit hat uns unterwegs erzählt, dass die Herbergsväter von dem Geld, das die Pilger für ihre Übernachtung zahlen (es gibt keinen festen Preis, sondern es wird lediglich um eine Spende gebeten) einkaufen und für alle kochen. Also hoffen wir, dass sie recht hat. Wenn nicht, gibt es von uns eben nur zwei Äpfel und zwei Orangen für alle.

Um 19.00 Uhr ist Gottesdienst in der Kirche. Ich stehle mich - natürlich zu spät - hinein und setze mich in eine der hinteren Bänke. Doch ich bin zu unruhig, um zu bleiben. Verstehen tu' ich eh kein Wort, von denen es für eine stille Andacht jedoch zu viele gibt. Außerdem habe ich nur eine kurze Laufhose an und fühle mich nicht wirklich dem Anlass angemessen gekleidet (als ob sich irgendwer an meiner Kleidung stören würde!).

Wer zu spät kommt, darf auch zu früh gehen! So schleiche ich mich leise wieder nach draußen und watschele unverrichteter christlicher Einkehr wieder in den Schlafraum zurück.

Um 20.00 Uhr gibt es tatsächlich ein gemeinsames Abendbrot. Wir können es gar nicht glauben. Noch vor zwei Stunden standen unsere drei Herbergsväter im Gemeinschaftsraum und bohrten, schraubten und hämmerten an den Tischen herum. Inzwischen haben sie es nicht nur geschafft, die wieder so herzurichten, dass sie nicht zusammenklappen, sondern ganz nebenbei ein leckeres Essen gezaubert.

Als wir alle Platz genommen haben, stellen sich die *Hospitaleros* (Herbergsväter) vorne auf, begrüßen uns noch einmal und sprechen ein Tischgebet, das wohl mit *piep, piep, piep, guten Appetit* endet.

Es gibt als Vorspeise Salat, danach Nudeln in einer Soße aus Tomaten, Hackfleisch, Würstchen und allem, was der Kühlschrank oder der *Supermarkt* im Wohnzimmer gegenüber hergegeben hat. Es sieht interessant aus, aber es schmeckt richtig lecker. Dazu wird das obligatorische Weißbrot herumgereicht. Zum Nachtisch türmen sich Äpfel und Orangen in riesigen Schalen.

Zu trinken gibt es nicht nur Wasser aus Karaffen, sondern auch Rotwein. Zum ersten Schluck erheben sich unsere Herbergsväter mit ihren wohlgefüllten Gläsern, schmettern inbrünstig und lautstark dreistimmig einen sicherlich nicht undeftigen Trinkspruch und das Besäufnis kann beginnen.

So lecker alles ist, so wenig kann ich leider essen, denn mein Bauch ist voll von der Herzlichkeit dieses Ortes und seiner drei Herbergsväter. Die sind mir direkt in mein umfänglichstes Körperteil gefahren und machen sich dort derart breit, dass auch die schmackhafteste Nahrung darin keinen Platz mehr findet. Außerdem bin ich völlig mit gucken und hören beschäftigt. Ich will nicht einen Moment verpassen oder vergessen. Es ist sooo schön!

Wer denkt, dass bei so vielen verschiedenen Nationen, aus denen wir kommen, die Unterhaltung eher leise und seicht verläuft, irrt sich gewaltig. Es ist ein wildes Durcheinander aller möglichen Sprachen. Jeder dolmetscht so gut er kann und versucht gleichzeitig, irgendetwas Brauchbares von dem von anderen Übersetzten aufzufangen: Einer sagt etwas in Spanisch, das ein Italiener ins Französische bringt, woraufhin ein Engländer in Deutsch sagt, was er vom italienischen Französisch so verstanden hat. Am Ende werden aus den Hühnern in Santo Domingo de la Calzada Läuse mit Elefantenohren, die auf Besen reiten, und aus dem liebestollen Mädchen eine alte Schabracke, die den Pferdemetzger in einem Becher Fencheltee ersäuft hat. Aber das macht gar nichts, denn alle haben einen Heidenspaß dabei.

Aber soll ich euch etwas verraten? Ich glaube, den größten Spaß hier im Raum haben die drei Herbergsväter selbst. Ich beobachte sie aus dem Augenwinkel, sehe ihre Freude und bin bis ganz tief in mich hinein bewegt. Noch heute (also zu Hause an meinem PC, wo ich das alles aufschreibe) kriege ich eine Gänsehaut, wenn ich an sie denke.

Sonntag, 31.05.2009

Grañon - Espinosa (27 km)

War ich gestern schon so begeistert, geschüttelt und gerührt von dieser Herberge? Wie soll ich dann bitte das beschreiben, was heute passiert?

Ich bin schon ein Weilchen wach. Bruno hat heute Nacht geschnarcht wie ein Walross. Wie ein einzelner Mensch alleine ein ganzes Sägeorchester auf die Bretter legen kann, ist schon ein Knaller! Den habe ich sogar durch meine Ohrstöpsel hindurch gehört! Dabei war das völlig unnötig, denn unsere Lieblingsfreundin aus Viana ist doch gar nicht hier!

Jedenfalls liege ich so, schon wach und doch nicht richtig, auf meiner Matte, da erklingt um kurz vor 6.00 Uhr einen Stock über uns laute Musik: das *Ave Maria*.

Na bravo! Als ob mein Bauch nicht von dem Ort und den Menschen hier wegen Überfüllung schon längst hätte geschlossen werden müssen, wecken die mich auch noch mit meinem Lieblingsheullied!

Was soll ich sagen? Die Niagarafälle sind ein trostloses Rinnsal gegen das, was jetzt aus meinen Augen gestürzt kommt. Bei mir sind alle Schleusen geöffnet. Ich hocke auf meiner Matte und plätschere hemmungslos vor mich hin.

Nein, das ist nicht so ein Weinen mit Schluchzen und Schnaufen und Schnäuzen. Mir läuft einfach nur das Wasser aus den Augen, dafür aber so stark, wie ich es schon lange nicht mehr erlebt habe.

Ich habe euch ja schon erzählt, dass das mit dem Weinen bei mir ein bisschen schwierig war. Unterwegs, als wir an der Ermita Nuestra Señora del Poyo diesen Frischluftgottesdienst erleben durften, war ich so gerührt, dass ich es wieder konnte. Mir feuchtelte es aus den Augen. In Viana kamen mir auch die Tränen, weil ich mich so gefreut habe, Judy drücken zu dürfen, von der ich dachte, dass ich sie nie wieder sehen werde. Das war auch schön. Aber es hatte noch nicht diese reinigende, alles wegspülende Wirkung. Es wutschte den oberflächlichen Schmodder ab, aber ging noch nicht bis tief hinunter. Es war wie ein Waschlappen, kein Vollbad, wie ein kleiner Schauer im trockenen Hochsommer. Wisst ihr, was ich meine?

Dieses *Ave Maria* ist ein Wolkenbruch, als hätte jemand alle Schleusen dieser Welt geöffnet, um dem gefangenen Wasser die Freiheit zu schenken. Es knackt mich wie ein Vorschlaghammer eine Kokosnuss. Und ich bin dankbar dafür. Es tut mir so gut.

Jedenfalls hocke ich also um 6.00 Uhr früh aus den Augen triefend auf meiner Matte, als die Türe von einem unserer Herbergsväter geöffnet wird. Er trällert uns ein „¡buenos dias!" entgegen und schaltet das Licht ein.

Na prima! Vielen Dank auch! Wenn ich nicht so mit Heulen beschäftigt wäre, könnte ich mich vor Scham ins nächste Mauseloch verkriechen und davon gibt es in diesem alten Gemäuer bestimmt genug!

Unserem armen Herbergsvater fällt beim Anblick meiner schon etwas älteren, pummeligen, klatschnassen Wenigkeit schuldbewusst das Gesicht herunter. Damit, dass er mit seinem fröhlichen Morgengruß jemanden zum hemmungslosen Heulen treiben könnte, damit konnte der arme Kerl nun wirklich nicht rechnen. Er guckt mich, bis ins Mark erschüttert, an, zieht seinen lieben Kopf zwischen seine nicht allzu breiten Schultern und geht wieder. Ich möchte nicht wissen, was der denkt!

Wir putzen unsere Zähne und packen unsere Siebensachen. Auf meine morgendliche Dusche möchte ich in Anbetracht der Wassertemperatur heute lieber verzichten. Während Thomas seine Füße verkleistert, gehe ich schon mal hinauf zum Frühstück.

Das ist so süß! Kaum betrete ich den Gemeinschaftsraum, kommt eben der uns geweckt Gehabende auf mich zu gestürmt, legt seinen Arm um mich und geleitet mich wie eine kurz vor dem Zusammenklappen stehende alte, gebrechliche Dame zu einem Stuhl bei Margit und Jean. Na Klasse! Hatte ich gerade erst aufgehört zu heulen? Jetzt fließen mir bei so viel Fürsorge natürlich prompt erneut die Sturzbäche aus den Augen!

Ob ich meinen Kaffee mit Milch und Zucker haben möchte. Ich winke dankbar ab und erkläre ihm, dass ich ihn mir doch selbst holen könnte. Nein, nein, keine Chance. Ich soll mich hinsetzen und mich von ihm bedienen lassen. Himmel, ist mir das unangenehm!

So sitze ich also mit meiner Tasse und langsam aber sicher versalzenem Kaffee am Tisch, Margit mit und Jean mit ganz ohne jedes Verständnis mir gegenüber, unterhalte mich ganz normal mit ihnen, während mir unaufhörlich das Wasser aus den Augen tröpfelt und in die Tasse plätschert. Hihihi, das mit dem Flennen ist bei mir wie mit dem Quasseln: Wenn ich mal in Fahrt gekommen bin, stoppt mich so schnell nix mehr!

Ich glaube, gerade den armen Jean habe ich mit meiner Heulerei ziemlich aus dem Gleichgewicht gebracht. Dann verabschieden Margit und ich uns auch noch mit einer Umarmung und einem Küsschen voneinander. Da ist der arme Kerl endgültig überfordert.

Hier muss ich kurz erklären, dass Jean schon etwas älter ist. Ich fürchte, entsprechend ist sein Weltbild im Allgemeinen und von uns Deutschen im Besonderen. Wie dem auch sei: Seinem erschütterten Gesichtsausdruck ist jedenfalls abzulesen, dass Frauen, die heulen, reden, lachen und sich knutschen, nicht unbedingt zu den Dingen gehören, die er alle Tage erlebt.

Endlich kommt auch Thomas mit frisch verpflasterten Füßen und wir verabschieden uns von unseren Herbergsvätern.

Diesen Ort verlässt kein Pilger, ohne vorher mit drei dicken Umarmungen ausgestattet worden zu sein, von jedem unserer *Hospitaleros* eine.

Nachdem ich ja nun alle drei erfolgreich aus der Fassung gebracht habe, kriege ich ganz besonders liebe Knuddler. Dazu erklärt mir einer der Drei sehr wort- und zum Glück auch gestenreich, dass ich nicht so traurig sein soll. Man soll auf dem Camino nicht gebeugt gehen, sondern frisch, fröhlich und mit hocherhobenem Haupt, seine Seele allem Schönen öffnen, was der Weg zu bieten hat (und das ist eine ganze Menge, zum Beispiel so ein lieber Zuspruch, auch wenn ich ihn nur durch seine Gesten und nicht durch seine Worte verstehe. Er stellt jedoch das, was er sagt, so plastisch und unter Einsatz seines gesamten Körpers dar – da gibt es gar nichts misszudeuten).

Also, ich weiß nicht, wie das bei euch ist, aber wenn mir jemand sagt, ich soll mich nicht aufregen, schwillt mir der Kamm, wenn mir jemand sagt, ich soll nicht erschrecken, bleibt mir das Herz stehen, wenn mir jemand sagt, ich soll nicht weinen, dann wird aus lautlosem Tränengeplätscher eine regelrechte Heulorgie. Na bravo!

Ich umarme alle drei mit einem tränendurchfeuchteten *¡muchas gracias!,* wische mein tropfnasses Gesicht an ihren Backen ab, dann gehen wir - nein, wir flüchten, denn wenn ich hier länger bleibe, löse ich mich auf!

Am Ortsausgang wünscht uns ein Schild noch einmal: *¡Buen Camino!* Die Jungs lassen aber auch rein gar nichts aus!

Jetzt dauert es erst recht ein Weilchen, bis ich mich wieder halbwegs einkriege und den Rest des Tages keine Tränenspur mehr hinter mir herziehe.

Irgendwie ist mir das Geschluchze nun doch ziemlich auf die Seele geschlagen. Ich habe zum ersten Mal auf dem Weg wirklich Heimweh. Am Brunnen von Irache hat es mich auch ein bisschen im Bauch gepiekst, aber das war nicht wirklich schlimm. Jetzt hat es mich voll erwischt. Ich will heim, ich will zu meinen Kindern – sofort und auf einen Schlag; es darf auch ruhig ein bisschen wehtun.

Wir sind heute den elften Tag von zu Hause weg. So lange waren wir noch nie ohne unsere Leben! Davon sind wir seit zehn Tagen auf den Füßen. Ist das zu fassen? Und es geht uns so gut dabei, wir sind so fit, wir könnten monatelang so weiterlaufen ... wenn ich nicht jetzt sofort nach Hause wollte.

Irgendwie fehlt uns heute auch das Ziel. In den letzten Tagen hatten wir immer einen Ort, den wir angelaufen sind: Naja, anfangs ging es nur ums Ankommen, aber dann kam Pamplona, der Puerto del Perdón, Puente la Reina, Viana, Logroño, die Steinmännchen (die unliebsame Geister kurz vor unserem Eintreffen von der Landkarte gefegt haben müssen), Santo Domingo de la Calzada. Jetzt aber liegen vor uns zwei Tage voll kleiner Dörfer, nichts Aufregendes, nichts, was uns irgendwie ins Auge sticht. Da bleibt nur zu laufen und Kilometer hinter sich zu bringen. Sehr unbefriedigend ist das – vor allem, wenn man Heimweh hat.

Zum ersten Mal auf dem Camino beginne ich, ernsthaft darüber nachzudenken, hier aufzugeben. Pfeif doch auf Burgos! Dort müssen wir sowieso aufhören. Warum also nicht schon heute?

Der Weg unter unseren Füßen zieht sich. Er ist hart, endlos, besteht über lange Strecken aus Asphalt oder festgefahrenen Feldwegen. Da soll man Lust zum Laufen haben?

Ich überlege, ob wir nicht mit dem Bus nach Burgos fahren sollen. Ehrlich, ich habe fertig. Der olle Esel in mir stellt sich breitbeinig hin, schüttelt sich, ruft abwehrend ¡I-ah! (ha, da staunt ihr, gell! Mein Esel spricht Spanisch!) und weigert sich, auch noch nur einen einzigen Schritt zu machen. Da könnte eine ganze Karre voll knackiger, köstlicher Möhren vor ihm herfahren – er will nicht mehr. Ich will nicht mehr! Schluss! Aus! Basta!

So quäle ich mich neben Thomas hertrottelnd durch die sonntägliche spanische Landschaft. Und wir haben noch nicht einmal mehr etwas Herzhaftes zu essen!

Im zweiten Ort unseres Weges, Castildelgado, finden wir endlich eine Bäckerei. Die rettet uns nicht nur vor dem Hungertod, sondern bläst mir all meine dusseligen Gedanken aus dem Kopf!

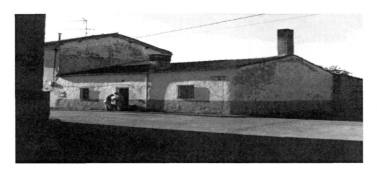

Ein Señor fährt auf einem Fahrrad mit einer Plastiktüte an uns vorbei. Thomas unterstellt ihm sofort die Absicht, Brötchen für das Frühstück einkaufen zu wollen. Ich kann mir das gar nicht vorstellen, weil in Spanien alles, was man kauft, direkt und ungefragt in neue Plastiktüten gestopft wird. Warum sollte dieser Señor also einen Beutel mit zum Bäcker nehmen?

Wir beobachten, wie er hinter der Kirche verschwindet, und folgen ihm. So umwegig kann ein Umweg in diesem Nest ja nicht sein. Schließlich besteht das Dorf nur aus einer Handvoll Häusern.

Tatsächlich verschwindet er in einem davon, das eine Bäckerei sein muss, denn er kommt schon bald mit einem Brot in der mitgebrachten Tüte wieder heraus.

Wir setzen unsere Rucksäcke an einer Bank ab (hier gibt es niemanden und schon gar niemanden, der uns etwas wegnehmen würde) und gehen einkaufen.

Diese Bäckerei ist mindestens so schön wie der Lebensmittelladen in Grañon: Haustüre, Flur, eine Glasscheibe, dahinter die Backstube mit allem Drum und Dran. Mitten im Mehldunst ein etwas brummelig dreinschauender, jüngerer Herr mit teigbesabberten Händen und Unterarmen im Hemdchen mit ohne Ärmel. Er hat keine gute Laune und guckt uns nur mit düsterem Blick und ohne jeden Gruß griesgrämig durch die Scheibe an. Wir bestellen zwei Schokocroissants, die er nebenan wohl frisch für uns aus dem Ofen fischen muss. Zwei normale Croissants hat er schon verpackt auf dem Knettisch liegen. Aber dass wir dann auch noch eine Tüte Magdalenas haben wollen, das ist jetzt wirklich eine Unverschämtheit!

Wir stehen nur da mit großen Augen und müssen uns alle Mühe geben, nicht lauthals loszulachen. So schön haben wir noch nie ein Frühstück eingekauft!

Wir verlassen die Bäckerei, schweben auf rosaroten Wölkchen zurück zu unseren Rucksäcken, setzen uns auf die Bank, essen mit größtem Genuss die Schokocroissants (beste Schokocroissants von Welt, wirklich, ganz ehrlich, superlecker, superfrisch – oh, wenn ich nur daran denke, läuft mir der Sabber aus dem Mund!) und mit jedem Bissen verschwindet nicht nur ein kleines Stück Gebäck, sondern auch ein großes

Stück meiner Niedergeschlagenheit. Mein Heimweh ist wie weggeblasen. Habe ich gerade noch daran gedacht aufzugeben? Wer? Ich? Niemals! Wir laufen! Wir laufen bis Burgos – mindestens!

Es ist schon witzig, was so ein Lädchen alles bewirken kann!

Marie-Paul und Bernard kommen auch gerade des Weges und gucken gierig auf unser Frühstückchen. Wir erklären ihnen, dass sie unbedingt diese Bäckerei besuchen müssen. Absolutes Muss! So was erlebt man nicht alle Tage! Es macht so ein schönes Gefühl im Bauch (und das liegt nicht nur an den leckeren Croissants)!

Außerdem habe ich beschlossen, ab sofort wieder ein Ziel zu haben: Jeder Kilometer bringt uns näher nach Burgos und damit näher nach zu Hause (jaja, ich weiß, das liegt genau in der anderen Richtung; aber ihr wisst ja, was ich meine). Morgen werden wir es sicher nicht bis dorthin schaffen, denn es kommen noch zwei ziemliche Hügel. Aber vielleicht kriegen wir es hin, übermorgen so dort anzukommen, dass wir vielleicht sogar ohne eine weitere Übernachtung zurück nach Roncesvalles fahren können und von dort nach Hause. Das wäre fein! Na, wenn das kein Ziel ist!

High Noon sind wir in Belorado, wo wir eine kurze Pause machen. Dann geht es wieder bergauf.

Kurz bevor wir Tosantos erreichen, entdecken wir rechts oben am Berg eine kleine Kirche, die Ermita Nuestra Señora de la Peña (Unsere liebe Frau vom Felsen). Von außen zu sehen ist nur ihre Vorderfront, der Rest ist in den Fels gegraben. Die würde ich mir zu gerne ansehen, aber weil in Spanien eh immer alle Gotteshäuser verrammelt und verriegelt sind, machen wir uns nicht die Mühe, zu ihr hinaufzusteigen. Im Ort gibt es zwar eine Herberge, doch auch die lassen wir links liegen und watscheln weiter bis Espinosa. Dort reicht es uns. Hallo! Wir sind heute 27 km getippelt, da wird man ja wohl müde sein dürfen!

Außerdem bekommen wir seit Villamayor nachmittags regelmäßig Panik, in einer Herberge anzukommen und keinen Schlafplatz mehr zu kriegen. Die Erfahrung, sich ein Stück des Caminos mit dem Auto fahren lassen zu müssen, haben wir schon hinter uns und brauchen sie ganz bestimmt nicht noch einmal. Ich habe mir sogar schon überlegt, im nächsten Jahr meine sich selbst aufpustende Luftmatratze mitzunehmen und dafür auf ein T-Shirt und eine Hose zu verzichten. Wir hatten sie eingepackt, dann aber im Auto gelassen. Gänschen, wie wir waren, wollten wir ja nur pro forma eine Nacht in einer Herberge schlafen. Heiliges Kanonenrohr, wie waren wir denn drauf?

Davon einmal abgesehen, hätten wir unterwegs ein echtes Problem gehabt, hätten wir uns weiter so geziert, denn Pensionen und Hotels sind zumindest auf diesem ersten Drittel des Caminos ziemlich dünn gesät. Oder sehen wir sie nur nicht, weil wir sie nicht mehr suchen?

Jedenfalls hätten wir selbstbemattet mit Sicherheit in Vilamayor bleiben können. Ein Plätzchen auf dem Fußboden ist immer irgendwo frei.

Ja, vielleicht wäre das wirklich eine gute Idee. Ich schreibe sie mir jedenfalls gleich unter *Regengamaschen* in mein Tagebuch (wie gut, dass ich das habe!) und setze, weil ich sowieso gerade dabei bin, *kleinerer Schlafsack* dazu. Ich liebe meinen Schlafsack, weil er so groß und warm und kuschelig ist. Aber er ist derart riesig, dass ich ihn gar nicht in meinen Rucksack stopfen kann. Fröhlich baumelt er schon den ganzen Weg über an Thomas Kiepe hin und her und betrachtet die Schönheit Spaniens.

Wo sind wir jetzt eigentlich?

Oh, da stehen wir ja, in Espinosa vor dem Haus, in dem

die Herberge ist. Wollen wir dort wirklich rein? Nee, ne!

Naja, vielleicht ist es innen ganz nett. Es gibt ja viele Häuser, die von außen nicht sehr einladend wirken. Wenn man sie aber betritt denkt man: Ach, ist das schön! Das hätte ich jetzt nicht gedacht!

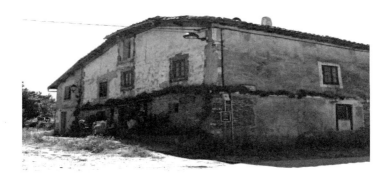

Dann gucken wir uns gegenseitig aufmunternd an und denken mit Sicherheit jeder bei sich: Oookaaayyy, naaa guuut. Wir sind beide geschafft. Du vielleicht ein bisschen mehr als ich. Damit du dich aber nicht schlecht dabei fühlst, müde zu sein und hier bleiben zu wollen, guck' ich noch ein bisschen müder drein, als du aussiehst. Dann kannst du dir einreden, du hättest weitergehen können und bliebest nur, um mir einen Gefallen zu tun. Schon hast du kein schlechtes Gewissen mehr, eigentlich selbst hierbleiben zu wollen, obwohl du, würde ich nicht so müde drein schauen, genau wüsstest, dass ich nicht hier bleiben will. Ich jedenfalls weiß, dass ich nur so erschöpft gucke, um es dir leichter zu machen, hier zu bleiben. Düdeldü - das musst du nicht wissen, weil wenn du es wüsstest, wäre mein schöner Plan dahin. Und dass ich gar nicht auch nur annähernd einen Fuß in diese Bruchbude setzen möchte, behalte ich auch für mich. Das geht dich gar nichts an!

Hihihi, ich sehe eure Köpfe qualmen! Nein, nein, versucht es gar nicht erst, einen solchen Gedankenwirrwarr verstehen zu wollen! Ich möchte nicht daran schuld sein, wenn sich eure Gehirnwindungen so verwinden, dass ihr womöglich zu Leistungsempfängern der Krankenkassen werdet, denen mit einem Flugticket nach Nordspanien und einem *Credencial* beim besten Willen nicht geholfen werden kann. Nehmt euch lieber ein Beispiel an mir: Ich habe diesen Absatz geschrieben, gelöscht, neu geschrieben, umgeschrieben, wieder gelöscht, es noch mal versucht - und jetzt gebe ich auf. Er gehört hier herein, weil ich nun mal so verquer denke. Das allerdings auch noch halbwegs nachvollziehbar in Worte zu fassen - da muss ich nun doch kapitulieren.

Alles klar?

Na, dann ist ja gut.

Vielleicht versteh' ich es auch irgendwann.

Feststeht, wir fühlen uns beide nicht wohl bei dem Gedanken, dieses Gemäuer zu betreten (wobei meine Gedanken sicherlich wirrer sind als die von Thomas. Naja, er ist halt ein Mann und denkt sehr ... einfach). Feststeht, wir nehmen beide aufeinander Rücksicht. Feststeht, wir haben uns schon ganz schön lieb. Feststeht, wir überwinden uns und nähern uns vorsichtig der Eingangstüre. Das ist so ein Holztor, wie man es in Ställen hat: oben und unten getrennt; unten ist zu, oben ist offen (das haben hier viele Häuser, so kann man oben frische Luft herein und unten die Katzen oder deren Lebendfutter draußen lassen - sehr praktisch!).

Wir schlucken noch einmal und klingeln. Ein älterer Señor kommt heraus, nicht besonders groß, dafür beeindruckend umfangreich, mit einem riesigen, grauen Bart. Rübezahl ist also aus dem Siebengebirge auf den Camino gezogen. Vielleicht bekommt ihm das milde spanische Klima auf seine alten Tage hier besser als das im kalten Norden.

Er begrüßt uns freundlich und hält uns gleich ein Schild vor die Nase, auf dem der Preis für eine Übernachtung nebst Abendessen und Frühstück steht. Er ist zwar eine sehr imposante Gestalt, aber er guckt so fröhlich und freundlich aus seinen durch den riesigen Bart etwas klein wirkenden Äuglein, dass wir zustimmend nicken, woraufhin uns der untere Teil der Türe geöffnet und Einlass gewährt wird. Wir stellen unsere Wanderschuhe ins dafür vorgesehene Regal und folgen ihm ins Haus.

Ist das schön! Kinders, das könnt ihr euch nicht vorstellen: Gleich links liegt eine düstere Stube, in der ein Fernseher läuft. Das private Reich unseres Gastgebers. Rechts ist sein *museo*, sein Wohnzimmer, in dem er alles Mögliche Gesammelte seines Lebens in Glasvitrinen ordentlich aufgereiht jedem wollenden und auch jedem nicht wollenden Pilger stolz präsentiert: Zinnsoldaten, Spielkartenschachteln, Fingerhüte, Bücher über den Jakobsweg in allen Sprachen, Spazierstöcke … . Ich glaube, es gibt nichts, was Don Camino (tatsächlich heißt er Don Pedro, aber irgendwie passt Don Camino besser zu ihm) in seinem Leben nicht gesammelt hat. Aber eigentlich ist das ganze Haus ein Museum, denn es gibt keine Stelle, an der nicht eine seiner Kostbarkeiten hängt, steht oder liegt.

Ein paar Schritte weiter ist rechts die Küche (ein echtes Schmuckstück!) mit Esstisch und eigens konstruiertem Fotoabstellplatz für Aufnahmen mit Selbstauslöser. Wer ein Bild machen möchte, muss seine Kamera genau hier hinstellen, denn nur von hier sieht die Pfanne hinter Don Pedros Kopf aus wie ein Heiligenschein. Links daneben führt eine Treppe nach oben, wo sich das Bad, eine Waschküche und zwei Schlafräume befinden. Der kleinere ist schon belegt. Im anderen stehen drei Stockbetten, von denen wir eins in Beschlag nehmen.

Wir stellen unsere Sachen ab und machen das, was wir jeden Tag machen: raus aus den verschwitzten Klamotten, drunter unter die Dusche, raus aus der Dusche ... Wums! Ich stoße mit John zusammen, der hinter Santo Domingo de la Calzada gottesgleich Wasser zu Wein gemacht hatte (zumindest in seiner blühenden Fantasie). Wir erkennen uns gegenseitig wieder (was bei mir wirklich etwas heißen will, denn ich bin ein bisschen Gesichtsblind und freue mich morgens immer, wenn ich nicht allzu lange nachdenken muss, wer mir aus dem Spiegel entgegenglotzt) und freuen uns wie die Wichte.

Es geht rein in frische Klamotten, rein verschwitzte Klamotten in den Waschzuber (eine original alte Zinkwanne, die würde ich am liebsten sofort mit nach Hause nehmen!) und runter damit auf die Leine in die Sonne.

Wer sitzt da, ebenfalls in der Sonne - nein, nicht auf der Leine, sondern auf Stühlen? Daniel, ein Franzose, dem wir auch schon öfters begegnet sind, und ... Margit! Jetzt muss ich doch einmal lachen! Es ist so schön, sie wieder zu sehen!

Zu uns gesellt sich ein Herr aus dem Elsass, der sehr gut Deutsch spricht. So verbringen wir den Nachmittag in trauter Runde in der Sonne, reden Spanisch, Französisch, Englisch, Deutsch, alles durcheinander und lachen und genießen den Tag. Es ist herrlich!

Als Don Camino Thomas Füße sieht, wetzt er mit einem erhobenen Zeigefinger, der uns auch ohne Worte ich hab' da eine Idee! sagt, ins Haus und kommt kurz darauf mit der Wäschewanne wieder. Die ist voll mit eiskaltem Wasser und Salz. Dort muss Thomas jetzt seine Füße hineinstellen, die würden dann wieder wie neu!

Ich kann es mir nicht verkneifen zu fragen, ob er nicht eine größere Wanne hat, in die wir meinen lieben Göttergatten ganz hineinstopfen könnten. Schließlich war der, als ich ihn geheiratet habe, noch nicht so alt und verschrumpelt wie heute. Don Camino muss laut lachen: Nein, die hätte er nicht, aber vielleicht wäre diese doch groß genug, auch den Teil seines Körpers hineinzutippen, der mir am wichtigsten wäre!

Armer Thomas: Nun hat er nicht nur fürchterliche Füße, sondern er muss sie auch noch im eiskalten Wasser baden und ist dabei Mittelpunkt allgemeinen Gelästers, das von seiner liebenden Ehegattin angeheizt wird. Hihihi! Wir anderen haben jedenfalls viel Spaß dabei.

Später verschwindet Don Camino in der Küche. Um genau 19.50 Uhr gibt es Abendessen. Heute gibt es extra für uns und weil wir so liebenswerte Pilgerchen sind, Paella. Ich wette, das sagt er jeden Tag zu seinen Gästen. Nichts desto trotz fühlen wir uns wie besonders liebenswerte Pilgerchen und die Paella muss genau um zehn vor acht gegessen werden, weil dann ist sie auf den Punkt gegart.

Don Camino nimmt keine Hilfe an. Wir dürfen nicht einmal den Tisch decken. Wir sollen uns entspannen und ausruhen, wir hätten morgen wieder einen anstrengenden Tag vor uns. Ist der nicht ein Schatz? Den nehme ich mir mit nach Hause!

Alle sitzen pünktlich um den Tisch. Nur John und ich haben uns oben irgendwie verquasselt und die Zeit vergessen. Hui, kriegen wir da den Marsch geblasen! Und das im wahrsten Sinne des Wortes: Don Camino schmettert derart in sein Horn, dass wir unsere Beine in die Hände nehmen und wetzen, was das Zeug hält. Wir wollen weder ihn verärgern noch daran schuld sein, wenn alle wegen uns verkochte Paella mit klebrigem, klumpigen Reis essen müssen.

Ich muss gestehen, dass ich nicht so viel Appetit habe. Don Camino ist ein ganz lieber Kerl, aber etwas zu essen, was er zubereitet hat, ist mir doch ein bisschen komisch. Dabei fühle ich mich total schlecht, weil ich seinem Äußeren gegenüber so voreingenommen bin. Er ist wie sein Haus: von außen ... Heideröslein!, aber innen einfach nur lieb und wunderschön. Und man sieht schon an der Art und Weise, wie er den Tisch gedeckt hat, dass er mit sehr viel Sorgfalt und Liebe an die Dinge herangeht, die er für uns Pilgerchen macht. Dafür, dass ich nun mal ein Gänschen bin, kann er ganz und gar nichts! Im Gegenteil: Ich würde am liebsten unter dem Tisch verschwinden und nur zu gerne den Anblick all der Blasen und den Geruch der dazugehörenden Füße ertragen, so peinlich bin ich mir selbst.

Derweil entsteht in unserer Runde eine lebhafte Diskussion, die mittlerweile auch in Italienisch geführt wird. Am späteren Nachmittag sind nämlich noch drei Damen angekommen, die uns auch bereits hier und da begegnet sind. Sie sind alle schon ein Stück älter als wir und eine würde glatt und problemlos als russische Diskuswerferin durchgehen. Sie bleiben sonst gerne unter sich, aber hier am Tisch werden sie richtig munter.

Natürlich ist unser Gesprächsthema der Jakobsweg. Don Camino ist ihn selbst einmal gegangen, um das Herz einer Frau zu gewinnen. Leider erfolglos. Ich nehme an, die hat sich in den sechs oder sieben Wochen, in denen er unterwegs war, nach einem anderen Verehrer umgesehen. Dumm gelaufen.

Er erzählt von einem, der den Weg schon dreißig Mal gegangen ist. Eine hatte ihr Beauty Case dabei (ich glaube, das habe ich schon mal irgendwo gelesen). Naja, Kerkeling schreibt von seinem Necessaire und ich kenne welche, die haben Zipp-Tüten (grrr). Mir genügt ein Waschbeutel. Jedem das Seine.

Apropos Kerkeling: Den mag Don Camino gar nicht. Er ist

den Weg nicht wirklich gegangen, sondern hat zwischendurch Bus und Bahn benutzt. Außerdem hat er nicht in Herbergen geschlafen. Aber wer ein richtiger Pilger ist, der tut so etwas nicht!

Ich möchte ihm das nicht vorwerfen, denn jeder muss seinen Weg gehen, wie es für ihn richtig ist. Ich finde es vielmehr schade, wenn man nicht in *Albergues* übernachtet, denn dann kriegt man solche Abende wie diesen hier ja gar nicht mit. Natürlich kostet es Überwindung, mit fremden Menschen in einem Raum zu schlafen. Wer sollte das besser wissen als ich Gänschen? Aber das ist ein ganz wichtiger Bestandteil des Weges. Nur auf diese Weise hat man die Möglichkeit, so viele interessante Menschen kennen zu lernen, an ihnen teilzuhaben, sie in seinen Bauch zu stecken und nie wieder herauszulassen. Nur so kann man Gespräche führen, bunt und fröhlich, wie wir es gerade tun, oder auch sehr ernsthaft und so in die Tiefe gehend, dass es einem richtig krubbelig wird. Nur so kann man Gedanken und Erfahrungen austauschen über die Gründe, die einen hierher geführt haben und was man unterwegs gesehen und erlebt hat. Und nur so kann man so herrlich über andere Pilger lästern! Hihihi!

Ich bin jedenfalls dankbar, dass Kerkeling überhaupt irgendwie durch Nordspanien gelatscht ist und seine Eindrücke veröffentlicht hat, denn hätte ich sein Buch nicht gelesen, würde ich mit Sicherheit heute nicht hier sitzen. Und glaubt mir, ich bin nicht die Einzige, die von ihm hierher gescheucht wurde!

Auch Paolo Coelho hat nicht wirklich die Liebe unseres Don Camino auf seiner Seite, denn auch er ist den Weg nicht wirklich gegangen. Ich kann nichts dazu sagen, denn ich kenne dieses Buch nicht.

Shirley MacLaine bringt unseren Rübezahl dagegen völlig

aus dem Häuschen. Die ist den ganzen Camino gelaufen und sie hat in Herbergen übernachtet. Die hat es richtig gemacht!

Ich bin still, denn ich habe versucht, ihr Buch zu lesen. Ich bin ein ziemlicher Büchernarr und lese wirklich gerne und querbeet alles, was mir vor meine inzwischen mit Altersfehlsicht geschlagenen Äuglein kommt. Dieses Buch gehört zu den wenigen, mit denen ich beim besten Willen nichts anfangen kann.

Ich möchte noch einmal ausdrücklich betonen, dass ich hier nur über meinen Bauch und Kopf schreibe und das erhebt weder Anspruch auf Richtigkeit noch ist es allgemeingültig. Im Gegenteil: Ich bin so was von nicht allgemein, ich glaube, wäre ich mehr allgemein, würde ich über mich selbst den Kopf schütteln, wie man nur so unallgemein sein kann. Jedenfalls gibt es viele Menschen, die MacLaine gelesen haben und lieben. Wenn ich nicht zu ihnen gehöre, liegt das einzig und alleine an mir.

Don Camino erzählt, dass gerade an einem neuen Buch über den Jakobsweg gearbeitet wird, in dem alle Herbergen aufgeführt werden sollen. Er wird auch darin vorkommen, auch wenn sein Haus nur eine *halboffizielle Albergue* ist.

Halboffiziell hört sich so lustig an. Aber man muss sich das mal vorstellen: Er teilt wirklich und tatsächlich sein eigenes Haus mit den Pilgern, also täglich mit anderen Menschen. Er nimmt sie als seine Gäste auf, lässt sie in seine vier Wände und damit auch ein riesiges Stück weit in sein eigenes Leben. Wie gesagt, außer seinem Schlafzimmer und seinem Fernseher steht uns sein ganzes Haus inklusive Badezimmer zur Verfügung. Alleine bei der Vorstellung, mich täglich auf neue Menschen ein- und sie an mich heran lassen zu müssen, kringeln sich meine kurz geschnittenen Fußnägel. Dazu gehört eine ungeheure Menge Idealismus. Wer will es ihm da verdenken, dass er sich das Recht herausnimmt, einfach nicht an die Tür zu gehen, wenn ihm nicht danach ist, oder Menschen, die ihm auf den ersten Blick nicht sympathisch sind, mit einem ¡lo siento! weiterzuschicken.

Ich wundere mich nur, dass er uns hereingelassen hat. Also ich an seiner Stelle hätte mir uns nicht angetan. Naja, er kannte uns halt nicht und ärgert sich wohl gerade selbst darüber.

Zum Abschluss des Mahles bekommen wir sogar ein Gläschen Selbstgebrannten. Ich werde dazu genötigt mitzutrinken und nipsel wenigstens einmal an meinem Glas. Nachdem ich schon so schnell satt war, kann ich mich aus dieser Situation nicht schon wieder winden. Aber als Don Camino nicht hinguckt, tausche ich schnell mein Glas mit Thomas. Uff.

Meine Lieben, diese Herberge gehört zu den absoluten Highlights unserer Wanderung. Wer nach Espinosa kommt, dem empfehle ich ganz dringend, Don Comino zu besuchen. Er ist so lieb! Sagt ihm einen schönen Gruß von uns und bringt ihm, wenn ihr Lust habt, einen Fingerhut mit. Darüber freut er sich und das geschieht ihm recht!

Als ich in meinem Bett liege, kann und kann ich einfach nicht einschlafen. Dieser Tag war einfach so voll von Gefühlen und Gedanken. Ich schreibe noch lange in mein Tagebuch, das allerdings zu dieser Zeit nur aus Stichworten besteht. Ausformulieren werde ich es daheim, dafür aber umso ausführlicher, wie ihr sicher schon gemerkt habt. Ich bin halt kein Freund der kurzen Worte.

27 km sind wir heute gelaufen. Gar nicht schlecht dafür, dass ich am Morgen aufgeben wollte! Vielleicht sollte ich mir nächstes Jahr vornehmen, jeden Tag aufgeben zu wollen. So kommen wir unheimlich schnell voran. So weit sind wir bisher jedenfalls noch nie gelaufen.

Montag, 01.06.2009

Espinosa - Orbaneja Riopico (32 km)

Irgendwie scheint das Abendessen und der Frühstückskaffee mit heißer Milch bei Don Camino uns richtig gedoped zu haben. Wir verlassen die Herberge frisch für neue Taten und machen uns auf den Weg in Richtung San Juan de Ortega. Um nach dort zu kommen, müssen wir über einen Berg, das wissen wir. Aber vorher ist noch ein Ort auf unserer Karte eingezeichnet und wir gehen davon aus, dass es dort auch ein Geschäft geben muss. Also lasse ich unsere zweite Wasserflasche wohlgelaunt zurück. Schließlich sind das wieder 10 g weniger zu tragen.

Ein blöder Fehler ist das! Es gibt zwar ein paar Häuser, die zusammen einen Namen tragen, aber nix, wo man etwas einkaufen könnte. Zum Glück hat es wenigstens einen Brunnen, an dem wir zwei Damen aus Deutschland treffen. Es ist so lustig: An jeder Wasserstelle finden sich eifrige Pilgerlein, die ihr altes, schnodderiges Wasser ausleeren und neues in ihre Flaschen füllen. Schnell eine bisschen Nass ins Gesicht und die Hände gewaschen, schon sind sie - schwups - wieder weg.

Frisches und kühles Wasser – eine Flasche für zwei Personen und die Gansberge vor uns. Na toll, Andrea, das hast du richtig gut gemacht!

Alles Jammern und Ärgern nutzt jetzt auch nichts. Wir müssen es angehen und irgendwie schaffen. Notfalls erkennt man den Ort, an dem wir verdurstet tot umgefallen sind, daran, dass drei Geier über ihm kreisen. Oder benehmen sich hier die Gänse wie Geier und gaben so den Bergen über verdorrten Pilgern flatternd ihren Namen?

Gleich hinter der Kirche geht der Weg sehr steil nach oben. Aber insgesamt finde ich es gar nicht sooo anstrengend. Ich bin halt inzwischen einiges gewohnt. Ja, was so ein alter Pilger ist, den haut so schnell kein Hügel aus den Stiefeln!

Oben kommt eine längere Strecke, in der wir herrlich im Schatten junger Bäume laufen. Hach, ist das schön!

Dann finden wir einen kleinen Rastplatz, der nur auf uns gewartet hat. Wir sind nun schon eine Weile unterwegs und haben Hunger. Aber die Magdalenas, die ich seit der knuddeligen Bäckerei gestern im Rucksack herumschleppe, sind so trocken, dass es uns schier die Kehle zuzieht. Um diese Dinger herunterzuwürgen, dazu brauchten wir so viel Wasser, so viel gibt es auf der ganzen Welt nicht! Und leider schon mal gar nicht in unserer einzigen Flasche. Also nuckeln wir an der einen Orange, die ich auch noch habe, und trinken sparsam unser nicht mehr ganz brunnenfrisches Nass.

Wie unser Reiseführer angekündigt hat, geht der Pfad gleich hinter dem Rastplatz sehr steil zu einem kleinen Bach hinunter, um dann ebenso steil wieder hinaufzuführen. Die Straße gleich links von uns hat es einfacher, die hat das kleine Tal einfach überbrückt bekommen. Blöd ist nur, dass wir keine Autos sind, sondern runter und rauf müssen, um auf einen breiten Weg zu kommen, der, wie unser Buch sagt, zugleich eine Brandschneise ist.

Damit ein Feuer nicht überspringen kann, müssen die Bäume weiter auseinander stehen. Folgerichtig ist da kein lauschiges Geäst mehr zwischen unseren Köpfen und der Sonne, die inzwischen prall und voll Lebenslust ihre Strahlen auf die Welt wirft. Eine lebenslustige Sonne bedeutet Wärme und Wärme bedeutet Durst. Hätte der liebe Gott mir die Gabe gegeben, meinen Körper entsprechend verbiegen zu können, würde ich mir mal eben selbst am Gesäß knabbern: War ich denn von allen guten Geistern verlassen, meine Flasche in Espinosa zu entsorgen, ich Dummhuhn, nur wegen ein paar Gramm mehr oder weniger im Tornister?!

Damit es den nachfolgenden Pilgern nicht langweilig wird, hat eine nette Seele mit ihren ausgelatschten Wanderschuhen und einem Stock einen Pfeil auf den Boden gelegt. Aus den Tretern sind die Schnürsenkel gezogen, damit jeder sieht, dass sie nicht mehr gebraucht werden. Wir freuen uns über diese kleine Geste wie Kinder über einen geschmückten Weihnachtsbaum! Ich versuche sogar, abgelenkt wie ich bin, einen Augenblick lang nicht mehr, meinen Hintern mit meinen Beißerchen zu erreichen.

Ja, wenn ich mal sauer bin, dann bin ich das ... und bin es ... Oh, ich habe da viel Ausdauer!

Wir tippeln ziemlich lange über eine ziemlich langweilige Hochebene, links und rechts mal beidseitig Steineichen, mal einseitig Steineichen und mal keinseitig Steineichen. Dazwischen diese breite Schneise, darauf wir, darüber blauer Himmel und davor kein Ende in Sicht.

Als doch endlich ein gelber Pfeil auf einen Abzweig nach unten zeigt, könnte ich ihn knutschen: Dich Herzchen schickt der Himmel! Jetzt geht es noch durch ein kleines Wäldchen bergab und schließlich sehen wir die Dächer von San Juan de Ortega.

San Juan de Ortega – das hört sich richtig toll an. Tatsächlich werden diesem Ort in unserem Reiseführer zwei Spalten gewidmet. Entsprechend hoch sind unsere Erwartungen. Aber kaum stehen wir vor der Kirche, erkennen wir, dass wir, wären wir ausgetrocknet tot umgefallen, nie und niemals von Geiern oder sich wie Geier fühlenden Gänsen umschwirrt worden wären. Die haben viel zu viel mit den Pilgerchen zu tun, die rund um dieses Kloster herum vor Hunger, Durst und Langeweile die Flucht nach oben zu ihrem Schöpfer gesucht und gefunden haben!

Vielleicht fehlen uns der christliche Blick und das Interesse, das Kloster näher zu erkunden und gebührend zu bestaunen. Für uns ist es eine Kirche, die ausnahmsweise nicht verschlossen ist (eine Gegebenheit, die selbst uns beeindruckt). Vielleicht sind wir viel zu weltlich und zu sehr mit unseren körperlichen Bedürfnissen nach Nahrung und Trank beschäftigt. Jedenfalls fokussieren sich unsere schnöden Augen schnell auf die naheliegende Bar, unsere Beine setzen sich in übermütige Bewegung und unsere Rucksäcke hüpfen vor Begeisterung wild auf unseren Schultern: Die Tische auf der Straße verheißen nicht nur herrlich kühle Getränke mit viel Koffein und Zucker, nein, um dem Ganzen ein Sahnehäubchen aufzusetzen und es mit einer Cocktailkirsche zu krönen, strahlen uns von da - willkommen zu Hause! - Cordula und John entgegen.

Wir holen zwei Dosen Cola und setzen uns zu ihnen.

Mir fehlt öfters das Verständnis für die mangelnde Geschäftstüchtigkeit der Spanier, aber hier kommt die deutsche Geldgier besonders geldgierig aus mir herausgehüpft: An dieser Bar, die erste seit Stunden, kommen nicht nur Massen von Fuß- und Fahrradpilgern vorbei, sondern auch die, die mit dem Auto anhalten, um das Kloster zu besichtigen. Da tut man doch ein bisschen freundlich, verpflegt alle Hungrigen wenigstens mit einem *Bocadillo* und freut sich händereibend über eine Goldgrube wie diese! Aber nein, zu essen gibt es erst ab 13.00 Uhr. Hallo! Was ist mit uns Deutschen? Bei uns muss das Essen um Mittag auf dem Tisch stehen! Pünktlich! Es heißt ja auch *Mittagessen*, nicht *Eine-Stunde-nach-Mittag-Essen*! Wir haben nicht einmal 12.00 Uhr und wir sind hungrig! Jetzt! 13.00 Uhr! Pfff!

Wie gut, dass ich für alle Hungersnotfälle gut gerüstet bin. Ich öffne meinen Rucksack und erleichtere ihn um alles Essbare, was ich durch Spanien schaukele. Dabei findet sich noch immer die eine oder andere Tüte deutscher Herkunft.

Moment, ich bin gerade so damit beschäftigt, den Kopf über mich selbst zu schütteln, dass ich die Buchstaben gar nicht vor meinen Augen fixieren kann. Es ist nicht zu glauben, wie dusselig ein einzelner Mensch sein kann: lässt eine leere Wasserflasche zurück, um 10 g Gewicht zu sparen, schockelt jedoch mal eben schon den elften Tag eine Notration durch die spanischen Hügel, von der eine komplette Kompanie monatelang verpflegt werden könnte. Na bravo!

Noch blöder wäre es ja, wenn ich das ganze Zeug wieder mit nach Deutschland nehmen würde. Nein, so weit lasse ich es nicht kommen! Das, was wir jetzt nicht essen, habe ich lange genug getragen. Mein „jetzt seid ihr dran!" lässt Cordula und John gar keine andere Wahl als eine Tüte Mandeln (200 g!), eine Rolle Kaubonbons und ein Päckchen Tic-Tac nicht gerade begeistert aber widerspruchslos in ihre Taschen zu stecken.

Meine Lieben, das hört sich jetzt alles sehr lustig an, ich weiß. Am Ende des Tages werden wir alle vier nicht wirklich begreifen, was gerade am Tisch in mich gefahren ist. Wir werden unsere Köpfe schütteln und ab sofort zumindest an ein Schicksal glauben, das alles ganz wunderbar fügt - wenn es will. Heute will es und es rieselt mir noch immer (daheim vor meinem PC) eiskalt den Buckel herunter. Vielleicht ist alles nur ein Zufall, aber ich fühle mich wie ein kleiner Teil eines Wunders.

Das sollte nur schon mal eine Vorwarnung sein. Noch fühle ich mich so mit ohne Wunder, dass ich mich nicht wirklich darüber wundere, vom lieben Gott mit einer derart bewundernswerten Dummheit geschlagen worden zu sein, ganz viel schwere Nahrung tagelang mit mir herumzutragen und eine Wasserflasche (aus Plastik!) zurückzulassen! Noch sitzen wir in San Juan, strecken unsere Füße in die Sonne und beobachten kauend und lutschend, was um uns herum passiert.

Vor der Kirche stehen eine Menge Autos und Wohnmobile. Ich freue mich, dass ich auch ein Mannheimer Nummernschild erspähe. Schließlich ist das von uns gar nicht weit entfernt. Der Wagen verlässt gerade den Parkplatz und was hat er an seiner hinteren Scheibe hängen? Eine Kachel mit der Pilgermuschel drauf!

Jetzt solltet ihr uns sehen, wie wir da zu viert sitzen und hinter dieser Kachel hergucken, die, wie ein Wackeldackel, hin- und herschaukelt. Na bravo! Es gibt Menschen, die erschießen Bären und hängen sich deren Fell als Trophäe an die Wand. Sehr heimelig. Andere tragen Shirts mit der Aufschrift *I survived Ballermann!* Auch nett. Die hängen sich zu Hause eine Kachel an die Wand und behaupten bestimmt sehr stolz, den Camino *gemacht* zu haben (*Wir mache vierhundertvierzich Gilomeder am Daach!*). Ooookaaayyy. Aber ich schwöre hiermit hoch und heilig: Wenn ich die erwische, hüpfe ich ihnen auf den Buckel und piekse ihnen so mit meinen Wanderstöcken in ihre ausgeruhten Hintern, dass die vor Freude hüpfen und springen. Oh ja, das mach' ich!

Meine Lieben, jeder soll diesen Weg erfahren, wie es seiner Natur entspricht: Mit dem Fahrrad, zu Fuß, mit ganz viel Gepäck oder nur mit Tagesbeutel, schnell, langsam, hüpfend, schleppend, mit oder ohne Stock - alles ist erlaubt. Ihn aber mit dem Auto abzuschockeln und sich mit der Muschel zu brüsten, da krieg' ich ... ich weiß gar nicht, was ich da kriege! Plack! Pickel! Furunkel! Karies! Brechdurchfall! Fliegende Hitze! Alles gleichzeitig! Hallo! Wagt euch und nehmt das Wort *Camino* auch nur in den Mund, ihr Schnösel!

Uuuh, es schüttelt mich!

So, jetzt muss ich erst einmal Luft holen.

Auch in Cordula regt sich das Rumpelstilzchen. Das tut ihr gut, denn sie war heute Morgen ganz schlecht drauf und wollte schon abbrechen. Dann ist ihr John, den sie gestern verloren hatte, wieder vor die Beine gestolpert und hat sie zurück auf den rechten Weg gebracht. Der ist aber auch ein Herzchen! Und dabei völlig englischer Gentleman der alten Schule.

Cordula fragt uns, wie lange wir denn schon unterwegs sind. Heute ist unser elfter Tag. Wahnsinn! Das wird mir gerade jetzt so richtig bewusst und bringt – na klar, ich bin sowieso seit dem *Ave Maria* gestern gut drauf – meine Augen zum Tröpfchen Schwitzen. Cordula ist das richtig unangenehm. Sie entschuldigt sich, dass sie mich mit dieser Frage zum Weinen gebracht hat. Aber das braucht sie doch gar nicht! Ich erzähle ihr von meiner dicken Schale und dass es mir guttut, meine Seele endlich wieder richtig durchspülen zu können. Ihr geht es ähnlich: Sie hat das Gefühl, im Laufe der Zeit hart geworden zu sein. Sie würde auch gerne einmal wieder weinen. Ich bin davon überzeugt, dass sie das schon bald schaffen wird. Sie hat das Herz dafür und der Camino öffnet alle Schleusen.

Nach einer Weile tippeln die beiden weiter. Wir bleiben noch ein bisschen und genießen die Sonne. Als wir gerade unsere Rucksäcke (meiner jetzt spürbar leichter, weil mindestens 400 g Notverpflegung fehlen. Hallo! Das ist fast ein Pfund!) aufsetzen wollen, kommt Bruno daher. Er schleudert keine Socken und sieht auch sonst ziemlich mitgenommen aus. Aus dem Sturm auf zwei Beinen ist ein laues Lüftchen geworden.

Wir erzählen ihm, dass wir ihn gestern schlafend auf einer Bank gesehen haben und nicht wecken wollten. Er verzieht sein Gesicht zu einer Mischung aus Qual und Fröhlichkeit: Nein, nein, er hat nicht geschlafen. Der arme Kerl hatte so eine dicke Blase, dass er sich vor Schmerzen nicht mehr anders zu helfen wusste als kurzerhand mit seinem Taschenmesser eine kleine Notoperation vorzunehmen. Kaum hatte er aber in sie hineingestochen, kam so viel Blut, Sekret und Eiter heraus, dass es ihm für eine kurze Weile ... unwohl wurde. Der gute Bruno kann zwar schnarchen wie ein wild gewordenes Rhinozeros, aber der Anblick dessen, was seine Füße alles an Flüssigkeiten zu bieten hatten, hat ihn umgehauen. Er legte sich hin und wartete darauf, dass es aufhört ihm schlecht zu sein. Damit war er so beschäftigt, dass er rund um sich herum nichts mehr wahrnahm. Just in diesem Moment kamen wir des Weges, verkannten die Situation, dachten, er hält Siesta, überließen ihn sowohl seiner schmerzenden Blase als auch seiner Übelkeit und schlichen auf Zehenspitzen an ihm vorbei, um ihn nicht zu stören. Na bravo! Also da waren wir kein Teil eines Wunders!

Bruno macht jetzt erst einmal Pause. Wir gehen weiter und erreichen eineinhalb Stunden später Atapuerca, das vor dem nächsten Berg liegt. Bis hierher wollten wir es wenigstens schaffen.

Die Herberge sieht so unheimlich aus und passt so gar nicht mehr zu den kuscheligen Unterkünften, in denen wir die letzten Nächte verbracht haben. Auf dem Weg zur Bäckerei mit Tischen und Stühlen davor, sind wir uns eigentlich schon einig, dass wir hier nicht bleiben werden. Als wir unsere Rucksäcke absetzen, fällt unsere Entscheidung endgültig, denn just in diesem Moment kommen die Ösis aus dem Geschäft. Nein, wir mögen heute keine Oberflächlichkeiten, kein leeres Gerede. Also holen wir uns, jetzt haben wir wirklich Kohldampf, ein Brot, ein bisschen Wurst und etwas Käse, setzen uns an einen kleinen Tisch, vespern und sind - wutsch - schon wieder auf und davon.

Dieses Stück ist so richtig etwas für mich: Es geht auf

einem steinigen Weg, der immer schmaler wird, steil bergauf. Das mag ich! Da ignoriere ich auch den verrosteten Stacheldrahtzaun gleich links neben mir, der mich davon abhält, Panzer zu spielen und über das angrenzende Militärgelände zu walzen. Ich gehe, nein, ich schwebe hüpfend den Hügel hinauf. Naja, es sind nur 130 m Höhenunterschied und die machen einfach Spaß! Ich bin so leicht und beschwingt, dass ich sogar vor Thomas herwetze. Der kann es gar nicht glauben und fragt mich, was denn in meiner Cola gewesen sei. Gehören koffein- und zuckerhaltige Limonaden auch zu den unerlaubten Doping-Mitteln? Wenn ja, kann ich nur froh sein, keine Pinkel-Probe abgeben zu müssen.

Oben steht ein großes Kreuz. Dahinter haben Menschen mit viel Zeit riesige Energiekreise aus ganz vielen kleinen Steinen gelegt. Heiliges Jakobchen, auf was für Ideen man kommen kann! Ist das lieb!

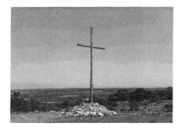 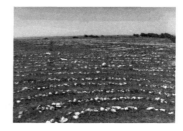

Bergab wechselt der Pfad dann leider wieder in einen breiten Schotterweg. Macht nichts, wir hatten ja schon schön.

Im nächsten Ort gibt es einige ganz und noch nicht ganz tote Bäume. Ich bleibe stehen, um sie zu fotografieren. Lacht nicht! Blumen fotografieren kann jeder! Aber habt ihr euch schon mal halb zerfallene Baumstämme angeguckt und gesehen, wie beeindruckend die sind? Mahnend stehen sie da, grau, kahl und doch so beeindruckend. Sie heben ihre knorrigen Äste wie ausgestreckte Zeigefinger in den Himmel, als wollten sie sagen: Ja, in mir ist kein Leben mehr, kein Saft, kein Grün, doch seht mich an, es gibt mich noch! Nur weil man nicht mehr lebt, ist man noch lange nicht tot!

Als nächstes kommt Cardeñuela-Riopico, auf das wir all unsere Hoffnungen auf ein Nachtlager setzten. Die Herberge soll zwar klein sein und nur 14 Betten haben, aber die brauchen wir ja nicht alle. Uns genügen zwei.

Pustekuchen! Hier gibt es nicht nur keine Betten mehr für uns, sondern gar keine. Von der Herberge ist nur das lustige Wandbild am Gebäude geblieben. Na bravo!

Da stehen wir und gucken dusselig. Inzwischen sind wir, es ist schon 15.00 Uhr und wir sind 29 km gewandert, doch müde und wollen nur noch duschen und ins Bett fallen. Jetzt müssen wir sehen, wo wir bleiben.

Alles Murren hilft eh nichts, also fangen wir damit gar nicht erst an. Unsere Füße gehen längst nicht mehr so vergnügt und frisch, aber jeder Schritt bringt uns ein bisschen einem Bett näher. Notfalls nehmen wir den Bus, der nach dem nächsten Ort auch bald kommen soll, und fahren nach Burgos.

Wir erreichen Orbaneja-Riopico und finden tatsächlich ein Schild, auf dem *Rooms – Chambres – Habitaciones* steht. Na bitte. Bevor wir den Hof betreten können, kommt uns eine völlig aufgeregte, etwas ältere Dame entgegengestürmt, die uns in sehr schnellem und uns völlig unverständlichem Spanisch mit Worten, die alles heißen können, schier erschlägt – nein, wie mit einem gut geölten Maschinengewehr erschießt. Bis nächstes Jahr werde ich Spanisch lernen, das steht fest! Es gibt nichts Dämlicheres als dringend ein Bett zu brauchen und sich dann mit einer Señora, die offensichtlich eines hat, nicht verständigen zu können!

Da sehen wir Margit in einer dicken Staubwolke auf uns

zu wetzen. Huch, wie kommt die denn hierher? Die schickt uns der Himmel! Sie versteht wenigstens einzelne Worte, so auch, dass die Señora uns schon die ganze Zeit erzählt, dass wir gerne bei ihr übernachten können, dass sie jedoch nur noch ein Zimmer mit richtigem Doppelbett hat, das sie nur an Menschen vergibt, die entweder gleichen Geschlechtes sind oder vor Gott und der Welt gelobten, das Geschnarche ihres Partners zu ertragen, *bis dass der Tod uns scheidet*. Wir beteuern, dass wir ganz sicher miteinander verheiratet und so ihres Doppelbettes durchaus würdig sind. Zum Beweis unseres Familienstandes halten wir ihr unsere Eheringe unter die Nase. Doch sie redet und redet (wohl um uns zu erklären, dass wir sie völlig missverstanden haben und *cama de matrimonio* nur Doppelbett heißt und nicht zwingend etwas mit *matrimonio* ohne *cama*, also der Ehe ohne Bett, zu tun haben muss, sie sich für unseren Familienstand gar nicht interessiert und wir auch ruhig damit aufhören können, mit unseren Ringen in der Gegend herumzufuchteln) und ist gar nicht mehr zu bremsen - was dann auch Margit sichtlich überfordert. Zum Glück kommt Daniel dazu, der richtig gut Spanisch kann. Mit seinem lächelnden Charme wickelt er die wild vor sich hinbrabbelnde Señora um seinen sonnengebräunten französischen Finger und macht die Übernachtung für uns klar. Ich könnte ihn küssen! Nein, ich könnte nicht nur, ich tu' es auch! So, das hat er nun davon!

Sie führt uns in ein kleines, feines Zimmerchen, in dem ein nicht wirklich breites, aber mit einem sauberen und offensichtlich frisch gewaschenen weißen Laken bezogenes Bett steht. Wir fallen völlig erschöpft hinein und bleiben liegen.

Uff! Wir haben es geschafft! Wir sind geschafft! 32 km! Das ist unser absoluter Rekord! 32 km! Wir können es selbst nicht glauben. Und bis auf das letzte Stück hat es gar nicht wehgetan!

Nach einer angemessenen Ruhepause steigen wir einer nach dem anderen in die Dusche mit gleichbleibend warmem Wasser, die wir ganz für uns alleine haben. Keiner, der vor der Türe wartet, dass man endlich fertig ist, kein Wechselbad zwischen brandblasig heiß und schockgefrierig kalt, abtrocknen mit einem nicht stinkenden Handtuch, danach noch einmal auf dem schönen, weißen, sauberen Laken ausruhen – Herz, was willst du mehr?!

Zum krönenden Abschluss beschließt Thomas, ein letztes Mal in diesem Jahr seine Hose und sein Hemd auszuwaschen. Ich kann darüber nur den Kopf schütteln. Schließlich werden wir uns morgen, wenn alles gut geht, von Burgos wieder auf den Weg zu unserem Auto machen, in dem wir frische Kleider haben. Er lässt sich jedoch nicht davon abbringen, schubbert seine Klamotten im Waschbecken aus und legt sie zum Trocknen mangels Wäscheleine über eine Bank vor der Türe ... und wird so auch zu einem kleinen Stückchen des Wunders, von dem wir noch immer nichts ahnen.

In diesem Haus übernachten - willkommen zu Hause! - nur Pilgerchen: zwei Franzosen, die den Weg im Doppelpack gehen und schon seit Toulouse unterwegs sind, das Trio aus Passau und Schwaben und einige, die wir nicht kennen.

Jetzt muss nur noch das Essenproblem gelöst werden, denn im Ort hat es nur eine einzige, winzige Bar, die nicht darauf eingerichtet ist, zwölf Personen auf einmal zu versorgen. Es gibt zur Vorspeise viermal Salat, fünfmal Melone und der Rest muss halt Nudeln essen. Als Hauptgericht haben wir die Wahl zwischen einer begrenzten Anzahl Koteletts, Lendchen oder Omeletts. Das ist alles, was man uns bieten kann. Wie wir die Speisen untereinander aufteilen, möchten wir bitte selbst regeln.

Meine Lieben, wir sind alle Wanderer auf dem Weg des

Heiligen Jakobchens. Hier wird niemand mit Wanderstöcken traktiert, nur weil man sich mit ihm partout nicht einigen kann, ob er Melone oder Omelette isst.

Im Nebenraum der Gaststätte wurde schon eine große Tafel für uns gerichtet, um die wir nun alle herumsitzen und hungrig wie die Heuschrecken über das herfallen, was ein junger Mann, der gar nicht mehr weiß, wo ihm bei so vielen Gästen der Kopf steht, aus Pfanne und Topf zaubert. Hach, ist das schön! Und wieder werden die Gespräche in allen möglichen Sprachen geführt und kreuz und quer übersetzt. Es ist sehr lebhaft und sehr laut.

So hören wir nicht, wie das Wunder sich anschleicht, leise die Türe öffnet und Cordula und John eintreten lässt. Heideröslein, wie sehen die denn aus?! Total erschöpft, fix und fertig aber glücklich darüber lächelnd, dass sie auch endlich da sind und endlich – und wehe, wenn nicht sofort, umgehend und mehr als ausreichend – etwas zu essen bekommen. Sie lassen sich auf zwei Stühle fallen und geben erst einmal keinen Mucks mehr von sich.

Daniel bringt den sich sträubenden Barbesitzer dazu, noch zwei Essen zu zaubern. Er hat genau mitgezählt (wie kommt man denn auf so eine Idee? Wie gut, dass er nicht nur perfekt Spanisch, sondern auch zählen kann!) und weiß, dass noch ein Salat und eine Portion Nudeln darauf warten, hungrige Mäuler zu sättigen. Den Rest erledigt er mit einem kurzen persönlichen Besuch in der Küche. Dieser Mann ist goldwert!

Es dauert eine Weile, bis Cordula und John sich soweit erholt haben, dass sie sprechen können. Wir warten geduldig. Wie sollte man auch nicht geduldig sein, wenn man zwei Menschen vor sich hat, die so mitgenommen sind!

Die beiden sind von San Juan aus gut gelaunt weitergelaufen und haben wie wir in Atapuerca beschlossen, dort nicht zu bleiben.

Die Bäckerei, in der wir tüchtig Nahrung zu uns genommen hatten, liegt ein bisschen versteckt. Die haben sie schlicht nicht gesehen. Sie hatten noch immer nicht mehr im Bauch als ein kleines Frühstückchen (nein, keine Brötchen mit Marmelade und Rührei, sondern ein spanisches Frühstück: einen Keks) und waren schon längst sehr hungrig. Trotzdem stapften sie weiter. Dann kam der Berg. Der ist nicht hoch, aber wenn der Körper damit beschäftigt ist, nach Nahrung zu verlangen, dann will der nicht auch noch hinauflaufen müssen. Da kann ein Hügelchen schnell zu einem K5 werden!

Es wurde schlimmer und schlimmer. Sie waren hungrig, müde, erschöpft, verzweifelt und weit und breit nichts in Sicht, was sie hätte retten können.

An einem Bach ließen sie sich einfach auf den Boden plumpsen und streckten äußerlich und vor allem innerlich alle Viere von sich. Meine Lieben, wer schon einmal in einem Hungerloch gesessen hat, versteht, wie es den beiden dort ging. Der Körper ist leer, ausgelutscht, kriegt höchstens noch ein Magenknurren hin. Ein beschwingtes Dann-mach'-ihn-satt hört sich gut an, geht jedoch nur, wenn man Futter hat. Heute gab es genau zwei Stellen, an denen sie Nahrung zusichnehmen konnten: San Juan, wo es vor 13.00 Uhr nichts zu essen gab, und die Bäckerei in Atapuerca, die sie nicht gefunden haben. Nein, meine Lieben, das ist jetzt keiner meiner Elefantenläuse, sondern es ist wirklich so, frei nach dem Motto: Warte, finde oder hungere.

Doch, für die beiden gab es etwas: Mandeln und Kaubonbons. Irgendeine doofe Ziege (wenn ich die erwische!) hatte nämlich beschlossen, dass sie das Zeug nicht mehr mit sich herumtragen möchte und es ihnen (jetzt seid ihr dran!) aufgenötigt. Die beiden saßen also an diesem Bach und muffelten meine Vorräte. Etwas anderes hatten sie nicht.

Und genau hier ist der Punkt, an dem ich mich wie ein

kleiner Teil eines Wunders fühle. Hätte ich nicht die himmlische Eingebung gehabt, ihnen meine Sachen aufzudrängen (oder auch nur die Faulheit, sie länger zu schleppen), hätten sie gar nichts zu essen gehabt! Vielleicht wäre in vielen Jahren ein geneigter Finder über ihre verhungerten, mumifizierten Leichen gestolpert, neben sich zwei Bündel schräger und müffelnder Klamotten (so was hat man mal getragen?!).

Na gut, es ist kein drei-Gänge-Menü. Selbst John ist zu müde, um es wenigstens in seiner Fantasie zu einem Festessen werden zu lassen (wie er vor Grañon Wasser zu Wein hat werden lassen). Es bringt auch nicht wirklich wieder Schwung in ihre Knochen. Es gibt ihnen aber wenigstens wieder so viel Kraft, sich aufzuraffen und weiterzugehen.

Sie wollten in einer Herberge übernachten, die ein wenig abseits des Caminos liegt ... und montags Ruhetag hat. Nein, heute war eindeutig nicht ihr Tag!

Notgedrungen tippelten sie weiter. Wie sie das geschafft haben, wissen sie selbst nicht. Was hätten sie denn auch sonst tun sollen? Sich vor die verschlossene Tür setzen und warten, bis die Herberge wieder geöffnet wird?

In Orbaneja Riopico hatten sie schon beschlossen, bis zur Bushaltestelle zur laufen - oder notfalls auch auf den Brustwarzen hinzukriechen. Dann kamen sie an einem Haus vorbei, an dem über einer Bank ein altes, ausgesubbeltes Hemd in der Sonne zum Trocknen hing. John erkannte es sofort wieder: Das ist Thomas Hemd! Wo das Hemd ist, ist Thomas, wo Thomas ist, ist ein Bett. Nein, er geht keinen Schritt weiter! Er bleibt hier. Notfalls krabbelt er zu Thomas unter die Decke oder kampiert vor seiner Liegestatt auf dem Boden. Das ist völlig egal. Er geht nicht weiter. Auf keinen Fall!

Huch, der kann ja richtig energisch werden!

So, jetzt rutsche ich ein bisschen auf die Seite und mache meinem lieben Mann und Göttergatten ein bisschen Platz in der Welt der kleinen Teile eines Wunders. Den hat er sich verdient!

Ich möchte hier allerdings klarstellen, dass Thomas mehr als nur ein Hemd dabei hat, nämlich zwei. Das eine trägt er beim Wandern, das andere, wenn das eine frisch gewaschen an seiner Trocknung arbeitet. Ich finde, das musste jetzt mal gesagt werden.

Wie die beiden es geschafft haben, die Señora davon zu überzeugen, sie im Wohnzimmer des Hauses (das letzte Bett hatten ja wir bekommen) einzuquartieren, weiß ich gar nicht. So erschöpft, wie Cordula aussieht, brauchte sie bestimmt nicht mehr viel zu sagen und John hat einen so schönen Charme und so eine liebe Art - ich kann mir richtig vorstellen, wie die Señora dahingeflossen ist wie Handkäs' in der Sonne und ihm ihr Herz und das Sofa zu Füßen gelegt hat.

Meine Lieben, vielleicht denkt ihr jetzt: Na gut, da hat der Zufall mitgespielt. Oder: Jaja, Sachen gibt's, die gibt's gar nicht. Daheim würde ich auch so denken. Hier nicht. Hätte ich ihnen nicht meine Mandeln um die Ohren und in ihre Rucksäcke gewutscht, hätten sie am Bach gesessen und vielleicht angefangen, aus Verzweiflung Gras zu knabbern. Hätte Thomas nicht sein Hemd noch einmal ausgewaschen, wären sie an unserer Unterkunft vorbeigelaufen und würden jetzt nicht bei uns sitzen und genussvoll schmatzend ihre Omeletts in sich hineinschaufeln.

Außerdem fühlt es sich viel besser an, wenn man ein kleiner Teil eines Wunders sein darf, als wenn man ein Nichts in einem Zufall ist. Widerspricht mir jemand? Nein? Brav!

An diesem Abend gibt es keine allgemeine Bettruhe, niemand, der um 10.00 Uhr das Licht ausknipst. Aber es gibt zwei kleine Teile eines Wunders, die zeitig todmüde ins Bett fallen und ganz freiwillig, stolz und glücklich Augen und Schnäbel schließen.

Dienstag, 02.06.2009

Burgos

Ihr Lieben, ich habe es wirklich versucht. Ich habe mir alle Mühe gegeben. Ich habe geschrieben, gelöscht, neu geschrieben, wieder gelöscht. Jetzt gebe ich es auf. Ich kann es nicht.

Wenn ich euch über heute erzähle, wird sich das noch gruseliger anhören als das, was ich über die ersten Tage auf dem Camino geschrieben habe. Da war ich einfach nur steif. Heute jedoch habe ich das Gefühl, alles in mir verknotet sich zu einem einzigen, großen Klumpen.

Eine meiner großen Schwächen ist, dass ich nicht so tun kann, als ob es mir gut ginge, wenn ich auf dem Zahnfleisch krauche. Ich kann mich nicht verbiegen. Ich will es auch nicht. Es wäre nicht aufrichtig und ein bisschen so, als würde ich mich selbst verhohnepipeln.

Trotzdem werde ich zumindest versuchen, euch nicht völlig in der Tränenflut zu ersäufen, nach der mir heute zumute ist.

Beim Aufwachen ist die Welt auch noch in Ordnung. Wir haben supergut geschlafen. Das Bett war so gemütlich, so bequem, so sauber. Kein Schlafsack, kein Wanzenschutz, keine Angst vor Krabbelgetier, das auf unseren schlafenden Körpern wilde Partys feiert. Aufwachen, weil man ausgeschlafen ist (räusper) um 6.00 Uhr morgens. Auch wir sind eben Gewohnheitstiere.

Wir packen zum letzten Mal in diesem Jahr unsere Rucksäcke und stapfen nach unten ins Wohnzimmer. Beim Anblick von Cordula und John ist Schluss mit lustig. Ihnen müssen wir hier und jetzt Tschüss sagen.

Ich hasse lange Abschiede. Am liebsten sage ich nur kurz Ade und verdrück' mich dann so schnell wie möglich. Ich kenne mich: Wenn meine Schleusen geöffnet sind, hält mich nix mehr.

Bis zur Bushaltestelle ist es nur eine halbe Stunde. Nein, wir werden nicht nach Burgos hineinlaufen. Unser Reiseführer rät dringend, hier ein bisschen zu schummeln. Der Weg sei wirklich nicht schön, dafür aber laut und stinkig. Das müssen wir nicht haben. Nach all den Tagen in spanischer Wildnis gruselt uns auch ohne Industrieanlagen genug davor, wieder in die Zivilisation zurückzukehren.

Inzwischen bin ich wieder trockengelegt. Nur meine Augen sind noch klupschig. Den Bus haben wir gerade verpasst und müssen jetzt fast eine Stunde auf den nächsten warten. Na bravo!

Da kommt das Trio aus Passau und Schwaben. Sie haken uns unter und nehmen uns mit in die nächste Bar. Jetzt gibt es erst mal Frühstück. Wohlgenährt sollst du den Tag beginnen!

Ha! Iss mal, wenn sich dein Magen um sich selbst gewunden hat und das Wasser in die Augen drückt. Das geht gar nicht!

Ich trinke meine Tasse Koffein und schweige. Ja, auch ich kann schweigen, aber nur, wenn es mir richtig schlecht geht. Und wenn ich dann mal endlich die Klappe halte, gucken mich alle an und sind ganz besorgt: Ist alles gut mit dir?

Nein! Nichts ist gut! Ich fühle mich wie ein Fisch, den man aus dem See gezogen hat, jetzt mit der Angel über dem Wasser herumschwenkt und sagt: Spring doch, Feigling! Wenn nicht, landest du in der Pfanne, frisch ausgenommen und mit Knoblauch und Rosmarin. Ach, du springst nicht? Wie du willst. Dann säbeln wir dir jetzt halt ein bisschen den Kopf ab. Du hattest eine faire Chance!

Ich stehe zwischen zwei Mannschaften wild gewordener

Giganten, die mich als Richtfähnchen beim Tauziehen benutzen. Auf der einen Seite zieht die Mannschaft *Endlich*: Endlich fahren wir wieder nach Hause, endlich kommen wir zurück zu unseren Leben, Freunden, unserer eigenen Toilette, unserem eigenen Bett. Die Welt hat sich in diesen Tagen weitergedreht, ohne uns, und wir haben uns gegenseitig nicht vermisst. Aber unsere Leben, die fehlen mir so sehr. Ich habe solches Heimweh nach ihnen, dass meine Kehle zu einem Zahnstocher wird. Habt ihr schon mal versucht, durch einen solchen zu atmen? Na, dann tut es mal, dann wisst ihr, wie ich mich fühle!

Auf der anderen Seite zupft die Mannschaft *Ichwillabernicht*: Ich will hier nicht abbrechen, ich will weiterlaufen, den anderen nicht auf Wiedersehen sagen müssen, bei ihnen bleiben, mit ihnen schlafen, latschen, essen und irgendwann ankommen. Ich will nicht zurück in das normale Leben, will in der Natur bleiben, ohne Straßen, ohne Lärm. Ich will die Vögel zwitschern hören, Schmetterlinge beobachten, Blumen riechen. Ich will, dass man mir ¡buen Camino! wünscht, denn ich bin ein Pilgerchen, klein, doof, blind, pummelig, aber ein Pilgerchen. Das will ich bleiben! Ich will bleiben!

Als wir in Burgos ankommen, fallen wir zunächst über die Touristeninformation her, um uns zu erkundigen, wie und wann wir zurück nach Roncesvalles kommen. Der nächste Zug geht erst am Nachmittag, also haben wir viel Zeit.

Im Eingang zur Kathedrale gibt es Schließfächer für unsere Rucksäcke. So können wir ganz unbeschwert dieses Gotteshaus besichtigen.

Meine Lieben, ich habe schon in so mancher Kirche gestanden und den Mund nicht mehr zugekriegt. Diese hier gehört eindeutig und auf ihre so ganz eigene Weise dazu: Sie ist unbeschreiblich schön, riesig und doch so heimelig, eine große Kostbarkeit voll unzähliger kleiner Kostbarkeiten ohne pompös zu wirken. Natürlich ist der Chor sehr beeindruckend, wie sich das für den Gebetsraum des Bischofs gehört, aber er beansprucht keine Alleinherrschaft, frisst nicht alles auf, was sich ihm nähert, sondern lässt so viel Platz und Raum für eine Vielzahl kleiner Kapellen, die jede einzelne für sich ein wunderschönes, kleines Kunstwerk ist, ohne in Konkurrenz mit den anderen zu treten, still, nicht sich aufdrängend, sondern den Menschen zulassend. Wisst ihr, was ich meine?

Himmel noch eins, warum kann es nicht auf unserer Erde so zugehen wie in dieser Kirche: In der Mitte steht der Schöpfer, Allah, Buddha, Gott, Jahwe, Jehova, Manitu oder wie auch immer wir ihn nennen. Er ist das Zentrum, die Kraft über und in uns. Und rundherum schließen die Religionen einen Kreis um ihn, jede für sich, jede schön, jede richtig ohne neidisch oder besserwisserisch auf die anderen zu glotzen und sich selbst wichtiger zu nehmen als den, um den es doch eigentlich geht. Das wäre doch mal eine gute Sache! Wie einfach und friedlich könnte doch das Leben sein, wenn die Menschen wären wie diese Kirche.

Ich habe keine Ahnung von Baustilen und Epochen, ich habe nur einen Bauch und der hat all die Stunden, in denen wir gucken, staunen oder uns einfach nur in ein Bänkchen setzen, um die Größe, Schönheit und Vielfältigkeit auf uns wirken lassen, das Gefühl, als Wämpchen eines kleinen Menschenkindes angenommen und gut aufgehoben zu sein. Und irgendwo oben hängt eine Uhr, von der der fliegenschnappende Papamoscas, ein rotgekleidetes Männlein mit Ziegenbärtchen, auf uns herunterguckt und uns mahnt: Denkt an die Zeit!

Heiliges Jakobchen, die haben wir total vergessen! Wir müssen zum Bus! Auf dem Weg dorthin versorgen wir uns in einem kleinen Lädchen noch mit Kalorien für unterwegs.

Eine ältere Señora schrubbt mir über den Arm: *„¡Buen Camino!"* Das machen viele ältere Menschen, die den Weg nicht mehr selbst gehen können: Sie streichen über die Arme der Pilger, wünschen ihnen damit viel Glück und geben ihnen ein Stückchen von sich mit. Einmal habe ich beobachtet, wie ein sehr alter Herr, der völlig in sich zusammengekauert in einem Rollstuhl saß, einem Pilger sogar die Hand küsste und sie sich an die Wange drückte. Meine Lieben, das sind die Momente, in denen sogar ich ganz schnell ganz stille werde und schlucke.

Moment, ich muss mir schnell die Nase schnäuzen.

Ich habe schlagartig keinen Hunger mehr, überlasse Thomas das Bezahlen und stolpere hinaus. Ich kann viel, kann mich von John und Cordula verabschieden, von Margit, Daniel, dem Trio, allen anderen. Aber ich bin auch nur ein kleines Menschlein und was zu viel ist, ist zu viel!

Kennt ihr das, wenn man schluckt und schluckt und schluckt, so viele dicke Brocken hinunterwürgt, die einem schier den Atem nehmen wollen, und dann kommt ein Krümelchen und man erstickt fast daran? Na, dann wisst ihr ja, wovon ich spreche.

Leider sind wir so in Eile, dass wir Jean, der uns total erschöpft von dem hässlichen Einmarsch vor die Füße stolpert, nur schnell umarmen können. Als ich ihm auch noch schnell einen Knutscher verpasse, ist der arme Kerl völlig verdattert. Aber Hallo! Wer in Grañon hemmungslos in seine Kaffeetasse heult, dem ist alles zuzutrauen! Ich sehe, wie er innerlich drei Kreuzchen macht: Der begegne ich ja, Gott sei es getrommelt und gepfiffen, nie wieder!

Wir fahren mit dem Bus zum Bahnhof und sitzen dann mehr als zwei Stunden im Zug nach Pamplona. Anfangs gucke ich, ob ich nicht irgendwo ein Männlein mit Rucksack sehe, aber die Strecke führt nicht am Camino entlang.

Wir reden kaum miteinander, sind beide so gefangen in uns, unseren Gefühlen, unseren Eindrücken. Die müssen wir erst einmal jeder für sich sortieren, ordnen, auf die Reihe bringen. Jedes Wort würde nur stören.

Auf der Busfahrt von Pamplona nach Roncesvalles ist das anders: „Schau mal, dort sind wir gelaufen!" – „So hoch waren wir? Nee, ne?" – „Ach du meine Güte! Und guck, das Schild haben wir einfach übersehen? Wie haben wir das denn gemacht? So blind kann man doch gar nicht sein!" Dass wir nicht schier aus dem geschlossenen Fenster hinaushüpfen, ist alles!

Unser Auto steht so, wie wir es verlassen haben. Na guck, Opa, auch in Spanien gibt es nicht nur Lumpen und Verbrecher!

Wir schlüpfen mitten auf dem Parkplatz aus unseren verschwitzten Kleidern und unserer Traurigkeit und ziehen uns mit sauberen Socken die Vorfreude auf daheim an. Ja, der Abschied hat wehgetan, aber wir wissen ganz bestimmt: Das wird er nächstes Jahr auch tun!

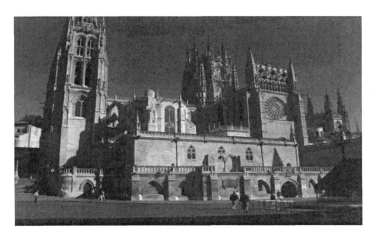

Brücke hinter Ciraqui

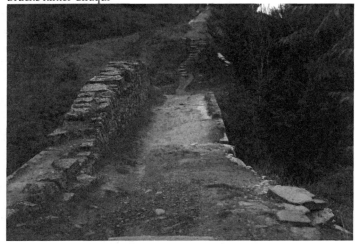

Frischluftgottesdienst Ermita Nuestra Señora del Poyo

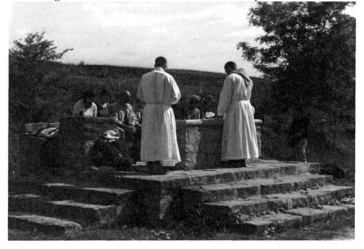

Sonntag, 23.05. 2010

Burgos - Rabé de las Calzadas (13 km)

Kinders, habe ich mich auf diesen Tag gefreut! Letztes Jahr wäre ich am liebsten gleich wieder losgelaufen. Es hat keine drei Tage gedauert, bis ich meinen Rucksack - zumindest innerlich - wieder gepackt hatte. Wenn man vom Camino kommt, ist man einfach nicht mehr hartschalig genug, den täglichen Auseinandersetzungen mit drei Halbwüchsigen die Stirn zu bieten. Mir ging es jedenfalls so.

Die Wanderung hat mich aufgeweicht. Ich bin auch sonst nicht unsensibel, doch nun empfand ich Dinge noch viel mehr, nahm sie mir viel mehr zu Herzen. Natürlich auch die schönen Momente, vor allem jedoch leider die nicht so schönen.

Ich weiß nicht, warum es so ist, und ich finde es auch total bescheuert, aber wir Menschen können doch einen wunderschönen Tag erleben, an dem die Sonne warm und wohlig vom Himmel scheint, die Bienchen summen, die Vögelein zwitschern und die Gänseblümchen gänseblümcheln - stundenlang. Dann kommt ein Wolkenbruch, nur fünf Minuten, und - schwups - geht dieser traumhafte Tag komplett den Bach runter.

Genau so ging es mir in diesem Jahr. Es war eine wunderschöne Zeit ... es wäre eine wunderschöne Zeit gewesen ... die Zeit hatte eine faire Chance, wunderschön zu sein. Aber da waren ein paar Wochen, auf die hätte ich wirklich verzichten können. Der Wolkenbruch war kurz - aber heftig. Ich will nicht frevlerisch sein, aber wofür der liebe Gott eine ganze Sintflut brauchte, das schaffen Leben in der Spätpubertät durchaus auch ohne plätscherndes Gewölk.

Wie auch immer: Ich nahm meine Aussicht darauf, irgendwann wieder im Auto in Richtung Jakobsweg zu sitzen, baute mir daraus meine persönliche Arche Noah, hockte mich hinein und ... nix. Es gibt Situationen, bei denen kann man nur abwarten und hoffen, dass die Welt nicht vergisst sich weiterzudrehen.

Dass wir uns nach Burgos aufmachen würden, daran gab es keinen, aber auch gar keinen Zweifel. Den Gedanken, unsere Wanderung nicht fortzusetzen, haben wir nie auch nur ansatzweise gedacht. Im Gegenteil: Wir waren furchtbar stolz auf uns, darauf, was wir geschafft hatten, und dass wir ihn in diesem Jahr fortsetzen, war so sicher, wie das Wasser nass ist.

Nein, stimmt nicht. Es ist nur dann einfach so, wenn man noch schön weit davon entfernt ist. Dann ist es ein wunderbares Ziel. Nein, das mit dem Licht am Ende des Tunnels buddel' ich nicht schon wieder aus. Das hatten wir schon. Aber wie wäre es mit einer leuchtenden Kerze in einem dunklen Raum. Hihihi, ist das schön abgedroschen - das gefällt mir!

Je näher es kam, desto mehr sauste mir wieder die Muffe und - schwups - verschwand die Vorfreude in einem Mauseloch und schlug die Mauselochtüre zu: Sieh doch zu, wie du ohne mich klarkommst! Ich habe dich lange genug gepampert. Jetzt sei ein Weib und stehe deine Pilgerin! - Na klasse!

Schon vor einer Woche habe ich meinen Rucksack gepackt. Wer jetzt denkt, dann sei ich ja fertig gewesen, hat sich geschnitten, aber so was von! Damit fing das Dilemma erst an: Auspacken, noch einmal die Checkliste durchgehen, wieder einpacken, die eine Hose doch noch mitnehmen wollen, auspacken, einpacken, es mir anders überlegen, auspacken, einpacken, oh, ein vergessenes T-Shirt in der Hand halten, auspacken, einpacken, hmmm, mich fragen, ob ich es wirklich ...

Glaubt mir, das wollt ihr gar nicht alles wissen. Die Reißverschlüsse meiner Kiepe sind völlig durchgezuppelt!

Vor drei Wochen hat es auf dem Camino geschneit. Geschneit! Die armen kleinen Pilgerchen mussten durch Schnee und Eis stapfen! Ich dachte nur: Nee, ne?! Das kann doch nicht sein! Gebannt verfolgte ich die Wettervorhersage. Es sollte keinen Schnee mehr geben, aber von warm hat auch niemand etwas gesagt. Alleine der Gedanke daran, wie kalt die Nächte werden könnten, ließ mich schon mal im Voraus bibbern. Vielleicht sollte ich mir doch noch eine lange Hose mehr einpacken und ein langarmiges Shirt auch. Aber das sind wieder zwei Sachen mehr!

Dabei habe ich sowieso schon Dinge in meinem Tornister, die ich im letzten Jahr nicht hatte: Einen Trinksack zum Beispiel mit Suckelrohr. So muss ich ihn nicht jedes Mal absetzen und nach meiner Wasserflasche kruscheln, wenn ich durstig bin. Vor allem werde ich den auf gar keinen Fall großzügig und mit ganz ohne jeden Verstand irgendwo zurücklassen, nur um ein paar Gramm Gewicht zu sparen (mir wird es in der Kehle noch immer ganz trocken, wenn ich daran denke!). Und Regengamaschen (ja, ich habe welche!). Dafür ist mein dicker Schlafsack zu Hause geblieben, denn ich habe mir einen schönen kleinen zugelegt. Ob der mich freilich ausreichend wärmt so kurz nach diesem Wintereinbruch, da bin ich mir jetzt gerade nicht so sicher.

Nein, nein, nein! Wenn wir kommen, ist der Schnee weg und der Camino erstrahlt in kuscheliger Wärme. Basta!

Am Freitag war Thomas - dadadadaaa! - endlich beim Arzt, weil er seit Monaten eine Wunde am Bein hat, die nicht verheilen will. Ich habe ihm so oft gesagt, er soll sich kümmern, aber nein, der Herr weiß ja immer alles besser! Alter Sturkopf! Damit ihm unterwegs nicht langweilig wird, bekommt er eine riesige Flasche mit einer Spülflüssigkeit, eine Tube mit Salbe und eine Kiste steriler Wundauflagen, die er zusätzlich durch die Gegend schockeln muss. Wer nicht hören will, muss schleppen! Am Laufen sollte ihn die Wunde jedoch nicht hindern.

Unsere Leben machten natürlich Freudensprünge ob der grenzenlosen Sturmfreiheit der Bude, wenn die Eltern nur endlich aus dem Haus sind. Ach, ist das schön, sich so geliebt zu wissen! Ob es mich nun beruhigen oder vielmehr beunruhigen soll, dass Omi kommt, um *nach dem Rechten zu sehen*, das weiß ich nicht. Die Jungs haben schon von alleine viel Unfug im Kopf, aber wenn sie da ist, wird es erst richtig lustig!

Oh, soll ich euch mal erzählen, was uns erwartete, als wir im letzten Jahr nach Hause kamen? Es war mitten in der Nacht und niemand zu Hause: Partytime. Auf dem Esstisch stand ein kleiner Blumenstrauß. So lieb, gell! Hach, mir wurde ums Herz so warm ... bis ich mich umdrehte und meine Küche sah. War das wirklich meine Küche? Nee, ne! Die Schränke waren leer, sämtliche Arbeitsflächen jedoch voll mit schmutzigem Geschirr.

Hihihi, ich komme langsam in Fahrt. Hier haben wir wieder eine meiner als Elefant getarnten Läuse: Die Schränke waren selbstverständlich nicht ganz leer, sondern beherbergten noch den Dampfgarer für Gemüse und das Salatsieb. Bevor unsere Leben die benutzt hätten, wären sie lieber verhungert! Nie wieder aufgetaucht sind ein Trichter (ich möchte nicht wissen, was sie mit dem gemacht haben), ein Spritzbeutel (dreistimmiges, schultergezucktes „ich war's nicht!") und ein Putzeimer (der mit Sicherheit nicht dem ihm angestammten Zweck zum Opfer gefallen ist, denn der Fußboden hatte seit unserer Abfahrt kein Wasser gesehen).

Ach, ich freue mich jetzt schon auf meine Blumen, wenn

wir wieder nach Hause kommen!

Nach sehr viel unnötigem Hin-und-her-Gewetze (kennt ihr das, wenn man eigentlich loswill, aber uneigentlich auch eigentlich nicht? Wenn man nun doch noch schnell die Betten frisch bezieht, obwohl man das gestern erst gemacht hat, damit man es heute nicht mehr machen muss? Wenn man an den frisch geputzten Fenstern doch noch ein Fleckchen findet ... und wenn nicht, dann macht man eben eins, damit man es wegwischen kann? Wenn man, obwohl man genau weiß, dass es im Handschuhfach liegt, das Portemonnaie im Kofferraum sucht, um dann mit viel Haare raufen herumzuwetzen und ganz verzweifelt zu sein, weil man es - vielleicht habe ich es auf dem Klo liegen lassen! - nicht finden kann? Diese Phase dauert nicht lang, aber wenn man sie überlebt hat, ist man endgültig urlaubsreif!) haben wir uns gestern Nachmittag endlich ins Auto gesetzt ... und sind sitzen geblieben ... Stunde um Stunde ... 1.500 km weit. Ganz klasse!

Ja, ihr habt ja recht, wenn ihr euch jetzt an die Stirne langt: Ganz gescheit sind wir wirklich nicht - nie gewesen. Wir haben auch lange überlegt, ob wir uns das antun sollen, zumal wir kein Zelt mehr dabeihaben. Wir wissen ja, dass wir das nicht brauchen. Doch es kam dieser Hammel in uns hoch, der weder planen noch sich binden will. Wir brauchen wenigstens im Urlaub das Gefühl, auch mal eben so ganz holterdiepolter von irgendwo verschwinden zu können, ohne uns vorher Flugtickets kaufen oder um Abfahrtzeiten von Zügen kümmern zu müssen.

Hätte es allerdings bei unserer Abfahrt einen Schlag getan und wir wären hier gewesen, hätten wir nichts dagegen gehabt. Er hätte auch ruhig ein bisschen wehtun dürfen.

Unterwegs machten wir eine kleine Schlummerpause auf einem Parkplatz. Hach, das war so entspannend! Alle naselang hielt direkt neben uns ein Auto: Türen wurden - klapp -

geöffnet und - peng – zugeschlagen. Leute stiegen aus, unterhielten sich, machten einen Scherz, gingen weg, kamen wieder, stiegen - klapp - peng - ein, um - klapp - erneut auszusteigen, öffneten - klapp - den Kofferraum, holten noch etwas heraus, schlugen - lautes peng - den Kofferraum zu, machten ihn - klapp - wieder auf, um ihn - noch lauteres peng - so zuzuschlagen, dass er auch wirklich zu ist, und fuhren - peng - Motorengeröhre - wieder weg ... um dem nächsten Platz zu machen, der schon darauf wartete, genau neben uns anzuhalten. Na klasse!

So kommen wir also sehr frisch und ausgeruht (oh, bei dieser Ironie rollen sich sogar meine Fußnägel auf und ab!) gegen 9.30 Uhr nach Burgos. Kurz vor der Stadt halten wir in einem kleinen Pinienwäldchen: noch einmal Pipi machen und Klamotten wechseln, die zusätzliche zweite lange Laufhose wieder aus dem Rucksack herauswuseln, denn es ist warm - und wehe, wenn sich das ändert!

Das Auto lassen wir auf einem Parkplatz direkt am Rio Arlanzón und beginnen so unseren Weg auch in diesem Jahr im Vertrauen auf Gott und die Menschheit. Die Würste, die wir unterwegs nicht mehr in uns hineinbekommen haben, packen wir fein säuberlich zu den restlichen Laugenbrezeln in die Papiertüte – und vergessen sie prompt im Auto. Das fällt uns allerdings erst abends auf, als wir sie essen wollen. Na bravo! Bis wir zurückkommen, werden die auch ganz ohne göttliche Wunderwirkung zu neuem Leben erwacht sein!

Auf geht's! Unsere Schritte sind locker und beschwingt. Nein das sind sie nicht, aber wir tun so, als ob sie es wären, damit wir selbst nicht sehen müssen, wie beklommen uns ist. Und damit vor allem der andere nicht mitkriegt, wie unflott und unbeschwingt man sich fühlt: Nein, miiir gruselt's nicht im Bauch. Schau doch mal, ich hüpfe fast! Und die Sonne scheint so schön! Und die Luft duftet so herrlich! Hach, wie bin ich doch so fröhlich!

Ist euch schon mal aufgefallen, dass es Dinge gibt, für die Worte erst erfunden werden müssen? Wenn man keinen Hunger mehr hat, ist man satt. Aber was ist man, wenn man keinen Durst mehr hat? Jaja, ich weiß, es heißt *sitt*. Aber mal ehrlich: Einen so blöden Ausdruck hat sich doch jemand ganz schnell einfallen lassen, nur um diese Lücke zu schließen. Das benutzt doch kein Mensch! Oder habt ihr schon mal gesagt: Danke, ich bin sitt. Nee, ne! Bevor man das ausspricht, trinkt man lieber noch ein Glas Wein oder eine Flasche Bier ... oder auch zwei. Und wie heißt eigentlich der Stell-dich-gefälligst-hinten-an-sonst-gibt's-eins-auf-die-Mütze-Klopfer an der Supermarktkasse richtig?

Für das Krubbeln in unseren Bäuchen gibt es jedenfalls keinen passenden Ausdruck. Es ist wie ein Eintopf aus Angst, Aufregung, Freude und ... blankem Entsetzten.

Jedenfalls spielen wir jeder sich selbst und uns gegenseitig vor, dass wir dieses Gefühl nicht haben. Können wir auch nicht, weil es keinen Namen hat und was keinen Namen hat, das gibt es nicht. Ha!

Wir kommen genau bis zur letzten Brücke vor dem Stadttor Arco de Santa Maria, da tut es einen mächtigen Knall und mein Trinksack sucht sein Heil in der Selbstöffnung. Na, bravo! Man sollte halt in so ein Ding keine Kohlensäure hineinschütten.

Nein, bitte, tut es nicht! Greift euch nicht schon wieder an die Stirn! Ich weiß ja, dass man so was eigentlich wissen sollte. Aber erzählt mir nicht, dass ihr euch immer daran haltet, was ihr eigentlich wisst, und nie Unsinn macht! Ich gebe ja zu, dass ich vielleicht hier und da ein bisschen öfter und hartnäckiger nicht auf meinen Verstand höre (na gut, lassen wir dieses *meinen Verstand* einfach mal dahingestellt und -geschrieben sein). Zumindest bin ich dazu bereit, aus meinen Erfahrungen zu lernen. Ich bin seit meiner wilden Fahrt auf keinen Schreibtischstuhl mehr gestiegen und gelobe jetzt feierlich, in meinem ganzen Leben nur noch Wasser mit ohne Blubber in den Sack zu füllen.

Und überhaupt: Zum Glück sind meine Sachen nicht komplett nass. Man muss auch mal dankbar für das sein, was hätte passieren können, aber nicht passiert ist, auch wenn dazu erst etwas passieren musste, was nicht hätte passieren dürfen.

Alles klar? Na gut! Dann können wir endlich an die Kathedrale kommen und uns den ersten Stempel in diesem Jahr geben lassen. Eine geschlagene Ewigkeit stehe ich dafür doof in der Gegend herum und gucke zu, wie der Verkäufer und Stempelwächter verzweifelt versucht, einem Kunden ein Büchlein in eine Plastiktüte zu stecken. Es ist der Hammer! Am liebsten würde ich ihm die Kladde aus der Hand reißen und selbst eintüten, denn das was er da macht, das ist ein Trauerspiel. Ruhig, Pilgerchen, ruhig. Du bist auf dem Camino und da hast du gefälligst Geduld und Demut zu zeigen.

Endlich hat er es geschafft, wünscht dem Kunden, dem inzwischen ein langer Bart gewachsen ist, einen schönen Tag, guckt mich an ... und bedeutet mir, dass der Stempel ganz woanders liegt und ich ihn mir gerne (oder gefälligst?) selbst in mein *Credencial* drücken darf/soll (nun verschwinde endlich und guck mir nicht dauernd so mordlüstern auf die Finger, du dumme Trampelliesel!).

Die nächste knappe Stunde verbringen wir damit, verzweifelt den richtigen Weg aus Burgos hinauszufinden. Rund um die Kathedrale ist zwar ein solches Gewusel von Menschen, dass es in einem Ameisenhaufen mit Sicherheit ruhiger zugeht (heute ist Pfingstsonntag), aber alle Einheimischen sind entweder geflüchtet oder haben sich daheim vor den Besuchern verbarrikadiert. Es gibt nur Touristen.

Manche von ihnen sind richtig gut drauf. Ein Grüppchen älterer Holländer spricht uns an und hat einen Heidenspaß mit uns. Warum wir das denn machen, zu Fuß quer durch halb Spanien zu marschieren? Am Ende würden wir nicht einmal mit Blumen in Santiago begrüßt werden. Die armen Pilger latschen so viele Kilometer durch Staub und Hitze und am Ende sind sie angekommen. Fertig. In Holland gibt es irgendeinen Lauf, bei dem werden die Ankommenden wenigstens mit Gladiolen empfangen. Naja, den gibt es dort auch nur einmal im Jahr, da kann man gut mit Grünzeug winken. In Santiago ist jeden Tag Einlauf und Finish. Welche Blume hält denn bitteschön all dieses Gewedel aus?

In unserer Verzweiflung gehe ich sogar in eine Bar, die gerade geöffnet wird, und frage nach dem Camino. Ich kriege nur ein mürrisches „¡lo siento!" und werde ansonsten geflissentlich ignoriert. Oookaaayyy, Schweinebäckchen, du kommst nicht in den Himmel!

¡Tengo un hormiguero en mi poto! Ja, ich habe sogar Spanisch gelernt – wenigstens so viel, dass ich sagen kann, dass ich einen Ameisenhaufen im Hintern habe! Und die Person, zu der dieser Hintern gehört, platzt jetzt gleich! Ein Gewimmel von Menschen, die meisten können uns nicht helfen und die, die es könnten, wollen es nicht!

Endlich erbarmt sich doch eine Eingeborene und schickt uns eine Treppe hinauf. Wir vertrauen ihr, tappeln also nach oben ... und werden prompt wieder hinuntergeschickt. Wenn wir das lange genug machen, laufen wir so auch 500 km ganz ohne unblumenbewedelt in Santiago ankommen zu müssen!

Dann sind wir clever genug, ein bisschen in unserem Reiseführer weiterzulesen (wer sich jetzt schon wieder an die Stirne langt, den hau' ich!): Wir müssen über eine Brücke,

Brücken gibt es am Fluss (ha! Diesen blitzescharfsinnigen Verstand hättet ihr uns jetzt nicht zugetraut, gell?), der Fluss ist dort unten, also nix mehr Treppen, sondern dahinunter, rechts und immer geradeaus. So müsste es gehen.

Tatsächlich finden wir irgendwann endlich den ersten gelben Pfeil: Willkommen auf dem Camino! Kennt ihr mich noch? Na klar! Ich begleite euch wieder in den nächsten Tagen auf eurem Weg und zeige euch, wo es langgeht. Ihr müsst euch nur wieder dazu überwinden, eure Augen zu öffnen und mich zu beachten! Als wir an ihm vorbei sind, höre ich ihn all seinen Kumpels zurufen: Ach du meine Güte, Jungs, zieht euch warm an, die beiden blinden Dummlacken aus Deutschland sind wieder da!

So verlassen wir nach und nach Burgos, erst an einer reichlich befahrenen Hauptstraße am Fluss entlang, dann an einer reichlich befahrenen Ein- und Ausfallstraße zur Stadtgrenze und schließlich unbefahren auf einer Staubstraße zum nächsten Ort, an dem wir zügig vorübergehen. Wir sind trotz der anstrengenden Fahrt guter Füße und laufen munter (schau doch mal, ich hüpfe fast! Und die Sonne scheint so schön! Und die Luft duftet so herrlich!) drauflos. Noch.

Die Staubstraße geht über in einen Feldweg, in dem der von Traktorreifen aufgewuselte Schnodder von der Sonne picke packe festgebacken ist. Hier ist es nicht angenehm. Wir sind umzingelt von einer Autopiste. Außerdem merkt mein Körper doch langsam, dass da etwas ist, was sonst nie da ist: der Rucksack. Die Riemen schrubben mir an den Armen. Meine Hände schwellen so dick an, dass ich meine Finger kaum bewegen kann. Meine Beine sind steif und schmerzen. Sogar meine Füße tun mir weh! Und die Zipp-Hose, die ich trage (meine Stadt- und Kirchenhose) ist auch nicht gerade bequem (oh, haben wir wohl das eine oder andere Pölsterchen zugelegt, meine Dame!).

Wir machen unsere erste Pause. Ich schlüpfe in meine Laufhose (Freiheit den Speckrollen!), trinke einen Schluck, organisiere mich noch einmal um und ... finde mein Pfefferspray.

Meine Lieben, ich kann euch gar nicht sagen, wie und wo überall ich das gesucht habe! Ich hatte es beim Auspacken im vergangenen Jahr auf meinen Schreibtisch gestellt, da bin ich mir ganz sicher. Ich habe es auch noch oft dort stehen sehen. Dann habe ich nicht mehr darauf geachtet und als ich es in meine Bauchtasche packen wollte war es spurlos verschwunden. Na gut, dachte ich, vielleicht hast du es doch weggeräumt. Manchmal überkommt sogar mich so was wie ein Ordnungsdrang. Dann schaltet mein Hirn aus und ich fange an aufzuräumen (dass das Hirn ausgeschaltet sein muss, wenn ich aufräume, ergibt sich daraus, dass ich mit eingeschaltetem Hirn nie auf so eine blöde Idee käme). Ich wuselte in allen Eckchen, wo ich dachte, ich könnte es dort hingelegt haben. Nichts. Dann wuselte ich in allen Eckchen, wo ich dachte, da könnte ich es eigentlich nicht hingelegt haben, aber ich weiß ja, dass ich manchmal Dinge tue, die verstehe ich hinterher selbst nicht mehr. Auch nichts. Zum Schluss suchte ich es auch dort, wo ich bis dahin nicht geguckt hatte: Zwischen meinen Schlüpfern, in den Gummistiefeln, die ich seit zehn Jahren nicht mehr getragen habe (dass ich dabei eine Mäusefamilie obdachlos gemacht habe, tut mir wirklich leid), hinter der Waschmaschine (oh, hier könnte man auch einmal sauber machen - einmal halt) und im Kühlschrank neben der Butter. Nichts. Ich habe alles von links auf rechts gedreht, von oben nach unten - ein zartrosa markiertes Sandkorn in der Wüste Gobi hätte ich mit Sicherheit gefunden! Diese blöde Dose jedoch war und blieb wie vom Erdboden verschluckt!

Da ist sie jetzt in meiner Bauchtasche, die ich daheim so lange hin- und hergestülpt hatte, bis sie leerer als leer war, die ich trotzdem so oft abgetastet hatte, dass ihre Oberfläche ganz abgeschrubbt ist. Und jetzt ist sie einfach drin!

Mit Pfefferspray watscheln wir also nach Tardajos, finden eine Bäckerei und knabbern auf einer Treppe im Schatten zum ersten Mal in diesem Jahr an unserem Weißbrot. Es hört sich bestimmt komisch an, doch mit solchen Kleinigkeiten kommen wir langsam aber stetig wieder auf dem Camino an.

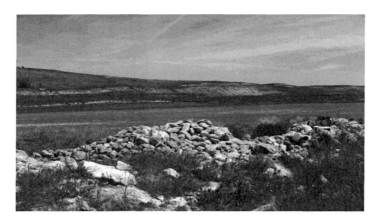

Eine Señora spricht uns an, ob wir eine *Albergue* suchen. Wir nicken: Ja, allerdings möchten wir bis zum nächsten Ort weitergehen. Oh, das sei schön, denn dort gäbe es eine Herberge *muy bonita*. Sie erklärt genau, wie wir diese finden und radelt davon ... um in Rabé de las Calzadas schon auf uns zu warten und uns persönlich zu begleiten, damit wir uns auch ja nicht verlaufen. Sieht man uns das wirklich so an, dass uns einfach jede Dämlichkeit zuzutrauen ist? - Nein, bitte, antwortet mir nicht.

Sie hat nicht zu viel versprochen, die Herberge ist wirklich süß: Eine Dame öffnet die Tür und lässt uns ein. Wir stellen die Rucksäcke am Eingang ab und ziehen gleich brav unsere

Wanderschuhe aus. Durch einen kleinen Flur kommen wir in einen riesig hohen Raum. Die Wände sind voll mit Bildern, Muscheln, Postern und allem, was sie wohl in ihrem nicht unbedeutend langen Leben an Camino-Küddelkram gesammelt hat. Wir bekommen einen Becher Brunnenwasser, dann überreichen wir unsere *Credencials* und Personalausweise.

Das Angebot für ein gemeinsames Abendessen und Frühstück um 7.30 Uhr lehnen wir dankend ab. Wir haben selbst noch den Rucksack voll mit Reiseproviant (denken wir!) und wollen morgen früh los.

Sie weist uns unsere Schlafstätten im Acht-Bett-Zimmer zu, unten, direkt nebeneinander. Na bitte, wenn das nicht schön ist! Dann werden wir eindringlichst auf einige Besonderheiten hingewiesen: Zu unserem eigenen Schutz dürfen wir auf unsere Betten ausschließlich die Schlafsäcke und uns selbst legen. Unsere Rucksäcke werden in Plastiktüten verpackt. Was wir sonst brauchen, möchten wir bitte nur auf die Holzbank oder das Fensterbrett packen.

Wir haben ein bisschen Verständigungsschwierigkeiten, begreifen aber dann doch endlich, worum es geht: Die Betten sollen nicht von schmutzigen Rucksäcken oder Klamotten verunreinigt und die Gefahr von eingeschleppten Wanzen, Flöhen und Läusen so gering wie möglich gehalten werden. Wie das allerdings klappen soll, ist mir nicht ganz klar. Wenn ich Krabbeltiere habe, dann wohnen die doch vor allem im Schlafsack und der kommt auf die Matratze, weil sonst würde er ja gar keinen Sinn machen.

Die Señora ist jedoch so nett, dass wir ihr nicht widersprechen mögen. Außerdem schreibt sie uns ein besonders herzliches *¡buen Camino!* in unsere *Credencials*. Da tüten wir doch gerne unsere Rucksäcke ein! Dass ich klammheimlich meinen Schal über das Kopfkissen lege, wie ich es schon im letzten Jahr gemacht habe, muss sie nicht wissen.

Ich bin mir noch immer nicht sicher, ob das wirklich Sinn macht, aber ich fühle mich einfach wohler, wenn meine Bäckchen auf Stoff liegen, auf dem nicht schon so mancher Sabber aus im Schlaf leicht geöffneten Pilgerschlündern gelaufen ist.

Und schon sind wir wieder in unserem Camino-Rhythmus: Ankommen, Bett belegen, Waschbeutel und frische Kleider auspacken, duschen, Wäschewaschen, aufhängen und essen.

Essen? Ach ja: Essen. Ha! Nix mit Essen! Essen kriegt gerade im Auto neue Beine! Na bravo!

Gut, dass ich Studentenfutter dabei habe. Und wenn es das zum Abendbrot gibt, was ich rieche (es *duftet* (so nett, wie die Señora ist, benutzt man Worte wie *stinkt* nicht) nach ausgekochten Geflügelknochen) schmecken mir - miam, miam, miam - meine Kraftnüsschen gleich noch mal so gut.

Nach und nach füllt sich die Herberge mit Franzosen, die uns nicht wirklich sympathisch sind. Also bleiben wir für uns, schlendern ein bisschen durch das Dorf, spielen Karten und dusseln vor uns hin. Obwohl ich tot umfallen könnte, traue ich mich nicht zu schlafen, aus Angst, dafür in der Nacht wachzuliegen. Natürlich versuchen wir, uns in die Kirche zu schleichen, doch die Türe ist - willkommen in Spanien! - verschlossen.

Gegen 19.00 Uhr hält uns nichts mehr. Wir krabbeln in unsere Kojen. Ich kriege am Rande mit, dass die Señora Thomas noch einmal aus den Federn holt, um ihm zu zeigen, wie er morgen die Türe verschließen soll, und dass die anderen ins Zimmer kommen. Aber ich schlafe sofort wieder ein und ratzel die ganze Nacht selig vor mich hin.

Nein, heute war nicht wirklich unser Tag. Na komm schon, kleines Pilgerweib, was hast du nach so einer langen Autofahrt und dem ersten Warmgekrauche anderes erwartet. Kopf hoch, morgen wird es besser!

Montag, 24.05. 2010

Rabé de las Calzadas - Castrojeritz (28 km)

Wir kriechen zwar ganz früh von der Matratze, aber bis wir fertig sind, sind alle anderen schon längst weg. Naja, wir waren nie von der flinken Truppe. Die Rucksäcke packen wir auf dem Tisch vor der Herberge. Wir dürfen sie ja nicht aufs Bett legen. Darüber muss ich immer noch schmunzeln. Getier, das in unsere Schlafsäcke krabbelt, krabbelt halt: *Buen Camino* ihr Läuse!

Beim Fertigmachen begegnen uns die ersten Deutschen, Nikos (bei so einem Namen muss man einfach aus Deutschland kommen!) und seine Begleiterin, die heute von irgendwo vorher losgelaufen sind und jetzt Kaffee suchen, notfalls auch gerne aus einem Automaten. Wir können ihnen nur Leitungswasser anbieten, das so nach Chlor stinkt, dass jeder Fußpilz sich schon beim bloßen Gedanken, mit ihm in Berührung zu kommen, unverzüglich auf die Socken macht. Selbst die Türe zum Brunnenwasserhahn ist leider fest verschlossen. Aber falls er irgendwo ein koffeinhaltiges Heißgetränk findet, soll er mich bitte rufen. Eine schöne, duftende Tasse Kaffee, ja, das wäre doch ein guter Start in den Tag!

Es ist noch sehr frisch an diesem Morgen, aber mit kurzer Hose, Shirt und Softshell-Weste (die ist mir schon im letzten Jahr schier am Körper angewachsen) geht es. Außerdem stelle ich fest, dass die Shorts, die ich heute anhabe, total genial zum Laufen sind. Da zwickt nix, da kneift nix, die Speckröllchen können atmen und die kleine Pilgerin sich hemmungslos bewegen. Das ist doch schon mal ein guter Anfang.

Mich erschrecken nur ein bisschen meine Füße. Irgendwie fühlen die sich in diesem Jahr nicht so wohl in meinen Wanderschuhen. Ich verstehe gar nicht, warum. Wir waren in den letzten Wochen so oft längere Strecken unterwegs und ich habe sie stets getragen. Immer war alles gut. Aber jetzt piesacken mich meine Treterchen. Liegt es daran, dass ich in diesem Jahr noch nicht mit Rucksack gegangen bin? Müssen sie sich erst an diese zusätzliche Belastung gewöhnen?

Jedenfalls gehen wir los und müssen erst einmal 100 m nach oben, aber schön langsam und gemächlich. Ich bin nicht wirklich gut drauf, setze mich ein Stück von Thomas ab und fange an, meine Lieder zu singen: *Danke für diesen ...* Weiter komme ich nicht. Das Wort *schönen* bleibt schon in meinem Hals stecken. Da sind so viele Brocken, die sich verkeilt haben, so viele Knoten, die noch gelöst werden müssen. Es wird ein Weilchen dauern, bis ich wieder trällern kann. Bis dahin vertreibe ich mir die Zeit damit, hemmungslos (weil unbeobachtet) vor mich hinzuheulen.

Das ist eine meiner großen Macken: Ich kann mich nicht lösen. Gerade Dinge, die mir nicht guttun, halte ich krampfhaft fest und begreife einfach nicht, dass sie nur gut werden können, wenn ich sie gut werden lasse. Mein Kopf packt das bockige Maultier in mir am Schlafittchen, schüttelt und rüttelt es, so gut er kann, und schimpft: Du Knalltüte! Mach' die Augen auf und schenke deinem Ärger die Freiheit ... endlich zu gehen! Doch dieses blöde Vieh bleibt einfach stur, macht ein trotziges Gesicht, verschränkt die Arme vor der Brust, schüttelt den Kopf und sagt: Nein. - So, Kopf, was machst du jetzt? Ein dummes Gesicht (oh, das kannst du schon sehr gut!) und einen guten Eindruck (naja, das müssen wir noch ein bisschen üben)! Na bravo!

Heiliges Jakobchen, da habe ich in diesem Jahr etwas zu tun!

Nach dieser Heulattacke schnäuze ich mir noch einmal das Näslein, gucke mich um ... und fange an, mich über den Weg zu ärgern. Letztes Jahr hatten wir ganz viel wunderbar weichen Boden und wunderschöne Pfade. Hier latschen wir fast ausschließlich über Staubstraßen, die hart und hässlich sind. Ob mir darum die Füße so wehtun?

Außerdem ist die Gegend nicht wirklich abwechslungsreich. Wir sind in der Meseta, dem spanischen Hochland, in dem die Getreidefelder mindestens so weit reichen wie das Auge gucken kann. Es ist, als wollte der Camino mich einfach zu der Ruhe zwingen, die ich noch nicht gefunden habe. Ich kann mich auch noch nicht wirklich auf ihn einlassen. Aber dazu habe ich im letzten Jahr ja auch ein paar Tage gebraucht. Nur langsam mit den alten Pilgerweibern, so schnell kommen die halt nicht runter.

Nach 7 km kommen wir endlich in ein Dorf, Hornillos del Camino. Gleich links ist eine ganz süße kleine *Alimentation*, ein Minisupermarkt. Über dem Eingang verkündet ein großes Schild, dass es noch 469 km nach Santiago sind. Na, das ist doch mal eine Aussage! Innen hängen Uhren, die die Zeit von allen möglichen Ländern angeben. Und der Señor hinter der Theke ist so lieb! Er schenkt uns sogar eine Tomate! Es ist 9.15 Uhr und nach unserer Zeit Zeit etwas zu essen. Wir holen Baguette, Pastete etwas Käse und eine Dose Cola. Wenn schon nicht heiß und duftend, dann nehmen wir unsere Koffeindosis eben kalt und sprudelig zu uns. Thomas ist das eh lieber. Der Einfachheit halber bleiben wir munter vor uns hinschmatzend gleich auf der Bank vor dem Geschäft sitzen.

Da beobachten wir, wie Fahrradfahrer mit ihren *Credencials* das Geschäft betreten und es frisch bestempelt wieder verlassen. Diesen Stempel möchten wir natürlich auch haben. 469 km - das hebt sogar meine Stimmung.

Dann kommt unsere nächste deutsche Begegnung: Andreas. Er kauft auch ein, will aber lieber in der nächsten Bar einen Kaffee trinken. Tatsächlich treffen wir ihn ca. 1 km hinter dem Dorf an einem Anstieg wieder. Da steht er am Wegesrand und versucht verzweifelt, mit seinem Gasfeuerzeug einen Espitkocher zum Glühen zu bringen. Einen Espitkocher! Auf die Idee muss man erst einmal kommen. Ich habe so ein Ding schon seit 30 Jahren nicht mehr gesehen!

Da kommt eine wunderschöne kleine Erinnerung mit einem lieben Winken zu meiner kleinen Schwester: Sie hatte als Kind eine kleine Metallpuppenküche, in der man auch mit Espit brutzeln konnte. Wir haben uns fast täglich Nudeln mit Suppengeschmack damit geköchelt. Huh, es gruselt mir heute noch, wenn ich daran denke, wie die nach diesem Glühzeug gestunken und geschmeckt haben, aber wir haben es geliebt! Gibt es solche Küchen überhaupt noch? Nein, das kann ich mir nicht vorstellen. Bestimmt haben zu viele zarte, unschuldige Kindergesichtlein eine derart ungesunde grüne Gesichtsfarbe bekommen, dass man sie vom Markt nahm, um zu verhindern, dass unsere Zukunft vorzeitig mit einer Espitvergiftung in die Suppennudel beißt.

Jedenfalls müht der arme Kerl sich redlich ab. Warum er seinen Kaffee nicht in der Bar getrunken hat? Das hat ihm zu lange gedauert! Die Señora hatte ihre Bude wohl gerade erst geöffnet und die Kaffeemaschine angestellt. Bis die warmgelaufen ist - so lange wollte er nicht warten. Also ist er weitergegangen und versucht jetzt, sich hier selbst ein wohlschmeckendes Gesöff zu brauen. Das geht auch viel schneller! (Räusper!)

Wir überlassen ihn und seinen Kocher ihrem Schicksal und wandern weiter. Vor uns liegen 10 km Hochebene. Diese Strecke nennt unser Reiseführer *Etappe mit spirituellem Tiefgang*, weil der Weg genau dort entlanggeht, wo schon im

Mittelalter Pilgerchen herumgestiefelt sind. Denen ist nach spätestens 3 km mit Sicherheit auch nichts anderes übrig geblieben als sich vor Verzweiflung in spirituelle Tiefen zu ergehen! Launig steht da weiter, dass zurückgekehrte Pilger zwar bereitwillig über die Wunder erzählten, die sie auf dem Camino erlebten (gab es damals auch schon Mandeln und Kaubonbons?), aber nie ein Wort darüber verloren, wie anstrengend und voll Strapazen er ist.

Na klar! Wenn die daheim von ihren Blasen, von der Eintönigkeit, von der Schwitze, die man vor sich hintröpfelt, von den Schmerzen in den Beinen, von dem sich wie geschunden Fühlen des ganzen Körpers erzählt hätten, wäre das Pilgern schon in den frühesten Kinderschuhen jämmerlich ausgestorben. Diesen Weg läuft kein Mensch freiwillig! – Naja, mal abgesehen von ein paar Tausend, die es jährlich doch tun ... und uns.

Was mir hier jedoch zu schaffen macht ist nicht die Distanz, sondern, dass man kein Ende sieht. Wo man hinguckt sind Getreidefelder und die hören und hören einfach nicht auf. Irgendwo kommt ein Baum. Nee, ne?! Doch! Es ist wirklich einer, keine Kapriole der Fantasie, keine Fatamorgana, sondern ein richtiger Stamm mit Blättern dran! Ich verheddere mir fast die Finger, weil ich meine Kamera nicht schnell genug aus der Bauchtasche kriege: Den muss ich einfach fotografieren! Ein Baum, ein Baum, oh, Heiliges Jakobchen, wir danken dir!

Dabei haben wir Glück. Die Sonne scheint zwar, aber auf immerhin zwischen 800 und 900 Höhenmetern ist die Luft so frisch, dass sie nicht zu sehr drückt.

Wir kommen an San Bol vorbei. Hört sich gut an, San Bol, ist aber, soweit wir sehen, nicht mehr als eine Herberge mit einem kleinen Steingemäuer mit Kuppel als Andachtsraum. Vielleicht hätten wir die Empfehlung unseres Reiseführers trotzdem ernst nehmen und wenigstens einen Kaffee trinken sollen. Aber irgendwie verhalten wir uns noch immer, als wären wir auf der Flucht, nehmen uns nicht die Zeit, sondern latschen weiter.

Schön blöd! Mit einer Pause wären uns die nächsten ca. 4 km vielleicht nicht so schwergefallen. So aber sind wir nicht mehr wirklich frisch und dynamisch und die Strecke zieht sich und zieht sich.

Im nächsten Ort, Hontanas, befindet sich gleich rechts die Herberge mit Bar. Das gibt es seit Burgos übrigens ziemlich oft: Herbergen mit Bar. Überhaupt habe ich das Gefühl, dass viel mehr für das leibliche Wohl der werten Pilgerschar gesorgt wird als vorher. Oder sind mir im vergangenen Jahr nur die Futterstellen nicht so aufgefallen? Ich weiß es nicht.

Jedenfalls hat diese Herberge eine Bar, die Bar hat Stühle und Tische draußen und auf solchen Stühlen sitzen an eben diesen Tischen Nikos und seine Begleiterin und trinken - na klar - Kaffee. Wir müssen lachen, denn er begrüßt uns laut schimpfend: „Ich hab' die ganze Zeit nach euch gerufen! Wo seid ihr denn so lange geblieben?"

Du zuckersüßes Schweinsöhrchen, darf man auf dem Camino lügen? Ach, ich denke, so eine Lüge schon, denn sie ist nicht von der Marke Großkotz und was bin ich doch für ein toller Hecht, sondern einfach nur lieb.

Dies sei eine der schönsten *Albergues* auf dem Camino, erzählt er uns. Er muss es wissen, denn er geht ihn schon zum fünften Mal. Er kommt also ganz bestimmt in den Himmel - später. Bis dahin muss er jedoch seine weltliche Miete zahlen. Also hatte er die Idee, Pilger, die sich alleine nicht trauen, in Gruppen über den Jakobsweg zu führen. Seine Begleiterin muss als Versuchspilgerchen herhalten.

Also das kann ich mir gar nicht vorstellen: In einer Gruppe sechs Wochen zu wandern – wie soll denn das gehen? Die einen sind schnell, die anderen langsam, die einen mögen dies, die anderen das nicht. Thomas und ich laufen schon weite Strecken nicht gemeinsam, sondern manchmal mit ganz viel Abstand, weil einfach jeder seinen eigenen Takt hat. Jedem geht es doch unterschiedlich gut oder schlecht; entsprechend locker ist dann auch der Schritt – oder eben nicht. Was macht man, wenn man so eine olle Stinksocke in der Gruppe hat? Wie soll man da zur Ruhe kommen? Wie soll man in einer Gruppe diese kleinen Wunder erleben können (wie uns das mit Cordula und John passiert ist), die Magie des Caminos fühlen? Wo bleibt die Ruhe, sich mit sich selbst auseinanderzusetzen, zu betrachten und zu hinterfragen?

Wenn man nicht möchte, ist man nicht alleine auf dem *Camino*. Tagsüber finde ich es eher bedenklich, mit anderen zusammen zu sein, eben wegen des Taktes und der Ruhe, die man braucht, sich selbst zu fühlen und seine Gedanken zu hören. Zwischendurch hat man, wenn man möchte, sehr schnell sehr viel Gesellschaft in den Bars und am Abend die Möglichkeit auf wunderbare Gespräche in den Herbergen. Wenn man mit denen, die nachts gurgelnd vor sich hinschnarchen, vorher ein Schwätzchen gehalten und gelacht hat, kann man das Donnergesäge einem Gesicht zuordnen und – schwups - ist es gleich viel leichter zu ertragen.

Wir brauchen in diesem Jahr genau eine Nacht, um uns in den Herbergen wieder zu Hause fühlen. Die haben wir gerade hinter uns und da war uns, nach der langen Autofahrt, nun wirklich nicht nach Geselligkeit.

Nikos weiß so viel über den Weg. Von ihm erfahren wir von besonders schönen Herbergen, wo wir auf keinen Fall bleiben sollen und welche Eckchen wir nicht unbeachtet lassen dürfen. Er ist mehr wert als alle Reiseführer der Welt!

Wir trinken *café con leche* (Milchkaffee, na endlich!), essen einen *Bocadillo*, sitzen in der Sonne und machen Pilger-watching. Kinders, das ist manchmal besser als Kino! Sitzen, schlürfen, gucken und - na klar! - lästern. Oh, ich liebe das!

Da gibt es zum Beispiel ein deutsches Terzett bestehend aus einer älteren Dame (Mutter), ihrer mutgemaßten Tochter, so um die 30 Jahre, und einer ebenso alten männlichen Person, welche seine Begleiterinnen lautstark davon in Kenntnis setzt, dass sie laut GPS exakt 5 km pro Stunde laufen. Aber nein, man ist ja zum Pilgern hier, nicht, um ein Wettrennen zu bestreiten. Gut, dass er das dazu sagt! Wir wissen sofort: Mit diesem Hecht wollen wir keine (energisches Kopfgeschüttel) heitere abendliche Herbergengeselligkeit.

Aber hier treffen wir auch Wilhelmine zum ersten Mal, eine etwa 65-jährige gestandene Holländerin, die weiß, was sie will und wo es für sie langgeht. Der verkauft keiner mehr ein X für ein U. Sie packt ihr Leben an - und sie hat ein großes Leben: Tagsüber kocht sie für sterbende Menschen in einem Hospiz und abends lehrt sie Kindern das Schwimmen. Ihre Energie, ihre Fröhlichkeit, ihr Humor, ihr Auftreten – einfach alles an ihr macht, dass wir uns auf der Stelle in sie verlieben.

Unsere Beine sind ganz steif. Das ist auch etwas, was ich letztes Jahr nicht hatte: steife Beine. Nach dem langen Marsch können wir beide die Knie gar nicht mehr beugen. Dazu kommt, dass wir (aber das kennen wir ja schon) ohne Rucksäcke plötzlich watscheln wie Donald Duck nach einem Vollbad in 80%igem Alkohol. Und meine Füße! Heiliges Jakobchen, was ist denn in die gefahren?! Sie tun so weh, dass ich sie nun endgültig aus ihren Stiefeln befreie. Ich befreie meine Füße aus meinen heißgeliebten Stiefeln, die, auf die sich meine Treterchen morgens so freuten, wenn sie wieder in sie hineinschlüpfen durften, die, in denen ich mich so wohlfühlte! Ich verstehe die Welt nicht mehr!

Es ist noch früh am Tag, gerade mal 13.00 Uhr. Wir wuchten unsere Rucksäcke auf unsere Buckel. Laut Reiseführer sind es nur eineinhalb Stunden bis St. Anton, wo es auch eine Herberge gibt. Das schaffen wir doch mit links (wenn rechts dabei hilft).

Der Weg führt nicht mehr über die Meseta, sondern ein bisschen oberhalb der Straße aus dem Tal hinaus. Hier gibt es Gras, Blumen und Bäume. Hier ist es schön! Und guckt mal, wie meine Beine wetzen! Ha! Geht doch!

St. Anton ist die Ruine eines Klosters, das früher einmal riesig gewesen sein muss. Schon das verfallene Gemäuer der Kirche ist sehr imposant: links hohe Mauern, rechts hohe Mauern und mitten hindurch die Landstraße. Zwischen den Steinen gibt es zwei Nischen. Unser Reiseführer sagt, in diesen hätten Mönche früher den Pilgern zur Erquickung Wasser und Brot bereitgestellt. Heute fungieren die Höhlungen quasi als Schwarzes Brett: Auf unzähligen kleinen Zetteln hinterlassen mitteilungsbedürftige Wanderer Grüße und Nachrichten an die, die da kommen werden.

Aber soll ich euch mal etwas sagen? Irgendwie ist das ein komisches Gefühl, mitten in einem ehemaligen Gotteshaus auf einer Straße zu stehen. Interessant - aber krusselig.

Es gibt hier tatsächlich eine *Albergue*. Wir schauen uns noch einmal um: Ruine, Herberge, Straße - das war's. Sonst gibt es hier rein gar nichts. Nein, nein, hier wollen wir nicht bleiben.

Ab jetzt geht es nicht mehr schön, weich und im grünen Gras, sondern, wie wir es gelernt haben, auf der linken Seite der Landstraße. Und es sind noch 4 km. Na klasse!

Wir sind heilfroh, als wir an den ersten Häusern von Castrojeritz ankommen. Kunststück! Wir wissen noch nicht, wie lang so ein kleines Dorf sein kann!

Gleich auf der linken Seite ist eine Art Campingplatz mit Herberge, aber die sieht nicht wirklich einladend aus. Außerdem hat Nikos gesagt, wir sollen nicht gleich in der ersten

Albergue bleiben, weil die ziemlich laut und nicht schön sei. Also laufen wir, merklich plattfüßiger als zuvor, weiter und erreichen die *Plaza Mayor* des Ortes. Eine Pilgerunterkunft links ist über Pfingsten geschlossen und macht erst morgen wieder auf. Oookaaayyy, und jetzt?
Unter einem wunderschönen Tunnelgewölbe am Rand des Platzes sitzt eine junge Frau, macht eine Yoga-Übung und hält sich die Nase zu. Ob wir die stören können? Ihr Begleiter ist zum Glück offensichtlich nicht versunken und guckt sehr ansprechbar drein. Den fragen wir: *"¿Albergue?"* Seine Antwort kommt prompt, freundlich und sehr deutsch: In diesem Ort gibt es noch eine Gemeindeherberge gleich hier vorne, die aber leider schon belegt ist, und noch eine um zwei Ecken herum, die um 15.00 Uhr – also ungefähr jetzt – öffnet. Da schlappen wir hin und reihen uns hinter Wilhelmine in der Schlange der Wartenden ein. 32 Plätze hat die Unterkunft und wir sind Nummer 30 und 31. Na, reicht doch! Mehr als ein Bett pro Nase wollen wir ja gar nicht.

Hihihi! Ihr seht aber lustig aus, wenn ihr so die Köpfe einzieht, weil ihr denkt, dass ich jetzt wieder von dem Mallorca-Dussel von letztem Jahr anfange. Das hätte ich auch bestimmt getan, wenn ich damit einen Überraschungseffekt erzielt hätte. Aber das geht nicht, weil ihr nur drauf wartet, von mir überrascht zu werden. Also sage ich hier nix mehr (aber wenn mir dieser Hannebambel noch einmal vor die Füße stolpert, dann nehm' ich ihn und schüttel' ihn so lange, bis seine im Nirwana liegenden grauen Zellen freiwillig wieder zu Leben erwachen und barfuß, in weißen, langen Hemdchen und mit Lauten und Harfen frohlockend um seinen hässlichen Kopf tanzen!); ich bin ja nicht nachtragend.

Das bekommen wir – und was für eins! Unser Schlafraum ist aufgeteilt in drei Kojen mit je zwei Stockbetten. Das ist richtig schön gemacht, vor allem, weil man immer eine massive Wand im Rücken hat. An die braucht man sich nur dranzukuscheln und kann in aller Seelenruhe die müden Pilgeräuglein schließen.

Mal Hand aufs Herz: In einem normalen Bett gibt es auch keine Herausfallsicherung, aber wer wacht schon morgens auf dem Boden auf? Nach einem zu heftigen Umtrunk vielleicht, wenn man seinen Fuß zu weit herausstreckt, um das Karussell anzuhalten; aber das ist etwas anderes. Ich bin zum letzten Mal aus dem Bett gefallen, als Thomas eine Nacht weg war und ich auf seiner Seite geschlafen habe. Die roch erstens so gut nach ihm und zweitens habe ich es auf diese Weise vermieden, dass links neben mir das Bett leer war (leer war ja jetzt mein eigenes Bett rechts und das war nicht schlimm, weil mich habe ich nicht vermisst). Also jedenfalls habe ich in seinem Bett geschlafen und in meinen kunterbunten Träumseleien nicht daran gedacht, dass jetzt links von mir gar kein Bett mehr ist. Wenn man dann natürlich nach links rutscht, um zu kuscheln, hat es sich – plumps – ganz schnell ausgeträumselt.

Die Angst vor dem Herauskullern und der Höhe ist also nicht mein Problem. Mein Problem ist, dass ich nie von dort oben herunterfallen könnte, weil ich nie nach dort oben hinaufkomme. Hallo! Ich bin ein gestandenes Pilgerweib mit einer Gesamtgröße von 1,60 m - wenn ich meine Wanderschuhe trage. Das ist jetzt nicht gerade wirklich klein, aber für die eine oder andere Situation im Leben doch nicht groß genug!

Oh, Moment, das muss ich jetzt gerade mal loswerden: Welcher eingebildete und an seiner eigenen Größe verblödelte Knallkopf hat sich denn ausgedacht, in der Damenabteilung seiner Geschäfte die Blusen so hoch zu hängen, dass man als normal gewachsener Mensch nie, niemals drankommt? Oh, wie nett, uns werden Stangen zur Verfügung gestellt ... mit denen frau geduldig 50 Oberteile herunterfischt, um festzustellen, dass es die in allen Größen gibt, nur nicht in der, die passt. Weil mir die Verkäuferinnen, die sowieso viel zu wenig Geld für viel zu viele Auseinandersetzungen mit verbiesterten Kunden bekommen, leidtun, stehe ich dann noch einmal geduldig eine Ewigkeit in der Gegend herum und versuche, die Dinger irgendwie wieder hinaufzubekommen. Besonders viel Spaß macht es, wenn ich mich in den Fummeln so verheddere, dass ich mit ihnen um meine Freiheit kämpfen muss, während sich rund um mich herum eine Menschentraube bildet, die mir belustigt dabei zusieht, wie ich versuche, mich aus dem Schlamassel wieder herauszuwinden. Ganz klasse!

Lieber Herr X (das muss ein Mann sein, eine Frau käme nie auf eine so unselige Idee!), wenn du das liest, so sei gewarnt: Wenn ich dich erwische, hänge ich dich mit den Füßen nach oben zu den Kleidungsstücken in luftige Höhen, gebe dir eine dieser blödsinnigen Stangen in die Hand und schaue gerne dabei zu, wie du versuchst, wieder herunterzukommen. Gegen einen kleinen Obolus lasse ich gerne jeden an diesem Spaß teilhaben. Und sei versichert: Ich werde damit stinkreich, denn diese Genugtuung lässt sich keine Frau entgehen!

So, das musste mal gesagt werden.

Wo war ich?

Ach ja: Ich stehe vor diesem hohen, sehr hohen Hochbett und gucke ziemlich dusselig aus der verschwitzten Wäsche. Wie soll ich Zwerg um Himmels Willen dort hinaufkommen? Die Señora ist so lieb und bringt mir einen Stuhl, aber selbst wenn ich auf dem stehe, schließt die Matratze mit dem oberen Ende meiner Brust ab. Hm.

Hinter den Betten gibt es, etwas höher als der Stuhl, eine Ablage für Rucksäcke, die bereits reichlich als solche von den beiden Untenschläfern genutzt wird. Vielleicht könnte es ja so gehen.

Ich bedeute der Señora mit einem zuversichtlichen nicken, dass ich es schon irgendwie schaffen werde, warte, bis ich alleine bin, und mache mich dann - aber auch erst dann - an den Versuch, mein pummeliges Ich auf die Matratze zu wuchten. Nein, ich brauche keine Zuschauer. Wenn ich schneller herunterfalle, als ich oben ankommen kann, oder mit in der Luft zappelnden Beinen hängen bleibe, dann möchte ich lieber alleine sein.

Beherzt schiebe ich also die Rucksäcke ein bisschen auf die Seite, stelle den linken Fuß auf den Stuhl, den rechten auf die Ablage, winde (jetzt muss ich selbst mal lachen: Ich und winden! Aber mir fällt kein passendes Wort für meine Verrenkungen ein) mich um die Ecke, lege meinen Oberkörper gerade so auf dem Bett ab … Genau so habe ich mir das vorgestellt: Da häng' ich nun hübsch frisch und munter und komm' nicht rauf und auch nicht runter. So ein Küddelschleim! Irgendwie schaffe ich es doch nach oben, hau' mir dabei fürchterlich den Kopf an der Zimmerdecke an (Gehirnerschütterung kann ich keine bekommen, weil wo nix ist, kann man nix erschüttern), strecke alle Viere von mir und bleibe liegen. Ich lasse meinen Gefühlen und den Wassern in mir freien Lauf. Ich heule, was Augen und Nase an Flüssigkeit hergeben. Meine Taschentücher stecken übrigens im Rucksack und der Rucksack ist … Na klasse! Dann schnäuze ich mich eben nicht!

Es dauert ein Weilchen, bis ich mich beruhige. Oookaaayyy, hinauf bin ich gekommen, hinunter werde ich es dann ja wohl auch schaffen.

Ich habe nicht lange Zeit, über dieses Problem nachzudenken, denn schon hallt ein Ruf durch die Herberge: Es regnet!

Ha! Die Welt meint es gut mit mir! Es regnet! Draußen hängen meine frisch gewaschenen und mit aller Kraft ausgewrungenen Klamotten, Thomas steht unter der Dusche, ich hocke in schwindelnden Höhen und es regnet! Heute ist einfach mein Tag!

Zum Glück bin ich noch immer ohne Zuschauer, sodass ich mich *nur* irgendwie herunterhangeln muss. Das schaffe ich auch - in einer so affenartigen Geschwindigkeit, dass ich meine Kleider schon wieder tropfnass sind, als ich sie in den Wäscheraum hole. Hätte ich auch nur ein bisschen mehr Hirn im Kopf (nein, sagt nichts ...), hätte ich das gleich gemacht, denn dieses Gewitter kommt nicht aus heiterem Himmel. Aber nein, ich weiß ja alles besser als mein Verstand! (... und verkneift euch jeden Kommentar!)

Die Herbergsmütter hängen auch fleißig Wäsche ab und wieder auf, denn es sind nicht alle Pilger im Haus. Das finde ich so lieb. Hätte ich das aber vorher gewusst, wäre ich in meinem Höhenbett liegen geblieben - aber so was von!

Wie auch immer: Ich bin unten, zum Ausruhen wieder hinaufsteigen will ich ganz und gar nicht, also warte ich im Gemeinschaftsraum darauf, dass Thomas sich entstunken und der Regen aufgehört hat. Dann gehen wir auf Nahrungssuche.

Habe ich euch schon erzählt, dass es auf dem Camino sehr einfach ist, ein Lebensmittelgeschäft zu finden? Man muss nur den plastikbetüteten Pilgerchen entgegenlaufen, schon kann man sein Ziel gar nicht verfehlen.

Als wir gerade in die *Albergue* zurückkommen, beobachten wir, wie ein junger Herr für sich und seine Begleiterin nach einem Bett fragt. Die Herbergsmutter ist sichtlich betroffen, aber sie kann nur den Kopf schütteln: „*¡Completo!*" Die junge Frau guckt ganz verzweifelt, aber was mich wirklich beeindruckt, ist seine Reaktion: Er zaudert nicht, er murrt nicht, er versucht nicht zu diskutieren. Es gibt kein Bett mehr, fertig. Es gibt Dinge, die man einfach als gegeben annehmen muss: dass es nass wird, wenn es regnet, dass man ab und zu etwas größer sein möchte, dass Blusen da hängen, wo man ganz bestimmt nicht drankommt, dass Betten oben richtig oben sein können und es hier für diese beiden gar keine mehr gibt (also mecker nicht, du kurzbeiniges Pummelchen, weil du dir ein bisschen schwertust, deinen Körper in all seiner Fülle hinaufzuwuchten). Nein, er stellt eine ganz einfache Frage: „*Any other options*?"

Wir kennen ihn nicht und begegnen ihm auch nicht wieder, aber für Thomas und mich ist das zu einem geflügelten Wort geworden: *Any other options*? - Zaudern und Zetern bringt nix und kostet nur unnötig Kraft, also such lieber eine Lösung!

Wir setzen uns in den Gemeinschaftsraum, packen Wurst, Käse und Brot aus und lassen es uns gut schmecken. Am Tisch neben uns sitz ein junges italienisches Pärchen. Nach gefutterter Vesper spielen wir eine Runde *Skip-Bo*. Die beiden sehen uns so mitgerissen zu, dass wir sie einladen, sich zu uns zu setzen, und ihnen die Spielregeln erklären. Glaubt mir: Diese Szene gefilmt und mit einem Abspann versehen wäre ein echter Straßenfeger: Zwei, die kein Wort Italienisch können, erklären zwei anderen, die außer Italienisch gar nichts können, ein Spiel, bei dem es Handkarten, einen Talon, vier Stapel in der Mitte und vier Stapel vor jedem Mitspieler gibt! Es ist einfach genial! Und soll ich euch etwas sagen? In unserer ersten gemeinsamen Partie ziehen sie uns gnadenlos ab!

Kurz vor 22.00 Uhr verschwinden wir also noch einmal brav auf dem stillen Örtchen und - ähm - krabbeln dann in unsere Kojen. Eine Kanadierin erzählt sehr launig, wie sie es die letzten beiden Male doch geschafft hat, aus dem Bett herauszuplumpsen. Mir wird schlagartig bewusst, dass ich auf der linken Seite, also da wo ich meinen Prachtkörper jetzt ablege, zu Hause auch liege. Die Wahrscheinlichkeit, dass ich mich zum Kuscheln auf die andere Seite rolle und mir und meinen Mitschläfern mit einem lauten Platsch und Kawumm ein fürchterliches Erwachen beschere, ist also durchaus gegeben. Soll ich noch mit Thomas die Seiten wechseln? Aber dann müsste ich wieder runter und auf der anderen Seite rauf. Ich will das nicht! (Jajaja, ich könnte mich auch einfach mit dem Kopf an die Füße legen, aber ihr wisst ja, dass ich nicht die Hellste und Schnellste bin! Ehrlich gesagt kommt mir diese Idee erst hier, also zu Hause am PC.)

Von ihrem Begleiter schnappe etwas von *cloudburst* auf und muss grinsen: Himmeldonnerwetter und Wolkenbruch, diesen Ausdruck habe ich noch nie gehört! Schwups haben die beiden ihre Namen weg: Mr. und Mrs. Cloudburst. Dabei sind sie gar nicht verheiratet, sondern haben leider beide erst kürzlich ihre Ehepartner verloren und beschlossen, den Camino gemeinsam zu gehen. Aber sie sind auf eine so wunderschöne Weise vertraut und *Mr. und Mrs. Cloudburst, weder miteinander verheiratet noch voneinander geschieden* hört sich einfach dämlich an.

Langsam kehrt Ruhe ein. Ich atme tief ein, kuschele mich an meine Wand ... und muss mal ganz dringend aufs Klo. Na bravo! Für mich gehört es zu den großen Mysterien meines Lebens: Warum muss ich immer müssen, wenn ich gerade auf gar keinen Fall müssen gehen kann - in Städten, während der Konfirmation unserer Leben, im Bus oder wenn der Film gerade so spannend ist, dass selbst der dusseligste Dussel ihn nicht mit Werbung unterbricht?

Ich verkneife es mir und versuche mir einzureden, dass ich gar nicht wirklich müssen kann, weil ich gerade noch müssen war. Es ist nur mein Hirn, das mir einen Streich spielen will, der Schelm! Also bleib ruhig, Mäusele, schließe deine Augen und ... Nein, es geht einfach nicht! Ob es jetzt am Hirn oder meiner Blase liegt, ist mir doch egal! Wenn ich muss, dann muss ich!

In dieser Nacht schlafe ich so gut wie gar nicht und bin heilfroh, als es endlich 5.30 Uhr ist und die Ersten aufstehen. So wecke ich wenigstens die nicht mehr, wenn ich beim Versuch, halbwegs graziös meine luftigen Gefilde zu verlassen, mit einem dumpfen Schlag unten lande. Aber wehe, jetzt kommt mir irgendjemand in die Quere, dann gibt es eine riesige Schlagzeile: *Mord auf dem Camino! Kleine, pummelige Pilgerin (46) aus Deutschland läuft auf dem Weg zum stillen Örtchen Amok!*

Ich erreiche den so lange ersehnten Ort und dann gibt es *cloudburst*, wenn auch ganz ohne *cloud*, dafür aber mit furchtbar viel *burst*.

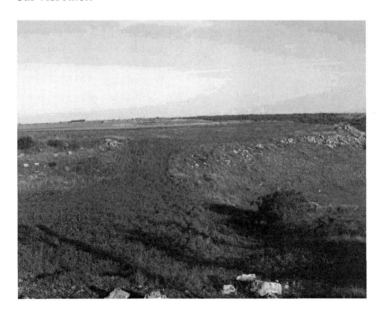

Dienstag, 25.05. 2010

Castrojeritz - Fromista (25 km)

Den heutigen Tag beginne ich damit, mindestens 148 geschlagene Minuten auf der Toilette vor mich hinzuplätschern. Ich wusste gar nicht, dass meine Blase so groß ist! Vielleicht sind die Speckröllchen an meinem Bauch gar keine Speckröllchen, sondern ihre Hamsterbacken? So gesehen bin ich gar nicht zu dick, sondern habe nur zu viele Säfte in mir!

Ich kriege Krämpfe in den Beinen – auch eine nette Schlagzeile. Irgendwann weiß ich gar nicht mehr, was überwiegt: die Erleichterung über die Erleichterung oder der Schmerz in den Waden. Nein, auf diese Klobrille mag ich mich nicht setzen. Wer eine Toilette gesehen hat, nachdem sie stundenlang von einer größeren Menge Menschen, Männlein wie Weiblein, benutzt worden ist, der wird jedes Verständnis für mich haben.

Schließlich ist es doch vollbracht. Wir machen uns daran, unsere Sachen zu packen. Ich bin schneller fertig als Thomas. Das ist übrigens oft so, auch daheim. Wenn wir das Haus verlassen, habe ich alles in Ordnung gebracht, etwas zu trinken und zu essen gerichtet und meine Tasche geschultert. Dann kommt er, muss erst noch mal aufs Klo und seine Schuhe anziehen ... dann ist er auch *schon* fertig. Na bravo! Da soll mal einer sagen, die armen Männer müssten ewig auf die ach so lahmpoigen Damen warten!

Ich gehe in den Speiseraum, wo es frischen Kaffee gibt. So beginnt doch der Tag trotz durchkniffener Nacht viel besser als gestern! Mit meiner Tasse und drei Keksen stelle ich mich auf den Balkon, atme tief durch und genieße die Aussicht auf die Dächer des Dorfes und die sanften Hügel der Meseta. Ich bin nicht lange alleine, da kommt Mr. Cloudburst: Und Zwei Pilger gucken stumm über alten Mauern rum. Ich erzähle ihm, wie schön ich dieses Unordentliche hier finde: Die Dächer sind das, was wir in Deutschland komplett marode nennen würden, die Häuser krumm und schief, die Steine verwittert. Ich mag das! Bei uns ist alles korrekt, gerade, ordentlich, bestens gepflegt. Was sollen denn sonst die Leute denken?!

Ich glaube, Mr. Cloudburst kann meine Begeisterung nicht wirklich teilen, aber er lässt sie mir und knabbert ansonsten ebenfalls an einem Keks. Das ist schön: miteinander alleine sein - das kann man nicht mit jedem.

Wir werfen unseren Obolus in die Kasse. Die Herberge hat keinen Preis, sondern es wird lediglich um eine Spende gebeten. Die geben wir gerne. Dass diese Nacht die Hölle war, dafür konnte sie ja nix.

Hinter dem Ort geht es wieder ein Stückchen bergauf. Ich bin gut drauf, habe mich schon von Thomas abgesetzt, damit er sich mein Geträllere nicht anhören muss (ja, ich trällere wieder. Hier und da kommt noch ein Tränchen dazwischen, aber meine Augen wollen sich morgens auch ein bisschen frisch machen), und laufe munter zu.

Oh, wie schön, endlich mal wieder langweilige Getreidefelder! Diesmal ist der Streckenabschnitt jedoch nicht so lang und geht gemächlich bergab.

Kaum hat Thomas mich wieder eingeholt, taucht vor uns eine Gestalt auf. Uns fängt gleichzeitig an zu gruseln. Thomas spricht es schließlich aus: „Weißt du, an wen mich dieser Gang erinnert?" Ich nicke nur stumm: Die *Dame*, die sich letztes Jahr in Viana so unmöglich benommen hat. Ein Stückchen vor ihr tippelt ihre Tochter. Auch wenn sie nicht die uns wohlbekannte Kleidung trüge, ihr Gewatschel ist ebenso unverwechselbar wie das unangenehme Gefühl, das sie wie eine Duftwolke hinter sich herzieht. Selbst der Pfad scheint sich unter ihren Füßen zu krümmen.

Wir wussten, dass sie vergangenes Jahr auch bis Burgos gehen und in diesem Jahr dort wieder anfangen wollten. Allerdings hatten wir gehofft, ihnen nicht erneut über den Weg zu laufen. Ach, Kinders, der Camino ist so groß, da muss das doch nun wirklich nicht sein! Natürlich ist es witzig, wenn man sich tatsächlich trifft, aber mir würden da ganz viele einfallen, bei denen ich mich hätte freuen können. Menno!

Wir laufen extra ein bisschen langsamer, um ihnen einen Vorsprung zu lassen, wohlwissend, dass wir so nur einen Aufschub herausschinden können. Früher oder später geraten wir ihr unausweichlich unter die Fuchtel! Das ist wie die Vorfreude auf den Zahnarzt: Man weiß, dass man muss, aber ...

Da kommt eine Einsiedelei und sie hält an. Wenn wir nicht doof in der Gegend herumstehen wollen, müssen wir jetzt in den sauren Apfel beißen. Also los, komm, wir haben so viel geschafft, das kriegen wir auch hin.

Wir begrüßen sie: „Ach ja, das gibt es doch gar nicht!" – „Wie nett!" - Wie wir doch alle so begeistert sind!

Ich ertrage es nur ein paar dusselige Floskeln lang, dann überlasse Thomas - ganz liebende Gattin, die ich bin - seinem Schicksal, betrete die Ermita San Nicolás ...

... und vergesse alles. Ich stehe mit großen, feucht werdenden Augen und bin auf der Stelle wie gefangen. Ist das schön! Das uralte Gemäuer einer ehemaligen Kirche, kühl, ruhig, friedlich - ein Ort, an dem es einem ganz krusselig im Bauch wird. Kennt ihr das, wenn die Oberfläche eines lauschigen Sees von einer zarten Brise so gekitzelt wird, dass sie sich kräuselt? Genau so ist das Gefühl in mir!

Von einem kleinen Steinvorsprung guckt mir fröhlich ein Jakobchen entgegen. Links steht ein langer Tisch, an dem man gerne eine Tasse Kaffee trinken darf. Auf der rechten Seite gibt es vier Stockbetten. Hier würde ich auch schlafen wollen!

Einer der Herbergsbrüder (für Herbergsväter sind die beiden Jungs einfach zu jung) sitzt entspannt mit einer jungen Pilgerin am Tisch und ist traurig, weil die dusselige Pilgerschar draußen vorbeiwetzt und sich gar nicht die Zeit nimmt, hereinzukommen. Dabei sei dies eine der schönsten Herbergen auf dem Camino. Und er hat recht!

{Meine Lieben, diese *Ermita* ist eine der wunderbarsten *Albergues* auf dem Weg. Ich hatte inzwischen das große Glück, in ihr übernachten zu dürfen. Sie ist einfach der Hammer! Hinter einem Fensterladen über dem Wäschewaschbecken haben es sich Fledermäuse gemütlich gemacht. Die Herbergsväter, denen eigentlich nur die Flügel und eine Harfe fehlen, kochen für ihre Schützlinge ein großartiges Abendbrot. Aber bevor man das genießen kann, gibt es eine kleine Zeremonie, die alles, was ich bis jetzt auf meinen Wanderungen erlebt habe, in den Schatten stellt: Die *Hospitaleros* waschen den Pilgern die Füße! Könnt ihr euch das vorstellen? Einer gießt Wasser über die Treterchen und schubbelt ein bisschen und der andere trocknet sie mit einem weißen Tuch ab und drückt ihnen ein kleines Küsschen drauf. Warum sie das machen? Jesus hat beim letzten Abendmahl den Jüngern auch die Füße gewaschen. Als es ihnen unangenehm war (und das kann ich ihnen nicht verdenken, denn es *ist* unangenehm, wenn sich jemand vor einem so kleinmacht!), erwiderte er, er sei schließlich da, um ihnen zu dienen, nicht umgekehrt. Und genau das ist das Motto ihrer Arbeit hier: Sie sind da, um den Pilgern zu dienen. Aber wenn ihr jetzt denkt, dass sie dafür ein oberchristliches Dankeschön erwarten, irrt ihr euch. Sie fragen, wie unsere Lieblings-*Hospitaleros*, nicht nach Konfession oder ob man überhaupt an Gott glaubt, sondern tun es einfach für den Menschen. Na, macht euch das eine Gänsehaut? Und dabei habe ich euch noch gar nichts von dem Sternenhimmel erzählt, der sich nachts über dieses wunderbare Fleckchen Erde spannt. Ich habe schon viel darüber gehört, wie schön er sein kann, aber hier ist er … mehr als grandios. So, das musste ich euch einfach erzählen. Und jetzt geht es weiter.}

Allerdings hat er keine Ahnung von den hässlichen Seiten der Pilgerschaft. Unsere kommt gerade herein, Thomas im Schlepptau, der ihr haarklein erklären muss, wie der Weg weitergeht. Dabei hat sie, wie im letzten Jahr, das gleiche Buch in der Hand, das wir auch haben, und es sieht, wie im letzten Jahr, nagelneu aus. Kunststück! Diese Frau guckt nicht selber hinein, nein, sie lässt gucken!

Ich kann das so ganz und gar nicht leiden, dieses unselbständige Geweibe, dieses Haschen nach Beschützerinstinkten, dieses Buhlen um Hilfsbereitschaft und Aufmerksamkeit. Lieber Gott, bin ich froh, dass ich ein gestandenes Weib bin, in der Lage und Willens, auf meinen eigenen Füßen zu gehen, in mein eigenes Buch zu schauen und notfalls auch mit eigenwilliger Blase oben zu schlafen – übrigens ohne Absturzverhütungsgitter (die Betten in Vianna hatten das, glaube ich, und wenn nicht, ist mir das in meinem Unwillen auch egal).

Wenn man so eine Frau an der Backe kleben hat, will man nur noch eins: flüchten! So schnell und so weit weg wie möglich. Da bleibt kein Sinn mehr übrig, der sich an der Schönheit des Ortes laben könnte. Da werden alle Überlebensinstinkte wach und die Füße wollen laufen, rennen, sich in einer Staubwolke auf und davon machen.

Ich glaube, in diesem Moment habe ich zum ersten Mal

eine Idee, einen Wunsch: den Camino noch einmal gehen, vielleicht sogar auf einen Wutsch, mir Zeit nehmen, einen Ort wie diesen auf mich wirken zu lassen, ganz in Ruhe, ohne das Geplapper dieser Frau!

Eigentlich ist da (außer ihr) nichts, was uns hetzt. Aber wir sind nicht so entspannt wie im vergangenen Jahr. Da hatten wir zunächst kein Ziel, sind einfach in den Tag hineingelaufen, haben uns treiben lassen. Wir waren ja nicht darauf gefasst, tatsächlich länger als zwei Tage auszuhalten. Als wir die hinter uns hatten, haben wir uns gar keine Gedanken mehr um unsere Wanderung gemacht. Wir sind eben vor uns hingetappselt.

In diesem Jahr ist das anders. Wir haben von Anfang an ein Ziel: Bis León und dann so weit uns unsere Füße tragen. Jeden Kilometer, den wir schaffen, brauchen wir im nächsten Jahr nicht mehr zu gehen. Das ist zwar auch mal nett, bringt jedoch auch einen gewissen Druck mit sich.

Jedenfalls habe ich diesen Gedanken und er läuft mir seit dieser *Ermita* hinterher wie ein dressiertes Hausschwein: Einmal den Camino im Ganzen gehen.

Den Kaffee, für den wir uns in San Nicolás keine Zeit genommen haben, nehmen wir in der Bar der Herberge in Itero. Dort sitzen wir in der Sonne (heute ist der Wind so kühl, dass ich schon den ganzen Tag eine Jacke trage), ziehen unsere Schuhe aus und schlürfen an unseren Tassen, da hat meine Lieblingsfreundin uns – schwups - eingeholt. Ob man hier denn auch einen Kaffee trinken kann? Nein, auf gar keinen Fall!, hätte ich am liebsten geantwortet. Was soll man denn bitteschön auf eine so blöde Frage sonst sagen? Meine Lieben: Schild mit der nach allen Seiten weithin leuchtenden Aufschrift *Café-Bar*, Stühle, Tische, darauf bzw. daran Menschen mit Tassen - welchen Schluss möge man aus diesen Gegebenheiten ziehen?

Nein, hier kriegen wir auch keine Ruhe mehr und machen uns so schnell wie möglich vom Acker, um einen Vorsprung herauszulaufen. Doch es gibt kein Entrinnen. Sie und ihre Tochter müssen gleich nach uns aufgebrochen sein und einen Zahn zugelegt haben. Jedenfalls holen sie uns bald erneut ein. Zum Glück wird der Schotter, auf dem wir marschieren, gerade frisch gedampfwalzt. Bei dem Lärm ist ein Gespräch unmöglich. Als die Maschine scheppernd hinter uns herfährt, lässt sie sich zurückfallen. Wir fallen auch - in Gedanken auf die Knie vor dem, der in seiner unermesslichen Güte die Welt so wunderbar eingerichtet und uns einen strahlenden Ritter auf einer edlen Walze geschickt hat, uns aus den Klauen des Drachens zu befreien.

Ihr denkt, ich sei hübsch hässlich? Ihr habt recht, aber würdet ihr sie kennen, wärt ihr auch nicht netter!

Endlich sind wir wieder alleine – und haben alle Muse, uns den Schmerzen in unseren Beinen hinzugeben. Es ist fatal, wie die uns in diesem Jahr piesacken. Vielleicht glorifiziere ich in meiner Erinnerung unsere Wanderung über das erste Drittel des Caminos, aber ich kann mich beim besten Willen nicht daran erinnern, solche Probleme gehabt zu haben. Klar, wir waren abends auch müde und erschöpft, aber wir hatten bei weitem nicht dieses hässliche Gefühl. Nach den Pausen geht es wieder halbwegs ... eine halbe Stunde lang. Dann ist wieder Schluss mit lustig. Unsere Füße brennen, unsere Knie sind steif wie Feuerwehrleitern. Wann immer ich kann, dehne ich mich, doch gegen diese Schmerzen habe ich einfach keine Chance. Was ist denn nur los mit uns?

Nach etwa 9 km kommen wir nach Boadilla el Camino. Das sieht aus wie ausgestorben. Die Einwohner sind bestimmt schon gewarnt worden, dass Mutter mit Tochter im Anmarsch ist, und haben ihr einzig mögliches Heil in der

Flucht gesucht. Hey! Was seid ihr denn für Mensch? Warum habt ihr uns nicht mitgenommen?!

Wir folgen erst einmal den gelben Pfeilen zur Gerichtssäule Rollo de Boadilla. Die ist wirklich schön … solange man sich nicht vorstellt, wie hier Menschen früher angebunden und verurteilt wurden.

Ich muss gestehen: So wirklich haben wir es nicht mit solchen historischen Dingen. Und jetzt haben wir sowieso nur eins: Hungerdurst!

Der Platz liegt völlig verlassen, keine Bar weit und breit. In einer hohen alten Mauer ist ein riesiges Holztor, hinter dem wohl die Herberge sein soll. In der Not versucht der Teufel doch, wenigstens ein paar Fliegen zu fangen, also schleichen wir uns auf Zehenspitzen durch das dustere Gemäuer und wollen wenigstens mal um die Ecke lunsen, da fangen unsere Herzen vor Freude an zu hüpfen: Diese Herberge muss Nikos gemeint haben, als er von englischem Rasen und einem Flair wie auf der Ponterosa sprach. Dieser Anblick fährt uns direkt ins Auge … und die frisch zubereiteten *Bocadillo*s mit Rührei (miam, miam, miam) und die eiskalte Limonenlimonade mitten in unsere Bäuche. Kinders, das ist so schön hier!

Wir sitzen mit Frau Nasezu von gestern und ihrem Mannfreund (man weiß das auf dem Camino nie nicht so genau, wie die Menschen zueinander gehören, weil sich immer wieder neue Geh-Gemeinschaften ergeben, aber die beiden sind offensichtlich zumindest ein Paar und heißen ab sofort Frau und Herr Nasezu. Ich muss auch gestehen, dass wir sie nie nach ihrem richtigen Namen gefragt haben. Zum Ansprechen reicht ein *hola* und Du) am Tisch und plauschen vor uns hin. Alles ist so entspannt, so schön, so leicht. Meine Füße atmen lautstark, meine Beine erholen sich, mein Körper schmerz von Sekunde zu Sekunde weniger, mein Durst ist gelöscht (aber bevor ich sagen muss, dass ich sitt bin, trinke ich lieber noch eine Tasse Kaffee als Verdauerchen) und mein Hunger gestillt. Es geht mir einfach nur gut! Ach ja, ich bin ja nicht allein: Es geht auch Thomas einfach nur gut!

Nikos und Begleitung (auch ihren Namen wissen wir nicht) kommen an. „Oh, habt ihr die Herberge gefunden? Bleibt ihr auch heute hier?"

Wir kämpfen mit uns, aber es ist erst Mittag und wir fühlen uns wieder frisch genug, noch ein Stückchen zu laufen. Nein, wir werden nicht bleiben, sondern nach Fromista weitermarschieren. Also verabschieden wir uns von Nasezus und Nikos und Thomas sich noch mal aufs Klo.

Da kommt mir Nikos hinterhergelaufen. Er frage sich schon die ganze Zeit, was so eine tolle Frau wie ich auf dem Jakobsweg macht. Ob ich nicht wüsste, dass Waffen auf dem Camino verboten sind?

Hä? Was ist denn jetzt los? War das ein Kompliment oder eine Beleidigung? Natürlich ein Kompliment! Na klar (ein Finger zieht das Unterlid meines weit aufgerissenen Auges steil nach unten)! Ich frage mich, ob er einen Kalender mit fröhlich-flotten Sprüchen in seiner Kiepe herumträgt, für jeden Tag eine neue Anmache. So läuft er nicht Gefahr, mit dem gleichen Spruch zweimal bei der gleichen Dame abzublitzen.

Später fällt mir die passende Antwort ein: Ich bin der Meinung, der Jakobsweg sollte in der Lage sein, wenigstens einen Panzer zu tragen, sonst taugt er nichts. Ach, wenn mir der doch nur rechtzeitig eingefallen wäre! Na warte, du läufst mir bestimmt wieder über den Weg!

Das tut er übrigens noch öfters (uns über den Weg laufen, meine ich) und bis León haben wir ihn richtig lieb gewonnen, woraus wir lernen: Auch hinter einer dusseligen Anmache steckt manchmal ein nicht ganz so dusseliger Mensch.

Frisch gestärkt und frischen Mutes wandern wir drauflos - genau 2 km weit. Dann gehen Stärke und Mut im Ächzen, Stöhnen und Fluchen unter.

Darf man das eigentlich, auf dem Camino fluchen? Hm. Ich denke, man muss Prioritäten setzen: Wenn man auf ihm nicht lügen darf, wäre es nicht richtig, nicht zu fluchen, wenn einem danach ist, denn das wäre auch nicht aufrichtig. Wie soll ich *ach du herrlicher Pfad der Ruhe, des Friedens, der Demut und ewigen Glückseligkeit!* sagen (Halleluja, das ist so geschwollen, dass ich es einfach kursiv schreiben muss), wenn alles in mir brüllt: Verdammte ...! (Dieses Wort sag' ich nur in den Momenten, in denen mir wirklich danach ist, dann jedoch aus vollem Herzen!) Der zweite Satz ist übrigens viel kürzer und viel schneller ausgesprochen, ein entscheidender Vorteil, wenn man schnauft wie ein altes Ross (der Weg ist eben, aber eben anstrengend).

In Fromista wollen wir eigentlich eine private Herberge suchen, von der uns unterwegs ein Flyer in die Hand gedrückt worden ist. Als wir ankommen, ist uns jedoch alles egal. Wir wollen nur ein Bett. Naja, so ein bisschen haben wir nach gestern auch wieder Panik, dass wir irgendwann ohne frisch unbezogene Matratze dastehen könnten. Also suchen wir gar nicht lange, sondern schlagen schnurstracks die Richtung zur Gemeindeherberge ein, um dort ebenso schnurstracks Mutter, eben mal ohne Tochter, in die Arme zu laufen. Die hat sich doch tatsächlich von einer Señora am Händchen hierher führen lassen, damit sie nur nicht nachdenken muss, wie geradeaus-und-die-nächste-Straße-rechts geht!

Thomas und ich werfen uns nur Blicke zu. Stumm, wie sie sind, sprechen sie mehr als Tausend Worte. Wir grüßen sehr kurz und verdrücken uns durch das Tor. Bis zur Haustüre sind es höchstens 10 m, doch die reichen völlig, dass sie sich draußen hastig von ihrer Führerin verabschiedet und links an uns vorbeirennt, um nur ja vor uns an der Rezeption zu sein. Dann sitzt sie da und macht auch noch Stress: Sie sei mit ihrer 16-jährigen Tochter unterwegs, die käme noch. Ich denke, dass das vielleicht wichtig sein könnte, und übersetze es so gut ich kann ins Spanische. Irgendwas muss ich verkehrt gemacht haben, jedenfalls gibt es jetzt ein heilloses Durcheinander von Missverständnissen: *Hija?* Was ist das denn? Schluckauf? *Dieciséis?* Eine Gruppe von 16 Personen? - Ich krieg' die Krise! Als Sahnehäubchen rutscht meine Lieblingsfreundin ungeduldig mit ihrem Hintern auf dem Stuhl herum: Sie müsse sich beeilen und schnell wieder auf die Straße, um nach ihrer Tochter zu gucken. Da platzt mir nun doch (noch nur innerlich) der Kragen: Du ... (ach, ich muss nicht alles schreiben, was ich so denke), rennst uns über den Haufen, um – ganz wichtig! – vor uns ein Bett zu bekommen, und dann machst du eins auf Panik? Warum hast du nicht erst auf deine Tochter gewartet und dich dann mit ihr zusammen angemeldet? Und ich blöde Kuh will dir auch noch helfen und übersetze, obwohl ich gar kein Spanisch kann!

So komme ich unweigerlich auf die nächste Frage: Wer von uns ist nun eigentlich die dämlichere Ziege? Sie, die andere zu instrumentalisieren weiß, oder ich dusselige Schrunzel, die sich instrumentalisieren lässt – und das offenen Auges!?

Bevor ich die allerdings allen Ernstes bedenken und beantworten kann (oder muss, denn das Resultat ist mit Sicherheit nicht sehr schmeichelhaft für mich), kommt Tochter herein. Ach guck, sie hat es tatsächlich ohne Hilfe zur Herberge gefunden, auf ihren eigenen Füßen!

Am liebsten würde Mutti jetzt sofort in die heiligen Schlafgemächer stürmen, doch sie muss warten, bis auch wir uns angemeldet haben und alle gemeinsam von der Señora nach oben begleitet werden. Irgendwie ergibt es sich, dass wir im gemischten Doppel hintereinander im Gänsemarsch unserer Führerin folgen: Señora voran, dann Thomas, humpelnd, gefolgt von Mutti, mir und Tochter. So werde ich Zeugin, dass diese ... Frau dauernd versucht, Thomas zu überholen. Nun ist die Treppe zwar nicht gerade schmal, aber mein lieber Mann und Göttergatte ist mit seinem Rucksack so auslandend, dass sie es trotz mehrmaliger, angestrengtester Bemühungen nicht schafft. Da geht sie zum Angriff über, frei nach dem Motto: Wenn ich dem Trampel vor mir nur lange genug in die O-beinigen Haxen trete, lässt er mich schon vorbei.

Es ist eine Seite meines Wesens, dass ich sehr lange geduldig schweige und dem Grund meines Unwillens jede nur erdenkliche Chance gebe, sich von alleine zu verziehen, bevor ich platze. Also zähle ich: Ein Tritt, zwei Tritte, drei ... sind mehr als genug! „Das ist mein Mann und es wäre nett, wenn du endlich aufhören könntest, ihm dauernd in die Hacken zu treten. Er läuft ja schon, so schnell er kann, und du kriegst doch ein Bett. Also halt bitte jetzt die Füße still!" Diesen Worten und den Giftpfeilen in meinem Ton ist nichts hinzuzufügen.

Wir wackeln durch drei bereits belegte Schlafräume in einen vierten, in dem noch zwei Stockbetten frei sind: eins für uns, eins für Mutter und Tochter. Ich sehe ihren Gesichtsabfall, denn sich hat mit Sicherheit gehofft, zwei Betten unten zu kriegen. Dass sie da falsch gedacht hat, ist mir zwar eine kleine Befriedigung, doch richtig darüber freuen kann ich mich nicht. Wir müssen mit ihr in einem Zimmer schlafen. Na bravo! Das kann ja heiter werden!

Wir strecken uns ein Weilchen auf der Matratze aus, dann gehe ich, Thomas ist noch nicht zum Aufstehen zu bewegen, nach draußen, setze mich in die Sonne und fröne unter im lauen Lüftchen flatternden Unterhosen und Socken der Muse, in meinem Tagebuch zu schreiben. Bei den Mengen, die ich in mein Heft krakele (und das sind seitenweise nur Stichworte!), kann ich selbst nicht mehr daran glauben, dass mir der Weg so langweilig vorkommt. Oder kommen gerade durch die Monotonie der Strecke solche Mengen an Gedanken?

Wenn Thomas zu Hause heimkommt und fragt, was es Neues gibt, fällt mir nur selten etwas ein. Wenn doch, dann sind es meist belanglose Nebensächlichkeiten: Wen ich beim Einkaufen traf, was die Buschtrommeln so buschtrommeln, welche Pubertätsscharmützel ich mit unseren Leben ausgefochten habe. Hier fallen mir unendlich viele Dinge ein.

Ich glaube, der Camino ist - zumindest bis hierher - sehr sinnig aufgebaut: Zuerst kommt eine wunderschöne Landschaft, um das gewogenen Pilgerchen aus der Stadt auf die Natur einzustimmen. Der erste gemächliche Schritt zurück zu den Wurzeln: Guck mal, Schnurzelbär, das ist das, wo du herkommst. Deine Ursprünge liegen nicht in Garagen und Hochhauswäldern, sondern auf Wiesen und zwischen Bäumen. Deine Fortbewegungsart besteht in der Nutzung deiner eigenen kleinen *Ätsch-Ätsch-Füßchen*, nicht in der von vier Rädern mit Seitenairbag. Die Ohren deiner Vorfahren lauschten dem Rascheln des Windes, nicht lauten Motorengeräuschen und dröhnender Utz-Utz-Musik. Die letzte Eiszeit hat unsere Erde nicht mit einer Schicht aus Beton und Asphalt überzogen und Kühe sind nicht zwangsläufig lila.

Hört sich ziemlich abgedroschen an, oder? Aber mal Hand aufs Herz: Wir sind schon ziemlich viel unterwegs in Feld, Wald und Wiese, trotzdem kann ich gerade mal eine Schafgarbe von einem Gänseblümchen unterscheiden - obwohl ich mit drei Kindern in der Grundschule Blumen, Gräser und Bäume durchgehechelt habe. Und wessen Ohren erschrecken nicht, wenn sie plötzlich keinen dröhnenden Input mehr bekommen, sondern auf leise Geräuschen lauschen müssen? Wessen Hirn fällt nicht in eine Schockstarre, wenn es Informationen nicht in Windeseile selektieren, sortieren und zuordnen muss? Wir drusseln uns so voll mit Eindrücken - wir merken nicht einmal mehr, dass wir uns ständig überfordern! Und fragt nicht, wann ich das letzte Mal einfach so auf einer Wiese gelegen und den Wolken hinterhergeträumt habe. Für so einen Firlefanz habe ich keine Zeit, weil ich muss ganz dringend ...

Zwischendurch Logroño und Burgos als kleine, eingeworfene Schockmomente, um noch einmal und mit aller Vehemenz klarzumachen, aus was für Katastrophen unser Leben eigentlich besteht: Autos, Menschen, Geschäfte, Trubel, Hektik, Auspuff- und Industriegestank. Na, Pilgerchen, merkst du was? Das ist dein Alltag. Willst du das wirklich? Oder willst du doch lieber einmal drüber nachdenken? Oh, du bist froh, wenn du da wieder raus darfst? Das ist doch schon mal ein guter Anfang!

Jetzt kommt der zweite Schritt: Platz machen für die Auseinandersetzung mit sich selbst. Kein Baum (ach, doch - einer!), kein fröhlich plätscherndes Bächlein soll dabei stören, wenn man sich hoch oben in der Meseta mit sich selbst, seinem Leben, seinen Fehlern und den scheußlichen Abgründen seiner nachtschwarzen Seele auseinandersetzt. Kein Schatten soll den Blick auf sein Innerstes verdecken, keine Kurve die Reflexion über sein und sein wollen aus den Bahnen werfen. Nein, der Pilger soll einfach keine Gelegenheit haben, zu flüchten. Er soll ohne jede Rückzugsmöglichkeit über sich nachdenken, ohne abgelenkt zu sein. Niemand hat behauptet, dass man dabei nicht auch ein bisschen leiden darf. Der Blick auf sein Selbst ist nicht immer strahlend schön, sondern manchmal ziemlich erschreckend finster.

Ich bin ja mal gespannt, was im nächsten Jahr der dritte Teil des Weges für uns parat hält.

Bisher genieße ich es jedenfalls, diese Zeit und Muse zum Denken zu haben. Man hat ja auch sonst nichts zu tun. Während die Füße latschen und latschen, vollbringt das Hirn - schwups - Leistungen, von denen es selbst gar nicht wusste, dass das das kann.

Ich fange an, mir Fragen zu stellen: Wer oder was ist Gott eigentlich? Wie groß ist er? Können wir ihn überhaupt ganz erfassen? Können wir nur ein kleines Stück von ihm wahrnehmen? Ich meine, die Erde können wir auch nicht im Ganzen sehen, selbst vom Mond aus nicht. Trotzdem ist der Rest da. Ist das bei Gott auch so, dass wir nur einen ganz kleinen Zipfel seiner Herrlichkeit sehen?

Wie intelligent sind Tiere? Sind sie weniger schlau als Menschen, weil sie sich nicht gegenseitig für ein bisschen Macht und Geld um die Ecke bringen? Oder sind sie schlauer, weil sie nicht einen großen Teil ihres kurzen Lebens damit verbringen, dusselige Bücher zu schreiben? Warum machen Menschen sich so breit auf dieser Welt, so breit, dass sie anderen Lebewesen die Räume nehmen? Warum ist es wichtiger, Wälder abzubrennen und so Platz für Viehzucht zu schaffen, als den Tieren, die darin leben, ihr zu Hause zu lassen? Warum schaffen wir es trotzdem nicht, dafür zu sorgen, dass die Nachkommen unserer eigenen Spezies nicht im Minutentakt verhungern? Wo fängt der Wert eines Menschenlebens an und wo hört er auf? Warum sind wir manchmal so respektlos? Warum bin ich selbst manchmal so unaufmerksam? Warum halte ich die Kaufhaustüre nicht auf, sondern lasse sie dem Nächsten vor die Nase knallen? Warum vergesse ich im Alltag so oft, dankbar zu sein? Warum nehme ich so viele Dinge so selbstverständlich, dass ich sie nicht mehr wertschätze? Warum lasse ich nicht viel öfter schöne Situationen für mich kleine Wunder sein? Das fühlt sich doch so gut an!

Nannte unser Buch die gestrige Strecke *Etappe mit spirituellem Tiefgang*, weil man beim Tippeln anfängt, sich solche Fragen zu stellen? Warum kommen die dann bei mir heute erst? Hihihi, ja, ich weiß, ich war nie ein Schnelldenker! Immerhin denke ich ... mir Fragen aus, die mich selbst erschrecken. Heiliges Jakobchen!

Nach so viel harter Arbeit, hat sich mein Hirn aber eine Ruhepause verdient! Also lege ich es auf eine grüne Wiese und lass' es den Schäfchenwölkchen hinterhergucken. So ein bisschen träumen, ja, das ist fein.

Erst stopfe ich euch derart voll mit meinen großen Fragen des Lebens, der Welt, des Universums und überhaupt, dann verdrück ich mich einfach. Aber glaubt mir: Meine Träumereien sind nichts für schwache Gemüter. Ihr wollt trotzdem an ihnen teilhaben? Hihihi, das habe ich nur hören wollen!

Ich habe euch ja schon erzählt, dass ich ein Mensch bin, der über ein hervorragend funktionierendes Kopfkino mit 3D und Dolby Surround verfügt. Wer von euch das auch hat, möge sich beim Weiterlesen entspannt zurücklehnen, seinen Eimer Popcorn bequem auf dem Schoß abstellen, sein geistiges Auge anwerfen und der Dinge harren, die ich mir so zurechtspinne (ja, *spinne* ist genau der richtige Ausdruck!). Wem das jedoch alles zu dusselig und wirr ist, dem bin ich bestimmt nicht böse, wenn er die kursiv geschriebenen Passagen einfach überspringt. Ich finde meine Gedanken manchmal auch sehr, seeehr anstrengend und nur ganz, gaaanz schwer nachvollziehbar - zumindest in meinen *normalen* Phasen. Aber in meinen *nicht normalen* Phasen (die in meiner Persönlichkeit jedoch normaler sind als die normalen) sind sie ein Teil von mir (also eigentlich dann der größere Teil - leider).

Auf das Thema dieses Filmes bin ich gekommen, als ich mich fragte, warum es mich gibt: Es gibt mich, weil es meine Eltern gab, die gab es, weil es meine Großeltern gab ... und die gab es, weil ein Neandertaler eine Neandertalerin ganz fürchterlich lieb hatte. Da vorne fing das Leben an, das der Menschen und das der Tiere. Da vorne hatten sie die Wahl, ob sie aufrecht gehen oder auf allen Vieren laufen wollten, als soziale Wesen das Rudel bevorzugten oder ein Leben als Einzelgänger ...

(Hier beginnt der kursive Text, aber seid gewarnt: Ich bin ein Mensch, dessen Fantasie genauso verquer ist wie seine Gedanken.)

..., ob sie ihren Männchen die Läuse aus dem Fell pickten oder ob die Weibchen nach dem Sex ihre Partner fraßen.

Jetzt weiß ich gerade selbst nicht, ob ich das wirklich aufschreiben soll. Es ist schon ziemlich gruselig. Aber ihr könnt jederzeit aus- und nach dem kursiven Text wieder einsteigen.

Vielleicht machten die - nämlich die Weibchen - das - nämlich ihren Partner zu verspeisen - einfach nur, weil sie nicht zufrieden mit der Qualität der Begattung waren.

Oh, ich höre die Männer jubeln!

Welche Frau denkt nicht auch an Mord oder gar Kannibalismus, wenn sie nach einem für sie unbefriedigenden Erlebnis neben dem in Freuden und Befriedigung erschlappten Partner liegt, der selig neben ihr ratzt und von noch mehr noch größeren und pralleren Busen träumt. Ich kann mir vorstellen, dass da so manche Frau schon in Gedanken ihr Schürzchen angezogen hat, um sich aus ihm eine wohlschmeckende Mahlzeit danach zu bereiten

Ich gebe zu, dass eine solche Vorstellung wohl eher zu einer Fortsetzung von *Hannibal Lecter* als in ein Buch vom Camino passt. Aber das hier ist mein Tagebuch, ich habe damit angefangen, jetzt ziehe ich es auch durch. Die Notausgänge befinden sich gleich hinter dem kursiven Text!

Warum tut sie es nicht? Ganz einfach: Sie würde dafür ins Gefängnis wandern und ihre Freiheit verlieren.

Wenn man mich fragt, ist irgendwann, zu den Zeiten, als gerade die Dinosaurier von dieser Welt ausgelöscht worden waren und das Eis sich wieder in Wasser verwandelt hatte, von Herrn Neander das Gefängnis erfunden worden. Der war vielleicht nicht besonders helle im Kopf, ...

Dazu verkneife ich mir jetzt jeden zusätzlichen Kommentar, ob kursiv oder in Klammern; ich verkneife mir allerdings nicht, ausdrücklich darauf hinzuweisen, dass ich es mir verkneife.

... hatte allerdings ein sehr überzeugendes Wesen.

Das haben Männer heute noch, nur darum werden sie geheiratet!

Herr Neander also wurde Zeuge folgender Szene:

Liebe Männer, ihr müsst wirklich nicht weiterlesen!

Hihihi! Seht ihr den Knopf, auf den man auf gar keinen Fall drücken darf? Man erkennt ihn daran, dass er ganz abgeschubbelt ist. Aber ich lasse mir nicht nachsagen, ich hätte nicht immer und immer wieder gewarnt!

Vor ihrer Höhle sitzt im frühen Morgennebel eine leicht geschürzte, wunderschöne Wilde mit langer, zotteliger Mähne und prallem Holz vor der Hütte. Sie knabbert wohlig an ihrem Frühstücksknochen. Da kommt ihre Freundin auf einen Plausch vorbei, naja, die Art von Gesprächen eben, die Frauen noch heute nur führen, wenn sie sich vor Männerohren sicher fühlen.

„Guten Morgen, Mäusi, gut geschlafen?" - „Ach, hätte besser sein können. Es war eben wie immer." - „Wen hast du dir denn gestern auf deine Felle geholt?" - „Den langhaarigen Trottel von nebenan, du weißt schon, den mit den schlechten Zähnen." - „Und?" - „Was soll ich sagen? Er hatte seinen Spaß und ich habe ein frisches Frühstück. Rülps!"

Entschuldigung.

„Das habe ich mir schon gedacht. Sein Vetter hat noch nicht einmal als Notration getaugt. Ich habe ihn stundenlang in haufenweise wildem Knoblauch gekocht, aber er war und blieb ein zäher, alter Hammel."

Ich habe euch gewarnt!

Dieses Gespräch belauschte unbemerkt also Herr Neander und - blitz - wurde ihm klar, warum plötzlich und über Nacht seine Saufkumpane verschwanden, um nie wieder aufzutauchen!

Nun kam er in Bedrängnis: Einerseits war da sein Arterhaltungsinstinkt und die Begierde, die die schöne, an seinem Freund knabbernde Wilde in ihm auslöste, auf der anderen Seite die pure Angst um sein bisschen Leben. Da musste ihm schnell etwas einfallen. Er schrubbte sich mit dem Zeigefinger über die Nase und war eifrig am Nachdenken, dann schnipste er mit dem Finger und über ihm erstrahlten Glühwürmchen.

Wer bis hierher durchgehalten hat, hat die schlimmsten und finstersten Abgründe meiner dunkelsten Fantasien bereits hinter sich und muss ab sofort keine Angst mehr haben, dass es noch schlimmer kommen könnte.

Noch ein bisschen Popcorn oder Eiskonfekt? Nein? Na gut.

Er rief seine verbliebenen Saufkumpane zusammen und erzählte ihnen von der beobachteten Szene. Da war der Aufstand groß: „Was bilden sich die Weiber eigentlich ein, uns einfach so zum Frühstück zu verknabbern, wenn sie unzufrieden mit uns waren! Wollen wir uns das bieten lassen?" – „Nein!"

Sie sprangen auf ihre stark behaarten O-Beine, ...

Da fällt mir gerade auf, dass sich dieser Zustand bei vielen Männern bis heute nicht verändert hat.

... versuchten, stinksauer, wie sie waren, mit ihren Armen die Luft zu erschlagen und hüpften wie Rumpelstilzchen in seinen besten Tagen.

Das war die Geburtsstunde des Veitstanzes.

Aus dem wilden Gehopse wurde mehr und mehr ein rhythmisches Stampfen. Sie beugten ihre Oberkörper nach hinten - „Neandermänner sind Götter der Liebe ..." – und nach vorne - „... kein Futter!"

Hihihi, seht ihr auch gerade Bruce und sein freundlich lächelndes Haifischgebiss vor euch? Ja, ich auch!

Nun weihte Herr Neander seine Kumpels in seinen Plan ein und alle waren hellauf begeistert. Gemeinsam machten sie sich an die Arbeit: Sie fällten dünne aber kräftige Bäume und bastelten aus ihnen ein Gitter, das sie vor einer besonders hässlichen, feuchten und unbequemen Höhle, in der niemand freiwillig wohnen wollte, befestigten.

Dann wurde für ab sofort ein Gesetz, das erste in der Geschichte der Menschheit, erlassen, dass Frauen nur dann Liebhaber auf ihre Felle holen dürfen, wenn sie hinterher beweisen konnten, diese nicht am nächsten Morgen über dem offenen Feuer zu brutzeln. Sollten sie sich nicht an diese Regel halten, würden sie in den Kerker, naja, in die Höhle, die man kurzerhand in Hölle umtaufte, ...

Das doppelte *ll* klang einfach bedrohlicher als das *hl*.

... geworfen werden.

So erfand mann also Dinge wie Gesetz, sexuelle Unterdrückung der Frau und Gefängnis.

Nun muss ich aber die Herrlichkeiten einmal vor mir selbst in Schutz nehmen: Natürlich kriegten sie einen Riesenschreck, als ihnen klarwurde, was sie erwartete, wenn sie die Erwartungen der Angebeteten nicht erfüllten. Natürlich hatten die Druck. Natürlich kannten sie sich selbst gut genug zu wissen, dass Druck sich auf gewisse ihrer Körperteile in gewissen Momenten eher kontraproduktiv auswirkt. Nun will ich nicht entschuldigen, dass sie sich derart aufgespielt haben, aber grundsätzlich ging es auch darum, dass, hätten die Neanderfrauen alle Männer aufgegessen, die Menschheit schon damals ausgestorben wäre, es mich nicht gäbe, es den

Camino nicht gäbe und dieses Buch, so finster es auch gerade in den letzten Absätzen sein mag, gar keinen Sinn machen würde, weil es niemand gäbe, der es drucken oder gar lesen könnte. Wir wollen doch fair bleiben!

Das *Fegefeuer* dagegen hat sicherlich seinen Ursprung in der Zubereitung des Frühstücks, das Einzige, was uns Frauen heutzutage denen zu wünschen bleibt, die in den entscheidenden Momenten der Zweisamkeit nur an ihren eigenen Spaß denken.

Ende des kursiven Textes.

Ein herzliches Willkommen zurück! an die, die so gescheit waren, sich diesen kleinen Ausflug in die finsteren Gefilde meiner Fantasie nicht anzutun. Geht es euch gut? Die, die nicht rechtzeitig gescheit waren, möchte ich jetzt nicht fragen, ob es ihnen gut geht. Ich glaube, die Antwort möchte ich nicht hören wollen. Genug der großen Fragen und wilden Träumereien und zurück zu mir, die ich da unter der Wäsche hocke und denke und träume und schreibe.

Wer ruft denn da „Hallo!"? Oh, das ist Andreas! Ist das schön, ihn zu sehen! Dabei guckt er mich schon ein bisschen schief an, weil ich immer lache, wenn ich ihn sehe. Aber ich meine das wirklich nicht böse. Ich muss nur daran denken, wie er versuchte, Kaffee zu kochen. Das war so lustig, da kann ich doch nicht drüber heulen! Und der Espitkocher ist nicht alles, was er so mit sich herumträgt. Auf seinem Rucksack hüpft eine komplette Solaranlage! Er ist eben ein Mensch, der für alle Fälle gerüstet sein möchte!

Als Thomas auch wieder soweit hergestellt ist, machen wir uns daran, den nächsten Punkt unseres Pilgeralltags abzuarbeiten: Nahrungsbeschaffung (ich glaube, ich mag heute nur vegetarisch). Auf ein Pilgermenü in der Bar haben wir keine Lust und suchen uns einen kleinen Supermarkt. Dabei kommen wir auch an der Kirche San Martin vorbei, dessen größte Sehenswürdigkeit die Fratzen und Figuren außen unter dem Dach sind. 350 Konsolensteine, sagt der Reiseführer. Wir haben sie nicht gezählt, aber das ist wirklich ein lustiges Durcheinander, ganz wie das Leben: hässlich (könnt ihr euch denken wer?), lustig (Andreas), ich-weiß-noch-nicht-ob-lustig-oder-hässlich (Nikos), beeindrucken (Wilhelmine) oder einfach nur lieb (ganz viele). Endlich mal eine Kirche, die nicht verschlossen ist. Dafür muss man allerdings Eintritt bezahlen.

Wenn ich Kassen an Kirchen sehe, muss ich an meinen Papa denken. Der konnte sich über solche Dinger herrlich aufregen: Das geht gar nicht! Schließlich hat Jesus damals auch die Händler aus dem Tempel geworfen und ihnen ärgerlich hinterhergeschimpft, dass ein Gotteshaus wirklich nicht der richtige Ort ist, um weltliche Geschäfte zu machen!

Für mich trennt sich hier Kultur von Glauben. Natürlich sehe ich es ein, wenn man in besonderen Kirchen Eintritt bezahlen muss (gerade die Besondersten verzichten jedoch oft darauf), allerdings finde ich, man merkt es ihnen an. In ihnen wird Glaube nicht mehr gelebt. Sie werden besichtigt und riechen ... irgendwie unheimelig. Um zur Ruhe zu kommen, sind mir kleine Kirchen viel lieber, in denen die Menschen ein- und ausgehen, sich kurz zurückziehen und auch einmal ein Tränchen tröpfeln lassen. Die leben.

Die Dame, die uns vor der Kirche anspricht, eine kleine, ältere Señora, deren Herzlichkeit uns schon fast Angst macht, lebt auch, und zwar vor allem auf Thomas zu, den sie mit einem solchen Wortschwall überschüttet, dass der nur noch verzweifelt mit den schmerzenden Beinen zappeln kann, um nicht in der Flut unbekannter Worte hoffnungslos zu ertrinken. Er ergreift die Flucht – in aller Freundlichkeit. Wutsch - weg isser.

Zum zweiten Mal suchen wir heute unser Heil in der

Distanz.

Wir kommen genau bis zur nächsten Kirche, da hat sie ihn wieder an Schlafittchen. Seine liebende Gattin verzieht sich schleunigst ins Kühl des Gotteshauses.

Na, das ist doch nach meinem Geschmack: kein überladener Prunk, eine Kirche für Menschen. Hier setzt man sich gerne einen Moment hin und schickt ein kleines Dankeschön an den, der daran schuld ist, dass es uns gibt und wir uns dafür zu entschieden haben, diesen Weg zu gehen, der so anstrengend ist und uns doch so viel gibt (Moment, der Heiligenschein über meinem Haupt verlöscht gleich wieder).

Als die redeschwallende Señora endlich von meinem lieben Mann und Göttergatten ablässt und sich ebenfalls zu einer kleinen Andacht in die Kirche begibt, beende ich meine schnell und eile nach draußen.

In einem kleinen Supermarkt kaufen wir etwas zu futtern, zu trinken und eine Tafel Schokolade für das Gemüt (wenn Neandertalerinnen früher ihre unbefriedigenden Liebhaber gefrühstückt haben und damit aufhören mussten, damit sie nicht in die Höhle mit *ll* kommen, sind Marmelade und Nutella sicher nicht von Männern erfunden worden; geht ja auch gar nicht, dafür sind sie viel zu lecker - nein, nicht die Männer!).

Wir laufen ein Stückchen durch die Gegend und setzen uns schließlich gegenüber der kleinen Kirche auf eine Bank in die Sonne, dippen unser Baguette in Pastete und knabbern am Käse.

Dabei beobachten wir begeistert, was so um uns passiert. Guck mal: Menschen mit hinkendem Gang, Bauchtaschen, Schlappen an den Füßen und Plastiktüten – das sind eindeutig Pilger. Nein, Wer denkt, Pilger erkenne man an der Muschel, dem Rucksack und den Wanderstäben, irrt sich gewaltig. Auch ohne diese Requisiten sind sie eindeutig am

Gang, der Wampen-bag und der Einkaufstasche auszumachen.

Am Eingang der kleinen Kirche finden sich immer mehr Leute zusammen. Sie stehen in Gruppen beieinander und unterhalten sich lebhaft. Oh, wie schön, eine Hochzeit! - denken wir. Aber es kommt kein glückliches Brautpaar, sondern - nee, ne? - ein Leichenwagen! Er hält, die hintere Türe wird geöffnet und links und rechts am Auto riesige Kränze befestigt. Dann tritt der Pfarrer nebst Messdienern aus dem Gotteshaus, bleibt an den geöffneten Türen des Wagens stehen und beginnt zu sprechen.

Wir sind schlagartig satt und mögen auch gar nicht mehr zugucken. Schließlich waren wir gerade kurz vor unserer Wanderung auf der Beerdigung einer lieben Bekannten. Sie war so alt wie wir, so lieb, so temperamentvoll, so lebhaft.

Wir waren auf alles vorbereitet und hatten auch jede Menge Taschentücher eingesteckt, aber das, was dann kam, war einfach nur - grausig. Ich gestehe der *Pfarrerin* (ich nenn sie jetzt mal der Einfachheit wegen so, weiß aber gar nicht, was sie war) gerne zu, dass sie ihr Bestes gab. Aber von liebevoll gestalteten Fotoalben zu sprechen, nur weil man den Menschen, über den man redet, offensichtlich gar nicht kannte, lässt mir heute noch das Blut zu Zapfen gefrieren. Hallo! Wenn sie schon die Alben in der Hand hatte, warum hat sie nicht hineingeschaut, um das zu sehen, was diese Frau ausmachte, was ihr wirklich wichtig war?

Als die, die ihr Leben waren, ihr Mann und ihre Kinder, hinter dem Sarg an uns vorbei zur Grabstelle gingen, dachte ich, in mir zerreißt es alles. Dass sie nicht mehr da sein sollte, war so unaussprechlich!

Natürlich durfte auch die Erde nicht fehlen, die jeder Anwesende in ihm angemessen erscheinender Menge dem Sarg hinterherwirft. Ich helfe doch nicht dabei, jemanden zu verbuddeln, der mir jetzt schon entsetzlich fehlt!

Nein, so wollen wir bitte nicht beerdigt werden. Auf gar keinen Fall! Ich verzichte als erstes auf das hohle Gerede von der Hoffnung auf ein Leben nach dem Tod. Als mein Papa gestorben ist, war mir sein Leben nach dem Tod so was von egal. Ich wollte, dass er sein Leben noch ein bisschen hier lebt, wo ich ihn so sehr gebraucht hätte - heute noch brauchte! Da steht man da, versteht die Welt nicht mehr, weil der Mittelpunkt einer Familie einfach tot umgefallen ist, betet zu Gott, dass man sich nur in einem bösen Traum befindet, weiß, dass das kein Traum ist, weiß nicht mehr, wie es weitergehen soll, sucht sich in einem Schwall dichten Nebels, der plötzlich im eigenen Kopf herumwabert, einen Weg und findet ihn nicht, weiß gar nicht, wohin mit seiner Verzweiflung ... und dann steht da einer, der erzählt etwas von *in Gottes unendlicher Gnade zu sich genommen* und *ewigem Leben*. Meine Lieben, tut mir leid, aber wenn ich damals auch nur ein Wort herausbekommen hätte, hätte ich diesem ... Pfarrer höflich aber nachdrücklichst davon in Kenntnis gesetzt, dass er, wenn er jetzt nicht sofort den Mund hält, schneller einen sehr realen Begriff vom Leben nach dem Tod bekäme als ihm lieb sein konnte. In mir verkrampft sich noch heute alles, wenn ich daran denke!

Ich weiß nicht, ob es ein Leben nach dem Tod gibt und wie ich mir das vorstellen soll. Als ich klein war, glaubte ich, dass, wenn ich einmal sterbe, meine Oma im Himmel schon auf mich wartet und mich in Empfang nimmt. Dann würde ich die auch mal kennenlernen. Heute muss ich mir nur Marius angucken, um zu wissen, dass mein Papa zwar verstorben ist, aber einen wunderbaren Teil von sich zurückgelassen hat. Ich gebe an meine Leben weiter, was er, Opa und Oma mir mit auf den Weg gegeben haben. Wenn ich meine Sache als Mutter gut mache, werden sie vielleicht ein Stück davon ihren Kindern um die Ohren hauen. Das ist mein

Leben nach dem Tod, von dem ich weiß. Über den Rest mache ich mir Gedanken, wenn es soweit ist. Im Moment habe ich dieses Leben und das kriege ich nur dieses einzige Mal. Ich wäre doch schön blöd, wenn ich nicht jetzt versuchen würde, das Beste aus ihm zu machen, weil ich so damit beschäftigt bin, mir darüber den Kopf zu zerbrechen, was danach kommt!

Thomas hat eine superschöne Bitte: Wenn er stirbt, möchte er mit rhythmischem Klatschen beigesetzt werden. Damit haben wir, als wir vor zwei Jahren mit den Fußballjungs in München waren, nicht nur die Gruppe im Menschengewusel zusammengehalten, sondern auch für eine supertolle Stimmung gesorgt. Irgendwann hatten wir Jugendliche in der Gruppe, die kannten wir gar nicht. Die haben sich uns einfach angeschlossen, weil sie solch einen Spaß bei uns hatten. Das ist doch etwas! Und es ist genau das, was Thomas ist und ihn als Mensch ausmacht: Rhythmisches Stapfen auf dem Camino, rhythmisches Schmatzen bei Tisch, rhythmisches Schnarchen in der Nacht und rhythmisches Klatschen, wenn er diese Welt einmal verlassen muss.

Ich bin richtig neidisch auf diese Idee. Ich weiß nur, dass ich keine Erde hinterhergeworfen haben möchte. Über den Rest muss ich mir noch Gedanken machen.

Zurück zur Herberge begegnet uns Herr GPS. Nein, er gehört gar nicht zu den beiden Damen, mit denen wir ihn gesehen haben. Er trifft sie nur immer wieder. Wo wir denn schlafen? In der Herberge? Nee, ne! Also das tut er sich auf keinen Fall an! Er leistet sich ein Hotelzimmer und spart dann lieber am Essen.

Ich muss mich zur Seite drehen, sonst würde ich ihm ins Gewissen reden, nicht nur am Essen, sondern auch an der Unterkunft zu sparen und dafür bitte seine Beißerchen Bekanntschaft mit einem Zahnarzt machen zu lassen. Nein, ich möchte nicht von anderen verlangen, das zu tun, was ich möchte, dass sie tun. Aber mir wünschen, dass sie selbst auf die eine oder andere gute Idee kommen, das darf ich doch!

Also tun wir zum dritten Mal das, was - abgesehen von einer Unmenge Gedanken und blödsinnigen Fantasien - diesen Tag ausmacht: Wir flüchten!

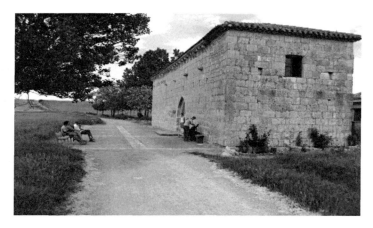

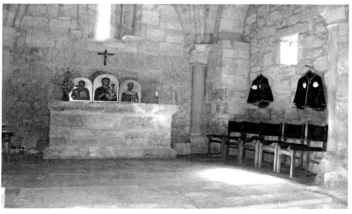

Mittwoch, 26.05.2010

Fromista - Carrión de los Condes (20 km)

Wozu brauchen wir die langweiligen Wege über die Meseta? Ganz einfach, um uns 1001 Möglichkeiten auszudenken, Mütter, die mitten in der Nacht nichts Besseres zu tun haben als einen kompletten Schlafraum in helle Aufregung zu versetzen, um die Getreideecke zu bringen!

Gestern dachten wir noch: Wie nett, ein Raum mit nur sieben Schnarchern. Und ihr hättet Mutti mal über ihre letzten Zimmergenossen schimpfen hören sollen, die um 5.00 Uhr morgens ihre Sachen gepackt und damit alle in Aufruhr versetzt haben. Ihr Lieben, da rechnet man mit allem, aber doch bitteschön nicht damit, dass sie sich heute genauso ... sinnvoll verhält!

Wir liegen alle in friedlichstem Schlummer, da fängt sie an in ihrem Rucksack zu wuseln. Ich höre ... einen Zipp-Beutel knistern (wenn ihr jetzt lacht, erdolche ich euch mit bösen Blicken!). Oookaaayyy, denke ich, vielleicht hat sie ihre Tage. Meine Tampons habe ich nämlich auch in so einem Ding, damit die mir nicht ununterbrochen im Waschbeutel herumpurzeln.

Endlich zieht sie von dannen. So geweckt liege ich da und überlege, ob sie überhaupt Tampons benutzt. Eigentlich ist sie eher der Binden-Typ. Aber so wichtig scheint mir das Thema nicht zu sein, denn als sie wieder zurückkommt, schrecke ich erneut aus meinen süßen Träumen. Sie fährt ihre Tochter an: Das sei ja wohl die Höhe! Sie (Mutter) sei immerhin schon längst aufgestanden und fertig, während sie (Tochter) die Frechheit besitzt einfach weiterzuschlafen! Raus

aus den Federn, und zwar „aber flott!"

Töchterlein verlässt missmutig ihr Hochbett. Ihr Unmut über ihre Mutter trifft meinen Mitten im Raum; die beiden umarmen sich freundschaftlich und halten einen kleinen Plausch darüber, dass Weckaktivitiäten vor 6.00 Uhr morgens nicht angemessen sind.

Dann beginnt das Finale: Das Haarspängelchen muss von da nach da umgepackt werden und die Taschentücher von ganz unten heraus, der Schlafsack dafür nach ganz unten hinein, wofür man aber erst einmal den ganzen Rest ... Sie verlassen gerade noch rechtzeitig das Zimmer, dass Tochter nicht als Halbwaise nach Deutschland zurückkehren muss.

Für fünf zurückgebliebene und inzwischen hellwache Pilger ist die Nacht allerdings jetzt auch vorbei. Schlafen rentiert sich nun nicht mehr, also stehen wir auf, packen unsere Sachen und machen uns daran, so leise wie möglich durch die anderen Schlafräume zu schleichen. Brauchen wir aber gar nicht, denn Mutti hat ganze Arbeit geleistet.

Ihr Lieben, noch einmal zum Mitschreiben – für bestimmte Damen gerne auch in riesengroßen Lettern: In Herbergen ist es normal, dass um 6.00 Uhr die Nacht vorüber ist. Dann stehen alle nach und nach auf. Wir befinden uns immerhin in Spanien; da kann es mittags schon ziemlich heiß werden. Also: Um 6.00 Uhr aufstehen – gut. Um 5.00 Uhr aufstehen und alle wecken – nicht gut. Es soll niemand gehindert werden, schon früher seinen Füßen freien Lauf zu lassen, solange er seinerseits andere nicht daran hindert, noch ein bisschen vor sich hinzuschlummern. Wer also weiß, dass er morgens früher aufbrechen will, möge seine Sachen so richten, dass er nur seinen Schlafsack zusammenraufen muss, um still und heimlich das Zimmer verlassen und sich im Vorraum fertig machen zu können. Umgeben von lauter schlafenden Menschen anzufangen, nach der richtigen Hose zum falschen Shirt zu suchen, Socken und Unterhosen aus-, um- und wieder einzupacken und den Rucksack noch einmal kräftig aufzustupfen, damit auch alles schön an seinen richtigen Platz rutscht - das geht gar nicht, ist rücksichtslos und absolut daneben.

Hugh, habe ich gesprochen!

Thomas startet heute mit solchen Problemen, dass mir beim Anblick seines Gehumpels angst und bange wird. So geht das nicht! Ich beiße mir verzweifelt auf die Lippen. Schließlich ist er ein Mann und ich kenne ihn lange und gut genug, um zu wissen, was ich in welchen Momenten sagen kann und was ich lieber hinunterschlucke, auch wenn es mir dann immer wieder den Hals heraufgekrabbelt kommt.

Die ersten 4 km bleiben wir zusammen. Er schleppt sich von Schritt zu Schritt. Es ist ein Anblick zum Mäuse Erbarmen. Vorsichtig fange ich an, laut zu überlegen: Vielleicht sollte er den Bus nehmen und einfach ein Stückchen vorausfahren. Aber ich kriege - habe ich wirklich etwas anderes erwartet? - nur ein Kopfschütteln. Nein, das will er nicht. Ich würde das auch nicht machen wollen, oder? Da hat er recht. Wenn man einmal auf dem Weg ist, will man ihn betrampeln, Meter für Meter. Mit dem Bus nach Burgos zu fahren, ist die Ausnahme von der Regel (jedenfalls für uns war es das), denn durch das Industriegebiet will sicherlich niemand gehen, der gerade aus der spanischen Wildnis kommt. Aber die fehlenden 12 km nach Los Arcos, an denen knabbere ich noch immer.

Oookaaayyy, *any other options*?

Es hetzt uns doch keiner, wir haben immerhin Urlaub und jede Menge Zeit. Wie wäre es mit einem Ruhetag?

Gefragt ist gefragt, aber wenn man schon einen so blöden Fehler macht, sollte man schnellstens die Füße in die Hände nehmen und um sein Leben laufen!

So kommen wir ohne einen sinnvollen Plan nach Población de Campos, wo wir uns auf eine Treppe fallen lassen und Kekse knabbern. Es ist schwer, mit solchen Schmerzen eine Motivation auf die Klumpfüße zu bringen. Ich habe dafür jedes Verständnis, aber ich muss auch aufpassen, denn ich ziehe mich nur zu bereitwillig mit hinunter. Dann stapft er womöglich munter weiter, während ich jede Lust und Energie verliere und den Rucksack weit von mir werfe. Ich habe da eine echte Macke: Wenn sich jemand räuspert, kriege ich Halsschmerzen, wenn jemand hustet, kriege ich eine fette Erkältung, wenn jemand neben mir herumhumpelt, werden meine Beine schwer, wenn Thomas im Urlaub in Erwägung zieht, irgendwann mal wieder langsam nach Hause zu fahren, fange ich an zu packen und sitze fünf Minuten später abfahrbereit im Auto.

So geht das nicht. Heute ist unser vierter Lauftag und in Anbetracht der langen Fahrt müssen wir noch ein bisschen weiter, sonst hat sich die ja nun gar nicht gelohnt. Wie auch immer: Die Anreise muss abgeschlurft werden, schließlich hat sie Geld gekostet!

Hinter diesem kleinen Dorf ganz mit ohne *Café-Bar* teilt sich der Weg. Die eine Route führt an der Straße entlang weiter, die andere ein bisschen abseits durch die Felder. Laut Reiseführer dauert dieser Weg etwa 15 Minuten länger.

Ich mag Straßen nicht und möchte jetzt ein bisschen alleine sein. Ich kann Thomas sowieso nicht helfen. Vielleicht ist es auch gut, wenn er sich ganz ungestört ein paar Gedanken machen kann, welche *other options* er hat. Also trennen wir uns für ein paar Kilometer.

Ich biege ab und bin ... allein. Mutterseelenallein. Niemand ist vor mir, niemand ist hinter mir. Einmal fährt ein Radpilger an mir vorbei, aber er scheint die Einsamkeit genauso zu genießen wie ich und verkneift sich jedes *¡buen*

Camino! Dafür könnte ich ihn von seinem Drahtesel zerren und knutschen!

Der Weg ist nicht so der Bringer: Eine kilometerlange, schnurgerade Schotterpiste durch die Felder, aber zum ersten Mal, seit wir uns in diesem Jahr aufgemacht haben, bin ich wirklich ganz für mich. Ich genieße die Ruhe auf eine schier unverschämte Weise. Ich singe nicht, ich brabbele nicht, ich laufe schweigend in mich versunken Schritt für Schritt.

Von weitem kann ich zunächst noch sehen, wie sich die Völkerwanderung an der Straße entlangwindet. In Gedanken klopfe ich mir selbst auf die Schultern für meine prachtvolle Idee. Die hören Autos, ich höre Vögel und ... da quaken sogar Frösche!

Von mir aus hätte ich den ganzen Tag so weitergehen können. Ich fühle mich nach diesen knappen zwei Stunden kein bisschen erschöpft oder müde, sondern frisch. Aber kaum sehe ich die Pilgerschar wieder, erkenne ich Thomas und seinen schweren Gang. Wie mag der sich jetzt abgehumpelt haben? Es ist so fürchterlich, wenn sich ein Mensch, den man liebt, Dinge antut, weil er einem liebt, sich dabei so quält und man ihm überhaupt rein gar nicht helfen kann.

Wir kommen ungefähr gleichzeitig dort an, wo beide Wege wieder aufeinander stoßen. Gleich am Ortseingang ist eine Herberge mit einem großen Garten und einer Bar. Wir werden mit *Bridge over troubled water* empfangen. Nach so viel Ruhe genau das Richtige, um sich wieder auf Geräusche einzulassen. Ich hatte dieses Lied völlig vergessen, singe es jetzt aber doch leise Wort für Wort mit, während ich mit nackten Füßen über das Gras watschele.

Was ist nur los in diesem Jahr? Meine Treterchen fühlen sich an, als hätten sie Jahrhunderte in engen Eisensocken verbracht. Sie sind völlig taub und das Gras tut ihnen fast weh. Manche Dinge muss man eben zu ihrem Glück zwingen, also *lustwandele* ich weiter, um mich endlich auf einen Stuhl fallen zu lassen und meinen *café con leche* zu schlabbern.

Heute ist es richtig kühl. Ich gehe schon den ganzen Morgen in Jacke, aber an den Beinen hatte ich bisher nur meine kurzen Laufhosen. Jetzt ziehe ich meine Zipphose an. Huch! Seit Burgos habe ich mir immer wieder überlegt sie wegzuwerfen, weil sie so unbequem war, aber jetzt ist die gar nicht mehr so eng und ziept auch nur noch halb so viel. Meine Regengamaschen machen die Beine zusätzlich warm. Ach, Kinders, ist das herrlich: Musik, saftiges Gras, Koffein und sich kuschelig fühlen!

Naja, herrlich könnte es sein, wenn ich mir nicht solche Sorgen um meinen lieben Göttergatten machen müsste. Sein Knie ist inzwischen dick geworden. Ich glaube, wie sich sein Körper anfühlt, wenn er mal gerade nicht fürchterliche Schmerzen hat, das weiß er gar nicht mehr. Aber da humpelt er auch schon wieder weiter wie eine alte Turmuhr: Tick, tack, Schritt, Schritt. Er tut mir so leid. Seine Zuverlässigkeit und sein unerschütterlicher Wille sind schier nicht zu glauben.

Ich schau' ihm hinterher und mache mich in Ruhe fertig. Mir ist gerade nicht nach Hektik und ich bin so gut drauf, da hole ich ihn schnell wieder ein.

Der Weg ist breit und geht immer neben der Straße her. Im Gebüsch liegen hin und wieder ausrangierte Betonpfosten mit Muscheln. Diese alten Wegweiser braucht doch kein Mensch mehr, die könnte man ja ... Ich gucke mich vorsichtig um. Nein, es ist niemand da, der mich beobachten könnte (und ihr guckt jetzt gefälligst mal kurz weg!). Mit dem Auto wären wir schnell hierher gefahren und ich wüsste da schon ein nettes Plätzchen in unserem Garten. Also versuche ich einen anzuheben ... vielleicht mit einem bisschen mehr Kraft ... noch ein bisschen mehr ... Ich zerre und ziehe an dem Ding herum, aber es will und will sich nicht bewegen. Also gebe ich auf, ziehe - düdeldü - meinen Kopf ein und danke dem Heiligen Jakobchen, dass mich niemand gesehen hat (außer euch natürlich. Nein, ihr braucht gar nicht so mit euren Blicken Löcher in die Luft zu bohren, ich weiß genau, dass ihr nicht weggeguckt habt!)

Thomas ist fertig. Noch nicht mal *Jede Zelle meines Körpers ist glücklich* baut ihn wieder auf. Er leidet und stapft trotzdem weiter, Schritt für Schritt, Schmerz für Schmerz.

Als wir in Carrion ankommen, ist er so erschöpft, dass er auf der Stelle tot umfallen könnte. Aber jetzt brauchen wir erst einmal eine Herberge. Die zu finden ist, gerade in größeren Orten, gar nicht so einfach. Ratlos stehen wir vor der Kirche, als eine Nonne uns über den Weg läuft. Die spreche ich kurzerhand an. Welche *Albergue* wir denn suchen, fragt sie mich. Mäuselein, wo wir unterkommen ist mir so was von *mismo* (egal). Ich habe einen fußkranken Mann, der sich seit Stunden über den Camino quält, bin müde und ärgere mich über eine riesige Blase an meiner Sohle (eine Blase! Ich glaub' es nicht! Was um Himmels Willen ist denn in meine heißgeliebten Wanderschuhe gefahren?!). Wir brauchen ein Bett und eine Dusche!

Da nimmt sie uns kurzerhand mit in ihre eigene Herberge gleich links von der Kirche. Hätten wir die verschwitzten und müden Äuglein mal aufgemacht, hätten wir sie selbst gesehen. Na gut, es geht auch anders, aber so geht es auch.

Wir müssen eine kurze Weile warten, bis es 15.00 Uhr ist und sie öffnet. Dafür kriegen wir zur Begrüßung ein Glas lauwarmen Tee. Kinders, ist der lecker!

Der Schlafsaal ist riesig. Untenrum ist er in zwei große Räume geteilt, obenrum ist er offen. Allein auf unserer Seite stehen zehn Stockbetten, die bis zum Abend alle belegt sind. Auf der anderen Seite kommen bestimmt noch mal so viel dazu. Aber das ist uns jetzt alles egal. Wir fallen auf die Betten und strecken alle Viere von uns.

Ich nehme wieder das untere. Thomas macht es nichts aus, oben zu schlafen. Er krabbelt über die Leiter. Das Bett wackelt so sehr, dass mir unten richtig mulmig wird. Wenn er sich oben bewegt, habe ich unten Angst, dass mir nicht der Himmel, sondern mein angetrauter Göttergatterich auf den Kopf fällt.

Wie auch immer: Wir liegen und werden uns in der nächsten halben Stunde auf gar keinen Fall bewegen. So.

Nach dieser Ruhepause und einer Dusche geht es ihm wieder so gut, dass wir uns um unser leibliches Wohl kümmern können. In der nächsten Bar setzen wir uns in die Sonne, trinken einen wunderbaren Kakao und knabbern *Bocadillos*. Zum Nachtisch gibt es superleckere Quarkteilchen. So lässt es sich doch aushalten.

Wir haben freien Blick auf eine andere Bar, an der sich eine Schar anderer Pilger versammelt hat. So aus sicherer Entfernung lässt es sich herrlich lästern. Es hört uns ja niemand – außer einer Spanierin am Nebentisch. Im Nachhinein sind wir uns sicher, dass die jedes Wort versteht. Je nach Härtegrad unseres Gelästers grinst sie mehr oder weniger vor sich hin. Hihihi! Die hat mit Sicherheit viel Spaß mit uns – aber wir auch!

Nach und nach gesellen sich Heike und Wilhelmine zu uns, die vor Glück über alle Backen strahlt: Sie hat für eine Nachbarin einen Fingerhut gefunden, auf dem alle größeren Städte des Caminos aufgezeichnet sind. Und ihre Freude ist ansteckend. Im Nu haben wir alle Schmerzen und Blasen mit einer weiteren Tasse Kakao weggespült (oh, Moment, da ist noch ein bisschen. Ordnung muss sein, also noch ein Tässchen – ja, so ist fein!).

Am Ende müssen wir wetzen, denn um 18.00 Uhr ist in

unserer Herberge Meeting, ein Treffen, an dem jeder teilnehmen kann, aber nicht muss. Oh, ich mag das, wenn ich nicht unter Druck gesetzt werde. Je mehr mir jemand sagt, dass ich aber gar nicht muss, desto mehr will ich.

Wir sind - wie sollte es auch anders sein - zu spät. Die gesamte Eingangshalle ist schon in fröhlichem Gesang besetzt und bestanden. Drei Ordensschwestern sitzen in der Runde und eine Dame, die Gitarre spielt und fließend Spanisch, Englisch und Deutsch spricht. Wir setzen uns auf die Treppe und brummen die Melodie mit. Huch, sogar Thomas brummt! Dabei tut er das sonst nie!

Dann stellen sich alle rundherum vor, wie sie heißen, woher sie kommen und warum sie den Camino gehen. Ein etwas älteres Paar aus Brasilien ist gemeinsam unterwegs, weil Frau Gattin, wie sie mit einem fröhlichen Augenzwinkern erklärt, ihren ollen Gatterich nicht alleine in die große, weite Welt ziehen lassen wollte. Hallo! Man sei schließlich schon seit Jahrzehnten verheiratet und dann will der einfach alleine quer durch Spanien latschen? So nicht!

Drei Italiener sind sicherlich schon ein Stückchen mehr als 70 Jahre alt. Der eine ist so süß, so quirlig, so voll Energie und Lebensfreude, den packen wir uns sofort in unsere Herzen (so, das hast du nun davon, da kommst du so schnell nicht wieder raus). Er erzählt, dass einer der beiden anderen schon seit vielen Jahren sein Freund ist. Er ist Priester und hatte die Idee, den Camino zu gehen. Da dachte er sich: Hey! Wofür ist man denn befreundet? Wenn du eine solche Wahnsinnstat begehen willst, dann nimm mich gefälligst mit! Einer seiner schönsten Momente bisher auf dem Weg sei gewesen, als sein Freund unterwegs eine Messe gehalten hat - das war für ihn etwas ganz Besonderes. Uuuh, da wird mir klamm in der Brust!

Was mein altes Mutterherz jedoch wirklich berührt, ist ein

junges Pärchen, das schon in der vergangen Nacht in der gleichen Herberge geschlafen hat wie wir. Er saß oben auf seinem Bett und guckte immer ganz lieb, aber miteinander gesprochen haben wir leider noch nicht. Ich dachte, sie seien ein Paar, wie sich das für junge Leute gehört. Aber da lag ich völlig daneben. Sie sind Geschwister und wollten diese Reise mit ihren Eltern machen. Als die begriffen, wie lang und anstrengend sie sein würde, sind sie lieber daheimgeblieben. Also gehen Brüderchen und Schwesterchen den Camino alleine und für die Eltern mit.

Mir zieht es da alles zusammen, was sich unterhalb meines Halses befindet: Sohn und Tochter gehen den Jakobsweg stellvertretend für ihre Eltern. Wie kriegt man seine Kinder so hin, dass die eine solche Einstellung haben?

Ich hatte den Jungs schon im letzten Jahr vorgeschlagen, sich einen Freund zu packen und mit uns zu fahren. Wäre das nicht eine bessere Idee als über die Pfingstferien zu Hause zu sitzen? Sie hätten auch gar nicht neben uns herkriechen müssen, sondern hätten gehen können, wie sie wollten. Am Ende hätten wir uns wieder zusammentelefoniert und irgendwo getroffen. Aber außer einem „Muddi", dessen Ton den Nachsatz jetzt bist du völlig reif für die Klappse! überflüssig machte, war dieser Vorschlag unsere Leben keines Kommentars wert. Jetzt sitzen hier diese Kinder - naja, jungen Erwachsenen, aber eben doch Kinder - und gehen den Jakobsweg mit ihren Eltern im übertragenen Schlepptau. Na bravo!

Brüderchen erzählt weiter, dass sie anfangs in einer Gruppe gelaufen sind, die aber nicht zu ihrer Einstellung passten. Dann kamen sie nach Grañon. Grañon! Meine Lieblingsherberge! Dort verbrachten sie einen Tag bei den *Hospitaleros* und lernten den Geist des Caminos kennen. Also sind nicht nur wir von der *Albergue* dort verzaubert.

Es ist wirklich so: Es gibt Herbergen, schöne Herbergen, besondere Herbergen, wunderbare Herbergen und eine magische Herberge - Grañon. Jedenfalls denke ich das jetzt noch. Übermorgen werde ich wissen: Es gibt zwei magische Herbergen, die miteinander verbündelt sind.

Die Herberge, in der wir gerade sitzen, gehört übrigens zu den wunderbaren. Man muss nicht mit einem Heiligenschein durch die Gegend watscheln; das Herz ein bisschen auf dem richtigen Fleck zu haben genügt völlig, um ihre Wärme, ihren Geist, ihre Besonderheit zu spüren. Dafür lohnt es sich schon mal, ein paar Tage durch die Einöde zu stapfen!

So, weil ich nun schon so richtig mittenmang spirituell bin, gehe ich mit Heike in die Pilgermesse. Aber wenn ich ehrlich sein darf: Das Meeting hat mir meinen Pilgerbauch so vollgemacht mit schönen Gefühlen - da könnte auch ein Gottesdienst mit dem Papst persönlich nicht dagegen anstinken.

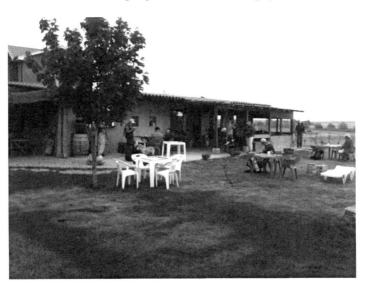

Donnerstag, 27.05. 2010

Carrión de Condes - Ledigos (24 km)

Diese Nacht war furchtbar unruhig. Jeder Einzelne unserer Mitschläfer war mindestens fünfmal auf dem Klo! Die Einzigen, die ich nicht gehört habe, war eine große Gruppe junger Wanderer, die gestern Abend im klitzekleinen Hof der Herberge gesessen, gesungen und gefeiert hat. Die müssen auf Pilgerzehenspitzen zu ihren Stockbetten getappselt sein. Da sag noch mal einer, junge Menschen seien rücksichtslos.

Meine Lieben, hier muss ich mich einfach einmal mit meiner dicken Mutterbrust vor alle stellen, die meine Kinder sein könnten: Ich begreife nicht, warum sich Leute über junge Menschen echauffieren. Mir jedenfalls ist es noch nie passiert, dass ich, wenn ich einem Jugendlichen mit Respekt etwas gesagt oder ihn um etwas gebeten habe, eine blöde Antwort gekriegt hätte. Aber um all die Frechheiten aufzuzählen, die ich mir schon von Erwachsenen habe um die Ohren hauen lassen müssen, würde ich so viele Bücher schreiben können, da würden 26 Bände Brockhaus nebendran aussehen wie ein Pixi-Heftchen! Natürlich mag es Ausnahmen geben, denen ich bisher nur nicht begegnet bin. Aber wenn mich jemand anblökte, nur weil er etwas älter ist als ich, dann würde ich auch jeden Respekt verlieren.

Es sind junge Menschen, die im Wald unaufgefordert ihre Hunde zu sich rufen und mich nicht mit dämlichen Sprüchen wie der tut doch nix! oder der will nur mal schnuppern! nerven (Hallo! Ich wollte denen mal mit meiner Sabberzunge quer durch ihr Antlitz schlabbern, mal gucken, wie die dann gucken! Und dabei hätte ich noch nicht einmal gerade erst meine Nase aus der *Hundezeitung* oder den Hinterlassenschaften anderer Hunde gezogen, die das werte Herrchen oder Frauchen nämlich so ekelig findet, dass er/sie es auf keinen Fall beseitigen kann!). Es sind junge Menschen, die fragend guckend in der Warteschlange an der Kasse hinter mir stehen, doch bevor ich antwortend zurückgucken kann, hat sich - schwups - eine Person mindestens mittleren Alters an uns vorbeigedrängt und sieht überhaupt rein gar nicht ein, sich hinten anzustellen. Stehe ich vor einem 2 m hohen Verkaufsregal (oder in gewissen Kaufhäusern in der Damenabteilung – grrrr!) und brauche etwas von ganz da oben, sind es junge Arme, die, ohne lange zu fragen, einfach über mich drüber reichen und den Gegenstand meines Begehrs herunterholen.

Ich glaube, viele Erwachsene sind jungen Menschen gegenüber nur so grantig, weil sie neidisch sind: Die haben Spaß, während sie gar nicht mehr wissen, dass man Mundwinkel auch nach oben ziehen kann. Die lachen, während sie nur meckern können. Die sind jung und haben das Leben noch vor sich, während sie aus dem ihren vielleicht nicht halb so viel gemacht haben, wie sie hätten machen können, wenn sie nicht so viel Zeit mit Schimpfen und Zetern vertrödelt hätten.

Da muss ich euch etwas erzählen: Als ich, mit Dennis und Felix im Bauch, in einer U-Bahn saß, stieg eine hochschwangere Frau ein. Lustigerweise erinnere ich mich genau, dass ich mich umguckte, ob da irgendwo ein Jugendlicher sitzt, der ihr seinen Platz anbieten könnte. Aber da war keiner unter 30 und auch keiner, der aufstand. Ich wartete noch einen Moment, die Bahn fuhr an, doch nichts passierte. Die Dame stand da mit ihrem dicken Bauch und alle Augen starrten gebannt in die lebhafte Dunkelheit des Tunnels. Da stand ich auf und bot ihr meinen Platz an: „Ich bin zwar doppelt schwanger, aber ich habe noch nicht so schwer zu tragen wie sie." Die Leute um uns waren so damit beschäftigt, völlig unbeteiligt zu sein, dass sie nicht einmal das Erdbeben bemerkten, das die Stadt in diesem Moment erschütterte, weil ihr ein riesiger Stein vom Herzen plumpste.

Ich möchte nicht auch nur ansatzweise darüber nachdenken, wie viele von diesen Hockenbleibern bei nächster Gelegenheit über ein Kind schimpften, das die Frechheit besaß, nach acht Stunden Unterricht nicht für ihn den Platz zu räumen. Ich bin nur froh, dass in dieser Situation gerade kein Jugendlicher in der Nähe war, denn was hätte der denn für einen Eindruck von denen bekommen, die so vehement von ihm Respekt und Rücksichtnahme fordern?

Ja, ich weiß, ich bin schon wieder ganz weit weg. Aber wenn mich etwas ärgert, dann muss ich das auch einmal sagen dürfen!

Jedenfalls habe ich diese jungen Leute nicht in ihre Betten krabbeln gehört, was mir allerdings auch nicht mehr Ruhe bescherte. Dementsprechend frisch und ausgeruht bin ich.

Dazu kommt, dass ich mich auf die heutige Etappe schon seit Tagen freue wie auf Wasserplatteln, Pest, Cholera und Keuchhusten gleichzeitig. Unser Buch nennt sie einladend *Die Piste*. Noch vielversprechender klingt die Beschreibung: 17 km immer geradeaus, links und rechts ausschließlich Getreidefelder. Na bravo!

Das Buch hat nicht zu viel versprochen. Der Weg ist stur, er ist blöd, er ist langweilig, er ist hässlich, er ist ... etwas, was kein Pilgerchen braucht! So!

Schritt für Schritt quäle ich mich über die ersten Kilometer. Mich nervt alles: Zwei Deutsch sprechende Frauen, die mir schon gestern im Supermarkt unangenehm waren, zwei Deutsch sprechende Männer, die sich mit den Deutsch sprechenden Frauen auf Deutsch unterhalten, jeder, der mich überholt, jeder, den ich überhole, der Schotter, die schotterfreien Stellen, das Gras und, wenn mir gar nichts mehr einfällt, ich. Ich klappe meine Mütze herunter und versuche in mich zu gehen, aber da ist nur ein genervtes Knäuel Mensch. Nein, ich bin zu genervt um mich mit meinem genervten Ich auseinanderzusetzen. Aber was soll ich denn sonst tun? Da ist nichts, womit sich mein Kopf beschäftigen könnte. So stolpere ich vor mich hin und bin genervt darüber, dass ich so genervt bin. Mann, geht mir das auf die Nerven!

Nach einer Weile treffe ich auf einer kleinen Rastbank die beiden Deutsch sprechenden Männer. Es ist seit Carrión die erste Sitzgelegenheit, also geselle ich mich zu ihnen und warte auf Thomas, den ich irgendwo hinter mir zurückgelassen habe, damit der mich nicht auch noch nervt. Es bleibt mir auch nichts anderes übrig als auf ihn zu warten, denn ich habe Hunger und er hat Nahrung.

Wilhelmine kommt auch daher. Wir hatten uns vorher schon gesehen, jedoch nur kurz gegrüßt. Jetzt entschuldigt sie sich bei mir: Sie muss ihren Weg alleine gehen, um in ihrem Takt zu bleiben, Schritt für Schritt, *„stapje voor stapje"*. Dabei sei sie völlig überrascht, dass es hier so viele Bäume gibt.

Bäume? Hier gibt es Bäume? Ich gucke mich um: Stimmt, da sind wirklich welche! Sie stehen in Reih und Glied aber so weit vom Weg entfernt, dass sie mir gar nicht aufgefallen sind. Hätte ich die vorher gesehen, wäre ich von denen mit Sicherheit auch genervt gewesen. So ein Verlust!

Als ich so gucke, fällt mir ein junger Mann auf. Er schlendert mit seinem Rucksack über *die Piste*. Ja, wirklich, er schlendert! Er schnickt hier mal einen Stein weg und läuft wie ein kleiner Junge, der sich vorsichtig seiner ersten großen Liebe nähert, den Blick auf den Boden und fast verschämt.

Mir fällt der Unterkiefer auf meine dicke Brust: Das ist ja wohl die Höhe! Ich quäle mich Schritt für Schritt und dieser

Flegel schlendert! Auf der Stelle nehme ich alles zurück, was ich Nettes über junge Menschen gesagt habe. Dieser junge Mann und sein Geschlender sind der Gipfel an Unverschämtheit! Ich habe gut Lust, mich mit einem beherzten Sprung auf seinen Rucksack zu hocken und mit meinen genervten Fäusten auf seinen Kopf zu dreschen: Du hast hier nicht zu schlendern! Leide gefälligst! Quäl dich gefälligst – aber schlender nicht, du Wurm!

Ich glotze ihm hinterher und könnte heulen: Ich blöde Kuh habe mich von vornherein derart blockiert und verrammelt, dass ich nicht gesehen habe, wie schön doch eigentlich auch hier der Weg ist. Wilhelmine hat es; sie hat die Bäume gesehen, die mir gar nicht aufgefallen sind, und hat sich über sie gefreut. So kann aus 17 km immer geradeaus doch auch etwas Nettes werden - man muss es nur zulassen, du Dösboddel!

Endlich kommt Thomas auch an und in trauter Runde kauend fange sogar ich an … naja, sagen wir einmal, zumindest nicht mehr ganz so genervt zu sein.

Pausengespräche unter Pilgern, die sich noch nicht wirklich kennen, sind immer ein bisschen eigenartig, ein Zwischending zwischen Tiefgang und Oberflächlichkeit. Für nur dusseliges Gerede ist man durch den Camino zu sehr miteinander verbunden, nimmt zu sehr Anteil an seinem Gegenüber. Der Mensch hat hier eine ganz andere Bedeutung als im normalen Leben, wird viel mehr als Mensch gesehen. Richtig in die Tiefe traut man sich aber auch nicht zu gehen. Dafür kennt man sich nicht gut genug, weiß nicht, wo die Grenzen sind. Was daraus entsteht, ist eine höchst interessante Situation, in der man sich selbst und gegenseitig abklopft: Wie nah möchte ich den anderen an mich heranlassen? Wie weit kann ich bei ihm gehen? - Ich finde das total spannend!

Da kommen Nasezus ihres Weges. Sie kennen die beiden

Herren wohl schon länger und haben eine gemeinsame Basis gefunden. Ohne langes Vorgeplänkel fragt Frau Nasezu die beiden, ob sie denken, dass Deutschland souverän ist.

Ich muss im Nachhinein über die verschiedenen Reaktionen grinsen: Die Herren gehen sofort und gnadenlos ernsthaft auf die Frage ein. Wilhelmine muss plötzlich ganz dringend für kleine Pilgerinnen. Ich beschließe sehr rasch, satt zu sein, und packe unser *reichhaltiges* Frühstück zusammen, wobei mir Thomas sehr bereitwillig hilft.

Ich will die Bedeutung von Politik in unserem Leben nicht abwerten, aber hier mag ich mich nicht mit ihr auseinandersetzen. Hier widme ich mich ausschließlich innenpolitischen Fragen.

Später überlege ich, ob das nicht ein sauber ausgehecktes Spiel war: Wenn wir uns irgendwo treffen, wo nicht mehr genug Platz für uns alle ist, fragen wir nach der Souveränität Deutschlands und - schwups - löst sich das Problem von ganz allein. Außerdem haben wir dann Gelegenheit, in Ruhe und unter acht Augen über die Dinge zu sprechen, die uns wirklich wichtig sind.

Wenn das stimmt, sind die wirklich ganz schön ausgebufft!

Wir jedenfalls wandern weiter. Ich versuche mich zu bessern und die Bäume zu bewundern, aber mal ehrlich: So schön sind die jetzt auch nicht. Die stehen da halt in Reih und Glied doof und verstaubt in der Gegend herum, zu weit weg, um eine Allee zu bilden oder der schwitzenden Pilgerschar wohlig kühlen Schatten zu spenden. Ich vermisse sie auch nicht wirklich, als es sie irgendwann nicht mehr gibt.

Jetzt gibt es wirklich nichts anderes mehr als Schotterpiste, Getreidefelder und Himmel – und ich meine wirklich nichts. Kein Berg am Horizont (Horizont? Wo?), kein vereinzelter Baum – nichts. Ach doch, jede Menge Pilger vor und hinter mir, aber die werden auf die Dauer auch langweilig.

Der Weg zieht sich und zieht sich. Wir laufen Stunde um Stunde. Ich guck' immer wieder in unseren Reiseführer. Irgendwann soll es ein Stück den Buckel hochgehen und dann sei man auch schon fast im nächsten Ort - sagt er. Wir laufen an einem Imbisswagen vorbei (huch, wo kommt der denn her?), aber wir wollen diesen Teil des Caminos einfach nur hinter uns bringen und halten nicht an.

Endlich, endlich sehe ich in der Ferne tatsächlich, dass der Schotter geradeaus einen kleinen Hügel hinaufführt. Mein Herz macht einen Luftsprung. Geschafft!, denke ich. Jetzt noch dahinauf, gleich wieder hinunter und *die Piste* kann mir mal hinter dem Buckel liegen bleiben! Aber Pustekuchen: Es geht hinauf und geradeaus weiter. Kein Ort, kein Haus, kein Irgendwas, nur noch mehr Felder und noch mehr Himmel – nur etwas näher.

Ich könnte heulen! Um mich aufzubauen, versuche ich mich darüber zu freuen, dass wir einen relativ kühlen Tag erwischt haben. Ich denke, an heißen Tagen ist das hier eine Festtafel für Geier, die nur ein bisschen kreisen und warten müssen, bis einen erschöpften Pilger endgültig die Sonne sticht. Wenn sie ihn dann noch fünf Minuten schmoren lassen, gibt es Pilger in Salzkruste, medium gebraten. Junge, knackige, zarte Pilgerinnen zergehen sicher wie Butter im Schnabel, während so mancher alte Hammel nur mit viel Knoblauch zu genießen ist.

Nein, meine Lieben, hier gibt es keinen kursiv gedruckten Text und auch keinen Sicherheitshinweis auf die Notausgänge. Also bleibt ganz entspannt. Es reicht völlig, wenn ich mir langsam selbst mehr als unheimlich werde.

Von meinem zähen Fleisch bleiben die armen Vögel heute jedenfalls verschont. Die ersten beiden Stunden bis zu unserem Frühstück hatte ich sogar eine Jacke an. Auch sonst ist heute traumhaftes Wanderwetter. Also jammer gefälligst nicht doof in der Gegend herum, sondern lauf!

Ein Stück vor dem Dorf (ja, es kommt tatsächlich doch noch irgendwann ein Dorf!) sitzen rechts im Schatten unter Bäumen (ja, Bäume gibt es hier auch wieder und die machen sogar Schatten!) ein Pärchen von den jungen Leuten aus unserer Herberge. Das Mädel ist total am Ende und hängt völlig erschöpft über ihrem Rucksack wie ein ausgewrungener Lappen (dabei wäre ihr Fleisch sicher butterweich und würde jedem Geier munden) (ähm) ('tschuldigung). Wir fragen, ob wir helfen können, aber der junge Mann winkt ab: Es ist schon Hilfe unterwegs.

Das erste Gebäude des Ortes ist eine Herberge. Sollen wir hier bleiben? Wir wissen es noch nicht und gehen ein paar Schritte weiter zur nächsten Herberge. Die hat eine Bar, die hat Trinken und die hat vor allem - miam, miam, miam - superleckere Häppchen: Muscheln mit Zwiebeln und Petersilie, halbe gekochte Eier mit Schlabber oben drauf und kleine Spießchen mit Schmeckmirgut.

Ja, meine Lieben, ich weiß, dass die *Pinchos* heißen, aber zu schreiben *hier gibt es Pinchos* wäre ja noch langweiliger, als es die letzten 17 km waren, und ich hätte die Ausdrücke *Schlabber* und *Schmeckmirgut* nicht anbringen können; dabei finde ich die so schön!

Wir sitzen auf Plastikstühlen, strecken unsere Treterchen der Sonne entgegen, schlürfen Limonenlimonade und muffeln Schmeckmirgut. Das ist fein!

Eine Dame, die wir aus Castrojeritz kennen (sie hatte nach uns das allerletzte Bett bekommen) wird von einem Auto abgeholt. Huch! Sie hat schon gestern nicht gut ausgesehen, aber dass es ihr so schlecht geht, tut mir wirklich leid. Ich kann nicht mehr mit ihr sprechen und sehe betroffen zu, wie sie einsteigt und verschwindet.

Dann kommt Heike und setzt sich zu uns. Sie ist eine ganz Nette, hatte letzte Nacht das Bett neben mir, ist alleine unterwegs und ein Stück mit dem Bus gefahren. Dadurch hat sie ihre alten Pilgerbekanntschaften alle verloren.

Darüber habe ich noch nie nachgedacht: Wenn man schummelt, lässt man alle zurück, die man bis dahin kennengelernt hat. Das ist ja doof! Als wir letztes Jahr mit dem Auto nach Los Arcos gebracht worden sind, dachten wir auch, dass wir alle anderen verloren hätten. Naja, dafür sind wir dann am nächsten Tag einfach ein bisschen weniger gewandert und - schwups - waren alle wieder da! Ach, war das schön!

Jedenfalls hat Heike auch pickelgesichtige Zöglinge und kennt alle mit dieser Phase verbundenen Probleme. Eines Tages hat sie beschlossen, dass sie sich jetzt etwas Gutes tun und den Camino erstürmen will. Eine gute Idee war das, sonst wären wir ihr nie begegnet und könnten hier nicht so gemütlich mit ihr zusammensitzen.

So ein kleines Pläuschchen in Ehren erfrischt Körper, Geist und Seele, also beschließen wir, weiterzugehen. Meinen Füßen geht es blendend, denn ich war seit dem Frühstück mit Sandalen unterwegs. Thomas Beine machen auch halbwegs mit – sagt er jedenfalls. Falls er unterwegs gelitten hat, habe ich es nicht mitbekommen, denn wir sind die ganze Piste getrennt gelaufen (jeder in seinem Takt, *stapje voor stapje*). Bis Ledigos sind es nur noch läppische zwei Stunden: *„Alla hopp!"* - *„Alla gut!"* (Hihihi, braucht ihr eine Übersetzung? Na gut: *alla hopp* - lass dich nicht hängen und sieh zu, dass du dich bewegst; *alla gut* - ich komm' ja schon, du gibst sonst eh keine Ruhe.)

Die Herberge (und Bar und Supermarkt in einem), hat einen Innenhof mit Wiese, auf der wir es uns gemütlich machen. Außerdem gibt es eine Küche mit einem wunderschönen Lehm-Backofen – eine Wucht! Den nehme ich mit nach Hause!

Nach und nach trudelt die Pilgerschar ein: Heike, Wilhelmine, Andreas, ein Franzose, der sich gestern um 5.00 Uhr mit uns über Mutti ärgerte, und Mr. und Mrs. Cloudburst. Andreas schlägt Wilhelmine vor, dass sie gemeinsam etwas kochen könnten. Daraus wird ruck-zuck ein international gebrautes Abendbrot für neun Personen! Wilhelmine, Heike, Thomas und Andreas stehen in der Küche und bruzzeln Nudeln mit Tomatensoße (nein, nicht auf dem Espitkocher!). Den Salat übernehme ich. Wir stellen alle verfügbaren Tische und Stühle zusammen und sitzen in einer wunderschönen Runde zusammen, essen und reden in Englisch, Französisch und Deutsch. Das ist genau das, was ich so liebe!

Nirgends erfährt man so viel über seine Mitwanderer als in solchen Runden: Mr. und Mrs. Cloudburst sind weder miteinander verheiratet noch voneinander geschieden (das hatte ich euch ja schon erzählt), sondern nur befreundet. Wenn ich sehe, wie sie miteinander umgehen, sich gegenseitig die Füße massieren, so vertraut miteinander sind, dann bin ich richtig neidisch: Ich will auch mit euch befreundet sein! Rolf kommt aus Westfalen und ist ein Herz auf zwei Füßen. Dass wir von Wilhelmine tief beeindruckt sind, habe ich euch auch schon erzählt. Andreas ist so ein lustiger Geselle, der gerne über sich selbst lacht - bis er beschließt, dass jetzt Schluss ist mit lustig. Nach dem Essen steht er plötzlich und grußlos auf - schwups - weg isser. Huch, was ist denn jetzt los? Wir verstehen es nicht und sind uns keiner Schuld bewusst.

Heike kennt ihr schon. Mit ihr und Rolf habe ich später noch ein wunderbares Gespräch. Heike liegt schon oben in ihrem Bett, zugedeckt bis unter das Kinn, und erzählt uns, dass der Alltag mit ihren Pickelmäusen sie manchmal auffrisst. Um aus dieser Tretmühle herauszukommen, hat sie sich den Camino quasi selbst geschenkt.

Meine Lieben, wenn Leben Pickel kriegen, bleibt der liebenden Mutter manchmal gar nichts anderes übrig als ihr Heil in der Flucht zu suchen. Ich wünschte, ich hätte in den heißen Phasen auch den Mut dazu gehabt, dann wäre uns allen so einiges erspart geblieben.

Ich bin jedenfalls fest davon überzeugt, dass der liebe Gott sich diese Welt schon sehr, seeehr geschickt ausgedacht hat: Er schenkt uns unsere Leben, wenn sie noch so klein und wunderbar süß sind, dass man sie einfach lieben muss. Zuerst behüten wir sie, dann freuen wir uns daran, wie sie sich entwickeln, die ersten Schritte machen, zum ersten Mal Mama oder Papa sagen. Wir heulen uns vor dem Kindergarten die Augen aus, lachen, toben und rennen neben ihrem Fahrrad mit ohne Stützräder her, bis uns die Zunge aus dem Hals hängt (um dann festzustellen, dass sie längst ohne unsere Hilfe fahren können und uns nur wetzen lassen, weil die Zunge so lustig aussieht, wenn sie auf dem Boden schleift). So verbringen wir wunderschöne, friedliche, glückliche zwölf Jahre miteinander. Wir füttern und tränken sie und haben wir die Wahl, uns mit einem Stock eine neue Bluse von ganz da oben herunterzuhangeln oder ihnen ein neues Spielzeug zu kaufen, brauchen wir gar nicht lange zu überlegen (können wir auch nicht, denn mit der Nabelschnur muss uns irgendwie auch die Verbindung zum Hirn durchgeschnitten worden sein. Wie sonst lässt es sich erklären, dass wir vor dem Bettchen stehen und frohlocken: Ei, wo isser denn! - Guck doch mal, wie der guckt!) ('tschuldigung, ich habe mich mal wieder verheddert) (stöhnt gefälligst nicht!).

Wir verbringen zwölf wunderschöne, friedliche, glückliche Jahre - dann kommt die Pubertät und in uns wächst die ... Mordrunst! Aber, meine Lieben, die hat keine Chance mehr. Wir haben zwölf Jahre lang so viel in sie investiert, da überlegt man es sich zweimal, ob man sie einfach erwürgt, im Suppentopf ertränkt oder mit den Füßen zuoberst am nächsten Ficus benjamina aufknüpft. Hallo! Die haben Geld gekostet!

Kämen Kinder dagegen in der Pubertät auf die Welt, wäre die Menschheit schon längst ausgestorben!

Heike geht es genauso, wie es, glaube ich, vielen Eltern geht: Wir sind so eingespannt in die täglichen Auseinandersetzungen und Kämpfe um jede Kleinigkeit, dass wir die schönen, kleinen Dinge gar nicht mehr sehen, nicht mehr empfinden, nicht mehr in unseren Bauch schließen können. Es geht so viel darum, dass stinkende Socken nicht als Lesezeichen in das Englischbuch gehören, dass wir es nicht mehr wertschätzen, dass diese Socken immerhin von zwei gesunden Füßen eingekäst werden. Es geht so viel um nicht weggebürstete Gebrauchsspuren in der Toilettenschüssel, dass wir nicht mehr erkennen, wie wichtig und wunderbar dieses kleine Wutzeschweinchen ist. Es geht so viel um schmutzige Teller, die, statt in, exakt auf der Spülmaschine platziert werden, dass wir eine zum Küssen hingestreckte Sabberschnute halt küssen ohne zu begreifen, wie großartig es ist, dass sie sich küssen lässt. Es geht so viel um nicht ausgepackte Sporttaschen, dass wir nicht mehr genießen, wenn unser Leben Po an Po neben uns auf dem Sofa sitzt.

Beziehungen brauchen eigentlich immer das Gleiche, egal ob sie zwischen Partnern oder Eltern und Kindern bestehen: Sie wollen immer wieder neu definiert, neu entdeckt, neu gewertet und neu aufgebaut werden, sonst verkümmern sie und laufen sich schlussendlich tot. Das ist wie mit einer Achterbahn: Es geht rauf und runter, mal rasant, mal gemütlich, mal so in die Kurven, dass man denkt, gleich macht man einen Abflug. Sie muss immer wieder neu gestartet werden, damit ihren Insassen darauf so richtig schön übel werden kann, und ab und zu braucht sie eine Grundwartung. Dafür wird sie komplett still gelegt. Man geht sie ab, klettert auf ihr herum, betrachtet sich jede Schraube ganz genau, wackelt mal hier und mal da. Erst wenn man ganz hinaufgestiegen ist, fühlt man ihre Höhe. Aber um sie ganz zu sehen, ihre Schönheit, ihre Größe, ihre Mächtigkeit, dafür muss man ein paar Meter zurücktreten.

Ich habe schon früher oft gesagt: Wir müssen uns einmal voneinander trennen, damit wir uns wieder aufeinander freuen können - und schickte meine Leben ins Zeltlager. Vier Tage und Nächte waren wir rund 500 m Luftlinie voneinander getrennt. Vier Tage verbrachte ich damit, immer wieder hinter Bäumen und Büschen im Brombeergestrüpp zu stehen und zu lunsen, ob es ihnen auch wirklich gut geht. Vier Tage hatte ich das Gefühl, mir seien Beine und Arme abhandengekommen. Ich litt wie ein Borstentier. Als der letzte Tag endlich gekommen war, hielt mich nix mehr: Wenn sie jetzt Heimweh bekämen, dachte ich, wäre es ja nicht mehr schlimm. Auf dem Weg zum Lagerplatz zog ich eine Tränenspur hinter mir her. Dann endlich sah ich sie ... sie sahen mich ... wir erstarrten alle in unserer Bewegung ... ich konnte mein Glück nicht fassen ... sie konnten ihr Glück auch nicht fassen - dachte ich. Endlich löste Dennis sich, öffnete den Mund und begrüßte mich mit einem herzlichen: „Muddi, die anderen Eltern kommen alle erst heute Abend! Müssen wir jetzt schon nach Hause?"

Ja, wir hatten uns getrennt und ganz arg aufeinander gefreut!

Nichtsdestotrotz: Wir sitzen manchmal im Alltag so fest, dass wir anfangen, die Dinge falsch zu bewerten. Negative Situationen werden so wichtig und positive gehen so unter. Man steht vor hohen, hässlichen Wänden und findet keinen Ausgang mehr. Dabei scheinen die Wände sich ständig nach innen zu bewegen und drücken uns nach und nach die Luft ab.

Aus dieser Situation muss man raus, auf den Tisch steigen, um seine Perspektive zu verändern, Abstand gewinnen, wieder einen klaren Blick bekommen für das, was wichtig ist.

Das alles sage ich Heike und nehme mir fest vor, daheim überall große Zettel hinzukleben, damit ich mich bei Gelegenheit selbst daran erinnere.

Rolf wird bei diesem Gespräch sehr nachdenklich. Ich weiß gar nicht, ob er Kinder hat und aus welchem Grund er durch Spanien wackelt, aber das mit dem Abstand, um den Blick wieder frei für das Wesentliche zu machen, das nimmt er heute mit in seinen Schlafsack – und ich auch.

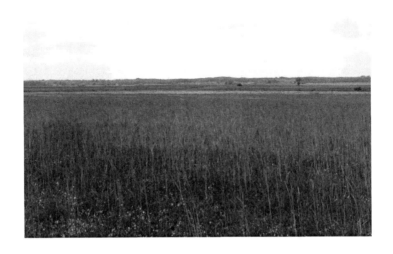

Freitag, 28.05. 2010

Ledigos - Bercianos del Real Camino (25 km)

Heute ist nicht nur einer unserer schönsten, sondern auch unserer magischen Tage! Alles an heute ist perfekt, besonders das Ende. Für einen Tag wie heute lohnen sich alle Strapazen des Caminos. Um ihn erleben zu dürfen, läuft man gerne *die Piste* dreimal rauf und runter!

Es fängt schon damit an, dass der Weg nicht mehr auf Schotter oder an der Straße entlangführt, sondern quer durch die Felder. Die Autos sind weit weg, die Landschaft ist nicht mehr platt, sondern buckelig – endlich wieder Natur, die man genießen kann.

Wir laufen locker drauflos, aber nur bis zu einer nagelneuen Herberge in der nächsten Ortschaft. Die sieht so einladend aus und wir sind so entspannt, dass wir dort gleich Frühstück machen: *café con leche* und Magdalenas, die so lecker sind, dass wir gar nicht genug davon bekommen. Es ist noch frisch, aber wir sitzen draußen und lassen uns treiben.

In dem Ort dahinter riecht es so gut nach Kuh! Da merke ich, dass mein Geruchsinn die letzten Tage völlig unterfordert war. Ich kann nachdenken wie ich will, es fällt mir kein Geruch ein, den ich bewusst wahrgenommen habe (außer dem meiner eigenen Körperausdünstungen, welcher mit fortschreitender Stunde intensiver wird - und darauf hätte ich gerne verzichtet!). Aber auch die anderen Sinne sind ein bisschen zu kurz gekommen. Meine Ohren haben sich so über *Bridge over troubled water* gefreut, aber das Rauschen des Windes in den Bäumen (welche Bäume bitte?), diese feuchte Kühle auf der Haut, wenn man durch einen Wald geht (oh ja,

Wälder soll es auch noch irgendwo auf dieser Erde geben!) – das alles gab es schlicht nicht. Und was mir außerdem auffällt: Ich habe noch nicht einen Schmetterling gesehen, keine Schwalbe, keine Eidechse. Mir fehlt das so!

Hier haben die Augen wieder etwas zu tun, denn die Häuser sind klasse. *Alles aus Adobe* sagt unser Reiseführer. Ich kenne *Adobe* nur vom Computer und bin erst einmal ratlos, aber es ist nicht zu übersehen, was gemeint ist: Es ist dieser Verputz aus Lehm und Stroh, sodass die Halme aus den Häusern stehen wie die Stacheln eines aufgeschreckten Igels. So sah übrigens auch der Backofen in unserer Herberge aus. Mir gefällt das so gut, dass ich am liebsten sofort den sauberen, akkuraten, ordentlichen Verputz von unserem Haus abklopfen würde, um es genau mit dieser Pampe einzupacken. Nein, besser noch: Das Haus da vorne mit den leuchtend blauen Klappläden und der Mauer mit windschiefen Gucklöchern, das nehme ich mir einfach mit!

Der Weg zwischen Teradillos de los Templarios und Moratinos führt weiter quer durch die Felder. Die Landschaft macht unsere Füße leicht. Auch Thomas scheint sich heute wesentlich weniger zu quälen. Das tut ihm auch mal gut!

Dann kommen wir an einem Erdhügel mit Schornstein und Antenne vorbei. Huch, was ist das denn? Eine *casa del* Maulwurf mit Satellitenfernsehen? Das sieht ja lustig aus! Von diesen Gebilden habe ich zu Hause schon gelesen. Es sind wohl eigentlich Weinkeller, manche als Trinkkneipe oder auch als Beim-Trinken-muss-man-ja-auch-einen-Happen-essen-Kneipe bewirtschaftet. Dass man, egal ob mit oder ohne Happen, auch mal fernsehen möchte, versteht sich von selbst.

Etwa 4 km weiter steuern wir in San Nicolás del Real Camino eine *Café-Bar* an, in der auch schon Nasezus und die beiden Deutsch sprechenden Herren mit der Frage nach der

Souveränität Deutschlands sitzen. Oh nein, keine politischen Diskussionen heute, bitte. Dafür ist der Tag viel zu schön! An einem anderen Tisch sitzt Heike, also genau das, was unseren Gemütern guttut: Sie ist so lieb, so warm und so herzlich. An einem dritten Tisch sitzen auch vier Wanderer, die wir jedoch nicht kennen und die irgendwie ... trostlos aussehen. Ich denke nur kurz, leben die noch?, interessiere mich dann aber viel mehr für eine Tasse Kaffee.

Nach einer Weile überkommt mich die Notwendigkeit, die Bar zu betreten und das Örtchen für kleine Pilgerinnen aufzusuchen, was in mir wahre Freudenschreie auslöst: Es ist so schön sauber hier! Wenn man auf der Schüssel hockt, hat man nicht direkt die Tür als Brett vor dem Kopf. Man kann die Hose herunterziehen, ohne dafür auf die Klobrille klettern zu müssen. Es gibt kuschelig weiches Klopapier und das Licht geht auch nicht nach einer halben Minute aus. Na wenn das nicht Luxus ist!

Als ich wieder nach draußen komme, strahle ich wie ein Honigkuchenpferd ob der Erleichterung und Schönheit des Örtchens. Natürlich (hihihi, hättet ihr etwas anderes von mir erwartet?) teile ich sofort, sehr laut und sehr ausführlich meinen Mitmenschen den Grund meiner Glückseligkeit mit: „Kinders, hier müsst ihr aufs Klo gehen, das ist sooo fein!"

Meine Lieben, es gibt Leute, die zahlen Hunderte von Euro für eine tolle Luxussuite, die sie gar nicht genießen können, weil Luxus für sie normal ist. Immer nur Kaviar und Champagner ist auch wie Wasser und Brot. Was machen wir? Wir latschen Hunderte von Kilometern quer durch das dörfliche Spanien, finden irgendwann eine Toilette, die sauber und heimelig ist, und geraten vor Freude ganz aus dem Häuschen! Jetzt sagt ihr mir, wer glücklicher ist: die mit Whirlpool oder wir mit dem sauberem Herzhausen? Die mit Animationsprogramm oder wir, wenn die Füße nachlassen wehzutun? Die, die im Restaurant speisen, oder wir, die wir hier auf Plastikstühlen an Plastiktischen sitzen und uns über ein belegtes Brot hermachen?

Das sorgt natürlich für einige zustimmende Heiterkeit und ruckzuck sind wir mitten in einer Fachsimpelei über sanitäre Anlagen, Herbergen, Betten, Wanzen, Flöhe, gechlortes Wasser, Fußpilz, *Café-Bars* und schließlich über Essen. Nach und nach beteiligt sich auch Tisch drei an unserem angeregten Gespräch (*Jaaa, sie leben noch, sie leben noch, sie leben noch!* - lalala), die offensichtlich aus Bayern kommen. Beim Wort *Essen* werden die ganz aufgeregt: Die *Bocadillos* sind wirklich lecker, aber nach ein paar Tagen mag man sie wirklich nicht mehr sehen. Ich erzähle von meiner Idee mit dem *Walk-through* und dem *Pilgrimsburger*, den es für unsere bayerischen Pilgerchen auch als *Fleischpflanzerlsemmel* gibt, und verscheuche - schwups - auch das letzte Zipfelchen Schwermut: "Sauerkraut!" – „Schweinshaxen!" – „Knödel!" – „Grillhähnchen!" Tisch Nasezu stimmt mit ein: „Oh ja, ein Hähnchen! Und Eis!" Einer junge Dame von Tisch drei werden die Augen ganz feucht vor Sehnsucht: „Kaffee mit Dosenmilch, ich hätte so gerne mal wieder Kaffee mit Dosenmilch."

Eine Sekunde sind wir alle ganz still, weil dieser Wunsch so von mitten aus dem Bauch heraus kommt, dass es uns krusselt, aber dann müssen wir lachen. Ich mag keine Dosenmilch in meinem Kaffee, aber ich verspreche, extra für sie welche mit auf die Karte zu setzen.

Dieses Gespräch geht so durcheinander, dass wir gar nicht mitbekommen, wie die anderen Bayern sich wohl schon auf den Weg gemacht haben. Nur Frau Dosenmilch ist geblieben, zuckt ab und zu, als wollte sie sich auch losreißen, überlegt es sich aber immer ganz schnell anders und geht völlig auf in unserer Pläneschmiederei. Während wir Luftschlösser bauen, hängt sie darin schon mal die Gardinchen auf. Es ist so herrlich! Dabei macht sie nicht gerade den Eindruck, dass sie es gewohnt ist, so aus sich herauszugehen.

Ich kenne diese Frau nicht und werde ihr nicht mehr begegnen, aber ich werde sie nie vergessen.

Schließlich brechen nach und nach alle auf, während Frau Dosenmilch schleunigst versucht, den Rest von Tisch drei einzuholen. Wir treffen sie etwa eine Stunde später wieder in trauter Runde und werden schon von weitem mit weiteren Vorschlägen für unsere Speisekarte begrüßt.

Heike hat einen anderen Weg genommen als wir. Während wir dem Pfeil folgend rechts abbiegen und an der Straße entlangwandern (och Menno!) geht sie geradeaus durch die Felder. Wir gucken ihr neidisch hinterher, aber wir trauen uns nicht, ihr zu folgen. Blöder Fehler, denn kurz vor Sahagún an der Ermita Virgen del Puente kommt sie ganz selbstverständlich aus den Feldern wieder auf uns zu gewackelt. Na gut, das muss ich mir merken.

Das muss ich mir merken? Ja, ich glaube schon, denn der Gedanke, den Jakobsweg noch einmal und in einem Wutsch zu gehen, hat es sich in meinem Bauch so gemütlich gemacht, dass er ihn einfach nicht mehr verlassen will. Auch wenn die letzten Tage hier nun nicht unbedingt der große Bringer waren, das erste Drittel des Caminos, das wir im letzten Jahr gewandert sind, war dafür umso schöner. Aber zuerst möchte ich den Weg mit Thomas beenden und mit ihm zusammen in Santiago einmarschieren. Darauf freue ich mich jetzt schon!

Heute ist alles so schön! Sogar der Traktorfahrer, der uns überholt, fährt extra langsam an uns vorbei, damit wir nicht so viel Staub schlucken müssen, und winkt uns fröhlich zu. Ach, ich könnte ihn an meine dicke Brust drücken!

Die letzte halbe Stunde bis nach Sahagún fällt uns dann doch wieder schwer. Gleich da, wo die Autowerkstätten aufhören, finden wir eine sehr beeindruckende Herberge. Sie sieht so imposant aus, dass wir einen Blick hineinwerfen und ganz begeistert sind. Wir verabschieden uns von Heike, die hier übernachten möchte, und drücken sie ganz fest. Ich glaube nicht, dass wir uns wiedersehen werden.

Nach ein paar Minuten kommen wir an die nächste Herberge in einer alten Kirche. Und was sitzt da auf den Steinen, als wollte es sagen: Na, du Meckerziege, kommst du auch endlich und hörst auf darüber zu jammern, dass du mich so lange nicht gesehen hast?! - Genau, eine Eidechse!

Im nächsten Lädchen holen wir ein Brot, etwas Käse und Wurst und werden mit einem herzlichen „¡buen Camino!" an die Tür gebracht. Heute ist einfach unser Tag!

Wir gehen weiter zur Kirche San Tirso, wo wir uns auf der Wiese ein Eckchen suchen, auf dem kein Hund seine Spuren hinterlassen hat. Wir sind so darauf getrimmt, dass in Spanien alle Kirchen versperrt sind, dass wir gar nicht versuchen, in diese hineinzukommen. Aber das fällt uns gar nicht auf. Wir haben Hunger und unsere Füße verlangen nach frischer Luft.

Da sitzen wir also, knabbern Brot und Käse und wackeln mit den Zehen, als ein ganzer Autobus voll deutscher Touristen an uns vorbeiparadiert und mit einem fröhlichen „hola" jeder für sich verbucht, doch tatsächlich spanische Pilger gesehen und in der Sprache der Eingeborenen gegrüßt zu haben. Wir outen uns nicht, grüßen „¡hola!" (hihihi, wir sind so inkognito, dass wir uns sogar mit einem ¡ und ! tarnen! Sind wir nicht wahre Füchse?) zurück und warten, bis sie um die Ecke verschwinden, bevor wir laut loslachen. Ha! Von wegen *hola*! Ein schlichtes *Ei gude, wie* (das war Hessisch) (oh ja, da braucht ihr wieder einen Übersetzer, also rücke ich mich doch fein für euch zurecht und strecke meine dicke Wissensbrust heraus: *ei* – Hallo; *gude* – guten Tag; *wie* – wie ist das werte Befinden?) hätte es durchaus auch getan!

Wir bleiben noch ein Weilchen sitzen und ich schmökere in unserem Reiseführer. Dass wir aus Sahagún hinausgehen, ist längst beschlossen. Wir übernachten nicht gerne in größeren Städten und die nächste Herberge ist nur etwa eine Stunde entfernt. Aber ich bin heute so gut drauf, so beschwingt, dass ich weiterblättere: Bis zum übernächsten Ort sind es etwa zweieinhalb Stunden, dann kommt eine Strecke von 8 km und dann eine von 14 km. Hm.

Hey! Lacht nicht! Das sind Dinge, die müssen wohlbedacht sein! Laufen wir heute nur eine Stunde, bleiben morgen 90 Minuten und 22 km, davon die längste Strecke dann, wenn wir von der nicht so langen müde sind. Laufen wir heute aber zweieinhalb Stunden, können wir morgen nach den ersten 8 km und einem leckeren Frühstück die folgenden 14 km viel leichter angehen.

Außerdem hört sich die Beschreibung der Herberge im übernächsten Ort so kuschelig an: *Hospitaleros der Jakobusgesellschaft ... Gebet, Abendessen und Frühstück gemeinsam.* Das ist doch 'was fürs Herz!

Wir beschließen, erst einmal bis zum nächsten Ort zu gehen und dort zu gucken, was unsere Füße so sagen. Also verlassen wir Sahagún durch den Arco de San Benito und wandern vor uns hin. Tatsächlich fühlen wir uns nach dieser Stunde so stark und frisch, da machen wir die nächsten 6 km doch mit links!

Dass die allerdings fast nur aus einer einzigen, riesigen Baustelle bestehen, davon habe ich in unserem Buch nichts gelesen. Ich weiß nicht, ob es eine blöde Idee war, uns nach so viel Schönem diesen Staub anzutun, oder eine gute, weil wir das dann morgen nicht mehr machen müssen: Riesige, schwere Lkws (solche Dinger habe ich noch nie gesehen!), Walzen, Schotter, Gestankwolken, Radau - da bleibt ganz schnell nicht viel übrig von frisch und beschwingt. Da hilft es nicht einmal mehr, die Mütze herunterzuklappen und auf die Füße zu gucken. Da gibt es nur eins: An etwas Schönes denken und durch!

Die letzten beiden Kilometer *versüße* ich mir mit Gesängen. Von *Danke für diesen schönen Morgen* (und das am hellen Nachmittag) *über Jede Zelle meines Körpers ist glücklich* (was jede Zelle meines Körpers mit einem Tippen an die jeweilige Stirn quittiert) bis *Olé, wir fahr'n in' Puff nach Barcelona* blöke ich lauthals alles vor mich hin, was mir so einfällt. Ich mag nicht mehr, aber das nutzt jetzt mal gerade gar nix. Thomas stapft derweil stumm neben mir her, der Arme. Zu seinem Fuß- und Beinleiden muss er sich nun auch noch mein Gegröle antun!

Jedenfalls haben wir heute sicher kein Problem damit, zwei Betten in der Herberge zu bekommen. Die meisten Pilger bleiben über Nacht in Sahagún und wir haben seit dort nur ein einsames berucksacktes Mädel gesehen. Das tröstet – zumindest so lange, bis wir kurz vor Bercianos del Real Camino von zwei Holländern auf Fahrrädern überholt werden. Wenn die uns jetzt die letzten Schlafplätze wegnehmen, erdrossele ich sie mit ihren Reifenschläuchen! Und ich muss dafür bestimmt nicht ins Gefängnis und auch in keine hässliche Höhle mit *ll*, sondern bekomme mildernde Umstände!

Ich blöde Ziege frage auch noch am Ortseingang nach dem Weg, während die beiden direkt neben uns stehen, sich fluchs auf die Sättel schwingen und selbstverständlich vor uns dort ankommen. Ich warne euch, wenn ihr mir das letzte Bett wegnehmt, komm ich heute Nacht als Alptraum über euch hereingebrochen!

An der Herberge werden wir von dem Geschwisterpärchen mit „*It's such a nice place!*" begrüßt. Ich muss an Judy denken, wie die letztes Jahr aus dem Fenster in Ciraqui guckte und die gleichen Worte benutzte. Mir wird ganz warm ums verschwitzte, verstaubte Herz. Wie gut, dass ich noch nicht weiß, wo wir gelandet sind, sonst würde dieses Gefühl gnadenlos verblassen.

Als wir die Herberge betreten, haben sich die beiden Holländer gerade eingetragen. Dass wir nicht gleich ¡completo! hören, lässt mich aufatmen. Mit einem erleichterten Seufzer falle ich auf einen Stuhl ... und werde sofort vom Herbergsvater mit einem Bonbon gefüttert, denn ich bräuchte dringend Zucker. Ist das nicht lieb? Schon alleine das ist es wert, durch diese verflixte Baustelle gelatscht zu sein! Aber es kommt noch besser.

Thomas sitzt dem Bonbonspender direkt gegenüber und meldet uns an. Irgendwann dreht er sich nach mir um und sagt: „Den kennen wir." - Den kennen wir? Huch! Warum? Woher? - „Der war im letzten Jahr in Grañon."

Ich wische mir Staub und Schwitze aus den Augen und gucke genauer hin. Er könnte recht haben. Gut dass ich Spanisch gelernt habe (hahaha). Zumindest reicht es aus, um zu fragen: *„¿El año pasado – usted – en Grañon?"* (Letztes Jahr – Sie - in Grañon? – Ja ich weiß, das klingt sehr hoppelig, aber besser ist mein Spanisch eben nicht.) Er guckt uns an und nickt: *„¡Sí!"* (Na klasse! Der kann Spanisch und antwortet schlicht mit dem einfachsten Wort der Welt. Das hätte ich auch unhoppelig hingekriegt!)

Just in diesem Moment kommt aus der Türe hinter ihm der zweite Herbergsvater, der, der uns so fröhlich geweckt hat und nicht fassen konnte, dass ein Mensch auf sein *buenos dias* mit einem solchen Tränenstrom reagiert. Den hätte ich sofort erkannt, ganz bestimmt, denn dieser Mann ist ein Herz auf zwei Füßen und seine Hose ist noch genauso kaputt und sein T-Shirt noch genauso grün!

Wir erklären den beiden, dass wir letztes Jahr bei ihnen

übernachtet haben, und zeigen zum Beweis ihre Unterschrift (einen Stempel gibt es dort nicht, dafür aber eine ganz liebe Umarmung) in unseren *Credencials*. Herzauffüßen erkennt sie wieder, guckt Thomas an, guckt mich an, zeigt mit dem Finger auf mich und sagt: „Und du warst in der Küche."

Das mit der Küche stimmt zwar nicht so ganz, aber das ist im Moment völlig egal: Wir sind bei den wunderbarsten Herbergsvätern der Welt gelandet! Das ist so ein bisschen wie nach einer sehr langen Reise durch Eis und Schnee nach Hause zu kommen und die letzten drei Weihnachtsfeste auf einmal zu feiern! Wir umarmen uns, knuddeln uns, lachen, weinen (naja, es weint nur eine, aber die ist so ein guter Mensch, dass sie diesen Teil der Freude gerne für alle erledigt) (düdeldü) und reden fröhlich aufeinander ein. Nein, Thomas und ich verstehen kein Wort, aber wir freuen uns über das Wiedersehen – da spielen Sprachen keine Rolle.

Ich kann dieses Gefühl gar nicht wirklich beschreiben. Grañon war für uns ein magischer Ort, so schön, so wunderbar. In diesem Jahr war der Weg bisher auch schön, aber es fehlte dieser ... Zauber. Bis jetzt. Hier haben wir ihn gefunden; nein, das ist nicht richtig: Der Weg hat uns zu ihm geführt. Jetzt sind wir hier und alles ist so – ich weiß nicht wie - und ich bin ein kleiner Teil eines Wunders!

Wir umarmen und küssen uns wie alte Freunde, während die Holländer ein bisschen verständnislos daneben stehen und dusselig aus der Wäsche gucken. Macht nichts.

Schließlich geht uns Herzauffüßen voraus eine alte Holztreppe hinauf in den Schlafsaal. Die beiden Radler machen sich gleich auf dem vordersten Stockbett breit, werden aber auf andere Betten verwiesen, was denen offensichtlich gar nicht behagt.

Uns bedeutet er, ihm zu folgen. Hinter einem Vorhang ist ein schmaler, langer Flur mit mehreren Türen. Er bringt uns in ein Vier-Bett-Zimmer. Wenn wir möchten, könnten wir hier schlafen. Na, dafür gibt es doch gleich noch eine Umarmung und noch einen Kuss! Ich bin sowieso gerade so gut drauf.

Später setzen wir uns zu Rolf, der ist auch bis hier gekommen, nach draußen und schauen dem einsamen berucksackten Mädel von unterwegs bei ihren Dehnübungen zu. Sie macht es völlig richtig und bei ihr schaut das auch noch gut aus! „Was glaubt ihr wohl, wie das aussehen würde, wenn ich Nilpferd das täte?" Sie lacht: Das sei doch egal, Hauptsache es tut gut. Ojeoje, Andrea, sei doch einmal vorsichtig mit dem, was du sagst, es könnte durchaus verstanden werden!

Dann kommt noch ein Höhepunkt des Tages: Das italienische Dreigespann ist auch hier und unsere *Hospitaleros* haben dafür gesorgt, dass der Priester hier in der Kirche eine Messe halten kann. Die wollen wir natürlich nicht versäumen. Obwohl unsere Beine und Füße total am Ende sind, laufen wir noch einmal quer durch den Ort zum Gottesdienst.

Die Kirche hat keine Sakristei, sondern nur vorne rechts neben dem Altar einen Kleiderschrank, aus dem ein Messgewand gefischt wird, in das unser Mitpilger vor aller Augen hineinschlüpft. Ich finde, das hat irgendwie etwas Menschliches. Naja, Pfarrer sind ja heute nicht mehr immer die ernst dreinblickenden, schwarz gekleideten Überpersonen mit steifem Kragen um den Hals, vor denen man sich in Acht nehmen muss, weil sonst der Zorn Gottes auf einen hernieder prasselt. Aber wenn man diesen Herrn von unterwegs kennt, in seinen grob mit der Hand ausgewaschenen, verschwitzten Wanderklamotten, dann hat diese Verwandlung schon etwas Besonderes.

So sitzen wir also in einer spanischen Kirche mit ohne Sakristei und feiern eine italienische Messe.

So, ihr Lieben, jetzt gebe ich euch einen Moment Zeit, diese Szene auf euch wirken zu lassen. Ich muss mir mal eben die Nase putzen.

Seid ihr fertig? Ich auch. Och, der Gottesdienst auch. Schade.

Na gut, es wird sowieso Zeit, zu Hause anzurufen und mit unseren Leben zu telefonieren. Nein, Muddi muss sich keine Sorgen machen, sie haben alles im Griff, alles ist gut. Dann sagt Dennis etwas, was dem Fass für heute den Boden ausschlägt: „Es ist schon in Ordnung, wenn ihr dann mal wieder nach Hause kommt."

Entschuldigt bitte, macht eine kleine Werbepause, geht mal geschwind aufs Klo und richtet euch etwas zu essen. Ich brauche noch einen Augenblick, um mich wieder einzukriegen.

Kann mir mal eben jemand mit einem Taschentuch aushelfen? Danke, das ist lieb.

Uff.

Ich bin wie vom Donner gerührt (also in Spanien, ihr wisst schon). Was ist denn jetzt passiert? Sind die Biervorräte ausgegangen? Braucht das arme Kind mal wieder etwas Richtiges zu essen? Haben sie das Haus abgefackelt und wissen jetzt nicht mehr, wo sie bleiben sollen? Es kann ja wohl nicht sein, dass er uns einfach nur vermisst!

Wie in Grañon gibt es hier ein gemeinsames Abendessen. Wir sitzen alle an langen Tischen. Der Raum ist nicht ganz so schön und hat eine entsetzliche Akustik, aber vorne stehen unsere beiden ganz persönlichen *Hospitaleros*, begrüßen uns noch einmal, erklären uns, dass es von ihrer Gemeinschaft zwei Herbergen auf dem Camino gibt, in denen jeder Pilger, egal welcher Konfession, sehr willkommen ist: *Pilger gibt es, weil es den Camino gibt, und den Camino gibt es, weil es Pilger gibt. Ohne sie wäre er nur ein Weg wie jeder andere. Es ist egal welcher Religion man angehört und wie man den Gott nennt, an den man glaubt. Wichtig ist, dass man sich für den Geist des Caminos öffnet, ihn fühlt, ihn erlebt und so selbst zum Geist des Caminos wird. Es geht um den Spirit.*

Ha! Habt ihr gemerkt, dass ihr das schon einmal gelesen habt? Nicht? Ungenügend, setzen und noch einmal von vorne beginnen!

So kann man Werte verschieben! Ich dachte immer, der Jakobsweg sei so etwas Besonderes, dass er niemanden braucht. Ich kann ihn nutzen, um mir etwas Gutes zu tun, um mich wieder auf den Boden des Lebens zurückzuholen. Dass ich auch für ihn da bin, dass er ohne mich (naja, und die Tausende anderer Wanderer, die in jedem Jahr über ihn hinweglatschen) nichts Besonderes wäre, darüber habe ich noch nie nachgedacht. Er ist nicht nur für mich wichtig, sondern ich bin es auch für ihn. Das macht so ein schönes Gefühl!

Nach spanischer Sitte gibt es vorweg eine riesige Schüssel Salat, den wir gleichmäßig auf die Teller verteilen. Irgendwie haben wir einen Teller zu viel und damit einen Salat übrig, den sich einer der Holländer gleich unter den Nagel reißt ohne zu fragen, ob jemand einen Teil davon abhaben will. Er verschlingt (nein, essen kann man das wirklich nicht nennen), die Ellenbogen auf dem Tisch, drei Teller Linsensuppe und nimmt sich ganz selbstverständlich das letzte Stück Brot. Mit halb vollem Mund (Achtung, dir hüpft gleich das Essen heraus!) fragt er mich dann nach dem Grund unserer Freude bei der Ankunft.

Alle um uns herum wissen auch ganz ohne Erklärung, warum wir uns so gefreut haben und freuen sich mit uns. Alle? Nein, nicht alle. Zwei Holländer schauen verständnislos aus ihren Radlertrikots. Ich weiß, dass Worte hier nichts erklären können, und halte meine Antwort kurz: „Wir kennen uns."

Sie seien den ganzen Weg aus Holland hierher geradelt, erklären sie dann stolz.

Ihr Lieben, nur mal eben, damit wenigstens ihr wisst, um was es geht: Den Camino zu gehen ist für jeden eine körperliche Anstrengung, ein Kraftakt, für den jeder dem anderen Respekt zollt. Wir haben unterwegs von Dingen gehört, die Menschen auf sich nahmen, nur um sich hier Blasen laufen zu dürfen, die mag ich mir nicht auch nur ansatzweise vorstellen. Auch bei der Wanderung selbst sieht man nicht nur Füße, die will man nicht gesehen haben, sondern auch Pflaster und Verbände an allen nur erdenklichen Körperstellen. Einmal begegnete ich einem älteren Italiener, der war am Vortag so fürchterlich gestürzt, dass sein Gesicht so blitzeblau und angeschwollen war, dass man sein rechtes Auge gar nicht mehr sehen konnte. Ich verabschiedete mich von ihm mit einer dicken Umarmung, so überzeugt war ich davon, dass er auf keinen Fall weitergehen wird. Eine halbe Stunde später überholte er mich im Stechschritt und fröhlich mit einem Landsmann palavernd! Oh, und erinnert ihr euch an Superman von letztem Jahr? Als wir seinen linken Fuß sahen, kriegten wir eine Gänsehaut. Er lachte nur und meinte, der sei noch schön und ob er uns den anderen auch mal zeigen sollte? Kinders, wenn ein *guter* Fuß so aussieht, dann will man den schlimmen ganz bestimmt nicht sehen! Ein anderes Mal begegnete ich vor einer Bar einer schon sehr alten Dame. Sie konnte nur sehr langsam gehen und war immer, wenn sie anhielt, darauf angewiesen, dass ihr jemand dabei half den schweren Rucksack (keinen Tagesbeutel!) ab- und wieder aufzusetzen. Aber niemand, wirklich niemand, der uns bisher begegnet ist, hat je mit seiner Leistung geprahlt. Jetzt kommen die daher und erwarten von mir ein Schulterklopferchen dafür, was sie für tolle Hechte sind? Diese Schnösel! Nicht von mir!

Launig erzähle ich ihnen von dem Ehepaar aus Nordholland, das wir letztes Jahr getroffen haben und das den ganzen Weg von zu Hause in über einem viertel Jahr gelaufen ist (gelaufen, nicht geradelt!) und verkneife mir nicht, mit einem neckischen Grinsen hinzu zu fügen: „Dagegen könnt ihr nicht anstinken!" Ha, hat das gut getan!

Es ist schon lustig: Obwohl ich die beiden Selbstbeweihräucherer nicht ausstehen kann, hängen sie mir ständig an der Backe. Hallo! Ich pinsele euch nicht die Wampen!

Nach dem Essen waschen wir alle gemeinsam ab. Alle? Nein, nicht alle. Zwei Holländer stehen dabei und übersehen geflissentlich sämtliche noch nicht benutzten Handtücher. Naja, hätte ich so viel gegessen wie die, würde ich mich vielleicht auch nicht bewegen wollen!

Aber es kommt noch schlimmer: An einem Tisch draußen nimmt ein Señor Platz, der offensichtlich nicht sehr viel mehr hat als das, was er am Leib und in seinem Rucksack trägt. Da sitzt er ganz allein und löffelt fast schon andächtig einen Teller übriggebliebener Linsensuppe. Ich kann euch gar nicht sagen, wie rührend dieser Anblick ist. Alle gönnen ihm jeden einzelnen Bissen von Herzen und ich bin davon überzeugt, dass dieser Moment nicht nur in meinem Bauch einen ganz festen Platz bekommt.

Alle? Nein, nicht alle. Zwei Holländer können sich blöde Bemerkungen über diesen Menschen, seine Armut (dieses Wort klingt hier so hässlich, doch mir fällt kein anderes ein) und darüber, dass er hier immerhin einen Teller Suppe bekommt, nicht nur nicht verkneifen, nein, die fühlen sich dabei auch noch ach so geistreich!

Ich schließe die Augen und hole tief Luft ... (ich weiß, dass ich eigentlich schon längst explodiert bin und dieses Geschnaufe rein gar nichts mehr bringt, aber ich lasse mir nicht nachsagen, es nicht wenigstens versucht zu haben), dann lege ich los: „Ich denke nicht, dass man schlecht über Menschen wie ihn urteilen sollte. Mich macht sein Anblick vielmehr dankbar dafür, wie gut es mir geht. Euch nicht?"

Er bekommt ein zweites Tellerchen Suppe, was selbstverständlich umgehend kommentiert wird: So könnte man sich kostenlos satt essen!

Die beiden wollen es einfach nicht begreifen und betteln geradezu darum, dass ich ihnen mit meinem nackeligen Gesäß, wie der liebe Gott es schuf und ganz viele Gummibärchen es formten, in ihre Antlitze hüpfe, an denen noch die Reste ihres verschlungenen Essens hängen! „Ich glaube, von uns ist niemand am Tisch verhungert, oder seid ihr etwa nicht satt geworden?"

Nach einer doppelten Portion Salat, mehreren Tellern Suppe und Brot, bis keines mehr da war, landet diese Frage offensichtlich genau so in ihren gesättigten Wohlstandswänsten, wie ich es haben wollte, denn sie ziehen eingeschnappt von dannen. Mich überkommt beim Anblick ihrer sich entfernenden Hinteransichten nochmals tiefe Dankbarkeit - aber so was von!

Das absolute Gegenteil dieser beiden nach Selbstweihrauch stinkenden Personen, die nie, nie, niemals empfinden werden, dass der Camino etwas anderes ist als nur ein Radweg, ist der Spanier, mit dem wir das Zimmer teilen. Er geht ganz selbstverständlich zu dem Herrn, der noch immer andächtig seine Suppe löffelt (mir verknotet sich gerade mal der Bauch. Es ist nicht zu glauben, wie unterschiedlich Menschen Suppe essen können: Der eine nimmt sie halt, weil es nichts Besseres gibt, und stopft sich so damit die Wampe voll, als wenn er seit drei Wochen nichts zu essen gekriegt hätte (rülps) (na gut, er hat nicht gerülpst; wenigstens das hat er sich verkniffen. Aber dieses *rülps* passt so gut hierher), der andere hat vielleicht wirklich seit drei Wochen nichts gehabt und kaut demütig jeden einzelnen Bissen wie eine Kostbarkeit. Meine Lieben, wenn sich da nicht der Bauch verknotet, dann weiß ich auch nicht!), zieht sich einen Stuhl dazu, setzt sich neben ihn und beginnt, sich freundlich und fröhlich mit ihm zu unterhalten.

Schluck.

Den Abschluss dieses großartigen Tages macht eine kleine Andacht im Meditationsraum der Herberge. Rolf holt mich extra dafür vom Hof und ich begleite ihn gerne. Wir sind die einzigen Deutschen. Wir verstehen nicht, was die anderen sagen, dafür sind wir auch die Einzigen, die verstehen, was wir sagen. Darin steckt viel Vertrauen und Vertrautheit, die ich nehme, in meinen Bauch packe und gut verschnüre, damit ich es nur ja nie wieder verliere.

(Ich weiß, dieser Absatz war jetzt kurz und knapp, aber ich habe noch immer einen dicken Kloß in meinem Hals. Seid also bitte nicht böse!)

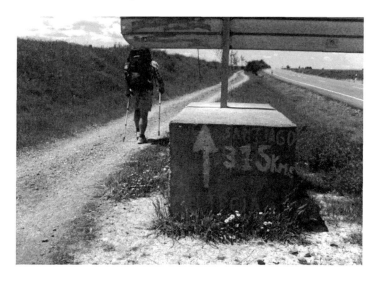

Samstag, 29.05. 2010

Bercianos del Real Camino –
Mansilla de las Mulas (27 km)

Wie in Grañon werden wir mit Musik geweckt. Hihi, ich bin mir sicher, die beiden Herbergsväter erinnern sich sehr genau an mich und haben es tunlichst vermieden, diesen Tag mit dem *Ave Maria* zu beginnen.

Während Thomas seine Beine in Ordnung bringt, gehe ich schon mal in den Gemeinschaftsraum, trinke eine Tasse Kaffee und kritzele in mein Tagebuch. Na guckt mal, wer da kommt: meine holländischen Freunde. Und ratet mal, zu wem die sich setzen! Wollt ihr ein bisschen teilhaben an unserem geistvollen Gespräch? Nein? Ich kann euch ja verstehen, aber leider müsst ihr da durch. Hallo! Ich muss es auch!

„Was machst du da?" - Mir kribbelt es jetzt schon auf der Zunge, aber halt: Andrea, du bist ein Pilgerchen, du bist ein guter Mensch und gute Menschen erstechen ihre Gegenüber nicht mit dem gespitzten Bleistift. „Ich schreibe." - „Was schreibst du da?" - Nein, gute Menschen stopfen anderen nicht so lange beschriebenes Papier in den Mund, bis sie keine Luft mehr bekommen, aber auch als guter Mensch muss man nicht auf jeden Müll reagieren. - „Schreibst du ein Buch?" - Ich bin ein guter Mensch, ich bin ein guter Mensch, ich ... kann nicht antworten, ich ... habe viel zu viel damit zu tun, mir Sachen einzureden, an die ich selbst nicht glaube. - „Wenn du so viel schreibst, wäre dann ein Diktiergerät nicht einfacher?" - Das muss ich mir merken: Bei all meinen Mordfantasien hab' ich noch nie darüber nachgedacht, wie man ein Diktiergerät dafür verwenden könnte, jemanden, der nur dämlich daherschwätzt, endgültig zum Schweigen zu bringen. - „Was schreibst du denn da alles?" - Ich bin ein guter Mensch, ich bin ein ... „Meine Gedanken." - „Und das ist so viel? Was denkst du denn alles?"

Meine Lieben, tut mir einen Gefallen und gönnt mir eine kleine Auszeit. Ich geh' nur eben zwei strunzdoofen, arroganten, hirnfreien, überheblichen ... Herren den Garaus machen. Nur so ein bisschen. Vielleicht könnte ich sie ja in ihren Kaffeetassen ersäufen, nicht lange, ich bin ja ein guter und kein bösartiger Mensch, nur so lange, bis sie nicht mehr schnaufen. Oder so ein bisschen Arsen auf ihre Marmeladenbrote tröpfeln. Nein, das muss ich gar nicht, denn die beiden schlingen und stopfen derart das Essen in sich hinein, da brauche ich nur abzuwarten, bis sie die Schnäbel so voll haben, dass sie nicht mehr atmen können. Aber wenn das jetzt nicht sofort geschieht, helfe ich nach - ich schwöre!

Kinders, findet ihr nicht auch, dass der liebe Gott in seiner großen Weisheit und Güte diese Welt wunderbar eingerichtet hat? Er hat uns auf den Camino gebracht, um ihn zu Fuß zu erpilgern. Aber diesen beiden Volldeppen hat er Fahrräder unter ihre dicken Hintern geschoben, damit wir ihnen nie, nie, nie wieder begegnen müssen. Ist das nicht großartig?

Als wir die Herberge verlassen wollen, vermisse ich unseren Reiseführer. Wir suchen ihn überall, aber er bleibt spurlos verschwunden. Ich kriege Panik. Ohne dieses Buch sind wir aufgeschmissen. Wir müssen doch wissen, wo es Herbergen gibt und wie weit es von der einen zur anderen ist.

Eine junge und ganz liebe Mitwanderin hilft uns aus der Not: Ihr Papa hat ihr für alle Fälle ein kleines zusätzliches Büchlein mitgegeben, in dem Entfernungen und Unterkünfte verzeichnet sind. Eigentlich wollte sie ihn gar nicht mitnehmen, aber hätte sie es nicht getan, wäre er traurig gewesen. Jetzt weiß sie, dass es gut war ihn zu schleppen.

Meine Lieben, ich weiß genau, wie sie sich jetzt fühlt: Als ein kleines Teilchen eines Wunders! Das ist so schön, dass ich fast glücklich darüber bin, dass unser Buch weg ist.

Oh, ich liebe dieses Durcheinander von Gefühlen: In sich gekehrt Tagebuch schreiben, fast platzen vor Unwillen über dämliche Fahrradfahrer, in Panik geraten und dann so viel ... Wärme im Bauch. Und das alles in weniger als einer Stunde. Na bravo!

Wir verabschieden uns mit einer ganz festen Umarmung von den *Hospitaleros* und gehen die ersten 8 km frisch und munter. Am Ortseingang von El Burgo Ranero rückt eine ältere Señora dem festgebackenen Feldschmodder, der in einer dicken Schicht die Straße bedeckt, mit einem Besen auf den Leib. Ich kann es gar nicht fassen, aber sie schrubbt so feste, dass darunter tatsächlich wieder Asphalt zum Vorschein kommt.

Leider gibt es hier kein Lädchen und keine Bar, sodass wir unpausiert weiter nach Reliegos stapfen. Der Weg führt durch Wiesen und ganz lange entlang einer Reihe junger Bäume. Um uns blühen Blumen und Klatschmohn, wir kommen wieder an Schornsteinen vorbei, die aus Hügeln ragen, in der Ferne winken die Berge mit ihren weißen Zipfelmützchen, die Sonne scheint wohlig und nicht zu heiß - wäre der nächste Ort nicht so furchtbar weit weg, könnte es richtig schön sein. Aber bei 14 km löst sich auch die größte Begeisterung an so viel schöner Natur nach und nach in Wohlgefallen auf.

Irgendwann überholen wir eine Wanderin, die einen Regenschirm als Sonnenschutz aufgespannt über den Pfad lustwandelt. Sie sieht ein bisschen aus wie der Mohr aus dem *Struwwelpeter*.

Meine Lieben, guckt nicht so entsetzt: Ich bin in einer Zeit geboren, als die Erwachsenen noch Spaß daran hatten, Kindern Angst einzujagen. Dabei hat dieses Buch mir gar nicht so dolle zugesetzt. Aber wenn meine Mutter anfing, *Abba Heidschi Bumbeidschi* zu singen, wurde mein Magen plötzlich ganz klein.

Wir hoffen von Kurve zu Kurve, von Kuppe zu Kuppe den nächsten Ort zu sehen. Vergeblich. Irgendwann lassen wir uns einfach auf den Boden fallen und bleiben ein Weilchen frustriert liegen. So.

Kinders, es gibt Momente, da wollen wir einfach nicht mehr. Da haben wir fertig, fix und fertig.

Ich ziehe meine Wanderschuhe aus und will sie an meinen Rucksack binden, da fällt mein Blick auf ihre Sohlen und ich finde den Grund meiner schmerzenden Füße: Sie sind völlig platt gelaufen, das Profil an den Ballen ist komplett abgeschubbert und die Sohle rundherum gebrochen. Nee, ne? Heidröslein! Mit den Dingern bin ich die ganze Zeit gelaufen? Da müssen sich die Füße ja wehren!

Mein Kopf legt mir tröstend die Hände auf die Schultern: Sei nicht traurig, kleines, pummeliges Pilgerchen. Guck, die Galoschen haben dich so schön über den Camino getragen, auch dann, als sie eigentlich gar nicht mehr konnten. Lass sie hier und schenke ihnen die Freiheit. Aber mein Bauch gibt ihm einen solchen Schubs, dass er einfach hilflos umfällt: Nein! Ich habe mich so an die Dinger gewöhnt, sie waren so gut zu mir, da kann ich die doch nicht einfach wegwerfen. Ich nehme sie mit nach Hause und hänge sie an die Wand. Hallo! Thomas hat auch einmal neuer ausgesehen und den lege ich auch nicht einfach am Straßenrand ab und gehe weg!

Es hilft alles nichts, wir müssen weiter. Also raffen wir uns auf, gehen ein paar Schritte, erspähen das Dorf vor uns und sitzen schon nach wenigen Minuten in der erstbesten Bar. Na gut, das Timing hätte besser sein können, aber Kaffee, *Bocadillos* und *Tortilla* schmecken uns trotzdem.

Außerdem: Wären wir früher gekommen, hätten wir nicht mitgekriegt, wie der freundliche Wirt versucht, für zwei Wanderinnen einen Sonnenschirm aufzustellen. Der, der am Tisch steht, ist kaputt, also holt er den vom Nachbartisch. Der ist auch kaputt, also holt er den Nächsten. Den Vierten kriegt er endlich aufgespannt. So, meine Lieben, und was macht man mit drei nicht funktionstüchtigen Sonnenschirmen? Richtig: Man stellt sie wieder in die nun leeren Ständer, damit sich andere auch an ihnen probieren können. Wer weiß, vielleicht haben Pilger heilende Hände.

So, jetzt haben wir aber lange genug ausgeruht. Die letzten 6 km nach Mansilla de las Mulas schaffen wir jetzt auch noch.

Als wir dort ankommen, haben wir auch wirklich so genug für heute, dass wir gleich in der ersten Herberge bleiben. Die liegt direkt am Ortseingang, ist ganz neu, hat einen wunderschönen Rasen, auf dem man, die Füße auf einem Stuhl abgelegt, herrlich in der Sonne liegen und den lieben Gott einen guten Mann sein lassen kann.

Später bedauern wir unsere Faulheit, denn in der Altstadt ist noch eine Pilgerunterkunft, schön, alt, ein bisschen schnoddrig, wie eine Herberge halt sein muss. Alle schlafen hier: die drei Italienier, das Mädel, das uns ihren Reiseführer geschenkt hat, unser Zimmergenosse von letzter Nacht nebst einer Dame, mit der er sich schon gestern gut verstanden hat, Mr. und Mrs. Cloudburst und Rolf. Der freut sich so sehr, als er uns sieht, dass wir uns schon überlegen, unsere Siebensachen zu holen und umzuziehen. Och Menno! Wir wollen bei euch schlafen!

Nur Nikos und seine Begleitung haben heute ein Hotelzimmer genommen. Sie wollen unbedingt den *Eurovision Song Contest* gucken.

Thomas und ich gucken ein bisschen verständnislos und

erschrecken: Huch! Stimmt! Da draußen gibt es noch eine Welt! Die haben wir wieder völlig vergessen.

Wir schlendern ein Weilchen durch die Altstadt und bleiben auf einem kleinen Mäuerchen sitzen. Wenn wir schon nicht mit den anderen schnurcheln können (wir sind sooo blöd, blöd, blöd!), halten wir eben hier noch den einen oder anderen Tratsch, wünschen allen eine gute Nacht und schlurfen zurück.

Es hat alles so seine Vor- und Nachteile: Hier gibt es zwei Schlafräume, in denen nur im vorderen vier weitere Betten belegt sind, alle von Männern. Weil wir uns aber im hinteren Raum ausgebreitet haben, schlafen wir alleine und ich habe einen ganzen Waschraum für mich. Aber, meine Lieben, falls euch vor allem anfangs unserer Wanderung vor den nackten und nicht wirklich sauberen Matratzen gegruselt hat, lernt ihr die in dieser Nacht wirklich lieben. In dieser *Albergue* gibt es nämlich nur mit dickem Plastik überzogene Betten und das ist wirklich unangenehm. Ich versuche die ganze Nacht, irgendwie auf gar keinen Fall in Kontakt mit dem Kunststoff zu kommen, weil der so kalt ist, aber immer lässt es sich doch nicht vermeiden. Ich wache ganz oft auf, weil eine Stelle meines Körpers daran festgeklebt ist und nur mit einem schmatzenden Geräusch - schlotz - wieder gelöst werden kann.

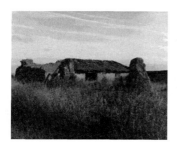
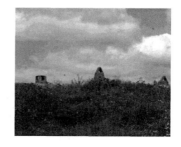

Sonntag, 30.05. 2010

Mansilla de las Mulas - León (19 km)

Meine Lieben, wer eine Nacht wie diese erlebt, fürchtet sich nicht mehr vor der Hölle und dem Fegefeuer. Damit, dass die Matratze so kalt und unangenehm ist, könnte ich noch gut umgehen, aber meine Beine tun derart weh, dass ich heulen könnte. Mir ist immer abwechselnd kalt und heiß. Mal ziehe ich meine lange Hose über, dann wird mir warm, ich liege nur im Slip, es wird mir kalt, ich krabbele in meinen Schlafsack hinein, aus ihm heraus, wälze mich von links nach rechts, suche eine halbwegs erträgliche Stellung für meine badischen Füße, finde sie nicht, kriege Panik, kriege Plack, kriege Pickel, kriege ... alles, nur keinen Schlaf!

Thomas geht es kein Stückchen besser als mir. Sein Knie ist angeschwollen und seine Füße bringen ihn noch um das letzte bisschen seines sowieso nicht sehr umfangreichen Verstandes. Na bravo!

Wir sind beide heilfroh, als es endlich sechs Uhr ist und Leben in die Bude kommt. Wir sind schnell fertig. Ich versuche, mit einigen Dehnübungen meine Beine irgendwie in den Griff zu kriegen, aber wenn die sich mal in den Kopf gesetzt haben, nervende Klötze zu sein, sind sie es. Basta!

Kurz nach halb sieben quälen wir uns durch die Gassen. Wir beißen die Zähne so feste zusammen, dass wir Krämpfe in den Kiefern bekommen. Ich könnte küddelig werden!

Nach einer Stunde machen wir in Villamoros de Mansilla Kaffeepause vor einer Bar und versuchen, uns mit süßen Teilchen wieder aufzupäppeln - leider ohne Erfolg. Heute ist eindeutig nicht unser Tag. 200 m weiter treffen wir Rolf vor der Bar *Viel Glück,* aber der sieht heute auch ein bisschen mitgenommen aus. So ein Käse! Wenn jemand selbst dusselig aus der Wäsche lunst, traut man sich nicht, ihm auch noch die Ohren vollzujammern.

Der Weg nach Arcahueja zieht sich, um hinterher so richtig hässlich zu werden. Die Schotterpiste geht bergauf durch Fabrikanlagen. Wenn man schon die Hölle in den Beinen hat, sollen sich die Augen gefälligst auch an nichts freuen. Wir krauchen in einer derart affenartigen Geschwindigkeit, dass sich uns ab und zu von hinten – Mööööpmööööp! - eine schleimlahme Rentnerschnecke im Rentnerschneckengehfrei nähert, an uns – wutsch - vorbeizieht und uns in ihrer Staubwolke zurücklässt. Na bravo!

Kurz vor León müssen wir über eine riesige Metallbrücke. Thomas wackelt stumm, aber ich könnte brüllen. Nein, ich könnte nicht nur, ich tu' es: „Himmeldonnerwetterl! Was ist denn nur los? Ich hab' keinen Bock mehr! So eine ...!" Na, ihr wisst schon, was.

Wir brauchen ganz dringend eine Sitzpause, aber da gibt es nichts, wo sich unsere müden Gesäße niederlassen könnten. „Lieber Gott, wenn es dich wirklich gibt, dann lässt du sofort einen Bus hier vorbeifahren. Jetzt und auf der Stelle!"

Meine Lieben, lasst euch von mir gesagt sein: Es gibt einen Gott und der trödelt nicht. Zwei Minuten später steht da tatsächlich ein Bus, der zur Kathedrale fährt, und zwar genau jetzt. In den steigen wir ein, nein, wir lassen uns in ihn hineinfallen, plumpsen auf die Sitze und ich brauche dringend ein Taschentuch. Der Fahrer guckt ein bisschen erschüttert ob der in wilden Heulkrämpfen geschüttelten Fahrgästin. Der ist das aber gerade mal so was von egal. Die hat Krise!

Aus den Fenstern sehen wir draußen die anderen laufen ... und haben so ein schlechtes Gewissen, dass wir auf Tauchstation gehen. Nein, so im Bus sitzend wollen wir nun doch nicht entdeckt werden. Der Fahrer grinst belustigt vor sich hin und ich brauche für seine Gedanken keinen Pfennig zu zahlen, denn die stehen ihm in großen Lettern über dem Kopf geschrieben: Die beiden haben ja wohl eine Vollklatsche! Freundlich sagt er uns, wo wir aussteigen müssen und wie wir zur *Albergue* kommen, wir bedanken uns, steigen aus und sehen ihn beim Weiterfahren so mit dem Kopf schütteln, das der ganze Bus wackelt.

Als wir die Herberge erreichen, ist es gerade mal 11.30 Uhr und die Schlange an der Anmeldung bereits endlos. Thomas reiht sich ein, während ich auf eine Bank falle und nicht gedenke, jemals wieder aufzustehen.

Da kommen die drei Italiener. Unterwegs haben sie uns überholt und aufmunternd angeguckt, jetzt sind wir vor ihnen da. Huch, wie geht das denn? Mein Lieblingssignore macht flatternde Bewegungen. Da muss ich nun doch mal lachen. Der Mann ist einfach eine Wucht! Ich schüttele den Kopf und kurbele - „Brumm, brumm!" – mit einem Luftlenkrad herum. Kinders, so überschreitet man Sprachbarrieren! Er nickt, klopft mir mitfühlend auf die Schultern und ich habe sofort gar kein schlechtes Gewissen wegen unserer Schummelei mehr.

Die Herberge ist riesig! Die Pilgerchen nächtigen getrennt nach weiblich, männlich und paarlich in riesigen Schlafsälen. Alleine in unserem Raum gibt es 18 Stockbetten.

Wir bekommen zwei obere Betten zugewiesen, fallen hinein und bleiben regungslos liegen. Meine Lieben, ich fühle mich so elendig wie noch nie in meinem Leben! Ich bin so fertig, ich kann nicht einmal mehr zetern. Und wer weiß, wie gerne und ausgiebig ich das tue, kann sich vorstellen, wie bescheiden es mir geht.

So, jetzt guckt euch nur mal meinen Göttergatten an. Der liegt da und weiß nicht mehr, ob er Männlein oder Weiblein ist. Ich könnte es ihm ja sagen, aber dazu müsste ich meinen Mund bewegen.

Wir sind ein grandioses Stillleben von Schmerz, Erschöpfung und Ansichselbstverzweiflung. Wir sind echt tolle Hechte! Wenn es uns nicht schon gäbe, müsste man uns erfinden ... als abschreckende Beispiele für alle, die den Camino bewatscheln wollen. Braucht jemand Fotomodells für Schmerztabletten, Rheumapflaster oder Grabsteine? Der möge bitte jetzt seine Kamera zücken. Eine bessere Werbung kann er gar nicht kriegen.

Während Thomas liegenbleibt, setze ich mich in den Gemeinschaftsraum und gucke dämlich in mein Tagebuch. Wenn man sich so fühlt, wie ich gerade, gibt es nichts, was man aufschreiben möchte.

Neben mir sitzt ein Franzose, der uns in den letzten Tagen immer wieder begegnet ist, und ich vergesse all mein Weh und Ach: Er ist irgendwo in Frankreich gestartet und bis Pamplona gewandert. Dann bekam er solche Probleme mit seinen Beinen, dass er die Wahl hatte zwischen aufgeben oder Fahrradfahren. Er entschied sich für ein Klapprad. Ich könnte mich in den Hintern beißen, weil ich kein Foto von ihm habe, denn ihn darauf, also auf dem Rad, zu sehen, ist wirklich ein Erlebnis: Sein Tretross ist klein und mickrig, er selbst auch nur ein halbes Hemdchen, sein Rucksack dafür aber riesig. Weil er eigentlich gar kein Fahrrad-, sondern Fußpilger ist, trägt er seine knobeligen Wanderschuhe und fährt im ersten Gang in einer so rasanten Geschwindigkeit, dass wir ihn schon das eine oder andere Mal überholt haben. Er ist eine Wucht auf zwei Rädern und hat schon längst einen Platz in unseren Bäuchen.

Bäuchen? Oh, ja, guckt mal, ich habe einen Bauch. Ich kann ihn sehen und ... hören. Er knurrt eindeutig nach Futter.

Wir schleppen uns aus der Unterkunft in Richtung

Kathedrale, kommen aber nur aus dem Tor heraus und bis zur nächsten Bank. Da sitzen unser Zimmergenosse aus Bercianos del Real Camino und das Mädel, von dem wir den Reiseführer haben. Ich kann gar nicht genug davon bekommen, sie zu knuddeln. Sie ist so lieb! Wir setzen uns zu ihnen und schöpfen nach diesen 20 m Kraft, die wir mehr als dringend nötig haben.

In der Stadt ist der Teufel los. Die Straßen sind brechend voll mit Menschen, die die Bars leeressen und vor allem -trinken wollen. Überall sind Stände mit Leckereien, alle Gaststättentüren stehen offen, damit sich die Gäste darin nicht erdrücken. Huch! Veranstaltet man hier ein Fest, nur weil wir uns die Ehre unseres Besuches geben? Das wäre doch nun wirklich nicht nötig gewesen!

Wir watscheln wie amputierte Gänse zur Kathedrale und erwischen gerade noch fünf geöffnete Minuten, um wenigstens hurtig einen Blick hineinzuwerfen, bevor die Türe verschlossen wird. Dann setzen wir uns auf eine Bank auf dem Vorplatz in die Sonne, ich lege meinen Kopf auf Thomas Schoß und schließe eine halbe Stunde lang meine Äuglein.

Wir vertrödeln den Nachmittag, schlendern ein bisschen, setzen uns wieder ein größeres bisschen, schlecken Eis, schlendern weiter, gucken und wackeln am Ende zurück in die Herberge, um ein Mittagsschläfchen zu halten.

Als wir uns am Abend wieder in Richtung Kathedrale aufmachen, sind wir ein wenig ausgeruhter und schauen wieder fröhlicher aus der Wäsche: Menschenmengen gebt fein Acht – wir kommeeen!

Oh, das hätte ich wohl nicht denken sollen, denn die Straßen, die heute Mittag schier geborsten sind, liegen verlassen und leblos. Keine Maus rührt sich mehr. Huch?! In der Ferne sehen wir noch Staubwolken aufsteigen. Ja, wo laufen sie denn alle hin?

Auch um die Kathedrale herum ist alles wie ausgestorben. Die spinnen, die Spanier! Mittags lassen sie den Bär steppen und abends ist mausetote Hose. So brauchen wir uns wenigstens nicht um einen Tisch vor der nächsten Bar zu kloppen und kriegen auch schnell ganz viele Stühle dazugestellt, weil wir nicht lange alleine bleiben.

Zuerst kommen Mr. und Mrs. Cloudburst, die beschlossen haben, hier morgen einen Ruhetag einzulegen, den ersten auf ihrer Wanderung. Außerdem wollen sie endlich mal wieder unbeschnarcht nächtigen und haben sich in einem Hotel einquartiert.

Dann kommt eine Dame aus Amerika, der wir unterwegs auch immer wieder begegnet sind. Sie ist so voll Energie - wenn wir die jetzt nicht hier auf einen Stuhl setzen, rennt die los und macht vor Santiago nicht einmal mehr Pipipause.

Sie wird begleitet von einer Dänin, die sie zum ersten Mal auf dem Puerto del Perdón getroffen hat. Die beiden haben sich gegenseitig fotografiert, dann hat sie sich schnell vom Acker gemacht, weil es ihr zu windig war. Ein Stückchen weiter packte sie ihre innere Lenor-Stimme (ihr wisst schon, die, die immer daran erinnert, dass man nur ein guter Mensch ist, wenn man den richtigen Weichspüler verwendet) am Schlafittchen, rüttelte an ihr und sprach: *You forgot to give a gift!*, zu Deutsch: Hey, du ungehobeltes Pilgerweib, wenigstens bedanken hättest du dich können, du Trullchen! Wohlerzogen, wie sie ist, lud sie die Dame beim nächsten Treffen zu einer Tasse Kaffee ein, woraufhin die ihr an einem Tag, als sie ihr Gepäck haben fahren lassen, eine Sandale und später einen Wanderschuh für sie trägt. Nein, hihi, nicht an den Füßen, sondern in einem Beutel. Das ist echte Freundschaft, oder? Seither gehen sie gemeinsam.

Ich finde diese Geschichte so rührend und sie passt so gut zu dieser Frau. Für mich sind Freunde die, mit denen ich schon mindestens einmal gelacht und einmal geheult habe, aber das mit den Schuhen finde ich total lieb!

Wir sitzen, reden über Gott, die Welt, den Weg, die Herbergen, die Mitwanderer, trinken Cola und Wein und knabbern Schmeckmirguts und diese leckeren spanische Mixed Pickels mit Oliven.

Thomas und mir ist ganz steif im Bauch. Ich glaube, uns ist längst beiden klar, dass dies vorerst unser letzter gemütlicher Abend auf dem Camino ist. Sein Knie ist so dick – wäre das nicht Wasser, was darin herumwabert, sondern Helium, würde er glatt kopfüber unter dem Sonnenschirm schweben. Ich kann mir beim besten Willen nicht vorstellen, wie er mit dem Ding weiterwandern soll.

Als wir alleine zu unserer Herberge zurückschlappen, fühlen wir uns beide völlig ausgesuckelt und leer und haben beide Panik vor der Nacht.

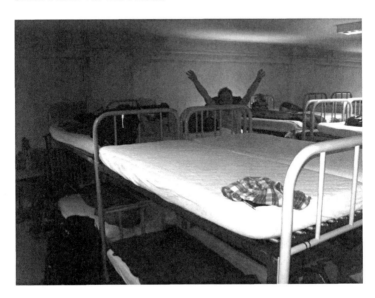

Montag, 31.05.2010

León – Wiesental

Unsere Angst vor der Nacht stellt sich schon bald als sehr begründet heraus. Mich quälen meine Beine und Thomas hält es im Bett gleich gar nicht aus. Er steht auf und setzt sich nach draußen. Ich finde ihn wie ein nasses Taschentuch in sich selbst zusammengesunken und könnte heulen. Er ist völlig am Ende. Er hat von Anfang an tapfer die Zähne zusammengebissen und ist trotz großer Schmerzen durch Spanien gehumpelt. Ich glaube, er hat in den letzten Tagen kaum einen Moment erleben dürfen, an dem ihn nicht sein Knie und seine Füße plagten. Trotzdem ist er gelaufen, *stapje voor stapje*. Jetzt ist er am Ende und hat obendrein ein schlechtes Gewissen! Ist der denn von allen guten Geistern verlassen? Ja, wahrscheinlich ist er das wirklich, sonst hätte er mir längst den Vogel gezeigt, sich ins Auto gesetzt und ein paar geruhsame Tage an irgendeinem netten Hotelpool verbracht. Da hätte er sich nicht so gequält.

Wir verbringen die ganze Nacht draußen, überlegen, reden, schweigen. Wenn wir ehrlich sind, wissen wir beide, dass unser Weg für dieses Jahr hier endet. Aber da ist der Kampf zwischen Kopf und Bauch, zwischen Vernunft und Wollen. Bei zwei Querköpfen wie uns dauert es eben ein Weilchen, bis wir etwas begreifen und uns damit abfinden.

Irgendwann krabbeln wir beide wieder in die Betten, aber da ist es schon fast 6.00 Uhr und der allgemeine Aufbruch in vollem Gange. Ich stehe also wieder auf und setze mich draußen auf eine Bank, tröpfele ein bisschen vor mich hin und habe Seelenduster. Da kommt Nikos. Na bravo! Bis eben ging es mir gut!

Ich finde es immer total klasse, wenn Menschen für andere da sind, sich aber auch wieder zurückziehen, wenn man lieber alleine sein möchte. Er kann das, reicht mir ein Taschentuch, klöppelt mir auf die Schulter und verschwindet.

Auch meine drei Lieblingsitaliener finden mich in meinem Elend. Ich muss ihnen nicht sagen, dass wir hier aufgeben müssen. Sie lesen es an meinen wässernden Augen ab, drücken mich noch einmal ganz lieb und ziehen weiter in Richtung Santiago.

Irgendwann kommt auch Thomas angestampft. Kinders, ihr wollt nicht wissen, wie der beim Gehen aussieht. Und der hat allen Ernstes ein schlechtes Gewissen! Er schafft es kaum noch bis zur Bushaltestelle, wie bitteschön hätte er die nächsten 20 km laufen sollen?

Wir müssen fast zwei Stunden warten, bis der Überlandbus nach Burgos fährt. Die verbringen wir in der heimeligen Busbahnhofkantine, die so richtig zu unserer Stimmung passt: kalt, schmuddelig, eckig, hässlich.

Wir reden nicht, auch auf der zweistündigen Fahrt nicht. Hallo! Wir haben die ganze Nacht gequasselt, irgendwann gehen da selbst mir die Worte aus!

Links und rechts der Autobahn sehen wir immer wieder kleine Pilgerchen mit ihren Packen auf dem Rücken, schicken jedem ein *¡buen Camino!* hinüber und könnten beide heulen. Es ist eine Sache zu beschließen, in Burgos zu unterbrechen, dort anzukommen und sich auf den Heimweg zu machen, aber eine ganz andere Sache, unterbrechen zu müssen, weil wir nicht mehr können. Das tut einfach nur weh.

Unser Auto steht noch dort, wo wir es abgestellt haben. Als wir die Türen öffnen, kommt uns das vergessene Essen entgegengelaufen und trippelt auf Hunderten kleinen Beinchen davon. Okay, ich gebe es zu, das war eine Elefantenlaus.

Nein, die Brezeln sind zwar steinhart, aber die Würste könnte man sogar noch essen, wenn man wollte - wollen wir aber nicht. Wir füttern lieber den nächsten Mülleimer mit ihnen, der guckt eh so hungrig. Es dauert nur eine Weile, bis wir den Räuchergeruch aus dem Auto kriegen.

Wir fahren erst einmal aus Burgos hinaus und halten dann bei einem großen Supermarkt. Ich muss dringend auf die Toilette und wetze voraus. Als ich wieder aus Herzhausen herauskomme, kommt gerade Thomas angewackelt. Mir wird ganz schlecht: Er schüttelt nur den Kopf, dreht sich um und wackelt wieder zum Auto zurück. Nicht einmal einkaufen kann er mehr gehen.

Als ich mit vollbeladenem Wagen wieder herauskomme, sitzt er mit verkrampftem Gesicht auf der Rückbank. Mein Gott, Mann, was hast du dir nur angetan!

Am Morgen kommen wir daheim an. Der Erste, der uns begrüßen kommt, ist unser Hausarzt mit einer netten kleinen Spritze. Thomas hat eine Schleimbeutelentzündung im Knie und bleibt erst einmal auf dem Sofa.

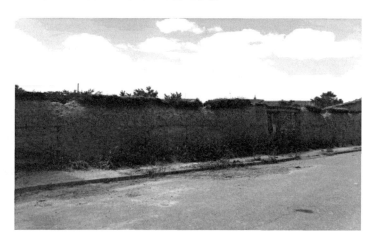

Samstag, 04.06.2011

León - Villar de Mazarife (22 km)

Endlich, endlich sind wir angekommen. Kinders, war das eine lange Fahrt: Neunzehn Stunden! Dabei sind wir bis auf die Tank- und Lenkradwechselpausen nonstop durchgefahren. Ob wir nicht wieder eine erholsame Pause auf einer Raststätte eingelegt haben? Hallo! Wir machen zwar Unfug, aber wir sind dazu in der Lage, aus unseren Fehlern zu lernen! Ha!

Trotz unserer navigatorischen Hilfe Uschi haben wir es zweimal geschafft uns zu verfahren und dabei schon den ersten Knaller unendlicher Weisheit erfahren: Nicht jeder, der hupt, ist ein Doofkopp. Manchmal muss man nur genau hingucken und das wilde Gefuchtel hinter der gegnerischen Windschutzscheibe richtig deuten, schon kommt man wieder auf den rechten Weg.

Beim ersten Morgenlicht sind wir schon über der spanischen Grenze. Hier kommt endlich wieder Leben in die Karre: Berge, Kurven, enge Kurven, noch engere Kurven, noch mehr Berge. Da freut sich doch das Auge, dass es endlich wieder was zum Gucken hat, und das Hirn macht Hüpfer des Glücks: Hurra, ich lebe noch! Die Synapsen, die stundenlang träge und schlaff im Nirwana hingen, erwachen, recken und strecken sich, machen drei Sonnengrüße, umarmen ihre Nervenzellen und feiern mit ihnen ein wahres Fest der Wahrnehmung.

Dann kommt ein Schild: Burgos.

Burgos. Hier sind wir im vergangenen Jahr gestartet. Wären wir Dussel nicht so weit gelaufen, wären wir jetzt fast da. Aber nein, wir haben ja mal wieder nicht nachgedacht und sind nach León gewatschelt. Jetzt müssen wir eben auch bis León fahren. So, das haben wir jetzt davon!

Die Berge sind nicht mehr ganz so hoch und fallen auch nicht mehr fast auf die Fahrbahn, dafür halten wir jetzt Ausschau nach Wanderern mit Rucksäcken. Und tatsächlich: Hier und da kann man sie von der Autobahn aus sehen, die geplagten Blasenfußpilgerchen auf dem Weg zur Garantie, ein Plätzchen in den wunderbaren himmlischen Gefilden zu ergattern. Ja, wo laufen sie denn hin?

Wir wissen es: Sie gehen dahin, wo wir auch gleich hintippeln werden, nach Santiago!

Ach du dickes Ei, nach Santiago. Das sind für uns noch rund 320 km, die längste unserer drei Teilstrecken. Schon trullt sich die Freude, endlich da zu sein, endlich wieder watscheln zu können (hört sich total dämlich an, gell? So, und jetzt stellt euch dazu vor, wer das schreibt!) und macht Platz für das große Grauen: 320 km! Und du kleines, schon immer pummelig und total unsportlich gewesenes Wesen bildest dir im Ernst ein, dass du das schaffst? Hör mir auf damit, dass du immerhin schon mal 280 km gepackt hast. Da warst du zwei Jahre jünger und am Ende froh, dass du noch halbwegs aufrecht gehen konntest!

Das hier sind 50 km mehr. Mit 100 km/h auf der Autobahn ist das eine halbe Stunde und das ist ganz schön viel! 50 km, das sind zehnmal meine Walkingstrecke im Wald. Letzte Woche habe ich einmal versucht, zwei Runden hintereinander zu laufen, also 10 km. In der Halbzeit habe ich meinen Hanteln (meine Stöcke und ich sind noch immer keine Freunde geworden, also schwenke ich Hanteln. Die sind so schön kurz, dass ich mir beim Gehen schon Mühe geben müsste, über sie zu stolpern. Obwohl: Wenn ich bedenke, wo mir manchmal die Arme hängen, ist das mit der Mühe doch nicht ganz so weit hin) (das wäre doch auch eine nette

Schlagzeile: *Alte, pummelige Walkerin stolpert über ihre Hanteln und bricht sich das Genick!* Falls ihr einmal eine solche Meldung lesen solltet, wisst ihr, dass ich nun tatsächlich im Himmel bin) (psst: Ja, ich komme in den Himmel! Aber verratet es mir bitte noch nicht. Ich finde es so schön, mich zweifeln und leiden zu sehen!) (nun sind wir noch gar nicht aus dem Auto ausgestiegen und ich bin schon total in Klammern verheddert. Das kann ja heiter werden!) eine Pause gegönnt und sie wohlig im weichen Moos unter einem Baum ausruhen lassen. Diese blöden Dinger wiegen immerhin jede ein Kilo!

Wenn mir nicht so gruselig wäre, würde ich selbst mal lachen: Ich lege für 5 km zwei Minihanteln weg, will aber allen Ernstes 320 km mit rund 11 kg auf dem Buckel durch die Gegend latschen - plus Wasser?

320 km!

Liebe Denganzenwegaufeinmalgehpilger, ich weiß, ihr langt euch gerade an die Stirn: 320 km, hahaha, da haben wir aber die ersten 480 km schon hinter uns! Du Jammerlappen machst ein Riesengedöns um nix! Liebe Vonzuhauseloslaufpilger, vor denen ich solche Achtung habe, dass es mir mein Wämpchen kräuselt, ich weiß, ihr könnt über so viel Egozentrik, so viel Gesabber um so erbärmlich wenig, so viel Elefant, den ich aus einer Laus mache, nur gelangweilt die Köpfe schütteln. Es tut mir leid, an euch zu denken ist mir in diesem Moment leider nicht möglich, denn ich bin voll und ganz mit meiner Panik beschäfig, erbärmlicher, egozentrischer, sich in Selbstmitleid suhlender Panik.

Oh, Pups mit Land, dich kenne ich doch schon. Bist du auch wieder auf dem Weg? Naja, ich hätte gut auf dich verzichten können, aber wenn du schon mal da bist, dann mach es dir wenigstens bequem.

Kurz vor León halten wir an einer Raststätte an, wutschen

uns drei Tropfen Wasser in unsere übernächtigten Gesichter, schrubben unsere Beißerchen und machen unsere Kiepen fertig. Ich zieh' mich schon mal um. So neben einer stark befahrenen Autobahn ist das auch viiiel unauffälliger als auf einer stillen Nebenstraße in einer Stadt.

In León werden mir noch einmal nachträglich die Augen feucht. Hier mussten wir letztes Jahr aufgeben und waren so traurig. Nein, das hatten wir uns anders vorgestellt: bis León und dann so weit uns unsere Füße tragen. Naja, ihr wisst ja, was daraus geworden ist.

Jetzt sind wir also wieder da. Genau an der Stelle, an der wir den Camino im letzten Jahr verlassen haben, nämlich am Busbahnhof, platzieren wir unser Auto möglichst unauffällig zwischen ganz vielen anderen geparkten Autos am Straßenrand. Also, wenn ich jetzt behaupten würde, dass mir wohl dabei ist, wäre das eine aalglatte Lüge. Aber ich habe ja gelernt, dass ich das Leben fließen lassen und Vertrauen haben muss: Es wird schon den richtigen Weg gehen. Hoffentlich gehen die Autodiebe auch den richtigen Weg ... in einem großen Bogen um unseren fahrbaren Untersatz herum. Wenn nicht, haben wir in etwa zwei Wochen ein kleines Problem.

Hatte ich gerade geschrieben, dass wir unsere Rucksäcke an der Raststätte fertig gemacht haben? Wir machen sie wieder auf, packen sie um, organisieren neu, stopfen dazu, nehmen heraus, machen zu, machen auf ... Na, ihr kennt das ja. Unsere übrig gebliebenen Würste und Brötchen vergessen wir aber diesmal nicht, sondern verstauen sie zwischen den Schlüpfern. Guckt nicht so entsetzt! Die kommen gerade aus der Waschmaschine und sind ganz frisch!

Nein, wir haben nicht diesen Eintopf von Angst, nackter Panik, Freude, Erwartung, Aufregung, Entsetzen über die eigene Courage. Dafür gibt es keinen Namen, was keinen

Namen hat gibt es nicht, was es nicht gibt, kann man nicht haben.

Ha! Das war kurz und bündig.

Wir wollen nur nicht unüberlegt davonstapfen, sondern Vernunft vor Wanderung ergehen lassen. Hey, guckt nicht so! Ihr greift euch doch immer an die Stirne, wenn ich mich blöd anstelle, oder? Also bitte!

Haben wir auch alles? Ich meine, wenn wir etwas vergessen haben, dann liegt das ja nur mal eben 1.800 km weit weg, das ist jetzt nicht wirklich eine Entfernung! Ist unser Auto sicher? Also, viel sicherer als hier in einer Großstadt mit ausländischem Nummernschild mitten auf der Straße könnte es gar nicht sein! Haben wir es auch wirklich abgeschlossen? Das ist wichtig! Wenn ein Dieb 10 Sekunden braucht, um es zu knacken, dann überlegt er es sich gut, ob er so viel Zeit aufbringen will!

Haben wir alles? Oh, die Frage hatten wir schon. Macht nichts. Lieber einmal zu viel als einmal zu wenig.

Fällt uns noch ein blöder Grund ein, nicht loszugehen? Nein? Also dann: „Alla hopp!" – „Alla gut!" - Die Gänsehaut wird sich schon legen.

Wir beginnen den Weg, wie wir ihn bisher immer begonnen haben, mit der Suche nach ihm - nämlich dem Weg. Es dauert, bis wir den ersten Pfeil finden. Da ist er ja! Da am Laternenmast. Da strahlt er fröhlich vor sich hin, bis er uns erkennt. Ha! Wir wissen, dass du jetzt am liebsten loslaufen und alle deine Kumpels warnen würdest, aber das kannst du nicht. Du bist hier festgepinselt! Ach komm, heul nicht! Irgendwann kommen wir in Santiago an und dann wird alles wieder gut!

Aus León herauszulaufen ist nicht gerade das, was man idyllisch nennen kann. Wir watscheln neben grauen, schmutzigen Hauptverkehrsstraßen her und grummeln vor uns hin.

Etwa eine Stunde später machen wir auf der Treppe zu einem Möbelgeschäft unsere erste Pause und sind beide total frustriert: Thomas hat schon die ersten Schmerzen im Fuß. Wo die jetzt herkommen, wissen wir beide nicht. Seine Schuhe sind superbequem und wunderbar eingelaufen ... gewesen. Er hätte mit ihnen den Himalaja besteigen können. Aber kaum sind wir auf dem Camino, streiken seine Treterchen. Nach einer Stunde! Nach den ersten fünf von 320 km! Na bravo! Das kann ja lustig werden!

Für mich ist das eine ganz schwierige Situation. Ich weiß, dass er sich das alles nur mir zuliebe antut. Er könnte mit Sicherheit ebenso gut faul an einem Strand liegen, hätte ich nicht irgendwann die dusselige Idee gehabt, den Jakobsweg entlangzuschlappen. Er watschelt mit mir und muss dafür solche Schmerzen ertragen. Ich erschrecke immer, wenn ich denke, wie lieb er mich haben muss.

Aber selbst das hält mich manchmal nicht davon ab, ungnädig zu werden. Ich weiß, dass mich sein Frust mit hinunterzieht, und wehre mich dagegen, indem ich auf Zickenalarm schalte, was er nun wirklich nicht verdient hat. Und ich bin ärgerlich. Ich ärgere mich über seine Füße, ich ärgere mich, dass wir nicht endlich weitergehen können, ich bin entsetzlich ungerecht, weiß dass ich es bin, bin es trotzdem und könnte mich dafür selbst ohrfeigen. Man kann ja blöd sein, aber wenn man weiß, dass man blöd ist, und trotzdem blöd ist, dann ist man doch erst wirklich blöd, oder?

Ich weiß, ich spreche gegen die Chinesische Mauer, aber ich versuche doch, ein bisschen Vernunft in ihn zu bringen. Wenn er jetzt schon leidet, sollte er sich vielleicht doch überlegen, das eine oder andere Stück des Weges mit dem Bus zu fahren und seinen Knochen eine Pause zu gönnen. Unser Ziel ist es doch, in diesem Jahr anzukommen. Was mir wichtig ist, ist, dass wir gemeinsam ankommen, Hand in Hand, nebeneinander, miteinander. Seine *Compostela* bekäme er auch, wenn er nur die letzten 100 km läuft; und wenn er das auch nicht schafft - was kann ihm passieren? Wer in der Lage ist, einen anderen Menschen so zu lieben, dass er bereitwillig seinen Körper derart schindet, wie er es für mich tut, vor dem haben alle Teufel der Unterwelt solche Angst, dass sie schnell sämtliche Höllentore mit dicken Ketten verschließen, vernageln, verbrettern und verrammeln. Den lassen sie nicht rein. Aber ich möchte mir auf gar keinen Fall vorstellen, ohne ihn zur Kathedrale zu kommen.

Es gibt da nur ein Problem: Vernunft hilft bei Pilgern nicht. Egal aus welchen Gründen Thomas vor zwei Jahren den Weg begonnen hat, er ist nicht nur ein Pilger, sondern er ist ein Pilger mit Leib und Seele, der es sich so gar nicht vorstellen mag, auch nur einen Meter des Weges nicht zu gehen. Das wäre ungefähr so, wie wenn man vor Weihnachten einen Christbaum aufstellt, ihm kurz vor der Bescherung den Schmuck wieder herunterreißt und ihn zu Brennholz zerhackt. Oder wenn man ein Geschenk bekommt, das zwar in wunderschönem Papier und mit Schleifchen drumherum gebracht, aber dann vor den eigenen Augen von anderen ausgepackt wird. Das wäre nicht richtig. Da fehlte etwas.

Naja, ich habe meine Meinung zumindest ausgedrückt, während Thomas eine Tablette in sich hineindrückt und wartet, bis die wenigstens den schlimmsten Schmerz wegdrückt, dann drücken wir uns noch ein Stückchen an der Straße entlang und verdrücken uns - uff! - ins freie Gelände.

Am Ortsausgang von La Virgen del Camino teilt sich der Weg: Rechts geht es bis Hospital de Orbigo immer schön idyllisch neben der Straße her, links mit einem kleinen Umweg durch die Landschaft. Wir haben genug von Autos und Staub. Wir wollen endlich Natur!

Kurz darauf begegnen wir den ersten Mitwanderern, zwei

Damen, die wir in den nächsten Tagen öfter sehen werden. Eine von ihnen trägt ihren Rucksack nicht auf dem Buckel, sondern zieht ihn auf einem einrädrigen Anhänger hinter sich her. Ich stelle mir das furchtbar anstrengend vor, gerade auf den holprigen und engen Wegen. Ich traue mich nicht, sie zu fragen, was der Grund dafür ist, aber ich bin sehr beeindruckt davon, was sie auf sich nimmt.

Da mag ich gar nicht mehr sagen, dass auch mir jetzt langsam die Hüfte anfängt wehzutun. Ich setze mich von Thomas ab und versuche nur einfach, schneller zu sein als der Schmerz. Ich brauche dringend eine Pause, Koffein und Zucker und mache mich im nächsten Ort auf die Suche nach einer Bar, an der wir uns Kaffee, einen *Bogatillo* - oh, Moment ich muss erst wieder ein bisschen Camino-Schwung in meine Zunge bringen - einen *Bocadillo* - na, geht doch! - und unseren vom langen Marsch geschunden Knochen (räusper!) ein Päuschen gönnen.

Ach bin ich witzig! Dabei plagen mich schon jetzt alle möglichen und unmöglichen Zipperlein - und wir sind gerade erst losgelaufen! Das kann ja lustig werden! Aber guckt euch Thomas an, dann versteht ihr, warum ich lieber ein Scherzchen mache, anstatt zu klagen. Wenn einer Grund zum Murren hat, ist ja wohl er es!

Weiter geht es leider wieder auf einer Straße (für Thomas streiche ich das Wort *leider*). Über uns brauen sich die Wolken zu einem Gewitter zusammen, sodass wir automatisch schneller werden. Wenn ich ehrlich sein soll, habe ich keine Ahnung, was wir richtigerweise tun müssen, wenn das Donnern und Blitzen näher kommt. Weit und breit ist nichts, nur Straße, Felder, Wiesen und wir. Selbst Autos gibt es nur ganz selten.

Oh, ja, doch, da kommt eins, von vorn mit zwei jungen Burschen darin, die mir fast über die Füße fahren und irgendetwas aus dem Beifahrerfenster herausbrüllen. Diese Blödmänner! Können die nicht ein bisschen Abstand halten?! Dass die vielleicht etwas Nettes rufen, auf die Idee komme ich gar nicht. Im Gegenteil: Ich fühle mich schlicht bedroht. Thomas ist ein weites Stück weit hinter mir. Der könnte mir nicht helfen, wenn die mir jetzt was täten. Dass die mir gar nichts tun, spielt in meinem brodelnden Blut gerade eine eher untergeordnete Rolle. Ich bin sauer!

Sauer sein ist, wenn Wolken immer dunkler werden und Donner immer näher kommen, nicht das Schlechteste. Sauer sein beflügelt die Füße und lässt sie schneller laufen. Also schimpfe ich von Herzen vor mich hin ... und laufe wie ein Teufelchen.

Aber halt, da muss ich nun doch stoppen und meine Kamera aus der Bauchtasche kruscheln, denn ich glaube, ein solches Bild habe ich bisher nur auf Hochglanzfotos aus Griechenland gesehen: Ein Stück von der Straße weg auf der Weide zieht eine Schafherde hinter ihrem Schäfer her, der auf einem alten, klapprigen Esel reitet. Das sieht so rührend aus!

Vielleicht passiert das in diesem Teil von Spanien ja an jeder Straßenecke, dass man einem Hirten auf einem ollen Maultier begegnet. Für mich ist dieser Anblick so ... entrückt, so weit weg von meinem Alltag, meinem Leben. In diesem Moment wird mir bewusst, dass ich wieder hier bin, auf dem Camino, auf dem Weg. Ich bin wieder mittendrin in seinem Besonders-Sein, so umhüllt von seinem Zauber. Ich stehe, gucke verdattert und staune selbst über das Gefühl, das sich in meinem Bauch ausbreitet wie - ich weiß nicht wie! Eine warme Welle ist zu hart. Ein kuscheliges Lüftchen ist zu schnell weg. Und beide beschreiben nicht diesen wohligen Krampf im Magen.

Ich bin da! Ich bin angekommen!

Das ging aber schnell! Naja, in diesem Jahr gibt es auch

keine ausgeschlagenen Zähne oder mütterliche Pubertätskrisen, keine Brocken und Knoten, an denen ich erst arbeiten muss. Da lässt sich doch viel leichter pilgern!

Bis zum nächsten Ort ist es jetzt nicht mehr weit. Ein Stückchen vor dem ersten Haus gibt es rechts einen Pilgerrastplatz, an dem zwei Männer sitzen; der eine ganz jung, der andere ziemlich alt. Sie sehen aus wie Opa und Enkel. Ich muss an meinen Papa denken: So könnte er jetzt mit einem unserer Sprossen sitzen und sich mit ihm über den tieferen Sinn des Lebens und alle erdenklichen Knaller unerschöpflicher Weisheit fachsimpeln. Wäre das schön! Als er starb war ich viel zu jung für Nachwuchs, gerade mal 20 Jahre, so alt also, wie unsere Jungs jetzt sind. Seit es sie gibt, habe ich mir ganz oft vorgestellt, wie schön es gewesen wäre, wenn sie sich gegenseitig hätten erleben dürfen.

Ich muss schnell weggucken und mir die Feuchtigkeit aus den Augen wischen.

Da es bis zur nächsten Herberge über 16 km sind, hatten wir schon zu Hause beschlossen, die erste Nacht in Villar de Mazarife zu bleiben. Gleich am Ortseingang gibt es zwei Herbergen: Eine ist völlig indiskutabel, weil da mit aus vollen Lautsprechern dröhnender Musik genau das Auto hinfährt, deren beide Insassen mir unterwegs fast über die Treterchen gerollt sind. Die andere sieht lauschig aus. Auf der Wiese vor dem Haus sitzen ganz viele Pilgerchen in der noch scheinenden Sonne und lassen es sich wohlergehen. Außerdem wird mir sofort sehr bereitwillig mitgeteilt, dass es hier freie Betten gibt. Ich wage nicht, mir die Frage zu stellen, wie erschöpft ich aussehen muss.

Wir haben die Wahl zwischen Stockbett oben im großen Schlafraum, Stockbett unten in einem kleinen Schlafraum oder Doppelzimmer. Nein, die erste Nacht wollen wir nicht alleine verbringen. Wir haben uns doch schon so auf das

Massenschnarchen gefreut.

Lacht nicht! Wisst ihr, wie dämlich es ist, im eigenen und heimeligen Kuschelbettchen dauernd wach zu werden, weil das Gegurgel fehlt? Nein? Probiert es mal aus, dann wisst ihr, wie erschreckend nächtliche Ruhe sein kann!

Wir entscheiden uns für die goldene Mitte und teilen uns das Zimmer mit einer Dame aus Bremen. Das ist doch eine gute Idee, so noch nicht ganz aber auch nicht gar nicht.

Während es draußen *cloudburst* gibt (es gibt Menschen, die werden mich wahrscheinlich ewig begleiten), stehen wir unter der Dusche und waschen uns den letzten Alltagsstaub von der Seele.

So, jetzt müssen wir gucken, dass wir Marschverpflegung für morgen finden, dann dürfen wir das tun, worauf ich mich jetzt wirklich freue: in den Schlafsack kriechen, unsere Äuglein schließen, dem Heiligen Jakobchen für den Weg danken und dem lieben Gott dafür, dass er uns wohlbehalten hierher zurückgebracht hat. Danke! Oh, und bitte guck mal, ob bei unseren Leben alles gut ist.

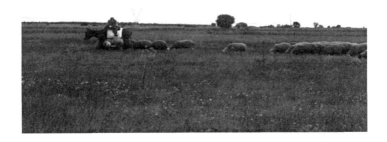

Sonntag, 05.06.2011

Villar de Mazarife - Santibáñez (22 km)

Wir haben die ganze Nacht über geschlafen wie die Murmeltiere. Es ist wirklich nicht zu glauben, dass das so einfach geht, wenn man in einem fremden Bett und mit einer fremden Person im Zimmer ist, aber wir waren so müde, dass wir gar nix mehr merkten.

Obwohl wir nur zu dritt sind, werden wir mit allen anderen um 6.00 Uhr wach, machen uns frisch, hauen uns schnell eine Magdalena zwischen die frisch gewienerten Beißerchen und sind kurz nach 7.00 Uhr auf dem Weg. Huch, wer ist denn heute mit der Mistgabel hinter uns her?

Thomas beginnt seinen Tag leider so, wie er ihn gestern aufgehört hat. Er hat Schmerzen im Fuß, aber nicht etwa unten an der Sohle, sondern mittendrin. Er könnte sich freihändig in den Hintern beißen - wenn er den mit seinem Mund erreichen könnte. Na, das wäre doch mal ein Anblick!

Nachdem wir das Dorf einmal kreuz durchquert haben, verbringen wir die nächsten 12 km, also ca. drei Stunden, in der nordspanischen Wildnis - allerdings nicht einsam oder in Ruhe. Nein, vor und hinter uns sieht es mal wieder aus wie beim Volkswandertag. Es strömen die Massen! Alle paar Sekunden werden wir überholt. Die Höflichkeit verlangt, dass wir das durchaus lieb gemeinte *¡buen Camino!* erwidern. Natürlich ist das eine schöne Geste, aber wenn ich anfange, in meine Gedanken abzutauchen, mag ich nicht reden, auch nicht nur zwei Worte. Dann mag ich in mir selbst versinken, alleine sein mit mir, niemanden an mich heranlassen. Das ist zwar hässlich von mir, aber ich habe auch nie behauptet, dass ich das nicht bin.

In der ersten Stunde geht es kerzengerade auf einem Asphaltweg entlang. Thomas hat schon wieder seinen Tritt gefunden, in dem er bereits in den letzten beiden Jahren marschiert ist. So stapft er trotz seiner Schmerzen kontinuierlich vor sich hin und lässt sich nicht von Geld und guten Worten davon abbringen.

Etwa fünfzehn Minuten weiter finde ich endlich so etwas wie eine Steinbank, an der ich meinen Rucksack abstelle. Mein lieber Mann und Göttergatte ist nicht der Einzige, der mit Schmerzen kämpfen muss. Meine Hüfte plagt mich derart, dass ich ernsthaft an Amputation denke. Selbst das Sitzen hilft da nicht. Wenn ich wenigstens wüsste, warum mich dieses blöde Ding so plagt. Ich hab' nix unanständiges getan. Im Gegenteil, so viel Sport wie in den letzten Monaten habe ich in meinem ganzen Leben nicht gemacht: Pilates, Aroha, Krafttraining, Hüpfen auf, über und um ein Step-Bänkchen, Laufband. Ich habe Muskeln an mir entdeckt, die wussten bis dahin selbst nicht, dass es sie gibt! Jetzt ärgert mich mein Hüftgelenk, ein Körperteil also, das einfach nur sehr still und unauffällig da sein sollte, ohne auch nur einen Krümel Aufmerksamkeit auf sich lenken zu wollen. So ein Käse!

Damit sich meine Frühstücks-Magdalena in meinem Verdauungstrakt nicht so einsam fühlt, schicke ich zwei andere hinterher. Mmmm, Zucker! Ich liebe Zucker! Schon geht es mir ein bisschen besser. Jetzt muss ich nur noch eine Möglichkeit finden, den nicht getrunkenen Kaffee wieder loszuwerden. Aber hier ist es schlimmer als in Frankfurt auf der Zeil zum Schlussverkauf: Es gibt einfach zu viele Leute.

Ich lockere meine Beine ein bisschen aus und suche mir schon mal ein passendes Plätzchen. Viel Auswahl gibt es hier nicht. Weit und breit steht nur ein einziges Gebüsch still und einsam vor sich hin. Ich nähere mich ihm gaaanz unauffällig, nicht dass es vor mir erschreckt, seine Wurzeln in die Zweige nimmt und vor mir flüchtet. Natürlich kommt gerade jetzt ein junger Mann daher, den wir schon gestern in der Bar getroffen hatten. Ob ich etwas suche, fragt er. „Ja, ein Plätzchen, an dem ich eine Minute alleine sein kann!" - Na, der hat gut lachen! Der ist ein Mann und braucht keine Gebüsche und einsamen Momente. Aber er ist so nett und legt einen Schritt zu ... und ich auch, bevor der Nächste kommt.

Thomas kommt angewackelt, guckt nur kurz hoch und ist - schwups - vorbeigelaufen. Wenn er anhält, braucht er so lange, um wieder in seinen Tritt zu kommen. Ich schau' ihm hinterher, wie er, rechts, links, rechts, links vor sich hinstapft. Dieser Mann ist der Hammer!

In Villavante stürmen wir die erstbeste Bar, die uns über den Weg läuft. Die würde es so in Deutschland niemals geben: Stühle und Tische sind Dinosaurier aus den 50er Jahren, viel Metall mit Plastiksitzen, die derart verrammelt und kaputt sind, dass sie eigentlich nur von den Löchern zusammengehalten werden. Der Boden hat schon seeehr lange kein Wasser mehr gesehen. Das wäre nicht schlimm, denn wir müssen ja nicht von ihm essen. Aber nach einem Toilettengang die Spülung betätigen, ja, das würde ich schon gerne. Aber mach' das mal, wenn es keine Spülung gibt! Da guckste!

Meine Lieben, ich räume ein, von Geburt wegen ein blinder Hesse zu sein, aber ich kann suchen, wie ich will, ich finde nichts, womit ich verschwinden lassen könnte, was ich selbst nicht mehr sehen möchte. Uh, ist das ekelig!

Dabei ist das hier eine echte Goldgrube, die erste Bar nach drei Stunden Marsch durch Feld und Wiese. Die Tür steht nicht still, weil jeder Pilger, der hier vorüberkommt, seinen Koffeinhaushalt aufmöbelt und sich nur zu dankbar was auch immer zwischen die Zähne schiebt.

Wir verlassen fluchtartig das Lokal, sind heilfroh darüber,

dass wir hier nichts gegessen haben, und erreichen eine Stunde später Hospital de Orbigo.

Hospital de Orbigo, das hört sich an wie ein nettes kleines Örtchen, durch das man halt nun mal hindurchläuft. Wir haben keine Ahnung, was uns da erwartet. Aber das ist auch gut so, sonst hätten wir sicher nicht die Pause in dieser süßen Bar eingelegt und das wäre schade gewesen.

Hier stehen wieder Tische und Stühle mitten auf dem Bürgersteig. Drinnen wartet eine schon ziemlich betagte Señora auf ihre Gäste, zum Kaffee gibt es ein Stückchen Schokolade und der Zucker schlummert in kleinen Papiertütchen, auf denen Muscheln, gelbe Pfeile und verschiedene Orte des Caminos aufgedruckt sind. Ist das lieb! Zu allem Überfluss kommt die Dame, nachdem sie uns den Kaffee gebracht hat, mit einem Buch angewetzt und bittet jeden Pilger, auch die, die nur kurz stehenbleiben, sich einzutragen. Ich habe keine Ahnung, wie viele dieser Bücher sie schon hat und was sie mit ihnen macht, aber ich fühle mich ganz stolz, dass ich meinen Namen auch hineinschreiben darf. Das ist einfach etwas, wo das Herz das Sagen und der Verstand zu schweigen hat.

Nach der finsteren Kaschemme vorher sitzen wir jetzt hier in der Sonne und genießen in skrupellosester Art und Weise unser Pilgerdasein. Ach, ist das schön! Leider, leider müssen wir uns doch irgendwann aufraffen und weitergehen. Da hilft alles nix.

Wir biegen links in eine Straße ein, die uns direkt zu der uralten Steinbrücke aus dem 13. Jahrhundert bringt, die für uns zu den schönsten auf dem Weg zählt.

Während ich gucke, staune, bewundere und endlich meine Kamera aus der Bauchtasche fummele, ist Thomas weitergegangen und steht jetzt mitten auf der Brücke, ganz vertieft in ein Gespräch mit einem älteren Ehepaar, das offensichtlich nicht zum Pilgervolk zählt. Was macht der denn da? Der kann doch gar kein Spanisch! Naja, vielleicht unterhalten sich die Herrschaften deshalb so gerne mit ihm: Jemandem, der sowieso nicht versteht, was man sagt, dem kann man ungeniert nicht nur viel, sondern alles erzählen!

Bis ich dazukomme, haben sich die drei völlig festgequatscht. Und sie verstehen sich blendend, denn die beiden Spanier haben einige Jahre in Deutschland gelebt.

Auf der anderen Seite des Flusses ist ein mittelalterlicher Turnierplatz aufgebaut mit Tribüne, Zelten und Greifvögeln. Kaum verlassen wir Thomas neue Freunde und die Brücke, finden wir uns mitten in einem mittelalterlichen Marktgetümmel vom Allerfeinsten wieder. Da sind Stände mit Speis, Trank, allerlei Brauchbarem oder auch nicht wirklich brauchbarem Tand, der nur dazu dient, die Schönheiten dieser Welt aufzuhübschen, dazwischen Gaukler, Stelzengeher, Marionettenspieler, Ritter, gemeines Gesinde ... Plötzlich stehen wir zwischen zwei geifernden Weibern, die sich lauthals beschimpfen. Als wir erschrocken mit eingezogenen Köpfen versuchen, zwischen ihnen herauszukommen, klammern sie uns nur noch mehr ein und brüllen sich augenzwinkernd Dinge zu, die will ich gar nicht verstehen können.

Da dieses Fest selbstverständlich ausschließlich für uns veranstaltet wird (pfff, für wen oder was auch sonst?), lassen wir uns viel Zeit. Wir überlegen sogar kurz, ob wir hier in der Herberge übernachten sollen. Aber es ist noch so früh und der Weg nach Santiago noch weit. Wir bleiben an jedem Stand stehen und gucken ... naja, ich zumindest. Denn kaum passe ich nicht mit voller Aufmerksamkeit auf meinen lieben Göttergatten auf, steht der doch schon wieder in ein Gespräch mit einem älteren Señor vertieft! Hallo! Hat der zum Frühstück Quasselwasser getrunken? Kaum dreht man dem Kerl den Rücken zu, grapscht der sich ein wildfremdes, menschliches Wesen und labert dem hemmungslos die Ohren voll!

Ich genieße diese kurze Zeit so sehr: Die Sonne scheint, der Trubel trubelt, von allen Seiten hören wir immer wieder „¡Santiago!", „¡Peregrino!" (Pilger) und „¡Ultreia!" (vorwärts). Es ist so bunt, so - einfach nur schön! Bei den vielen leckeren Gerüchen ärgere ich mich nur, dass wir gerade in der Bar gegessen haben. Naja, man kann nicht alles haben.

Die Herberge in Santibáñez zu finden, ist ein Kinderspiel. Den Herbergsvater müssen wir allerdings erst aus der Bar nebenan freischaufeln. Ein lustiger Kauz! Er guckt uns an (wir sehen inzwischen doch ein bisschen müde und mitgenommen aus) und schüttelt allen Ernstes den Kopf: „¡Completo!" Nun gut, man darf ja nicht lügen, aber alleine, um unsere entsetzten Gesichter erleben zu dürfen, geht man auch schon mal für dieses Vergehen die eine oder andere Stunde ins Fegefeuer. Nur gut, dass er besser kocht als schwindelt.

Die beiden Schlafräume unten sind tatsächlich besetzt, aber oben sind drei Räume mit je drei Etagenbetten. Kinders, diese Sprungfedern müsstet ihr mal sehen – wenigstens die, die noch da sind! Die sind klasse!

Weil wir nicht wissen, ob und wie viele Mitschläfer kommen, will Thomas sich über mir einrichten, doch das geht gar nicht! Wenn der oben liegt, schaukelt mir die Matratze so dicht über dem Kopf, dass ich ihn zur Seite drehen muss, damit sie mir nicht Mund und Nase zudrückt! Das weiß der Herbergsvater wohl auch und bringt in diesem Zimmer nur drei Personen unter, eine Dame aus Kanada und uns.

Auch sonst ist diese Herberge sehr lustig. Die beiden Toiletten und Duschen (ohne Raum drumherum, sondern nur Tür auf, rein, Tür zu) befinden sich im Hof, der von zwei riesigen Kirschbäumen beschattet wird. Die Stühle und Tische sind zwar schmuddelig, aber wen das stört, der kann sie ja sauber machen. Außerdem gibt es hier das, was ich in

Herbergen so gerne mag: ein gemeinsames Abendessen. Wenn alle an einem Tischchen sitzen und aus einem Schüsselchen mampfen - das ist einfach etwas Besonderes.

Nur eine Dame aus den USA isst nicht mit uns. Wir haben vorher eine Weile im Garten beisammengesessen und sie erzählte uns, dass sie und ihr Mann den Weg schon lange gehen wollten. Solange beide berufstätig waren, ging das nicht. Also warteten sie geduldig, bis ihr Mann pensioniert wurde. Sie hatten sich so lange darauf gefreut, geplant, organisiert, vorbereitet. Im November verstarb er überraschend. Jetzt ist sie alleine hier und geht ihn für ihn mit.

Moment, ich muss erst mal schlucken.

Ich glaube, ich hatte es schon einmal gesagt, dass man auf dem Camino immer wieder mit Schicksalen konfrontiert wird, die man sonst zum Glück nur vom Hörensagen kennt. Es ist einfach ein besonderer Weg, den viele Menschen aus besonderen Gründen gehen. Die einen erzählen es, andere tun es schweigend. Wir werden auch in diesem Jahr viele von beiden Sorten treffen und ich bin davon überzeugt, dass wir dem lieben Gott dafür danken sollten, nicht von allen alles zu wissen. Es gibt Momente, in denen ich meine abgelatschten Schuhe gerne wieder anziehe, mir mein beuliges Päckchen gerne wieder auf den Buckel packe und mein kleines bisschen Leben gerne lebe.

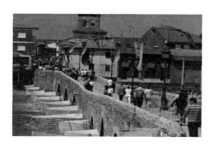
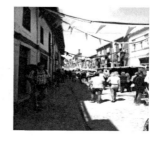

Montag, 06.06.2011

Santibáñez –
Santa Catalina de Somoza (24 km)

Ach du liebes Jakobchen, heute ist ein Tag mit ganz viel hoch hinauf und ganz tief hinunter - und damit meine ich nicht nur die Landschaft um uns herum.

Als wir uns auf den Weg machen, ist es etwa 6.45 Uhr. Die Bar nebenan hat zwar schon geöffnet, aber um diese Zeit kann ich beim besten Willen nichts essen. Ich hätte zwar gerne meine Dosis Koffein, aber nur für eine Tasse *café con leche* noch einmal den Rucksack ab- und mich selbst hinzusetzen, das ist mir viel zu viel Aufwand.

Gleich hinter Santibáñez steht eine alte als Pilger verkleidete Vogelscheuche mit einem Kreuz in der Gegend herum. Na gut, das Ganze ist nicht wirklich ein erhebender Anblick, aber Kreuze, Pilgerchen und Steinmännchen sind immer irgendwie eine liebe Geste, die sagt: Schön, dass du da bist! Ich mag das.

Zweieinhalb Stunden werden wir laut Reiseführer durch die Gegend schlappen müssen, bis wir wieder in einen Ort kommen. War ich denn bekloppt, ohne Kaffee loszugehen? - Mecker nicht! Du bist doch selbst schuld! Jetzt ist es zu spät, also schweige still und lauf!

Die Landschaft, durch die wir watscheln, ist einfach grandios. Der Blick geht frei über höhere und weniger höhere Hügel, der Weg schlängelt sich durch hohes Gras und diese herrlichen, knubbeligen Steineichen, die ich schon vor zwei Jahren so in mein Herz geschlossen habe. Als langsam die Sonne hinter den Hubbeln hervorkommt, da fängt nicht nur das Grün an zu strahlen, sondern auch mein Bauch: Kinders, ist die Welt nicht wunderbar?!

Irgendwann kommt von hinten ein junger Mann und bittet mich auf Englisch, ob ich ihm seine Trinkflasche aus der Seitentasche geben könnte. „*Of course*", antworte ich und fingere auf Deutsch vor mich hinbrabbelnd am Verschluss herum, woraufhin Mann anfängt zu lachen: „Sag doch gleich, dass du aus Deutschland kommst!"

Links und rechts des Weges ist die offizielle Amtssprache Spanisch, aber auf dem Weg ist es immer gut, wenn man sich auf Englisch antastet, um dann ganz oft in Deutsch loszuquasseln.

Er erzählt uns, dass seine Frau heute den Bus nehmen musste, weil sie Probleme mit ihren Beinen hat. Sie gehen den Weg auch auf drei Jahre verteilt, werden in Ponferrada unterbrechen und wollen von dort im nächsten Jahr den Rest laufen.

Es gibt also noch mehr Pilger, die den Weg nur in Happen genießen können. Für den arbeitenden Teil der Bevölkerung ist es aber auch wirklich fast unmöglich, ihn mit einem Schwups zu machen. Wer kann sich schon fünf oder sechs Wochen am Stück freinehmen? Da fällt mir nur die Dame ein, die wir vorletztes Jahr in Grañon trafen und die sogar von ihrem Arbeitgeber zwei Tage Urlaub geschenkt bekommen hatte. Liebe alle Arbeitgeber dieser Welt: Das ist mal eine tolle Sache und durchaus zur Nachahmung zu empfehlen!

Nach diesen Informationen setze ich mich aber von ihm und Thomas ab. Die Damenwelt wird das mit Sicherheit verstehen, auch wenn die Männerwelt über diese Ignoranz nur den Kopf schütteln kann. Seid mir nicht böse, aber den weiteren Verlauf dieses großartigen Gesprächs durch weibliche Intelligenz zu unterbrechen wäre so gewesen, als hätte Noah versucht, mit einem Regenschirm gegen die Sintflut zu kämpfen. Ein Sturm kommt auf und es hagelt Phrase um Phrase: „Ja, der Weg ist schon sehr steinig." (*... und schwer* - leise vor sich hingesungene Anm. einer intelligenten Frau) – „Man muss ihn halt Schritt für Schritt gehen." – „Manchmal ist es leichter, zu hüpfen." (Anm. einer intelligenten Frau: Wenn man solche Füße hat wie Thomas, an denen das letzte Band vor gefühlten 148 Jahren seine Funktion eingestellt hat, dann hüpft da nix mehr!) – „Wichtig ist, dass man ankommt." – „Ankommen tut man immer." – „Ja, dieser Weg ist wie das Leben, ein einziges Auf und Ab." – „Ach, es wird schon gehen." – „Wenn's nicht mehr geht, wird gekrochen." - „Weiter, weiter, immer weiter!"

Kinders! Jetzt verstehe ich die tiefsten Knaller unerschöpflicher Weisheit dieser Welt! Jetzt weiß ich, warum Männer fünf Stunden biertrinkend nebeneinander verbringen können, ohne ein Wort miteinander zu wechseln, und hinterher sagen, es sei ein toller Abend gewesen! Jetzt weiß ich, warum Männer an einem Skatabend Blöcke benötigen, um die Ergebnisse aufzuschreiben, während drei Damen, die in der gleichen Zeit Rommé spielen, mit einem Schmierzettelchen auskommen! Wenn man sich, sobald sich der Mund öffnet, nur gegenseitig solche vorgestanzten Sätze um die Ohren wutschen kann, dann sagt man am besten gleich gar nix! Da tut man sogar beim Reizen geizen!

Jaja, ich weiß, dieser Spruch ist ein Schreckgespenst, aber ich muss gerade an einen Nachbarn (huch, wer hüpft denn heute alles durch meinen Kopf?!) denken, der würde in diese Szene hineinpassen wie die Cocktailkirsche auf das Sahnehäubchen. Er ist sehr lieb und ein Prachtexemplar von Spaßriesenvogel, der eine ganz süße Macke hat: Manchmal, wenn ihm etwas Lustiges über die Lippen geschwappt kommt, ohne dass er das eigentlich wollte, erschrickt er selbst. Dann hält er mitten im Satz inne und man sieht in seinem verdatterten Gesicht so richtig einen Film ablaufen: Huch, was hab' ich da denn gesagt? Könnte das lustig gewesen sein? Mal überlegen ... ja wirklich, das war lustig! Warum? Na, das weiß ich jetzt gerade selbst nicht, aber das ist auch egal. Hat jetzt auch jeder mitgekriegt, dass ich etwas Lustiges gesagt habe? - Prüfender Blick in die Runde, betrübtes, inneres Kopfschütteln: Nein, alle haben das jetzt bestimmt nicht gemerkt. (Was hat er denn erwartet, wenn sich noch andere Männer in der Runde befinden?!) Es folgt die Rückbesinnung darauf, dass man ein so guter Mensch ist, der niemanden dumm sterben lassen kann, und die Erklärung schlechthin (wir ziehen jetzt eine kleine Kurve zurück zu geizenden Reizen): Da tut man sogar beim Reizen geizen! Beim Reizen geizen, *verschdehschd*? (Übersetzung einer eingebadeten Hessin: *verschdehschd* - verstehst du) Beim Reizen geizen! Ha! - Den Witz versteht zwar dann immer noch keiner, aber lachen müssen wir doch, weil er beim Nachdenken so komisch ausgesehen hat.

Ich weiß, ich weiß: Ich weiß jetzt gerade selbst nicht mehr so genau, wo ich gelandet bin. Aber wenn ich schon mal so weit weg bin vom Thema, fällt mir bei Hessin noch etwas ein: Es ist leider auch ein absoluter Knaller unerschöpflicher Weisheit geworden, sich in der Öffentlichkeit politisch korrekt auszudrücken, oder? Es gibt nicht mehr einfach nur Wähler, nein, es gibt nur *Wählerinnen und Wähler*, aus den plumpen Bürgern wurde *Bürgerinnen und Bürger* und auch Politiker, die die diesen Riesenwust an Buchstaben am liebsten benutzen (ich vermute, dass die sich das nicht haben einfallen lassen, um den Damen tatsächlich ihren Respekt zu zollen, sondern nur, weil sie auf diese Weise noch mehr Worte benutzen können, um nichts, aber auch gar nichts zu sagen. Dabei braucht man dafür gar nicht in die Politik zu gehen, sondern es genügt völlig, ein Buch zu schreiben. Da kann man auch mit Unmengen von Worten nicht eben viel sagen, aber man hat obendrein einen Heidenspaß dabei (also, ich meine als Schreibender, nicht als Lesender, auch wenn ich selbst eine Schreibende bin und du vielleicht eine Lesende). Aber wenn ich diesen Kuddelmuddel jetzt fortsetze, finde ich gar nicht mehr aus dieser Klammer heraus und dabei schwirren mir schon jetzt die Vögelinnen und Vögel über dem Kopf) nennen sich nur noch *Politikerinnen und Politiker*.

Ich bin wirklich eine emanzipierte Frau, die viel Wert auf ihre weibliche Natur legt (besonders da, wo es um Intelligenz geht, hihihi), aber von diesem balsamierten Geschwafel fühle ich mich nicht höher geachtet, sondern nur auf den Arm genommen, frei nach dem Motto: Wenn wir lange genug reden, ohne etwas zu sagen, macht auch das letzte Hirn irgendwann dicht, verabschiedet sich ins Nirwana und keiner kommt mehr auf die Idee Fragen zu stellen, zu denen ich auf keinen Fall Stellung beziehen möchte.

Huch, was ist denn jetzt los? Hab' ich heute einen kleinen Giftzwerg gefrühstückt? Nein, nur wieder zu viel *Babbelwasser* (Wasser, das die Zunge löst und zu weitestschweifigen Ausführungen führt (… Ausführungen führt, *verschdehschd*? Ha!), Anm. der Hessin) mit Biss getrunken (… Wasser mit Biss, versch…).

Ach du heiliger Bimbam, ein Klammertext zum Klammertext. Na bravo! Ja, ich weiß, Fußnoten wären vielleicht sinniger gewesen. Aber mir geht das immer so: Ich lese den Text, dann kommt der Fußnotenvermerk, ich guck', was denn genau in dieser Fußnote vermerkt ist (manchmal ist das der eigentliche Sinn des an sich ziemlich unsinnigen Textes), dann bin ich aus dem (an sich unsinnigen) Text so herausgerissen, dass ich ihn noch mal lesen muss (was bei an sich unsinnigen Texten nicht wirklich sinnig ist).

Na gut, im Moment weiß ich auch als Schreibender und

ohne Fußnoten nicht mehr, um was es geht. Die letzten Absätze habe ich nun fünfmal versucht zu lesen und zu verstehen, leider erfolglos. Aber ich habe doch die Genugtuung, dass ich mich auch ohne Fußnoten in die ewigen Jagdgründe schreiben kann. Das ist doch mal was anderes! Das macht mir so schnell niemand nach. Und wenn einer der geneigten Leserinnen und Leser hier einfach aufgibt und mich für völlig abgerückt von seinen Ahnen hält, dann sei sie/er beruhigt: Den Eindruck habe ich ganz ausdrücklich auch!

So, wo sind wir jetzt? Ach ja: Auf dem Camino. Hups!

Ich lasse die beiden Herrlichkeiten also alleine in ihrem herrlichen Gespräch und watschele weiter vor mich hin. Hier und da bleibe ich stehen und fotografiere die Gegend. Um weit genug vor ihnen wegzukommen, dafür habe ich einfach nicht die richtigen Füße, also versuch ich einfach, weit genug hinter ihnen wegzukommen. Das geht einfacher und ist weniger anstrengend.

Irgendwann wird es wohl selbst den beiden männlichen Pilgerinnen und Pilgern zu wortreich und Mann setzt sich nach vorne ab. Ich schlucke meine letzte Lachattacke („Prust - ihr hättet euch mal hören sollen!") herunter und stecke meine Kamera wieder weg. Weiter geht's.

Aber irgendwie ist gerade nix mehr mit Ruhe und innerer Einkehr, denn kaum haben die beiden ihr Gespräch beendet, kommen wir oben auf einem Buckel an und verlangsamen unseren Schritt, um dem Anblick, der sich uns da bietet, mehr Zeit zu geben, uns in angemessenem Umfang zu beeindrucken. Während wir uns vorsichtig anschleichen, um ja nix zu verscheuchen, kommt von hinten halb rennend eine junge Frau angewetzt, wutscht an uns vorbei, bremst gerade rechtzeitig, bevor sie einen langhaarigen, sehr alternativ gekleideten Mann gnadenlos über den Haufen rennt, und kann ihr Glück gar nicht fassen: „Ja, ist das denn eine Fatamorgana, oder ist das echt?"

Sie versprüht eine solche Fröhlichkeit und Lebenslust, dass ich gar nicht weiß, wovon ich mehr fasziniert sein soll: Von ihr oder von dem knallgrünen Holzbrettermarktstand, der da vor einem alten Gehöft mit allem auf das arme Wandervolk wartet, was sich dieses wünschen kann: Kaffee (Kaffee!!!!), Tee für die Seele, Tee für die Ruhe, Tee für die Pilgerinnen unter den Pilgern, Äpfel, Bananen, Kekse, Kuchen - es ist ein wahres Schlaraffenland!

Na gut, hätte ich diese Tasse Kaffee irgendwo anders serviert bekommen, hätte ich sie nach einem kurzen Nippen höflich und unauffällig ... nicht ausgetrunken. Niemals! Diese Brühe schmeckt so scheußlich! Aber hier trinke ich sie begeistert, denn erstens enthält sie Koffein, also das, was ich schon seit mindestens eineinhalb Stunden brauche, und zweitens gehört dieser Stand einfach zu den Dingen auf dem Weg, die man sieht und sofort ganz feste in seinen Bauch schließt, um es nie wieder herauszulassen. Er ist nicht wirklich eine Schönheit, aber er ist eine dieser immer irgendwie ganz lieben Schön-dass-du-da-bist-Gesten. Hab' ich schon bemerkt, dass ich das mag?

Nach einer Weile werfen wir unseren Obolus in das Döschen, schnallen unsere Rucksäcke wieder um und gehen weiter. Bis Astorga sind es etwa eineinhalb Stunden. Wenn ich gewusst hätte, wie ich diese Zeit verbringe, würde ich wahrscheinlich heute noch vor dem grünen Bretterstand hocken und mich standhaft weigern, auch nur einen Schritt zu tun.

Zuerst ist auch alles gut, aber dann kommt er, der Schmerz, und er kommt auf eine regelrecht unanständige Weise. Zuerst lunst er kurz aus dem Hüftgelenk, ob die Luft rein ist, aber dann breitet er sich ohne Gnade und Erbarmen in meinem ganzen Körper aus. Er schrickt auch nicht davor zurück, mir oben im Hals die Luft abzudrücken. Ich bin nichts mehr, nur Schmerz! Wenn ich vom Bürgersteig hinunter auf die Straße trete, hockt er schon da und freut sich darauf, was er mir antun kann, wenn ich die 10 cm hohe Bordsteinkante wieder hinaufmuss. Er ist einfach überall, quetscht meine gesamte Pummeligkeit aus wie eine Zitrone - naja, wohl eher Pampelmuse. Mir kommen wieder die Tränen, weil dieser Flüssigkeit in mir kein Platz mehr bleibt, so groß, so alles einnehmend ist er. Heulend wie ein Schlosshund schleppe ich mich zur nächstbesten Bank. Dass die mitten in einem Vorort von Astorga an einer stark befahrenen Straße steht, ist mir so was von egal. Ich weine hemmungslos los und krieg' mich gar nicht mehr ein. Der Schmerz tut es ja auch nicht, warum sollte ich mich also dann schämen?

Oh doch, ich schäme mich. Was bin ich für ein Weichei, dass ich mich so gehenlasse? Thomas erträgt seine Qualen nun schon zum dritten Mal. Der jammert nicht so dämlich herum wie ich. Der läuft und läuft. Aber kaum habe ich ein Zipperlein, steht die ganze Welt kurz vor dem absoluten Untergang.

Das ist mir jetzt gerade mal egal. Ich habe Aua! So! Und ich beschließe, wenn überhaupt, dann schleppe ich mich gerade noch bis zur nächsten Herberge und dann hab' ich fertig. Basta!

Allerdings muss ich da erst mal hinkommen. Drei Schritte gehe ich halbwegs normal, aber dann steckt mir dieses Ekel schon wieder in den Knochen. Jetzt müssen wir auch noch über so eine dämliche Metallbrücke! Die geht im Zickzack nach oben, überquert zwei Bahngleise, auf denen wahrscheinlich sowieso schon seit Jahrhunderten kein Zug mehr fährt, und im Zickzack wieder nach unten. So ein Käse! Genau das teile ich dem Rest der Welt auch sehr lautstark und zugegeben nicht in wirklich jugendfreien Worten mit:

„Ver...!"

Ich weiß nicht, woran es liegt, dass selbst kürzeste Wege sich genau dann endlos in die Länge ziehen, wenn man es gar nicht gebrauchen kann. Es gehört wohl zu den ungeschriebenen Gesetzen dieses Lebens.

Endlich, endlich kommen wir an die erste Herberge in Astorga. Ach, sieht die schön aus. Hier bleiben wir!

Doch mein lieber Mann und hat sich eine andere Herberge aus dem Reiseführer ausgesucht, die sich, wie er meint, viel besser anhört. "Na komm, das schaffen wir doch noch. Alla hopp!" - „Alla gut!"

Ich ergebe mich in mein Schicksal und schlurfe weiter. Auf einem Platz mitten in der Stadt finden wir ein sonniges Plätzchen vor einer Bar. Bis zu diesem einen freien Stuhl gehe ich noch und dann ist Aus-die-Maus.

Daran, meinen riesigen Rucksack auf den Buckel zu wuchten, habe ich mich ja nun schon gewöhnt, auch wenn es eine echte Kraftanstrengung ist. Aber das ist nichts dagegen, ihn jetzt wieder vom Buckel herunterzukriegen. Fast lande ich beim Absetzen auf meinem Hintern ... auf dem Pflaster direkt neben dem Stuhl. Na, das wäre ein Anblick geworden! Nix da! Es landet der Rucksack auf dem Boden, mein wunderbares Popöchen auf dem Stuhl, meine Füße auf einem anderen Stuhl. So! So bleibe ich, bis ich irgendwann als mumifizierte Sitzleiche in die Geschichte dieser Stadt eingehe. Ich bewege mich nie mehr! Naja, höchstens noch ins nächste Geschäft, um ein Brot und Schokolade zu kaufen. Uuuh, und zur Toilette muss ich auch mal. Aber dann!

Wir mümmeln in der Sonne, muffeln das, was Bar und Geschäfte so hergeben, trinken unseren Kaffee und – huch! - wir genießen! Ja! Wirklich! Wir genießen! Es ist so schön, hier zu sitzen! Es gibt so viele Leute zu gucken: Pilger, die ankommen und denen fröhlich schon von weitem gewunken wird, mal größere, mal kleine Grüppchen, die rund um Bistrotische sitzen, reden, lachen und Spaß haben, die einen gehen, andere kommen …

Mir fällt gerade auf, dass wir nun schon den dritten Tag unterwegs sind und eigentlich noch nicht wirklich jemanden kennengelernt haben. Natürlich unterhalten wir uns hier ein bisschen und da ein bisschen, aber so, dass sich jemand über unseren Einmarsch (naja, eher Eingeschleppe) freut, ist es nicht. Komisch. Vielleicht liegt es daran, dass wir bis jetzt nur zu dritt in einem Raum übernachtet haben. Vielleicht liegt es daran, dass wir irgendwie mehr in uns verschlossen sind. Ich weiß es nicht. Ich merke es auch eben nur, ohne es zu vermissen.

Ich denke, wir senden unbewusst Signale aus, die den Menschen genau mitteilen, ob wir reden und Spaß haben wollen, ob wir offen sind oder nicht. Genau die werden von rundherum empfangen und entsprechend ausgewertet: Oh, die vermissen nix, wenn sie keine Kontakte knüpfen, also lassen wir sie in Ruhe.

Da fällt mir eine total lustige Geschichte von vor gefühlten fünf Leben ein: Ich habe in Frankfurt gearbeitet, war in der Mittagspause in einem Kaufhaus und habe dort eine wunderschöne Klobürste gefunden. Genau von so einer hatte ich schon lange geträumt: Porzellan mit viel Geschnörksel, aber doch nicht überladen kitschig, sondern wohl reichlich verziert, edel. Mit dieser Klobürste durchquerte ich also die halbe Stadt per S-Bahn und zu Fuß und konnte es mir gar nicht erklären, warum mir alle Leute, denen ich begegnete, entgegengrinsten. Ich habe noch nie so viele lächelnde Menschen in so kurzer Zeit gesehen! Zurück im Büro erzählte ich meiner Kollegin, dass irgendwie heute alle komisch drauf wären und mit einer mir unverständlichen Seligkeit auf dem Gesicht herumlaufen. Da fing die laut an zu lachen und prustete nur: „Guck mal in den Spiegel!" - Ich möchte nicht wissen, was die Menschen beim Anblick meines vor Glück völlig entrückten Antlitzes gedacht haben. Wahrscheinlich haben die sich gefragt, ob es heute das Koks in der Taunusanlage zum Sonderpreis gibt.

Der Hammer kam am Abend: Wir waren zum Abschied eines unserer großen Chefs in eines der nobelsten Häuser Frankfurts eingeladen, mit jungem Mann in Livree vor der Tür. Ha! Das alleine wäre schon ein Klopfer gewesen: Das kleine, pummelige Dorfei tappst dämlich und auf unsicheren Patschfüßchen in der großen, schillernden Welt der Reichen und Berühmten herum! Natürlich hatte ich meine Klobürste dabei. Ich wollte ja direkt von dort nach Hause. Damit die Plastiktüte (ich bin mir sicher: Das war in der Geschichte dieses so hochgeborenen Grand Hotels die erste Plastiktüte eines großen und sehr weltlichen Kaufhauses, die am Concierge vorbeigemogelt wurde) nicht so dolle auffallen sollte, umhüllte ich sie mit meiner Jacke und stellte sie unter dem Tisch ab.

Wie das nun mal so ist bei solchen Anlässen: Man wechselt auch mal die Plätze, setzt sich zu anderen Kollegen und schleppt ja nun nicht immer eine Klobürste mit sich herum. Dafür setzen sich andere dahin, wo man selbst gerade gesessen hat.

Der langen Rede kurzer Sinn: Ein ganz lieber Kollege, Jürgen, saß also irgendwann auf meinem Platz, fand zu seinen Füßen meine Jacke, wollte sie aufheben, damit sie nicht schmutzig wird, fand in ihr die Plastiktüte des sehr großen, sehr weltlichen Kaufhauses, guckte (neugierig war er nicht, nur interessiert an seiner Umwelt) hinein, fand meine Klobürste, nahm sie heraus, schwenkte sie fröhlich über seinem Kopf und fragte sehr lautstark: „Wem ist die denn?"

Der Anblick meiner wirklich wunderschönen Klobürste in

diesem Interieur über Jürgens Kopf durch die Luft pfeifend gehört zu den Momenten in meinem Leben, die ich niemals vergessen werde. Es war mir sooo peinlich. Aber es sah so lustig aus und gab dem pummeligen Landei das Gefühl: Reg dich nicht so auf, so etwas benutzen wir schließlich alle - wenn wir anständige Menschen sind. Ich hätte ihn knutschen können!

Im Nachhinein denke ich, dieser Tag musste einfach so ablaufen, wie er es tat, weil ich Signale ausschickte, die meiner Umgebung und dem Leben um mich herum gar keine andere Wahl ließen. Hier sende ich auch Signale aus, doch die sagen offensichtlich: Lasst mich noch ein bisschen in Ruhe, hab' noch mit mir selbst zu tun.

Aber nicht so ganz dazugehören heißt nicht, dass man sich nicht mit den anderen freuen kann. Ich jedenfalls mag das: mich zurücklehnen, zurücknehmen, gucken, was andere so treiben, mich daran freuen, wenn sie Spaß haben - es ist ein wunderschönes Gefühl! Gerade wenn es mir nicht so gut geht und ich in meinem dunklen, düsteren Eckchen hocke, ganz in mich zusammengekauert, hole ich mich damit manchmal aus meinem Loch.

Oh, ich glaube, gerade jetzt und hier mach' ich das auch: Ich gucke, öffne mein Herz, freu mich mit den anderen und vergesse ganz, dass ich vor keiner halben Stunde vor Schmerz heulend lauthals mit unflätigen Ausdrücken um mich warf. Ich komm' aus meinem Loch gekrochen, ich spüre die Sonne, die Wärme, sehe die Schönheit dieser Welt ... nur dem Idioten, der ununterbrochen hupt und so gar nicht begreift, dass außer der Person, die er meint und die ihn geflissentlich ignoriert, alle zunehmend genervt sind, dem könnte ich freihändig mit nacktem Gesäß ins Antlitz hupfen! Ha! Die Pampelmuse hat doch noch Saft!

Nach dieser längeren Rast machen wir uns auf den Weg

zur Kathedrale, wo die Herberge sein soll, in der Thomas bleiben möchte. Die interessiert mich zwar jetzt nicht so brennend, zumal sie sowieso abgeschlossen ist (hättet ihr etwas anderes erwartet?), aber auf den Bischofspalast von Gaudi bin ich gespannt.

Gaudi. Ich liebe Gaudi! Seit ich zum ersten Mal in Barcelona war, hat mich dieser Mann in seinen Bann geholt. Er ist so anders, so schwungvoll, so natürlich, so alles andere als gerade, so mit Augen drin, so frisch und fröhlich. Ich finde ihn total klasse! Auch wenn dieses Gebäude wesentlich steifer wirkt als die, die ich bisher von ihm gesehen habe, hat es doch ein großes bisschen seiner Leichtigkeit.

Ich wetze wie wild mit der Kamera herum und fotografiere fast jeden Stein einzeln. Was soll ich gehabt haben? Schmerzen? Ich? Niemals!

Muss ich noch sagen, dass wir natürlich nicht in Astorga bleiben? Ha! Es wäre auch lachhaft gewesen, für diese 12 km heute Morgen aufzustehen. Lachhaft!

In Murias de Rechivaldo machen wir eine Rast in einer Bar. Weil es unterwegs angefangen hat zu regnen, können wir nicht draußen sitzen. Aber das ist gar nicht schlimm, denn drinnen ist es so gemütlich! Wir setzen uns, weil wir nur einen Kaffee trinken wollen, an die Theke. Ein Tisch ist mit zwei älteren Paaren besetzt, die englisch sprechen. Die eine Dame redet und unterhält sich angeregt, während ihr hemmungslos die Tränen aus den Augen fließen. Genau so muss ich in Grañon ausgesehen haben! Und wer es da nicht glauben wollte, sei versichert: Es geht tatsächlich; man kann sich ganz normal unterhalten, während in den Augen die Waschanlage auf Hochtouren läuft. Das fühlt sich ganz komisch an, so als wären sie irgendwie selbständig und täten, was sie wollen. Es sieht auch ulkig aus, aber es geht.

Die Wirtin ist so lieb. Ich verstehe nicht, worüber sie

reden, und mag auch nicht so auffällig hingucken, weil das der weinenden Dame sicher unangenehm wäre. Aber sie bedankt sich immer wieder bei der Señora und sagt ihr, wie nett sie ist. Dabei öffnen sich die Schleusen noch weiter und aus einem Tropfen wird ein wahrer Wasserfall, der sich ein bisschen beruhigt, bis Señora wieder etwas bringt und sie erneut öffnet. Wenn diese Frau diese Bar verlässt, sind ihre Augen und ihre Seele so porentief rein und derart durchgespült, da hat nicht das kleinste Stäubchen eine Chance, hängen zu bleiben. Heute ist zweifellos ihr Tag. Diese Situation wird sie so schnell nicht wieder vergessen und das geschieht ihr schön recht!

Wir gehen vor ihr und begegnen ihr nicht wieder. Schade.

Es regnet noch immer. In meinem Riesencape fühle ich mich ein bisschen so, wie Shirley McLain auf dem Umschlag ihres Buches aussieht. Das Himmelsgetröpfel ist nicht unangenehm oder nervig, sondern nur eben gerade so viel, dass wir nicht ohne Überzieher gehen können. Heute ist der Tag, an dem Clementine (kennt die noch einer? Für mich war sie eine der Highlights deutscher TV-Werbung, dicht gefolgt von der Zeichentrickfigur, die immer in die Luft gegangen ist) voll zuschlägt: Die einen spülen ihre Augen und reinigen sich von innen, uns spült der Regen von außen.

Nach Santa Catalina de Somoza gehen wir schnurstracks zwischen Büschen auf den Kirchturm zu. Das alleine ist schon so schön, dass wir hier in einer Herberge bleiben. Nach der Dusche und dem Wäschewaschen (inzwischen regnet es nicht mehr und wir können unsere Sachen zum Trocknen in die Sonne hängen) machen wir einen Spaziergang durch das Dorf. Eigentlich gibt es außer einer (natürlich verriegelten) Kirche und einer zweiten Herberge nur Häuser, aber die sind aus wunderschönen, rauen Steinen gebaut. Manche Mauer ist schon ein bisschen kaputt. Dafür wächst darauf Efeu und anderes Grün nach Herzenslust. An einem Gebäude finden wir eine wunderschöne alte Holztüre mit riesiger Jakobsmuschel aus Schmiedeeisen. Ich überlege schon, wie ich die in den Rucksack hineinkriege. Die würde ich nur zu gerne haben! Zwischen den alten Steinen und dem Pflaster wachsen quietschgelbe Blumen - das ist sooo schön hier!

Anschließend setzen wir uns zu den anderen Pilgern auf die Stühle in die Sonne und hören ihnen zu. Wir sitzen nicht abseits, sondern mittendrin dabei, aber irgendwie doch für uns. Selbst Thomas beteiligt sich nicht eben reichlich an den Gesprächen. Aber wir fühlen uns, so wie es gerade ist, total wohl in unseren Häuten.

Frau Fatamorgana von heute Morgen ist auch da (sie heißt Walli) und der junge Mann, der mit Thomas dieses absolut sinnvolle Männergespräch hatte, nebst eingebuster Gattin. Roland, Hans und Lassarah treffen wir hier zum ersten Mal.

Da wir noch so viel Essen in unseren Taschen haben, verzichten wir auf das Pilgermenü und füttern unsererseits rundum alle mit Gummibärchen. Was die essen, brauche ich morgen nicht mehr zu tragen.

Ich glaube, in dem Raum hier sind wir 14 Personen. Thomas und ich schlafen nebeneinander unten. Über mir nächtigt eine ältere Französin, die sich beim Erklettern ihres Bettes derart schwertut, dass ich schon allen Ernstes überlege, meinen Platz mit ihr zu tauschen. Jemand erbarmt sich und versetzt ihr einen solchen Schubs, dass ich unten den Kopf unwillkürlich einziehe.

Als es endlich ruhig ist, wickele ich mich in meinen Schlafsack und ... fange total an zu frieren. Ich krabbele tiefer in meinen Schlafsack und versuche mir einzureden, dass mir warm wird. Aber hier hilft auch die beste Autosuggestion nix: Mir ist kalt!

Das sind so Situationen, die ich gar nicht mag: Wenn alle

zur Ruhe kommen und man genau weiß, dass man selbst keine Ruhe kriegen wird, sondern noch etwas tun muss, mit dem man alle anderen wieder aufscheucht. Aber wo nichts hilft, hilft nichts. Ich bin auch ganz leise, aber ich brauche dringend noch eine lange Hose, ein Paar Socken und eine Jacke. Von irgendwoher begleitet unwilliges Gestöhne mein Gewusel. 'Tschuldigung. Endlich ist mir warm genug und ich schließe meine Äugelein.

Ach übrigens: Dafür, dass ich nach 11 km heulend auf einer Bank saß und nur noch die nächsten 2 km gehen wollte (aber allerhöchstens!), hat mir auf die nächsten 10 km nichts, aber auch gar nichts mehr wehgetan!

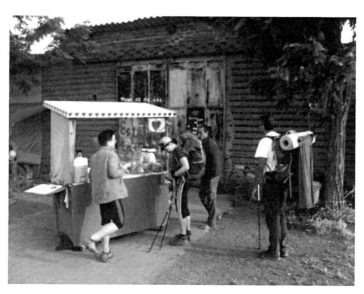

Dienstag, 07.06.2011

Santa Catalina de Somoza – El Acebo (29 km)

Meine Lieben, würde ich jetzt gerade wissen, wie weit wir heute gehen werden, würde ich liegen bleiben! Aber ich werde gehen, nein, ich werde rennen und mir hinterher selbst an den Kopf fassen, ob ich noch bei Verstand bin (jaja, ich weiß, was ihr jetzt denkt). Aber das tu' ich erst später. Jetzt steh' ich erst mal auf.

So warm angezogen, wie ich gestern eingeschlafen bin, wache ich heute freilich nicht auf. Irgendwann kriegte ich Glühfüße. Ich hasse Glühfüße! Ich werde ganz hibbelig, wenn meine Füße glühig werden. Also warf ich alles von mir, worin ich mich eingemummelt hatte. Meine Socken, die lange Hose und die Jacke liegen verstreut um mich herum.

Die Schmerzen in meiner Hüfte, die ich gestern seit Astorga nicht mehr hatte, sind nicht etwa verschwunden, nein, sie haben nur eine Verschnaufpause eingelegt, sich dann wieder fröhlich versammelt, ein Motivationstraining absolviert, sich gegenseitig angespornt und als Warm-up ein paar Sonnengrüße gemacht, um heute Nacht in aller Härte wieder über mich herzufallen und sich so richtig auszutoben. Wenn ich wüsste, was das soll! Was um Himmels Willen mache ich den nur falsch? Solche Probleme hatte ich doch vorher nie! Warum habe ich sie also ausgerechnet jetzt? Und vor allem: Was kann ich tun, dass die mich endlich in Ruhe lassen?!

Zu allem Überfluss muss die Französin über mir irgendwann aufs Klo. Sie kommt kaum die Leiter herunter, aber als sie wieder hinaufwill, ist das wie in einer Nussschale bei

Springflut auf hoher See. Das ganze Bett wackelt und weil sie etwas länger braucht, bis sie oben ist, wackelt es entsprechend ausdauernd. Endlich hat sie es geschafft und ich brauche nur zu warten, bis sie sich in Schlafposition gerutscht hat - denke ich. Prompt fängt sie an zu schnarchen. Na bravo! Zumindest sie schläft! Vielleicht schaffe ich das auch, wenn meine Seekrankheit sich gelegt hat.

Gefühlt habe ich heute Nacht kein Auge zugemacht. Tatsächlich muss ich relativ gut geschlafen haben, denn ich bin frisch, ausgeruht und voller Laufdrang.

Nein, nein, den Fehler, ohne Koffein in die Welt hinauszustapfen, machen wir heute nicht. Wir sind auch überraschend früh fertig und der Duft des schwarzen Heißgetränks ist einfach zu verlockend. Dazu knabbern wir ein paar Müslikekse, die ich noch von zu Hause im Rucksack habe. Kaffee, Müsli, Zucker - na, das kann ja nur ein wunderbarer Tag werden!

Das war eine gute Idee, denn inzwischen regnet es. So kann ich in Ruhe meine Sandalen (ich alter Optimist!) wieder aus und die Wanderschuhe anziehen. Außerdem guckt uns hier nicht so jeder dabei zu, wie wir mit einem wilden Hüpftanz eher weniger als mehr erfolgreich versuchen, unsere Regencapes um uns herumzuwinden. Nur eine ältere Pilgerin beobachtet uns grinsend, holt ihren Überzieher heraus, der vorne vollständig geöffnet werden kann, wirft ihn sich – wups - über die Schulter, knöpft ihn zu und verschwindet fröhlich in Richtung Santiago. Hey! Stehenbleiben! Gib mir sofort dein Cape!

Jetzt aber los: Hallo Welt, bring dich in Sicherheit, wir kommen!

In der ersten Stunde führt der Weg neben der Straße entlang, was aber gar nicht unangenehm ist. Es hört wieder auf zu regnen. Ich lasse mein Cape trotzdem an, denn es ist kühl und in meiner Minisauna kuschelig warm.

Da, wo der Pfad nach rechts abbiegt, halte ich an. Das sieht nicht gut aus. Ich meine, für mich schon, aber für Thomas nicht. Es ist sehr steinig, ziemlich steil und rutschig. Ob das eine gute Idee ist? Ich habe noch immer Angst, dass ich aus irgendwelchen dämlichen Gründen nicht mit ihm zusammen in Santiago ankommen könnte.

Ich und meine Ängste. Manchmal kriege ich die Krise über mich selbst: Wenn Thomas mit dem Auto unterwegs ist, schwitze ich wie ein Tier, bis ich weiß, dass er gut angekommen ist, wenn die Jungs unterwegs sind, komme ich erst zur Ruhe, wenn ich sie randalieren höre, und als es bei unseren Nachbarn unlängst brannte, fiel ich gleich zur Ladenöffnung am nächsten Tag in unseren Baumarkt ein und kaufte ein halbes Dutzend Rauchmelder - zusätzlich zu denen, die wir eh schon installiert hatten. Jetzt traut sich bei uns niemand mehr, Bohnen, Zwiebeln oder Knoblauch zu essen!

Eigentlich ist mir eines klar: Keinem von uns wird etwas passieren, bis zu dem Moment, an dem es passieren soll. Und darauf haben wir keinen Einfluss. Vor seinem Schicksal kann sich keiner verstecken. Wenn wir nicht mehr auf die Straße gehen, weil uns etwas zustoßen könnte, rutschen wir vielleicht im Badezimmer aus und ertrinken im Wasser des tropfenden Hahnes im Waschbecken. Oder wir fallen von einem Schreibtischstuhl in einen gespitzten Bleistift, der sich von hinten durch die Brust ins Auge bohrt.

Jedenfalls warte ich auf meinen lieben Mann und Göttergatten, schäle mich derweil aus meinem Regenumhang heraus und suche mir einen netten kleinen Busch für kleine, pummlige Pilgerinnen. Als ich zurückkomme, steht an meinem Rucksack ein anderer Wanderer, der mich auf Englisch fragt, ob alles in Ordnung ist. Lieber Gott, wenn du mich hörst: Warum um alles in der Welt schaffe ich es nie, mich einfach mal eben zu verdrücken, ohne dabei in eine hochnotpeinliche Situation zu stolpern? Ich will doch gar nichts Böses, ich will doch nur das tun, was alle Menschen von Zeit zu Zeit tun müssen!

Dabei kann ich nicht einmal böse auf ihn sein, denn er meint es ja nur lieb. Er hat sogar extra auf mich gewartet, um sicherzugehen, dass mich mein Schicksal nicht hier auf dem Camino ereilt und ich von einem wild gewordenen Busch in Fetzen geprügelt werde, weil der sich ärgert, dass ich ihn für meine menschlichen Bedürfnisse missbrauche. Also bedanke ich mich herzlich und erkläre ihm: „*I'm fine*", ich bin gut, alles ist gut, nein, ich gehe noch nicht weiter, ich warte auf den, den man von weitem schon angestapft kommen sieht.

Muss ich euch sagen, dass ich mir das getrost hätte sparen können? Natürlich ist Thomas uneinsichtig, will unbedingt über das Geröll stolpern und auf gar keinen Fall die Straße entlanggehen. Hallo! Er ist Pilger! Pilger laufen da, wohin die Muscheln und Pfeile sie führen; Straßen sind nur etwas für Weicheier!

Also stapfen wir gemeinsam weiter bergauf. Kurz bevor wir zum nächsten Ort die Landstraße überqueren müssen, passieren wir die Pilgereiche. Ich liebe Steineichen, doch bisher bestanden sie nur aus dünnen, hutzeligen Stämmchen mit einem bisschen Grün oben drüber. Das hier ist ein Baum mit allem Drum und Dran und einer weit ausladenden Krone drüber. Ich wusste gar nicht, dass es diese Bäumchen auch in groß gibt!

In der Bar sitzt bereits eine bunte Pilgerschar und lässt es sich wohlergehen. Huch, unsere Rucksäcke hüpfen uns so rasant von den Buckeln, dass wir die Arme fast gar nicht schnell genug aus den Riemen bekommen. Jetzt schnell eine Tasse Kaffee und ein Glas Cola geholt und – schwups - sitzen wir bei ihnen und lüften unsere Treterchen.

Da kommt eine Dame. Ob sie sich zu uns setzen darf? - Na

klar! - Kinders, das war ein Fehler!

Ich finde es immer wieder bemerkenswert, wie unterschiedlich Menschen sprechen können. Es gibt die ganz Ruhigen, ganz Sanften, bei denen jedes Wort dickflüssig über die Lippen wabert wie Honig oder Sirup. Es gibt Menschen, die sprechen sehr exakt, legen auf jeden einzelnen Buchstaben besonderen Wert. Andere scheinen sich von Worten so belästigt zu fühlen, dass sie sich auf gar keinen Fall dazu herablassen wollen, sie auch nur halbwegs ordentlich zu artikulieren. Manche kichern beim Sprechen immer ein bisschen in sich hinein, andere hören sich an, als sei jede Silbe ein tragischer Akt eines nur schwer zu ertragenden, niederdrückenden Lebens. Es gibt Leute, die reden in einer so monotonen Art, dass man gar keinen Unterschied hört zwischen hey, war das geil! und da würmelte sich der Regenwurm würmlich gewürmt durchs würmelige Leben, während andere so lebhaft und in so vielen Nuancen eine stinklangweilige Stickarbeit so spannend beschreiben, dass man jeden Thriller daneben vergisst. Bei manchen hört sich jedes Wort an wie eine kleine Liebeserklärung. Auf dem Fußballplatz habe ich einmal einen Mann erlebt, bei dem klingt garantiert selbst ein Ich-liebe-Dich (wenn man nicht weiß, wie man etwas schreiben soll, dann kann man es so falsch wie möglich schreiben und *dichterische Freiheit* nennen. Ha!) so, als müsste sofort ein kleines, schwarz gekleidetes Männlein mit Zylinder und Zollstock angehüpft kommen, um die Maße für den schon bald benötigten Sarg zu nehmen. Gerade Frauen sprechen manchmal so hysterisch, dass man ihre Worte gar nicht versteht (leider beobachte ich das an mir auch, dass, wenn ich aufgeregt bin, meine Stimme in so luftige Höhen steigt, wo sie niemand mehr hören will - ich auch nicht). Und es gibt Menschen, bei denen jeder Satz wie eine Sinfonie klingt, so melodisch und harmonisch.

Diese Frau rattert, schießt mit jedem einzelnen Wort Löcher in die Luft, spricht so hart, dass die Ohren davon richtig anfangen wehzutun. Dabei ist sie wirklich nett ... aber auch ein bisschen überdreht. Was sie schon alles gemacht hat! Sie war am Ende der Welt auf Feuerland (huch, wo ist das denn?) und in Tibet. Da wusste sie immer, warum sie dort war. Aber diese Wanderung, nein, die macht nun gar keinen Sinn. Seit Saint-Jean-Pied-de-Port fragt sie sich, was sie hier soll. Naja, wenigstens hätte sie ihren Mann nicht dabei. Der würde ihr nur zusätzlich auf die Nerven fallen. Wenn er will, kann er nächstes Jahr ohne sie pilgern. Sie jedenfalls ist hier völlig fehl am Platz. So ein Käse!

Kennt ihr das, wenn euch jemand gegenüber sitzt und ihr euch sicher seid, dass kein Wort von dem, was er sagt, stimmt? Genau so geht es mir gerade. Ich denke, sie träumt davon, in Tibet und Feuerland gewesen zu sein, sie träumt davon, ein großes, spannendes und aufregendes Leben zu führen und überträgt diesen Traum einfach in die Wirklichkeit, damit sie - vor allen Dingen sich selbst gegenüber - nicht zugeben muss, dass die Realität ganz anders und sie in ihr nicht glücklich ist. Mir grummelt es im Bauch: Sie tut mir leid, aber gleichzeitig ist sie mir ein bisschen unangenehm. Vielleicht auch, weil ich einfach nicht weiß, wie ich damit umgehen soll.

Uh, das hört sich ja gestakst an. Tut mir leid, aber locker rund fluffig kann ich über solche Dinge nicht schreiben. Als Wiedergutmachung stacksen wir jetzt nicht weiter, sondern wir laufen locker und fluffig, widmen uns in den nächsten eineinhalb Stunden ausschließlich der Wahrnehmung und frönen dem Genuss.

Der Pfad geht zwar immer bergauf, aber wir sind so damit beschäftigt zu gucken und zu staunen, dass wir das gar nicht merken. Diese Landschaft ist grandios! Es gibt ganz viel

Ginster, andere niedere Büsche und hier und da Krüppelbäume. Wir sind immerhin über 1.000 m hoch, da wächst sonst nicht viel. Das ist auch gut so, denn so ist der Blick offen, geht weit über die sanften Hügel und endet im strahlenden Blau des Himmels, an dem nur hier und da ein weißes Wolkenschäfchen vorübertrabt. Selbst meine Hüfte hat beschlossen, in Ehrfurcht vor so viel Schönheit die Klappe zu halten - und das will etwas heißen! In mir öffnet sich alles. Ich nehme jeden Zentimeter, jeden Grashalm, jede Blüte des Weges tief in mir auf, nein, ich sauge sie in mich hinein und mache ganz schnell den Deckel drauf, damit mir nicht auch nur ein Krümelchen davon entwischt.

Wir erreichen den Ort, vor dem ich immer ein bisschen Angst hatte (oh, heute ist wohl mein Angsttag!): Foncebdón. Extra für hier schleppe ich seit zwei Jahren Pfefferspray in meiner Bauchtasche herum. Seit ich Kerkelings Buch gelesen habe, werde ich das Bild nicht los, wie riesige, zottelige Ungetümer mit einem Lätzchen um den struppigen Hals und gefletschten Zähnen nur auf mich pummeliges Pilgerchen warten, um mich ungebraten und roh, wie der liebe Gott mich schuf, zu Mittag zu verspeisen. Ich kann mir nicht vorstellen, dass mein zähes, altes Fleisch wirklich schmackhaft ist, da muss ich doch als guter Mensch, der ich bin, wenigstens mit ein bisschen Schärfe aus der Dose aushelfen!

Wir nähern uns den Gemäuern, zuerst Thomas (na bravo! Der ist so breit, dass ich nichts sehen kann und, sollte etwas kommen, erst mitkriege, dass etwas kommt, wenn schon alles vorbei ist und ich mich (rülps) (wuff! (hündisch für Entschuldigung, Anm. des zweiten Frühstücks)) im Verdauungstrakt auflöse!), dann ich (mit zusammengekniffenen Augen, damit ich, falls ich, wenn etwas kommt, doch sehen können sollte, dass etwas kommt, das nicht sehen muss), zaghaft, vorsichtig, die Spraydose fest in der Hand.

Gleich am Ortseingang steht ein großes Kreuz mit einem Schild, auf dem der geneigte Pilger gebeten wird, hier keine Steine abzulegen. Huch, was ist denn hier los? Das ist ja lustig, dass gerade hier, mitten in Spanien, so weit weg von aller Zivilisation und in 1.200 m Höhe so viel Wert auf Ordnung gelegt wird!

Ein verlassenes Geisterdorf ist Foncebadón nicht mehr. Es gibt zwei Herbergen, ein kleines Geschäft und mindestens eine Gaststätte mit Tischen und Stühlen draußen. Wir gucken uns um, aber außer einer schlummernden Katze regt sich kein Getier um uns herum. Wir begegnen nicht einem Hund in diesem Ort und schon gar keinem mit Lätzchen. Oookaaayyy, dann packe ich mein Pfefferspray wieder in die Bauchtasche. Ich bin mir sowieso nicht sicher, ob das noch funktionieren würde. Wahrscheinlich käme nur eine grausliche, vergammelte Gestankwolke aus der Düse. Naja, das kann einem Gegner durchaus auch die Tränen in die Augen treiben, aber für gräuslichen Gestank brauche ich, dank meines verschwitzten Körpers, im Moment nicht unbedingt ein Spray - eher für dagegen.

Wir machen an den Tischen und Stühlen Rast. Schon der Weg dorthin ist ein Erlebnis für sich: links altes Gemäuer, rechts altes Gemäuer, rundherum und über dem Eingang ein Holzgestänge mit Schild. Durch so ein Ding ist immer Big Hoss zur Ponterosa geritten! Ganz hinten steht ein kleines Häuschen geduckt vor sich hin. Wir sind uns nicht sicher, ob das wirklich eine Bar ist. Es sieht eigentlich mehr aus wie der Ziegenstall vom Alm-Öhi, nur viel kleiner.

Wir sind so euphorisch von dem wunderschönen Weg hierher, dass wir uns nicht verschrecken lassen, unsere Rucksäcke abstellen, unsere Schuhe ausziehen und auf Strümpfen den Ziegenstall betreten, um zu gucken, ob wir doch etwas zu trinken bekommen. An Essen wagen wir gar nicht zu denken!

Meine Lieben, wer auch immer in dieses Dorf kommt, muss hier unbedingt hineingehen! Das ist der Hammer! Der Ziegenstall ist nur der Eingang. Direkt hinter der Türe geht eine steile Treppe nach unten in einen riesigen Gastraum, der so liebevoll und urig eingerichtet ist, dass er trotz seiner Größe richtig heimelig wirkt. Wir stehen am Fliegen-müssen-leider-draußen-bleiben-Gehängsel und kriegen unsere Schnuddelschnuten gar nicht mehr zu vor Staunen und Begeisterung. Es ist, als hätten wir mit nur einem einzigen Schritt eine Reise in eine andere Welt gemacht. Der Wirt passt so völlig ins Bild, guckt uns von unten entgegen und verfällt beim Anblick unserer dämlichen Gesichter in ein breites Grinsen. Diese Kneipe ist eine Wucht! Aber trinkt hier am besten eine Cola, da kann man nichts falsch machen. Der Kaffee schmeckt gruselig.

Im Lädchen decken wir uns mit Bananen, Äpfeln und Cola ein, denn wir sind uns nicht so sicher, wann es wieder eine Möglichkeit geben wird, etwas zu kaufen. Laut Reiseführer gibt es in etwa 5 km eine Herberge, aber bis zum nächsten Dorf sind es noch 12 km quer über den Buckel. Ob wir das schaffen? Naja, das Obst frisst kein Brot und sicher ist sicher.

Zum Cruz de Ferro ist es nicht mehr weit. Der Weg wird breiter und ähnelt am Ende einem Pilger-Highway. Aber wir sind so gespannt, dass wir darauf gar nicht wirklich achten. Das Kreuz steht auf 1504 m, ist der höchste Punkt des Camino francés und schon von weitem zu sehen.

Wir haben einen der wichtigsten Punkte des Jakobswegs erreicht. Wie gut, dass ich in meiner Bauchtasche nicht nur Pfefferspray gegen Hunde habe, die es gar nicht gibt, sondern auch Taschentücher gegen - naja, ihr wisst schon.

Wenn man über den Camino liest, gibt es immer wieder besondere Punkte. Für mich sind das Roncesvalles, wo wir unsere Wanderung begannen, Pamplona mit seinen Stiertreibgassen, die riesige Brücke von Puente la Reina, der Pass der Steinmännchen, Santo Domingo de la Calzada mit seinen Hühnern, Burgos, Sahagún, eine nette Abwechslung nach der langweiligen Meseta, León, Astorga mit dem Bischofspalast, Foncebadón wegen der Hunde (oh, ich mag gar nicht darüber nachdenken, wo die armen Tiere geblieben sind!), das Cruz de Ferro, Ponferrada mit seiner Templerburg, Portomarín mit seiner Treppe, Brea, weil es ab da noch 100 km sind, und der Monte do Gozo, von dem aus man es zum ersten Mal sehen kann: Santiago! Wenn ich mir diese Liste ansehe, wird mir nur allzu bewusst, dass immer mehr Punkte hinter und immer weniger vor uns liegen, auch wenn wir noch ein gutes Stück zu tippeln haben. Da dürfen die Augen doch schon mal tröpfeln, oder?

Wir sind weit und breit die einzigen Wanderer. Außer uns gibt es nur ein paar Radler. Das ist schön, denn so können wir uns alle gegenseitig und miteinander fotografieren.

Wir gehen weiter. *Stapje voor stapje*, das ist unser Motto für heute. Die Entfernungen zwischen den Herbergen sind so groß, dass wir es einfach auf uns zukommen lassen wollen, wie weit wir laufen.

Unser nächstes Schrittchen ist Manjarin und jetzt muss ich doch einmal lachen, denn ich habe diesen Wegweiser schon so oft auf Bildern gesehen: Nach Schretzheim (wo ist das denn?) (ich will euch nicht unwissend lassen und habe nachgeguckt: Schretzheim liegt an der Donau in Bayern, so, nur damit ihr auch ein bisschen Wissen aus diesem Buch mitnehmt!) (na, jetzt seid ihr aber froh, dass ihr es lest, oder?) sind es 1.906 km, nach Jerusalem 5.000 km, nach Finisterre 295 km und nach Stantiago 222 km.

In unserem Reiseführer steht, dies sei *eine pittoreske Herberge, die alte Templertraditionen aufleben lassen will*. Wir bleiben stehen, gucken uns um und sehen eine Ansammlung von mal mehr mal weniger verfallenen kleinen Steinhüttchen und ein etwas größeres und nicht so verfallenes Gebäude, das wohl die malerische Herberge sein soll. Davor steht ein langer Tisch mit Bänken. Aber mal ehrlich: Wer das malerisch nennt, dem hilft auch der beste Optiker nicht mehr.

Ich lunse durch den Eingang und entdecke tatsächlich einen anderen Rucksack. Aber sonst scheinen wir hier so ziemlich die Einzigen zu sein.

Thomas tun die Füße derart weh, dass er sich nur mit einem lauten Plumps auf eine Bank fallen lässt und vorerst nicht wieder nach Aufstehen aussieht. Also ist es an mir, mich um Essen und Trinken kümmernd der Türe zu nähern.

Auf dem Boden steht also der andere Rucksack und links ein langbartiger und -haariger Mann, dessen Alter ich nicht wage zu schätzen, denn es wäre auf alle Fälle falsch. Ich habe nichts gegen Männer mit Haar- und Bartpracht, wenn sie gepflegt aussehen. Im Gegenteil! Dieser Herr allerdings gehört nicht zu den mir sympathischen Exemplaren.

Gegenüber der Tür befindet sich ein riesiger hölzerner Verkaufstisch (wie man ihn oft auf Märkten sieht und an dem man Tees und Gewürze kaufen kann) mit vielen kleinen Fächern, in denen alles angeboten wird, was der Souvenirmarkt über den Camino so hergibt. Stünde dieser Tisch nicht gerade hier, würde ich wahrscheinlich hemmungslos zuschlagen, ohne das zusätzliche Gewicht zu bedenken. Aber hier - ich weiß nicht. In dieser *pittoresken* Szenerie ist es mir einfach nur im Bauch beklommen und mulmig.

Der Señor hinter dem hölzernen Markttisch macht dagegen zunächst einen sehr netten Eindruck - aber nur kurz. Ich bin mir sicher, er hat sofort gemerkt, dass ich mich hier unwohl fühle, und er hat seine helle Freude daran. Er grüßt kurz, greift nach einem Katzenbaby, das er zappelnd und vor

Angst schreiend in der Luft herumschwenkt. „Souvenir?"

Ich könnte mich ohrfeigen für mein weibisches Gehabe, mit dem ich seinem männlichen Narzissmus nur zusätzlich den Bauch pinsele, aber ich kann mir ein sehr schrill klingendes „¡no, stop!" nicht verkneifen. Er lacht und wirft das Kätzchen seitwärts von sich weg, wie ein schmutziges Stück Unrat. Was ich denn gerne haben möchte?

Was ich gerne haben möchte? Oh, du ungehobelter Dorfdepp, das kann ich dir sagen: einen schönen großen nassen Lappen aus dicker, schwerer Baumwolle, den klatsch ich dir dann derart in dein dämlich grinsendes Gesicht, dass es dir am Hinterkopf wieder herauskommt! Oder besser ein Stockwerk tiefer, denn da brauchte ich es, dem Erfinder der Hose sei ein herzliches Dankeschön getrommelt und gepfiffen, nicht mehr zu sehen!

Ich weiß nicht, ob ich nicht dankbar dafür sein soll, dass ich meine Gedanken nicht in Spanisch formulieren kann. Der Typ ist so selbstherrlich und selbstverliebt, dem würde mein Ärger wahrscheinlich nur zusätzlich schmeicheln. Solche Menschen verstehen einfach nicht, dass sie strunzdoof sind!

Ich schlucke, bestelle zwei Dosen Cola, bezahle, verlasse im Stechschritt das *pittoreske* Interieur und lasse mich vor Wut schnaubend zu Thomas auf die Bank fallen. Ich gebe ihm beide Getränkedosen. Ich kann und will hier nix trinken. Alleine bei dem Gedanken daran kräuselt sich mein spaghettigelocktes Haupthaar.

Im Nu sind wir von unzähligen Katzen umgeben, die hungrig darauf warten, ein Krümelchen von uns zugeworfen zu bekommen. Mir tun die armen Tiere ja leid, aber ich mag hier nicht einmal daran denken, meinen Rucksack zu öffnen. Es reicht schon voll und völlig, dass ich hier hocken muss.

Ich nutze die Zeit, um meine Wanderschuhe auszuziehen. Die werden mir nun doch langsam an den Füßen schwer.

Dafür schlüpfe ich in meine Sandalen und warte ungeduldig darauf, dass Thomas sich wieder soweit berappelt hat und weitergehen kann.

Zwei ältere Holländer, die wir unterwegs schon öfter gesehen haben, kommen ihres Weges und zu uns an den Tisch. Ob wir hier bleiben wollen, fragen sie. Ich antworte kurz und präzise: „Auf gar keinen Fall!" Die beiden lachen, gucken sich noch einmal kurz um und tun das Einzige, was man hier richtigerweise tun kann: Sie machen nicht einmal Pause, sondern suchen ihr Heil in der Flucht. Nein, hier bleibt man nicht. Niemals! Ich bin auch davon überzeugt, dass der gut sichtbar abgestellte Rucksack nur ein Köder ist.

So, jetzt brauchen wir aber einen Schlachtplan. Ich schnappe mir den Reiseführer und überschlage: Es geht jetzt etwa 8 km bergab. Das sind zwei Stunden. Wir haben jetzt etwa 15.00 Uhr. Um 17.00 Uhr können wir dort sein. Das ist aber, um noch zwei Betten in einer Herberge zu bekommen, ziemlich spät. Dazukommt, dass Thomas sich bergab immer ein bisschen schwertut. Also beschließen wir, uns hier zu trennen. Ich bin abwärts halbwegs gut zu Fuß und schneller als er. Ich werde einfach mal loslaufen und hoffen, dass ich Schlafplätze finde. So kann er gehen, wie es ihm guttut, ohne sich verbeißen oder hetzen zu müssen.

Das ist eine gute Idee! Ich will sowieso nix wie weg hier! Also her mit meinem Rucksack und los geht's!

Zuerst ist auch alles gut. Es geht ein Stückchen fast eben und ich marschiere munter vor mich hin. Aber zwei Stunden können ganz schön lange werden. Ich versuche mich ein bisschen aufzubauen, indem ich sie in 10-Minuten-Abschnitte teile. Dann habe ich 1/12, 2/12 = 1/6, 3/12 = 1/4, 4/12 = 1/3. Nur 5/12 ist so eine blöde Zahl. Die lässt sich einfach nicht kürzen! Aber bei 6/12 ist es schon 1/2!

Ich schaffe nur 1/12, dann ändert sich der Weg.

Meine Lieben, wenn mir jemand erzählte, dass er das gemacht hat, was ich jetzt tue, würde ich mir an den Kopf fassen und ihn fragen, ob er bei Sinnen ist. Na gut, zuerst denke ich noch: Es ist nur ein kurzes Stück, dann wird es schon besser werden! Dann denke ich: Oookaaayyy, es ist also noch ein kurzes Stück, aber dann wird es schon besser werden! Dann denke ich: Jetzt ist es bis hierher gutgegangen, es wird schon weiter gutgehen! Dann denke ich: So weit kann es doch gar nicht mehr sein! Und zuletzt denke ich: Du bist ja wohl von allen guten Geistern verlassen! - Aber da ist es zu spät und ich bin unten.

Fragt nicht, was das für ein Weg ist! Es geht ziemlich steil bergab und über Steine, die so geröllig sind, dass ich mitunter gar keinen festen Schritt machen kann. Ich renne, die Zeit und Angst um einen Schlafplatz im Nacken, in meinen Sandalen hinunter. Hier hilft nur eins: Versteif dich nicht und spring schneller, als du anfangen kannst zu rutschen. Zweimal schaffe ich es nicht und schicke ein dickes Dankeschön dem, der mich mit so guten Bändern an den Füßen auf die Welt geschickt hat. Es fährt mir zwar in die Knöchel und der Schreck mir in die Glieder, aber nach einem kurzen Durchatmen geht es wieder.

Ich möchte nicht wissen, was die junge Frau (huch, wo kommt die denn her?) und die beiden Holländer denken, als ich so in meinen Schläppchen an ihnen vorbeiwetze. Ich werde es ganz sicher tunlichst vermeiden, sie danach zu fragen. Aber ich weiß, was ich bei meinem Anblick denken würde: Hol schon mal das Telefon raus, die Bekloppte braucht gleich einen Krankenwagen. Wie kann man nur so bescheuert sein und in Sandalen (Sandalen!) einen solchen Weg entlangwetzen wie ein vom Wahnsinn verfolgtes Hängebauchschwein?

Von der mit Sicherheit wunderschönen Landschaft kriege

ich absolut rein gar nichts mit. Ich muss ja immer nach unten auf das Geröll sehen und überlegen, wo ich hinhüpfe. Nur wenn es gerade nicht so steil ist, kann ich kurz nach oben gucken, aber nur um zu schauen, wie es weitergeht.

Dabei mache ich mir um mich selbst gar nicht so viele Sorgen, aber um Thomas. Der muss schließlich auch diesen Weg hinunter und wenn der sich wehtut, krieg' ich das gar nicht mit! Hoffentlich geht bei ihm alles gut. Ich habe nicht einmal ein Handy dabei, auf dem er mich anrufen könnte, wenn ihm etwas wäre. Ich gebe ihm 45 Minuten, wenn er dann nicht unten ist, laufe ich wieder hoch und suche ihn!

Endlich sehe ich die Dächer von El Acebo. Die Hauptstraße, die die ganze Zeit ein Stückchen neben mir entlangging, führt mitten hinein in das Dorf. Na bravo, das hätte ich auch einfacher haben können. – Du doofe Nuss, hör auf zu meckern und sei froh, dass alles gutgegangen ist!

Aber heute ist irgendwie nicht mein intelligenter Tag. Im Wetzen halte ich kurz an, um andere Pilger zu fragen, wo die Herberge ist. Die sei voll, aber gleich hier rechts sei eine Pension. Ich danke und wetze weiter.

Vor der Pension sitzt ein junges Mädchen und spricht mich sofort an, ob ich eine Unterkunft brauche. Ich habe heute echt die Dummheit mit der Suppenkelle gefressen, lehne erst mal ab und wetze weiter. Zum Glück sehe ich nach etwa 20 m, dass mir ein anderer Pilger mitsamt Rucksack wieder entgegenkommt. Jetzt fängt mein Hirn doch an zu arbeiten (huch, gibt es dich noch? Kannst du mir mal sagen, wo du dich die ganze Zeit herumgetrieben hast?). Ich kombiniere rattenscharf und in einer affenartigen Geschwindigkeit: Pilger sagen, Herberge voll + anderer Pilger kommt von unten mit Rucksack = Herberge ist vielleicht wirklich voll. Ach, ich bin so ein heller Kopf, dass es mich manchmal gnadenlos überwältigt!

Ich drehe auf dem Sandalenabsatz um. Von oben nähern sich die beiden Holländer. Gefahr! Ganze 20 m renne ich wie ein wilder Esel mit Rucksack bergauf, kollabiere fast dabei, werfe mich dem Mädel vor die Füße (na gut, ich stolpere über meine eigenen Treterchen) und flehe: Gib mir das Zimmer!

Oh, ihr habt die Laus im Elefanten erkannt? Ich gebe zu, das mit dem vor die Füße fallen stimmt nicht ganz. Ich stolpere zwar tatsächlich, fange mich jedoch wieder. Der Rest ist ... leider wahr. Aber seid so lieb und und sagt es keinem weiter; so viel Dummheit ist selbst mir unangenehm!

Jedenfalls hat das Mädel zwei Doppelzimmer, eins für die Holländer, eins für Thomas und mich. Wo der bergauf marschierende Pilger geblieben ist, weiß ich gar nicht. Ich habe ein Zimmer, nur das ist wichtig!

Das Mädel holt die Schlüssel und führt uns zu einem Haus in einer Nebenstraße. Wir klettern eine steile Treppe hinauf, sie sperrt die Zimmer auf, zeigt uns die Badezimmer und – wutsch - ist eine kleine, pummelige Pilgerin verschwunden. Die hat nämlich ruckzuck den Rucksack von sich geworfen und ein Klo belegt. Nein, wer sich keine Zeit nimmt, seine Wanderschuhe anzuziehen, nimmt sich ganz bestimmt auch keine Zeit, sich in die Büsche zu schlagen.

Die anderen stehen genau vor meiner Türe und sprechen laut, um mein Geplätscher zu übertönen. Als ich fertig bin, strahlen mir drei Gesichter entgegen, die sich mit mir freuen, dass ich es bis hierher geschafft habe (und damit meine ich jetzt gerade nicht meine besandalten Füße). Vielleicht gucke ich jetzt auch einfach selbst fröhlicher und nicht mehr so verbissen und stecke sie damit an. Ich weiß es nicht. Jedenfalls ist alles wunderschön!

Wir haben ein kleines, aber feines Zimmer mit zwei getrennt stehenden Betten und - dadada! - saubere, weiße, weiche Handtücher! Wir werden keine Schlafsäcke brauchen und keinen Floh-, Wanzen- und Läusestopp. Es ist so knuddelig und sauber. Und die Duschen erst! Und die Toiletten!

Ich bin derart geschafft, dass mir bei so viel Schönheit und Sauberkeit kurz die Tränen kommen. Dann denke ich, was ich meinen Füßen und Knöcheln angetan habe und dass alles gutgegangen ist, und das Getropfel wird ein bisschen zahlreicher. Dann denke ich daran, dass Thomas noch gar nicht da ist, und es bleibt mir prompt im Halse stecken. Ich wetze wieder zurück zum Dorfeingang und warte. Ich kann ihm nicht einmal entgegengehen, denn wenn er vernünftig war, kommt er auf der Straße (pff, die nehmen nur Weicheier!) von rechts, wenn er er war, kommt er den Pfad entlang von links. Na bravo! Also hocke ich mich auf eine Mauer und gucke mal nach links und mal nach rechts.

Als ich ihn endlich sehe, wird Nordspanien von einem mittelschweren Erdbeben erschüttert, so groß ist der Stein, der mir vom Herzen fällt: Er kommt aufrecht, nicht auf allen Vieren, und er sieht gut aus!

Kurz darauf folgt ein zweites Erdbeben, nämlich in dem Moment, als Thomas mich sieht: Ich hüpfe aufrecht (wild mit den Armen fuchtelnd auf der Straße herum), nicht auf allen Vieren. Nur das mit dem gut aussehen, das schaffe ich auch hier nicht. Er hat sich unterwegs genauso viele Gedanken um mich gemacht wie ich mir um ihn. Bei jeder Wegbiegung hatte er Angst, dass ich irgendwo dekorativ in der Landschaft herumliege und mir einen Fuß oder ein Bein halte.

Aber nun noch mal ganz ehrlich und ohne jeden Witz: Meine Lieben, diesen Weg sollte man auf gar keinen Fall in Sandalen gehen! (Wer jetzt anfängt zu feixen, dem verknote ich derart Arme und Beine, dass er aussieht wie ein Wanderschuh aus Makramee!)

Jetzt würde ich Thomas gerne zu unserem Zimmer bringen, aber ich weiß nicht mehr, wo das Haus ist. Das ist mir jetzt total peinlich, aber ich war vorhin so damit beschäftigt mich zu freuen, dass ich ein Zimmer bekommen habe, meine Blase im Zaum zu halten und mir Sorgen um Thomas zu machen, dass ich nicht darauf geachtet habe, wo wir entlanggegangen sind. Ich bin dem Mädel einfach hinterhergelatscht. Also muss ich jetzt in den sauren Apfel beißen, zugeben, dass mein Hirn nach dem kurzen Zwischensprint unverzüglich wieder in den Schlummermodus verfallen ist, und das Mädchen fragen, wo wir denn nun noch mal schlafen. Sie tut genau das, was ich an ihrer Stelle auch täte: Sie fängt lauthals an zu lachen. Na bravo! Aber dann erklärt sie uns kichernd den Weg. Ich bin froh, dass Thomas zuhört. Auf meinen Kopf würde ich mich heute nicht mehr gerne verlassen müssen (das tue ich eigentlich nie, aber heute schon mal gar nicht!).

So, jetzt ist aber Zeit für eine Dusche und einen Spaziergang. Ja, den sollte man hier auf alle Fälle machen, denn das Dorf hat etwas Besonderes: Die Hauptstraße ist eher eine Hauptgasse, gerade mal breit genug für ein Auto. Wenn von der anderen Richtung noch eins kommt, gibt es ein Problem. Von beiden Seiten ragen die Balkone im Obergeschoss weit auf die Straße. Wären das hier keine Häuser, sondern Bäume, wäre es eine kuschelige, schmale Allee. Zu manchen Balkonen führen von unten dicke Steintreppen hinauf. Die Eingänge sind alte, verwitterte Holztore, nein, keine Türen, sondern wirklich Tore. Überall grünt Grünes, auch oben herum stehen immer wieder Begonien und andere Blumen, was übrigens typisch ist für Spanien: Wo auch immer es geht wird gepflanzt und gepflegt, was diese Welt an Blättern und Blüten so anzubieten hat.

Was ich auch sehr lustig finde: Es heißt, El Acebo habe im Mittelalter keine Abgaben an den König bezahlen müssen. Dafür mussten seine Einwohner 800 Holzpfähle entlang des Caminos aufstellen und pflegen, damit die Pilger sich nicht verliefen. Ob die schon eine Muschel als Symbol trugen, weiß ich leider nicht (die Pfeile kamen erst in den 70er und 80er Jahren, als der Pilgerweg neu markiert wurde).

Dieses Gesamtbild von dem - leider nicht so alten - Pflaster, den Häusern aus grobem Stein, den Holztoren, Balkonen und Schieferdächern ist so schön, dass wir immer wieder stehenbleiben und es bestaunen. Entsprechend lange brauchen wir bis zur Bäckerei am Ortseingang, werden dort aber mit einem so superleckeren *Bocadillo* belohnt. Schon der Señora bei der Zubereitung zuzugucken ist ein Genuss - und der Genuss erst!

Beim zweiten Bissen fällt die ganze Anspannung der letzten Stunden von uns ab. Dabei hätten wir heute Morgen auf dem Weg nach Foncebadón nie und nimmer daran gedacht, dass wir am Ende bis hierher laufen. 29 km waren das! Wenn ich an die letzten acht denke, gibt es noch ein Erdbeben. Da ist wirklich eine ganze Schar Schutzengel um uns herumgeflattert und hat auf uns aufgepasst. Vielen Dank ihr Lieben!

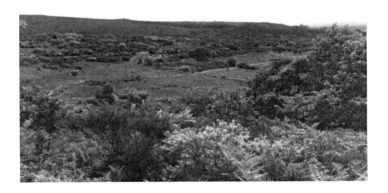

Mittwoch, 08.06.2011

El Acebo - Cacabelos (32 km)

Eine ganze Nacht nur wir beide alleine zusammen in einem Zimmer, in richtigen Betten, mit einer richtigen Bettdecke (ein Bettlaken, eine Wolldecke und darüber eine Tagesdecke), ohne Geschnarche (außer dem, mit dessen Genuss meine Ohren sowieso allnächtlich beschäftigt sind), keinen Obendrüberschläfer, kein Bettgewanke wie auf hoher See, keiner, der nachts dringend aufs Klo muss - eigentlich hätten wir schlafen können wie die Murmeltiere im Winter. Tun wir auch - bis um 6.30 Uhr. Eine Stunde später durchqueren wir nun auch den unteren Teil des Dorfes. Am Ende steht ein Denkmal für einen deutschen, verunglückten Radfahrer ... habe ich gelesen. Leider achte ich nicht darauf. Trotzdem finde ich es nett, dass die Menschen hier nach seinem Tod nicht einfach zur Tagesordnung übergegangen sind, sondern ihm dieses Plätzchen gewidmet haben.

Der Weg führt zunächst an der Straße entlang, biegt aber schon bald in einen Pfad ab, der manchmal so eng ist, dass wir uns durch riesige, dichte Ginsterbüsche zwängen müssen. Wir marschieren wieder über Steine und Geröll. Mir wird noch mal ganz übel, wenn ich daran denke, was ich gestern riskiert habe. Und schon ist es vorbei mit rennen und hüpfen. Hier kann ich meinen Kopf nicht ausknipsen. Ich laufe völlig verkrampft, pass' auf jeden Schritt auf, fühle mich von jedem Steinchen bedroht und rutsche natürlich dauernd aus. Trotz Wanderschuhen habe ich jeden Grund, dem, der die Bänder in meinen Knöcheln geschaffen hat, noch einmal von Herzen einen dicken Knuddler für diese gute Arbeit zu schicken.

Dafür habe ich heute aber mehr Muse, mich in dieser wunderschönen Landschaft umzugucken. Es ist noch fast duster, als wir am Morgen unser Zimmer verlassen. Aber nach und nach kommt die Sonne über die Erde gekrabbelt. Man kann richtig beobachten, wie ihre Strahlen sich langsam, ganz langsam breit machen. Erst sind es die höheren Berge im Hintergrund, die sich wie Stars im Scheinwerferlicht in die Brust werfen und ihre Gipfelköpfe in den blauen Himmel recken. Über die Hügellandschaft davor wandern hier und da kleine helle Flecken. Es ist so, als wollten sie ganz sacht die Welt wecken: Mäuselein, komm aus deinen Träumen, der Tag beginnt! - Aber Mäuselein will noch nicht. Die Flecken werden größer: Maus, Zeit zum Aufstehen! - Maus schüttelt entschieden den Kopf. Die Sonne zieht der Maus immer mehr ihre dustere Bettdecke weg: Steh endlich auf, du Ratte! - Ratte könnte sich jetzt die Decke wieder hochziehen, aber dazu müsste sie sich ja bewegen. Das fällt aus. Am Ende schüttet die Sonne ihre Strahlen über die Welt wie manch einer einen Eimer kaltes Wasser über den Schläfer. Es ist wie ein großer Paukenschlag, der auch den Schnarcher in der letzten Reihe des Konzertsaales aufspringen lässt: Peng! Die Erde steht aufrecht wie eine Eins und strahlt vor sich hin. Alle ach so müden Lebensgeister rennen herum, sich hier und da gegenseitig über den Haufen wie eine aufgeschreckte Hühnerherde (wie sagt man das eigentlich richtig bei Hühnern? Diese Hühner müssen nicht im Käfig ihr Dasein fristen, sondern sie sind glückliche, freilaufende Federtiere, die gerne ihre Eier auch mal in den Wäschekorb legen dürfen. Aber wie nennt man die, wenn man ganz viele von ihnen meint? Gibt es dafür überhaupt ein Wort? Egal: Für mich ist es jetzt eben eine Hühnerherde. So.).

Die Welt so aufwachen zu sehen ist einfach klasse! Oder gewählter ausgedrückt: ein sehr erhabenes Gefühl!

Jetzt kann ich aber erst weiterschreiben, wenn ich den Knoten aus meiner Zunge und meinem Kopf gemacht habe. Moment, nur noch hier ziehen und das da durchstecken – geschafft! Weiter geht's.

Bis Molinaseca brauchen wir etwa zweieinhalb Stunden. Thomas ist von dem steilen und rutschigen den Berg hinunter ziemlich fertig. Solche Wege kosten ihn immer viel Kraft. Dabei fühlt er sich auch noch immer wie ein Klotz am Bein und hat obendrein ein schlechtes Gewissen, weil ich ohne ihn ja sooo viel schneller gehen könnte. Von solch dusseligen Sprüchen krieg' ich Pickel!

So, und jetzt kann ich erst weiterschreiben, wenn ich meinem lieben Mann und Göttergatten den Hals wieder zurückgedreht habe. Moment, noch ein Stück, oh, das war zu weit, wieder ein Stückchen in die andere Richtung. Ja, so geht es. Besser sah er vorher auch nicht aus. Weiter geht's.

Wir überqueren eine riesige Steinbrücke, dann fallen wir in eine Bar ein, vor der schon andere Pilger sitzen. Frühstück!

Eigentlich ist es nicht üblich, dass der Wirt aus seiner Kneipe kommt, um seinen Gästen Essen und Trinken zu bringen, sondern man muss hineingehen und es sich selbst holen. Hier ist das anders. Ein junger, etwas pummeliger Señor kommt und fragt uns, was wir haben möchten. Weil wir das aber gar nicht so genau wissen, begleiten wir ihn hinein und finden nicht nur einen superlecker aussehenden Kuchen mit Fleisch- und Gemüsefüllung, den seine Mama extra ganz frisch und nur für uns Pilger gebacken hat, sondern auch alles andere, was unsere hungrigen Bäuche zum Frohlocken bringt: Schokolade, Cola in Dosen und Flaschen, Obst, Kekse und jede Menge Krimskrams.

Wir entscheiden uns für einen *Bocadillo*, das Gebacke seiner Mutter und gaaanz viel Kaffe, gehen wieder nach draußen und lassen uns - ach wie schön! - bedienen.

Ihr Lieben: Solltet ihr in Molinaseca von einem jungen, pummeligen Señor gesagt bekommen, dass ein Kuchen mit Fleisch- und Gemüsefüllung ganz frisch von seiner Mama gemacht worden ist, dann schlagt rein. Er sieht nicht nur superlecker aus, sondern er schmeckt auch so. Und der Wirt ist so ein Herzchen! Er kommt immer wieder angewetzt, um zu fragen, ob alles in Ordnung ist, ob uns das Essen schmeckt und ob wir noch etwas möchten. Den pack' ich mir mitsamt seiner Mama ein und nehme ihn mit nach Hause!

Ich mag hier nicht gerade an den ekeligen Typen von gestern in Manjarín denken, aber ich werde in den nächsten Tagen immer wieder an ihn erinnert werden, denn vor lauter Grusel ist mir über Nacht ein prächtiger Lippenherpes gewachsen. Ich habe es schon vor Ort kommen sehen, dass da was kommt. Heute Nacht habe ich es dann auch gefühlt. Inzwischen sehe ich aus, als hätte ich mir in volltrunkenem Zustand eine brennende Zigarette verkehrt herum versucht in den Mund zu stecken. Könnte man einen Ekelherpes genauso schnell kurieren, wie man ihn bekommt, wäre dieser Ort genau die richtige Medizin dafür.

'Tschuldigung. Herpes ist jetzt nicht wirklich ein schönes Thema für einen so schönen Ort, aber meine Gedanken sind eben auch manchmal wie eine aufgescheuchte Hühnerschar. Oh, das ist das Wort! Hühnerschar! Gut, dass es mir jetzt einfällt ... wo es zu spät ist.

Als wir aus Molinaseca hinauslaufen, traue ich meinen Augen nicht. Auf der linken Seite, direkt an der Straße, steht ein Gebäude mit einem riesigen Dach, unter dem rechts tatsächlich die Etagenbetten im Freien stehen. Das habe ich so oft auf Bildern gesehen, dachte aber immer, dass diese Herberge, wenn es sie denn wirklich geben sollte, irgendwo ganz weit weg von jeder Zivilisation sein muss. Falsch gedacht. Die Betten stehen tatsächlich direkt an einer Hauptstraße und völlig ungeschützt. Da kann man nur hoffen, dass, wenn man nachts etwas Feuchtes im Gesicht spürt, es sich nur um die schlabbrige Zunge eines freundlichen Hundes handelt, der nicht gerade, halb verhungert aus Foncebadón vertrieben, auf der Suche nach einem kleinen Mitternachtssnack ist. In allen Herbergen sieht man als gewieftes Pilgerchen zu, dass man eines der unteren Betten kriegt, weil es bequemer ist, sich dort einfach hineinplumpsen zu lassen, als vorher waghalsige Kletteraktionen über wackelige Stühle oder noch wackeligere Leiterchen vollbringen zu müssen. Hier kloppen sich bestimmt alle wie Kinder im Landschulheim darum, wer oben schlafen darf! Nein, übernachten würde ich hier nicht wollen, aber ich freu mich wie ein Schneekönig, dass ich diese Legende des Caminos mit eigenen Augen sehen und mit eigenem Finger auf meiner eigenen Speicherkarte festhalten darf!

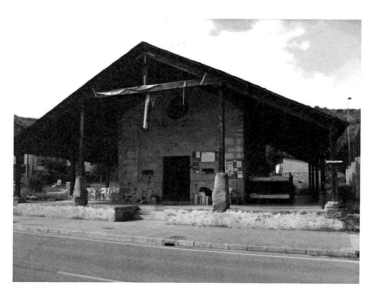

So, nun sind wir die ganzen 500 Höhenmeter, die wir gestern bergauf gestiefelt sind, wieder herunter und noch fast 400 dazu. Die nächsten 50 km bleiben flach. Auch mal nett ...

... oder auch nicht. Nein, der Weg nach Ponferrada ist absolut unnett. Wir haben die Wahl zwischen geradeaus an der Hauptstraße entlang oder im weiten Bogen außen herum durch einen Vorort, entscheiden uns - wer braucht schon Auspuffabgase? - für den Umweg ... und landen prompt mitten in einer hässlichen, staubigen, stinkenden, ohrenbetäubend lauten Großbaustelle.

Mein Herz hängt noch an der schönen Landschaft von gestern und heute Morgen und macht mir die Füße so schwer, dass ich weit hinter Thomas zurückfalle. Wie ich mich fühle, kann man unschwer an meinem Kopf erkennen, der nur mit Mühe nicht tatsächlich über den Boden schrubbt. Das würde sich mit dem Ekelherpes zusammen nun wirklich nicht gut machen. Ich versuche, ihn wenigstens so weit oben zu halten, dass er nur hier und da an größeren Steinen anstößt. Das muss reichen, denn würde ich ihn höher heben, müsste ich mir das ganze Grauen motorisierter Zivilisation angucken. Wer aber so lange und mit so viel Freude durch die wilde Bergwelt gewatschelt ist wie ich, mag sich das auf keinen Fall antun!

Zwischendurch hebe ich dann doch einmal meinen Kopf und kann kaum glauben, was ich da sehe: Mein lieber Mann und Göttergatte ist schon wieder am Quatschen! Diesmal mit einem Jogger, der mich vor einer guten Weile mit einem gekeuchten „¡hola!" überholt hat. Wer behauptet, Frauen seien Waschweiber, hat Thomas noch nicht kennengelernt: Der tratscht sogar mit Spaniern, obwohl er in deren Sprache gerade mal einen *café con leche* bestellen kann!

Dabei scheinen die beiden richtig Spaß miteinander zu haben. Na gut, würde Thomas mit den Armen fuchteln, müssten früher oder später seine Stöcke aus seiner Begleitung herausoperiert werden. Aber sein Kopf bewegt sich sehr lebhaft und dafür, dass er nicht gestikulieren kann, erschlägt der Jogger symbolisch für ihn alle Mücken dieser Erde. Ich vergesse einen Moment die Hässlichkeit meines Drumherums und fange laut an zu lachen. Mein lieber Mann und Göttergatte ist echt ein Hammer!

Später erzählt er mir, dass der Jogger, tatsächlich ein Spanier, ihn im breitesten Ruhrpöttlerisch angesprochen hat. Er hat wohl von klein auf viele Jahre in Essen gewohnt, bevor er wieder nach Spanien ging. Na klasse: Da kommen Menschen aus anderen Ländern nach Deutschland, um zu arbeiten, lernen die wildesten Dialekte (*Alla hopp, wir mache mit unsere Ätsch-Ätsch-Füß vierzich Gilomeder am Daach*), gehen dann zurück in ihre Heimatländer und schon sind dort alle Menschen froh und glücklich darüber, keine so unmögliche Sprache wie Deutsch sprechen zu müssen. Die müssen ja denken, wir sind alle derart *Flasche leer*, dass wir uns tatsächlich mit Teppichen zudecken! Ganz prima!

Mit solchen Gedanken lässt sich sogar diese hässliche Straße ertragen. Da merkt man gar nicht, wie man - schwups - in Ponferrada angekommen ist.

Diese Stadt ist so gar nicht unser Ding. Die Templerburg ist schon beeindruckend. Ich gucke mich um und suche den Stein mit dem Schwert drin, aber der gehört ja gar nicht nach Spanien, sondern nach England. Vielleicht hätten wir sie auch von innen besichtigen sollen, aber dazu fehlt uns die Lust. Die Kirche ist ausnahmsweise nicht verschlossen und wir gucken kurz hinein. Aber wir haben beide keine Muse für innere Einkehr. Außerdem bin ich müde, hungrig, durstig und aufs Klo muss ich auch dringend. Damit wir nicht aus der akustischen Übung kommen, ist genau auf dem Platz vor der Kirche auch eine Baustelle. Wir gucken uns nur kurz an und kommen schweigend (sonst müssten wir gegen den Radau hier anschreien) zu der Übereinkunft: Es ist nett, dass wir hier waren, aber noch netter ist es, wenn wir so schnell wie möglich wieder gehen.

Ein Stückchen weiter außerhalb, wo der geneigte Pilger die Wahl hat, entweder rechts einen etwas längeren aber vielleicht schöneren Weg zu gehen oder links die Straße entlangzutrotteln, finden wir ein sehr schönes Straßencafé, in dem wir uns endlich zu einer Rast niederlassen. Gut, es ist direkt an einer Ampel, aber das stört uns gar nicht. Die Stühle sind bequem, es gibt gleich nebenan einen Supermarkt, in dem ich mich rasch austobe, und zum Kaffee gibt es ein kleines Croissant als Leckerchen dazu.

Meine Lieben, in diesem Punkt sollte sich so manche Gaststätte in Deutschland durchaus einmal zumindest ein kleines Scheibchen von denen in Spanien abschneiden: Wenn man dort etwas zu trinken bestellt, kriegt man ganz oft eine kleine Aufmerksamkeit des Hauses dazu, die etwas größer ist als ein Keks oder ein Rippchen Schokolade. Das ist nett und wenn es geschmeckt hat, bestellt man sich auch schon mal einen Nachschlag.

Ach, weil ich gerade dabei bin: Ich bin noch auf keiner Raststätte in Frankreich oder Spanien auf dem Weg zur Toilette von einem Drehkreuz aufgehalten worden, das mich erst passieren lässt, wenn ich ihm 70 Cent in den hungrigen Rachen geworfen habe. Das heißt aber auf gar keinen Fall, dass die WCs dort schmutzig wären. Im Gegenteil: Die Menschen, die dort reinigen, hocken nicht verkniffen hinter einem Groschenteller vor der Tür, sondern wedeln fröhlich mit den Lappen durch die Sanitärräume. Warum das in Deutschland nicht möglich ist, das geht in meinen Kopf nicht rein.

Hier sitzen wir also bei Kaffee und Minicroissant und noch einem Kaffee und noch einem Minicroissant und überlegen, ob wir außen herum oder den direkten Weg nehmen sollen. Nach unseren gerade gemachten Erfahrungen ist unsere Entscheidung schnell getroffen: Der lange Weg kann zwar schöner sein, muss er aber nicht. Wenn wir an der Straße gehen, ist das sicherlich nicht schön, aber die Qual endet früher.

Zuerst ist es auch gar keine Qual. Als Einzige mit Rucksack entsprechend beachtet und immer wieder freundlich gegrüßt, schlendern wir an unzähligen Schaufenstern entlang, die uns endlich einmal zeigen, was die Geschäfte hier so alles zu bieten haben. Ich glaube, das ist das erste Mal, dass wir das machen. Wir sehen sonst immer zu, dass wir so schnell wie möglich aus den Städten wieder herauskommen, und rund um die Kathedralen und Touristenpunkte gibt es nur Läden, in denen die Menschen, die hier leben, ganz sicher nicht einkaufen.

Dann ist die Shopping-Meile leider zu Ende und es bleibt nur ganz viel Straße, ganz viele Autos, ganz viel Motorengeplärre und ganz viel Staub. Na gut, wir haben es so gewollt.

Wir schätzen die ungefähre Entfernung: Außen herum sind es drei Stunden. Ziehen wir von unserer Route die Zeit, die wir bis hierher gebraucht haben, ab, bleiben etwa zwei Stunden. Eine gute Zahl! Die lässt sich so wunderbar in Zehn-Minuten-Abschnitte zerlegen!

Ich versuche, Thomas mein gestern ausgedachtes System zu erklären, aber ich fürchte, der interessiert sich gerade so gar nicht für Brüche und deren Kürzungen. Er ist mit etwas anderem beschäftigt: Wenn er abends im Bett liegt, kommt es bei ihm immer zu Auseinandersetzungen zwischen Kopf und Körper. Der Kopf ist topfit, bestens ausgeruht, hellwach und verlangt lautstark nach Aufmerksamkeit: Gib mir endlich was zu tun, ich habe heute noch nichts gemacht! Mir ist sooo langweilig! - Da schwillt seinem Körper der Kamm und er brüllt: Sei still, du Hirni! Ich bin den ganzen Tag gelaufen! Ich bin schlagkaputt, zum Umfallen müde und will jetzt schlafen!

Wenn man sich diese Szene einmal bildlich vorstellt, hat man eine Weile einen tollen Film und merkt gar nicht, wie das eine oder andere Zehntel an Weg unter den Füßen hindurchwutscht. Aber dann fängt er wieder an, sich zu ziehen. Na gut, gucken wir uns ein bisschen die Häuser an, an denen wir vorbeilaufen. Manche sehen ziemlich nobel aus, aber ob das nun sein muss, so direkt an der Straße zu wohnen? Als wir jedoch an riesige Wohnblöcke kommen, sind wir uns einig, dass wir sehr dankbar sein dürfen, nicht so wohnen zu müssen.

Unsere erste gemeinsame Wohnung bestand aus zwei Zimmern auch in einem Wohnblock, aber der war klein und mit seinen zehn Partien doch sehr übersichtlich. Ich versuche mir vorzustellen, wie es ist, in solchen riesigen Wohnanlagen zu wohnen, dann denke ich an unser Häuschen (auch wenn es noch sehr lange unserer Bank gehören wird), an mein Wohnzimmer, das so warm und gemütlich ist, an meine Küche (vor langer Zeit träumte ich einmal nachts von mir in einer ganz tollen Küche. Als ich aufwachte, dachte ich: Das war ein schöner Traum, wie schade, dass er nie Wirklichkeit werden wird. Dann kauften wir das Haus. Unsere Küche wurde am Gründonnerstag geliefert. Die beiden Monteure wollten nicht nach Ostern noch mal kommen müssen, also arbeiteten sie die halbe Nacht, während ich schon schlummerte. Als ich sie am nächsten Morgen betrat, haute es mich fast um: Das war genau die Küche aus meinem Traum! Wenn einem dabei nicht krusselig wird, weiß ich auch nicht!), meine Nilpferdtoilette (wir haben Fliesen mit Nilpferden drauf! Thomas und ich haben uns während der Einrichtungsphase über jede Kleinigkeit gestritten, aber als wir diese Kacheln sahen, waren wir uns sofort einig: Die haben nur auf uns gewartet!), die Zimmer der Jungs, eins chaotischer und unaufgeräumter als das andere ... Nein, ich empfinde hier keine Überheblichkeit, kein Guck-was-wir-haben, sondern große Dankbarkeit dafür, dass wir das alles geschafft haben - auch ein bisschen Stolz, aber vor allem Dankbarkeit und Dankbarkeit dafür, dass ich dafür dankbar sein darf.

Nun sind uns doch vor lauter Rührseligkeit wieder ein paar Zehntel unter den Füßen hindurchgewutscht.

Es ist schon hübsch hässlich, hier entlangzulatschen. Aber wir gehen die ganze Strecke nebeneinanderher und sind fast ununterbrochen am Quasseln - zum ersten Mal auf dem Camino. Sonst laufen wir ja meistens getrennt oder schweigend. Im letzten Jahr habe ich Thomas hier und da auf meine sehr eigene, krächzende Art *Yummi, yummi, yummi, I got love in my tummy* vorgekröhlt, in der Hoffnung, ihn mit meinem grauenhaften Gesang den Schmerz in seinen Beinen und Füßen vergessen zu lassen. Als ich merkte, dass er dann nur oben und unten gequält war, ließ ich es wieder sein. Aber wir sind oft stundenlang so jeder mit sich beschäftigt, dass wir auf dusseliges Gequatsche verzichten.

Hier ist das anders. Um uns selbst und den anderen bei Laune zu halten, entwickeln wir die komischsten Ideen. Einer fängt an und der andere trägt sein Scherflein dazu bei. So kommen wir *vom Küchle backen auf den Arschbacken*. Am Ende haben wir es doch geschafft. Der Umweg-Weg kommt von rechts, überquert die Straße, an der wir seit Stunden entlangschlabbeln, und führt uns direkt zu einer Weinabfüllerei - mit Stühlen und Tischen davor!

Endlich kann ich zur Toilette gehen (ich hätte in Ponferrada doch nicht so viel Kaffee trinken sollen, nur weil das Gebäck dazu so lecker war). Dass ich auf dem Weg dorthin einmal quer durch die gesamte Abfüllanlage muss, das habe ich nicht geahnt. Aber ich war noch nie in einer Kellerei, nur als Kind in einer Brauerei (na klar, ich bin in einer Bierstadt groß geworden, in der es früher tatsächlich hieß: *Hier braut man noch mit Lust und Liebe!* Vielleicht ist es unpassend, in Anbetracht von Braukesseln und Flaschenstraßen unanständige Gedanken bei einem solchen Slogan zu haben, aber ich habe auch nie von mir behauptet, nicht unpassend zu sein), aber Wein gehörte für mich bis heute immer in müffelig vor sich hinduftende Holzfässer, nicht in riesige Plastiktanks. So mache ich einen kleinen Rundgang, guck' mich ein bisschen um, finde am Schluss die Waschräume (mit Erste-Hilfe-Koffer, in dem sich tatsächlich Blasenpflaster befinden!) - was könnte ein kleines Pilgerchen wie mich glücklicher machen.

Doch, da gibt es etwas: Der Weg wird wieder schön, führt weg von der Straße und hinaus in die Natur, wo unsere von Abgasen geplagten Lungen frei durchatmen können. Wir überqueren noch die Autobahn, dann hat der Schrecken der Straße ein Ende! Wir wandern beschwingt durch Wiesen und Felder, vorbei an einer Pilgerbank und friedlich grasenden Pferden nach Cacabelos.

Inzwischen sind wir so müde, dass wir hier auf alle Fälle bleiben wollen. Unsere Herzen machen wahre Freudensprünge, als wir das Ortsschild und die ersten Häuser erreichen. Aber heute ist irgendwie der Tag der Tücken, denn dieser Ort zieht sich schier endlos in die Länge. Zwischendurch fragen wir dann doch einmal, wo die Herberge ist. Nicht dass wir aus Versehen an ihr vorbeigelaufen sind. Nein, nein, nur weiter, weiter, immer weiter, bis zum Ende - das Ende der Straße, das Ende des Dorfes, das Ende der Welt - das Ende unserer Kraft war schon vor einer ganzen Weile. Wir sind fertig.

Dass dieses Städtchen immer schöner wird, nehmen wir gar nicht richtig wahr. Irgendwann scheint die Straße nur noch aus Bars zu bestehen, vor denen Tische und Stühle eigentlich geradezu danach brüllen, dass wir auf ihnen Platz nehmen. Wir übersehen und überhören sie geflissentlich und rennen - naja, so gut man eben hinkend und humpelnd rennt, wenn man so müde ist, dass man kaum noch die Füße heben kann - an ihnen vorbei.

Nach einer gefühlten Ewigkeit entdecken wir uns bekannte Pilgergesichter in einem Straßencafé: Nein, nein, es sei nicht mehr weit, nur noch fünf Minuten. Feiglinge! Sie haben sich wohl nicht getraut, uns zu sagen, dass es mindestens sechs Minuten sind!

Endlich kommen wir an die Brücke, hinter der sich rechts die *Albergue* befinden soll. Tatsächlich ist da eine Kirche und wir schöpfen neue Hoffnung. Da sehen wir eine Dame gehen. Kinders, wenn ich die ganze Zeit darüber gejammert habe, dass wir müde sind, dann weiß ich nicht, wie ich das bezeichnen soll, wie sie von hinten aussieht! Sie ist ein großes Stück pummeliger als ich und hat offensichtlich das, was man Elefantenbeine nennt (krankhafte Stauung der Lymphflüssigkeit). Sie quält sich Schritt für Schritt vor sich hin. Am liebsten würde ich ihr den Rucksack abnehmen, um ihr das Gehen wenigstens ein bisschen zu erleichtern, so tut es mir selbst weh, sie zu sehen. Aber sie hat es ja fast geschafft. Bis zum Tor zur *Albergue* sind es nur noch wenige Meter.

Ich bin immer wieder überrascht, wie unterschiedlich diese Pilgerheime sind. Hier jedenfalls gibt es keine Schlafsäle, sondern an der Mauer rund um die Kirche herum sind viele kleine Zwei-Bett-Kammern eingerichtet: Eine Flügeltüre, schmale Holzregale, in die gerade eben ein Rucksack hineinpasst, dahinter jeweils links und rechts ein Bett und dazwischen ein kleiner Tisch. Die einzelnen Räumchen sind mit dünnen Sperrholzwänden voneinander getrennt, die oben offen sind. Das kennen wir ja schon: Man sieht sich nicht, aber kommt in den vollen Hörgenuss.

Sehr lustig sehen die Wanderschuhe aus, die auf beiden Seiten der Schwingtüren in der Sonne vor sich hinträumen.

Zwischen den Kammern und der Kirche ist viel Platz, den man zu weiten Teilen überdacht hat. Überall stehen Tische und Bänke und da, wo die Sonne hinscheint, hängt die frisch gewaschene Pilgerwäsche auf unzähligen Trockengestellen.

Wir haben wieder Glück und ergattern das vorletzte Kämmerchen. Nach einer kurzen Verschnauf- und Dehnpause (der Boden ist so sauber, dass ich mich nach Herzenslust auf ihm räkeln kann, ohne hinterher irgendwelche Dornen aus meinem Hintern zupfen zu müssen) gibt es frisches Wasser für Körper und Kleidung. Dann kriegen wir Hunger.

Als wir über die Brücke zurückgehen, finden wir den Fluss so schön, dass wir beschließen, unser Abendbrot dort als Picknick einzunehmen. Also suchen wir uns einen Supermarkt, kaufen Brot, Käse und Oliven, machen es uns auf einem Mäuerchen gemütlich, gucken auf das Gewässer und knabbern still und heimlich vor uns hin.

Später sitzen wir in der Abendsonne im Hof der Herberge und unterhalten uns hier ein bisschen und da ein bisschen. Die beiden Holländer, die ich gestern so rotzfrech kurz vor El Acebo in Sandalen überholte, sind auch hier. Ich fühle mich deswegen den beiden gegenüber eh schon beklommen, aber das, was sie uns jetzt erzählen, macht, dass ich mir nur noch viel dämlicher vorkomme: Die beiden sind am 27. März vor ihrer Haustüre (in Holland!) gestartet. Ihre Frauen werden am Montag nach Santiago fliegen, um sie dort abzuholen. Sie selbst werden es jedoch wohl erst am Dienstag schaffen, dort anzukommen. Naja, dann müssten die Damen eben einen Tag länger auf ihre Herrlichkeiten warten.

Ich kann mir nicht helfen, Menschen wie diese beiden, hinterlassen in meinem Bauch immer so ein krusseliges Gefühl.

Donnerstag, 09.06.2011

Cacabelos - Vega de Valcarce (25 km)

Thomas findet es erschreckend, wie oft ich mich in meine Fantasien vom perfekten Mord ergehe. Aber wisst ihr was? Heute Nacht hätte ich ihn fast auch unperfekt begangen. Das war nicht auszuhalten!

An Geschnarche muss man sich auf dem Camino gewöhnen. Wo zwei Menschen in einem Raum schlafen, ist mindestens ein Grunzer dabei, wo viele Menschen in Hörweite schlafen, sind es eben entsprechend mehr. Das gehört zu den Dingen, mit denen man sich abfinden muss, weil man sie nicht ändern kann. Das muss man schlucken und denken: OK, es gibt keine *any other options*. Also nimm es an, verpacke es nett, knuddele es ein bisschen und versuche, es zu lieben, denn es ist da, ob du es jetzt magst oder nicht, und geliebt lässt es sich viel leichter ertragen. Die Schönheit der Dinge liegt immer im Auge des Betrachters - oder im Gehör des Belauschers.

Nun bin ich von zu Hause, was das nächtliche Absägen riesiger Waldflächen angeht, schon einiges gewohnt. Irgendwann habe ich beschlossen, in dem Geratze neben mir auch etwas Beruhigendes zu hören. So lange er grunzt, schnauft er noch. Das ist doch schön! Und er ist so entspannt, so lautstark friedlich, so tief in seinen Träumen, so … Manchmal weiß ich gar nicht, was ich dann noch alles denke, weil ich ihm auf leisen Sohlen und sogar von mir selbst völlig unbemerkt in das Land süßer Träume hinterhergewackelt bin. Natürlich ist es nicht immer leicht, sich selbst so zu manipulieren, aber es geht, auch hier auf dem Camino.

Was aber gar nicht geht, ist, die halbe Nacht damit zu verbringen, in unregelmäßigen Abständen mit der Zunge zu schnalzen, nur weil man irgendwann in irgendeinem Tratschblättchen gelesen hat, dass das helfen soll. Meine Lieben, es mag sein, dass solche Blätter bestens darüber informiert sind, wer jetzt gerade wen wegen wem verlassen hat, was bei Blasenschwäche hilft, wo eine Scheidung stattfand (oder, wenn die sich weiter so benehmen, bestimmt bald stattfinden wird), was man macht, wenn die Nachbarin partout nicht so will, wie man will, dass sie zu wollen hat, wie man ungeliebte Schwiegertöchter oder -söhne entsorgt oder welche Methoden es gibt, Hämorrhoiden zu beseitigen (naja, das würde mich schon auch mal interessieren). Sollte sich eine dieser Wartezimmerlektüren jedoch aufs Banner schreiben, irgendeinen seiner Leser von nächtlichen Störgeräuschen befreit zu haben, indem es erfolgreich dazu riet, in unregelmäßigen Abständen Schnalzgeräusche von sich zu geben, dann ist spätestens das eine absolute Lüge! Und genau das sollte auch der letzte Wicht einsehen, wenn er eben diese Methode stundenlang angewendet hat mit dem einzigen Erfolg, dass jetzt auch ich wach bin und ihm gedanklich mit seiner schnalzenden Zunge bereits mehrere hübsche Schleifen um seine Gurgel gebunden habe! Ich sehe inzwischen auch ein, dass es mir in diesem speziellen Fall sicher nicht gelingt, mir den Feind zum Freund zu machen, egal wie sehr ich da verpacke oder knuddele. In mir beginnt ein solch glühendes Feuer des Ärgers zu lodern, dass selbst das Fegefeuer darin anfangen würde zu schwitzen!

    Es dauert lange, sehr lange. Ich bin ja auch ein hartnäckiger Mensch und rede mir nach jedem Schnalzen ein, dass es das letzte war. Dann schließe ich wieder meine Augen, bin gaaanz entspannt, bin gaaanz ruhig, mir ist sooo wohlig, meine Gedanken verwischen sich langsam aber stetig mit den

Bildern des Traumlan... Schnalz, schnalz, schnalz. Immer dreimal: schnalz, schnalz, schnalz. Nein, kein schnalz, schnalz, schnalz, schnalz, sondern immer nur schnalz, schnalz, schnalz. Psst, kleine, pummelige Pilgerin, nicht töten, sondern Augen schließen, es war bestimmt das letzte Mal, also bist du gaaanz ... Schnalz, schnalz, schnalz.

Ich ertrage viele Dinge, ohne etwas dazu zu sagen (dafür müssen andere auch all die Dinge ertragen, die ich sonst so sage, und das ist eine ziemliche Menge), aber nun muss ich meinen Unwillen doch in Worte fassen: „Es reicht! Ruhe jetzt!"

Die betreffende Person versteht meine freundliche Aufforderung (wusste ich es doch, dass das die Deutsche von zwei Türen weiter war!) und hält endlich ihre Klappe. Na bravo!

Mir schlägt das Herz bis an die Nasenspitze, so verärgert bin ich inzwischen! Jetzt ist, von dem Geschnarche abgesehen, endlich Ruhe - und ich bin wach! Hellwach! Endlich könnte ich schlafen und kann nicht mehr! Na bravo!

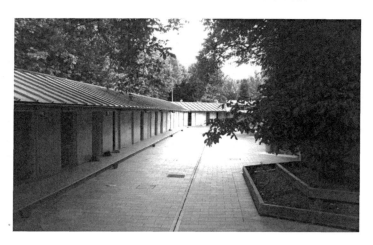

Als wir in der Frühe aufstehen, ist die Kammer der mutmaßlichen Schnalzerin bereits leer. So früh zu gehen, war eine gute Idee von ihr. Menschen, die eine Nahtoderfahrung gemacht haben, sprechen immer davon, dass ihnen zum zweiten Mal das Leben geschenkt worden ist. Sie kann jetzt von sich mit Fug und Recht das gleiche behaupten!

Wir verlassen die Herberge erst um 7.40 Uhr. Huch, so spät waren wir in diesem Jahr noch nie!

Es geht ein Stück die Straße entlang, dann quer durch die Weinberge. Villafranca versteckt sich vor uns, bis zum letzten Moment, dann liegt es plötzlich groß und breit vor uns.

Leider habe ich in den letzten Tagen ein bisschen vernachlässigt im Reiseführer zu lesen, wohin wir laufen und was es da alles wo genau zu gucken und zu bestaunen gibt. Also stapfen wir an allem vorbei, was wichtig ist: Die Kirche Santiago sehe ich zwar im vorbeimarschieren, aber ich finde sie so unansehnlich, dass ich sie keines zweiten Blickes würdige. Dabei wollte ich mir ganz bestimmt die Puerta del Perdón ansehen, an der Pilger, die es aus gesundheitlichen Gründen nicht mehr bis Santiago schafften, bereits ihre Absolution bekommen konnten. Außerdem gibt es hier einen großen Pilgerfriedhof für die, die nach dieser Vergebung tatsächlich den direkten Weg in den Himmel nahmen.

Wir watscheln also daran vorbei in die Stadt hinein, finden auf einem großen Platz ein kuscheliges Straßencafé, bestellen uns ein Frühstück, holen unseren Reiseführer heraus ... und ärgern uns krusselig. Aber zurückgehen möchten wir auch nicht.

Zu uns gesellt sich die Dame, die wir gestern kurz vor der Herberge getroffen haben. Ob sie sich zu uns setzen darf, fragt sie. Aber natürlich!

Sie erzählt ganz viel von sich: Irgendwie kann sie richtig schnell auf der Schreibmaschine schreiben (ich bin nicht langsam, aber wenn meine Gedanken sich so überschlagen, dass meine Finger mir vorkommen wie hinkende Holzbeine, dann wünschte ich, ich hätte ihre Hände) und war schon überall auf dieser Welt zu irgendwelchen Meisterschaften. Früher, als ich noch im Beruf war, habe ich Damen wie sie immer bewundert. Dann bewunderte ich Mütter, die ihre Kinder ganz ohne Sahnesoße drumherum und freiwillig dazu kriegen, Gemüse zu essen, obwohl sich in ihm erschreckend viele Vitamine verstecken. So ändern sich die Prioritäten.

Ich höre ihr gerne zu, aber dann bin ich doch zu sehr mit mir selbst beschäftigt. Denn am Ende von Villafranca gibt es zwei Möglichkeiten weiterzugehen: entweder an der Straße entlang (das ist die Strecke, von der Kerkeling schreibt, dass er wild mit seinen Stöcken gefuchtelt hat, damit ihn die Lkws nicht schlicht platt fahren) oder über den Camino duro, den harten Weg, den unser Reiseführer ausdrücklich nur dem guten Wanderer mit Bergerfahrung empfiehlt.

Für Thomas stellt sich die Frage ob oben oder unten nicht. Unten ist glatte Straße und man muss nicht wieder hinunter, also unten. Aber ich beiße an mir: Bin ich gut zu Fuß? Gut genug für eine so schwierige Strecke? Trau' ich mir das zu? Oder bin ich nicht doch nur ein leidlicher Durchschnittswanderer, der früher oder später zunächst alle seine Viere dazu benutzt, um auf ihnen zu kriechen, bevor er schlussendlich eben diese von sich streckt? - So ein Quatsch! Wir sind ja hier nicht auf einem Klettersteig in den Hochalpen. So schlimm kann es doch gar nicht werden! - Aber wenn doch?

Ich beschließe es zumindest zu versuchen. Wir verteilen das Wasser so, dass wir beide genug haben und brechen auf. Ich beobachte aus dem Augenwinkel noch einen anderen und etwas jüngeren Pilger, vertraue auf ihn und den lieben Gott, dass er auch *duro* geht und mich notfalls irgendwo aufliest.

So schwer habe ich es mir gemacht, diese Entscheidung zu

treffen, so lange darüber nachgedacht, ob ich mich richtig einschätze ... und dann finde ich den Weg nicht! Wir sind schon längst aus Villafranca heraus, da warte ich noch immer darauf, dass da irgendwo steht, dass kleine, pummelige Pilgerinnen ohne komplette Seilschaft und ein Rettungsteam hier vielleicht nicht weiterlatschen sollten. Vergeblich. Wir bleiben stehen und lesen noch einmal genau nach (naja, mit dem Lesen haben wir es ja im Moment nicht so), dass der Abzweig noch in Villafranca ist - und das ist jetzt hinter uns.

Ich beschließe, es als Zeichen zu sehen, ihn nicht gesehen zu haben, den lieben Gott, mein Schicksal und alle Schutzengel, die der Himmel so zu bieten hat, nicht herauszufordern und gehe mit Thomas weiter neben der Straße her. Schließlich habe ich gelernt, dass ich das Leben manchmal einfach fließen lassen muss. Vielleicht hat sich in mir doch etwas gesperrt, den Höhenweg zu nehmen, vielleicht war ich mir doch zu unsicher, hab' es mir doch nicht wirklich zugetraut, vielleicht sollte ich ihn auch nicht gehen. Wie auch immer: Es wird einen Grund haben, jetzt ist es vorbei und Schluss. Basta!

Na gut, traurig darf man ja schon sein und an der Straße entlangzuschlappen ist auch wirklich nicht wirklich schön, aber sooo schlimm ist es nun auch wieder nicht. Hier fahren, weil rundherum neue Schnelltrassen gebaut worden sind, nur selten Autos, vor denen das geneigte Pilgerchen jedoch bestens durch einen Fahr-gefälligst-die-armen-Wanderer-nicht-um-Wall geschützt ist. Aber leider (für mich) gehen wir die nächsten vier Stunden fast ausschließlich auf Beton und bis auf zwei Unterbrechungen in Pereje und Trabadelo, wo der Weg durch die Orte führt, immer an der Wand lang.

In der ersten Stunde ist das noch leidlich zu ertragen. Ich bin ja auch lebhaft damit beschäftigt, mir selbst einzureden, dass es schon für etwas gut gewesen sein muss, dass ich hier unten herumlatsche, anstatt mir oben die Füße zu verstauchen, die Beine zu brechen oder gar als Futter vom himmlischen Lieferservice in einem Ameisenhaufen zu landen - mit dem Gesicht nach unten. Dann bin ich damit beschäftigt, mich zu wundern, dass es hier nicht nur keine rücksichtslosen LKW-Fahrer, sondern gleich gar keine Autos gibt. So geht sie vorbei. Ich schlucke zum ersten Mal.

Es kommt die zweite Stunde: Wir freuen uns über den Schlenker durch Pereje, denken schon, dass hier die Straßenstrecke endet, durchqueren den Ort und - landen wieder am Pilgerschutzwall (wer schützt hier wen oder was vor wem oder was? Die Pilger vor den Autos, die es gar nicht gibt, oder die Autos vor den Pilgern, welche auf dieser Strecke vielleicht irgendwann ihr letztes bisschen Hirn verlieren und sich schreiend und fuchtelnd vor die Autos werfen, die hier gar nicht fahren, aber fahren könnten, wenn ihre Fahrer nicht so viel Angst vor durchgeknallten Pilgern hätten, vor denen sie sich auch mit Schutzmauer nicht sicher fühlen?) (Moment, das muss ich jetzt selbst noch mal lesen) (wusstet ihr eigentlich, dass sich der Verlust des Verstandes nicht nur durch einen gewagten Sprung vor nicht fahrende Autos äußern kann, sondern auch in Sätzen, die der Schreibende hinterher selbst nicht mehr versteht? Nein? Na, dann wisst ihr es jetzt - leider) (uff!) (Punkt). OK, da muss man durch. Schließlich ist es hier längst nicht so hässlich wie auf unserer Abkürzung aus Ponferrada heraus. Man muss immer das Schöne am Hässlichen sehen, das macht das Hässliche zwar nicht schöner, aber man ist beschäftigt.

Wie ich die restliche Zeit verbringe, weiß ich gar nicht. Irgendwann verabschiedet sich mein Hirn und beschließt, sein Heil in der Flucht zu suchen. Ich klappe meinen Hut herunter und gehe einfach nur noch. Hier besteht ja nicht die Gefahr, dass man sich verläuft oder Wegweiser übersieht. Hier gibt es keine Abzweigung. Wohin auch? Also lasse ich meinen Gedanken freien Lauf. Aber da kommt gar nicht viel Gedachtes. Also lasse ich der Leere in meinem Kopf freien Lauf. Was sollte ich auch anderes tun?

In Trabadelo machen wir eine Pause in der Bar der Herberge. Wir trinken unseren Kaffee und tunken unser Brot in Pastete. Dabei legen wir unsere nackten Füße hoch und gukken entspannt kauend in die Landschaft. Ich mag diese Momente. Sie sind so voll von der Ruhe, die mir sonst so oft fehlt. Manchmal würde ich sie gerne in Stückchen schneiden und mir ein paar für schlechte Zeiten in den Vorratsschrank legen, um sie dann zu benutzen, wenn ich, wie leider viel zu oft, völlig hirnlos und wie ein aufgescheuchtes Huhn wild herumflatternd versuche, das Chaos irgendwie in den Griff zu kriegen.

Es gibt doch so Tage, da scheint sich alles, was schieflaufen kann, verabredet zu haben. Alles geht drunter und drüber. Es ist, als wäre man mitten in einem Kaleidoskop, das sich wild dreht. Man versucht, ein Bild zu fassen, es in den Griff zu kriegen, aber bevor man auch nur die Hand öffnen kann, ist - wutsch - schon wieder alles anders. Man hat sich noch nicht richtig auf die eine Situation eingestellt, da drängeln sich schon die nächsten fünf Katastrophen vor und schimpfen lauthals, weil sie gefälligst schneller bedient werden wollen! Da gibt es nicht einmal einen Stell-dich-gefälligst-hinten-an-sonst-gibt's-eins-auf-die-Mütze-Klopfer, mit dem man bedrohlich herumwedeln kann.

Manchmal denke ich, diese Situationen sind ein bisschen wie Power-Müsli für mich. Ich brauche sie, ich brauche es, an meine Grenzen zu stoßen. Dann entwickele ich eine Energie, versetze Bäume und Berge und bin hinterher ganz verdattert und zum Platzen stolz darauf, was ich alles kann. Trotzdem täte mir nach dem Genuss dieses Müslis ein kleiner Nachtisch in Form von in Scheibchen geschnittener Ruhe gut. Nun, man kann nicht alles haben.

Jetzt und hier genieße ich jedenfalls diese Ruhe. Thomas schmatzt neben mir und sagt auch kein Wort. Es ist so schön, wenn man gemeinsam schweigen kann.

Wir sitzen ziemlich lange, bevor wir uns wieder auf die Socken machen. Wir wollen wenigstens Vega de Valcarce erreichen. Danach geht es bergauf und La Faba mit der nächsten Herberge ist noch einmal 8 km weiter. Das müssen wir dann nicht mehr haben.

Eigentlich passt es so gar nicht zu diesem Weg, aber wir sind jeden Tag ganz viel damit beschäftigt zu gucken, wie die Strecke im Höhenschnitt aussieht, wie weit es zu welcher Herberge ist und wie viele Betten es gibt. Danach setzen wir unsere Tagesziele fest. Natürlich sind die nicht fix, sondern haben auch schon mal so viel Spielraum, dass ich notfalls in Sandalen den Berg hinunterwetze, aber wir sind doch derart in eine Planung eingebunden, die längst nicht so viel Platz lässt, wie ich ihn gerne hätte. Wer zu spät in eine Herberge kommt, muss immer damit rechnen, keinen Platz mehr zu kriegen. Darüber, sich mittags zwei Stunden auf eine Wiese zu legen und dafür ein Stündchen länger zu laufen, erübrigt sich fast automatisch jeder Gedanke. Ich finde das so schade!

Bald kommt ein Autobahnzu- und -wegbringer, dann verlassen wir diese Straße, um an einer anderen - aber ohne Betonmauer - weiterzutrotteln. Kurz vor Vega de Valcarce sitzen rechts vor einer Herberge Lassarah, Hans und Roland, denen wir schon seit ein paar Tagen immer wieder begegnen. Auch Walli lacht uns schon von weitem fröhlich entgegen.

Thomas blüht beim Anblick dieses Grüppchens richtig auf. Ich weiß selbst nicht, was in diesem Jahr in mich gefahren ist. Ich gehe am liebsten alleine, höre anderen zwar gerne zu, habe aber kein Bedürfnis, mich an Gesprächen zu beteiligen. Ich weiß auch nicht, was in diesem Jahr in Thomas gefahren ist. Er unterhält sich mit jedem, der ihm in die Finger kommt, egal ob Pilgerchen oder Nichtpilgerchen, Hauptsache, er kann quasseln. Wir sind jetzt ja auch schon den sechsten Tag unterwegs, aber so richtig Anschluss haben wir noch nicht bekommen. Ich vermisse es nicht, aber Thomas fehlt etwas - und genau das sitzt jetzt da in der Sonne und fuchtelt mit den Händen. Dementsprechend geht sein Gang schnurstracks darauf zu. Ich glaube, so leicht und schnell hat er auf dem Weg noch nie seinen Rucksack von sich geworfen. Ich muss regelrecht meinen Kopf einziehen, damit er mir nicht in seinem Elan mit Schwung den Packen um die Ohren und mich selbst ins Knockout haut. Wenige kurze Informationen darüber, dass die Anderen hier übernachten werden, genügen, schon sitzen wir am Empfangstisch.

Ich sehe die Herbergsmutter, sehe das riesige Kreuz, das sie sich auf die Brust gehängt hat und mir wabert ein eiskalter Schauer über den Rücken. Kennt ihr das, dass ihr jemandem begegnet, der zwar keine Vampirzähne hat, euch aber trotzdem so sehr gruselt, dass ihr vorsichtshalber den Kopf ganz tief in die Schultern zieht, damit der gar nicht erst auf blutrünstige Gedanken kommen kann? Mir passiert das immer, wenn ich Leuten begegne, bei denen ich das Gefühl habe, dass die nur deshalb so viel Güte und Heiligkeit ausstrahlen, damit man nicht merkt, welch finstere Seele sich tatsächlich dahinter verbirgt. Es gibt Menschen, die sind auf eine so triefend-höfliche Art unnachgiebig und dulden keinen Widerspruch, die versuchen mit einem schmalzig-freundlichen Lächeln andere zu manipulieren, die ziehen einem auf schleimig-zuvorkommende Weise das letzte Hemd aus und wenn man sich dagegen wehrt oder auch nur zu erkennen gibt, dass man ihr Spiel durchschaut, gibt's eins aufs Mützchen ... mit dem Staubwedel ... in dem Wackersteine versteckt sind.

Genau dazu gehört diese Frau: eine Missionarin, die keinen Zweifel daran lässt, dass, wenn man sich nicht ohne Wenn und Aber dem lieben Gott und vor allem ihr selbst unterordnet, Blitz und Donner zur Strafe auf einen herunterfahren, die großzügig ach so gerne gibt, wenn man bereit ist, den von ihr festgelegten Preis zu zahlen und ihre Bedingungen zu erfüllen.

Bedingungen gehören sowieso zu den Dingen, die ich gar nicht auf die Reihe kriege. Wenn ich etwas tue, dann tu' ich das doch, weil ich das will. Es ist meine Entscheidung. Daran kann ich keine Erwartung knüpfen. Ich gebe, weil ich es möchte und nicht - aber flott - dafür ein Dankeschön erwarte.

Das fängt doch schon im Kleinen an. Nehmen wir einmal Geschenke. Was ist ein Geschenk wert, das ich mache, nur weil es von mir erwartet wird. Viel schöner sind doch die Kleinigkeiten, die von Herzen kommen. Die muss man auch gar nicht anfassen können. Mir ist ein liebes Wort, ein Streicheln über den Arm, eine Umarmung, das Signal, dass man gerne mit mir Zeit verbringt viel wertvoller. Solche Gesten sind auch Geschenke, die zwar nicht im Wohnzimmerschrank einstauben, aber so ein kuscheliges Gefühl im Bauch machen, von dem man oft noch sehr lange knabbern kann.

Ich schenke am liebsten, wenn ich mich darüber selbst am meisten freuen kann. Also ist meine Lieblingszeit im Jahr die vor Weihnachten. Aber das muss ich erklären:

In jedem Jahr wird kurz vor Weihnachten in Betlehem eine Kerze angezündet und das Licht in die Welt hinausgetragen. Es wird von Docht zu Docht weitergegeben, kommt irgendwann nach Wien, wo sich Pfadfinder aus ganz Europa treffen, um es abzuholen und mit nach Hause zu nehmen. In Speyer wird es zum Beispiel mit einem wunderschönen Gottesdienst gefeiert und verteilt. An diesem Tag ist die Stadt immer voll von Menschen mit Laternen.

Vor vielen Jahren kam eine liebe Bekannte mit einer Kerze angewackelt und brachte mir dieses Licht, weil sie der Meinung war, dass es so gut zu mir passt. Wie hätte man mir ein größeres und schöneres Geschenk machen können? Nun sind wunderschöne Gefühle wie dieses Licht. Wenn man sie für sich behält, hat man sie halt. Nett. Aber wenn man sie weitergibt, ist das nicht nett, das ist klasse!

Ich habe inzwischen meinen Ruf als *das Licht von Betlehem* weg. Ich fahre mit meiner Laterne zum Gottesdienst, heule meine ersten drei Weihnachtstränchen und verteile es an alle, die mir lieb sind. Damit bin ich dann schon mal ein Weilchen beschäftigt. Natürlich freuen sich alle darüber, wenn ich mit meinem Kerzchen auftauche. Aber soll ich euch etwas verraten? Den größten Spaß habe ich selbst!

Naja gut, so gesehen unterscheide ich mich nur wenig von der brustbekreuzten Dame. Ich stelle auch eine Bedingung: Freu dich gefälligst, damit ich mir ein Stückchen davon in meinen pummeligen Bauch stopfen kann!

Bei ihr allerdings habe ich das Gefühl, dass die Bedingungen, die sie stellt, etwas mit Macht zu tun haben. Schon die Art und Weise, wie sie uns als ihre Gäste aufnimmt, hat etwas Gebieterisches. Die Übernachtung ist ebenso teuer wie in den meisten anderen Herbergen, allerdings muss man dazu entweder ein Frühstück oder ein Abendessen bestellen. Nur ein Bett gibt es nicht. Ich versuche, mit ihr zu verhandeln, laufe aber ganz schnell an ihrem freundlichen Lächeln auf: Ich brauche es ja nicht zu essen, es reicht, wenn ich es bezahle.

Diese scheinheilige Großzügigkeit lässt mich schlucken. Am liebsten würde ich ihr ihr übergroßes Kreuz zwischen die Zähne stecken, ihr in einem dreistündigen Monolog mitteilen, was ich von ihr halte, bevor ich ihr ihren selbstgebastelten Heiligenschein mit Schleifchen um die Gurgel binde.

Verärgert, wie ich bin, gucke ich meinen lieben Mann und

Göttergatten an, auf dessen Stirn in riesengroßen Leuchtlettern steht: Ich will hier bleiben, will reden, will mal wieder etwas hören, was mein gelangweiltes Hirn in Wallung bringt. Also bestelle ich mir auch ein Abendessen und schmücke es, damit ich mich nicht zu dolle über diesen Zwang ärgern muss, mit bunten Bändern auf denen steht: *Das wird bestimmt lustig! - Vielleicht schmeckt es gar nicht so garstig, wie diese Sumpfschnepfe aussieht! - Wir werden einen netten Abend haben! - Schau dir Thomas breites Grinsen an!*

Dann werden wir in die Regeln des Hauses eingewiesen: „Wir schließen immer alle Türen hinter uns." - „ Wir vergessen nie, das Licht auszuknipsen." – „Wir benutzen im Wäscheraum nur dieses eine Waschbecken." - Dann kommt der Knaller: „Wir werfen unser benutztes Toilettenpapier nicht in die Kloschüssel, sondern in den Mülleimer daneben!" - „Warum?" - „Weil wir das in Brasilien auch so gemacht haben." Außerdem, so erklärt sie uns, sei dieses Haus so alt und die Abwasseranschlüsse so marode, dass es bei einer Zuwiderhandlung unter akuter Verstopfung erkranken könnte.

Meine Lieben, wenn ich morgens eine Toilette benutze, dann braucht die ganz bestimmt kein Toilettenpapier, um Schluckbeschwerden zu bekommen!

Vielleicht denke ich hier zu bösartig, aber ich frage mich ernsthaft, was diese Frau wirklich mit ihrer Regel beabsichtigt. Sie macht auf mich einen derart unaufrichtigen Eindruck - ich kann mir nur zu gut vorstellen, dass sie uns mit einer solch hanebüchenen Argumentation versucht derart zu manipulieren, dass wir auf den Wisch nach dem Wutsch freiwillig verzichten - oder am besten auch auf den Wutsch, weil nach Wutsch und Wisch automatisch ein Wasch folgt.

Dies sei eine sehr saubere Herberge, wird uns mitgeteilt. Dankbar für diesen Hinweis übersehe ich Mülleimer und

Woll-Pfiffi, der vor dem Waschbecken liegt und bei dem ich mir nicht im entferntesten vorstellen möchte, wie viele kleine Herzlein in ihm schlagen. Ich muss ein bisschen grinsen, denn er ist wie diese Frau: außen hui und innen ... uuuh, das will man gar nicht wissen!

Heute scheint einer meiner Selbsterfahrungstage zu sein. Wie viel bist du bereit zu ertragen, ohne deinem Gegenüber mit nackeligem Gesäß ins Gesicht zu hüpfen? Ich kann für mich antworten: Sehr viel!, denn der Tag ist längst nicht vorüber.

Nachdem wir frisch geduscht in den Ort spaziert sind, um uns für morgen mit Vorräten einzudecken, treffen wir uns alle gemütlich auf der Terrasse bei Cola und Bier zu einem kleinen Schwätzchen: Welche Menschen wir auf dem Weg schon trafen, welche Begegnungen wir hatten, in welchen Herbergen wir waren. Wir tauschen unsere Eindrücke und Erfahrungen aus - es ist einfach nur schön!

Ich finde es absolut interessant, wie unterschiedlich die Vier sind: Walli ist auf ihre so eigene, so heitere, so freie, so bedenkenlose Art und Weise ein Herz auf zwei Beinen, so natürlich und einfach nur lieb. Sie erzählt, dass sie irgendwann das Bedürfnis hatte, ihrem Pfarrer zu Hause per Postkarte mitzuteilen, dass eines seiner Schäfchen gerade auf dem Jakobsweg ist. Einfach so. Schluck! Ich wüsste nicht einmal, wie unser Pfarrer heißt!

Roland wird von einem kleinen Nilpferd begleitet, das er immer und überall bei sich trägt. Damit hat der arme Kerl bei mir sowieso schon sein Schicksal besiegelt: Wer Nilpferde mag, muss geliebt werden. Basta! Er startete irgendwann am Bodensee, ging dann über den Schweizer Jakobsweg, immer in Etappen, so, wie es gerade in sein Lebens passte. Er lässt mir immer wieder dicke Fragezeichen über dem Kopf schweben. Natürlich weiß auf dem Camino nicht jeder alles über jeden. Das wäre auch furchtbar. Bei den anderen fällt das Nicht-Wissen allerdings nicht so auf. Mir jedenfalls nicht. Roland jedoch hat eine Art, scheibchenweise ein Stück von sich mit mir zu teilen, die mich immer wieder stutzig macht, aufhorchen lässt. Ich würde ihn so gerne so viele Dinge fragen, aber ich habe das Gefühl, dass ich damit an einer Grenze kratzen würde, an der er nicht gekratzt haben möchte. Also lasse ich es, denn dafür ist er mir einfach zu lieb.

Mit Lassarah hatte ich vorher ein bisschen meine Schwierigkeiten, für die sie selbst aber als Allerletzte etwas konnte. Ich war total unsicher, ob ich mit ihr Englisch oder Deutsch sprechen sollte. Hier suche ich mein Heil im Angriff und wutsche ihr diese Unsicherheit einfach um die Ohren: So, jetzt sieh zu, wie du mich da rauskriegst! Sie lacht (ich finde, sie ist sowieso eine total hübsche Frau, aber wenn sie lacht, ist das noch viel schlimmer!) und beruhigt mich. Sie versteht fast alles, was wir so in Deutsch vor uns hinbrabbeln. Na klasse! Und dafür mache ich mir tagelang einen Kopp!

Hans ist auch ein ganz lieber, trotzdem bleibt er für mich bis zum Schluss ein bisschen unnahbar. Er hat schöne, strahlende Augen, die lustig aussehen, wenn er in die Sonne zwinkert oder lacht. Ich mag ihn gerne, aber da ist und bleibt eine gewisse Distanz. Ja nun, es müssen sich ja nicht alle immerzu ständig herzend in den Armen liegen, nur damit ich zufrieden bin, oder?

Sie sind übrigens den Camino duro gegangen und der sei gar nicht sooo schlimm. Gut, der Anstieg war schon steil, aber dann war er nur schön. So ein Käse! Na warte, das nächste Mal passe ich besser auf und frage notfalls!

Jetzt überlegen sie, wie weit sie morgen gehen wollen, entscheiden sich für Fonfria und bitten die Herbergsmutter, ihnen dort telefonisch vier Betten zu reservieren. Wir wussten gar nicht, dass das geht, sondern sind immer davon ausgegangen, dass Pilgerchen eben rechtzeitig ankommen oder weitergehen muss. Bis auf Villamajor de Monjardin hatten wir auch nie wirklich Schwierigkeiten, einen Schlafplatz zu ergattern. Gut, manchmal war es eng, aber wir haben immer auf Matratzen genächtigt. Der Gedanke, heute für morgen zu reservieren, ist uns fremd. Trotzdem beschließen wir, uns ihnen anzuschließen. Nicht ankommen oder weitergehen können wir dann immer noch. Aber die Reservierung gibt uns die Möglichkeit, auch einmal eine längere Pause zu machen und dafür bis später am Nachmittag zu wandern.

Dann werden wir zum Abendbrot gebeten. Der Tisch ist liebevoll gedeckt - und das meine ich ganz ernst: Teller und Bestecke sind ordentlich auf sechs Plätze (mehr sind wir nicht) verteilt, Wasser und Rotwein warten in Glaskaraffen darauf getrunken zu werden und es brennen Kerzen.

Das Essen müssen wir uns jedoch vorher verdienen. Unsere verehrteste Herbergsmutter möchte uns vor dem Genuss ihrer kulinarischen Höhenflüge *die Gelegenheit geben, einander näher kennenzulernen* (na, das wird jetzt aber auch Zeit, dass wir die kriegen!). Erwartungsvoll schaut sie in die Runde und versucht jedem von uns durch ihren Blick dazu zu bringen, diesen Seelenstriptease zu beginnen und BH und Schlüpfer von sich zu werfen.

Letztes Jahr in Carrión waren wir eine viel größere Runde von Menschen, aber die Schwestern haben uns nicht dazu genötigt, über uns zu sprechen. Sie gaben uns die Möglichkeit und die haben wir alle gerne am Schopf genommen. Das war so schön, so wertvoll!

Und weil ich gerade dabei bin, mich an solche Momente zu erinnern, schließe ich noch schnell meine Augen und schicke einen dicken, lieben Gedanken an unsere Lieblings-*Hospitaleros*. Sie trugen kein dickes Kreuz auf der Brust, waren nie in Brasilien, hatten nicht diesen übergütigen

Gesichtsausdruck; sie erwarteten nichts, gar nichts und gaben uns so unsagbar viel.

Dann mache ich die Augen wieder auf, um zu sehen, wie peinlich uns allen diese Situation ist. Endlich erbarmt sich Walli und eröffnet die Runde. Sie ist eben ein Engel und wir haben ja auch die Möglichkeit, uns seeehr kurz zu halten.

Frau Kreuzaufderbrust teilt sich erst mit, als der letzte von uns sein Sprüchlein aufgesagt hat: Sie kommt aus Holland, sei einige Monate in Brasilien gewesen und helfe jetzt dem Besitzer der Herberge ein paar Wochen bei seiner Arbeit.

Als nächstes kommt eine kleine Zeremonie, die eigentlich sehr herzig ist. Ich habe mich allerdings inzwischen so negativ auf diese Frau eingeschossen, dass ich mich am Riemen reißen muss, um das Schöne daran zu sehen. Sie verteilt brasilianische Glücksbänder, die jedem von uns mit drei Knoten am Handgelenk festgebunden werden. Jeder Knüpfer steht für einen Wunsch.

Ich schließe die Augen, damit ich den Anlass meines heutigen Ärgers nicht sehe, und gehe in mich. Drei Wünsche habe ich jetzt also frei ... und mir fällt nichts ein. Dafür wird mir einmal mehr - und doch viel zu selten - bewusst, was ich habe, nämlich viel mehr, als ich je zu träumen gewagt hätte. Ich habe einen lieben Mann und Göttergatten, der trotz Schmerzen, Blasen an den Füßen und Schleimbeutelentzündung diesen Weg mit mir gemeinsam geht. Ich habe drei Kinder, die gesund sind. An ihrem Verstand kann man leider nur zu oft so zweifeln, dass man darüber verzweifeln möchte, aber ansonsten sind sie einfach nur großartig! Wir wohnen in einem Haus, das zwar noch ziemlich lange unserer Bank gehören wird, aber mit noch einem bisschen mehr Glück wird sich das irgendwann auch einmal ändern. Ich brauchte nicht zu arbeiten, sondern konnte ganz und gar für unsere Sprossen da sein, sie aufwachsen sehen, jeden Moment bewusst mit ihnen genießen. Wir müssen uns keine Sorgen um die Zukunft machen, keine Angst um unsere Existenz haben. Ich kann nicht täglich Essen gehen oder in teuren Boutiquen einkaufen, aber das will ich auch gar nicht. Ich habe Freunde, die mir immer das wunderbare Gefühl geben, geborgen und angenommen zu sein, die für mich da sind, mit mir lachen und weinen und mich mit ihnen lachen und weinen lassen. Mein Auto ist klein, aber es ist das einzige weit und breit mit einen Nilpferdkopf auf der Motorhaube (und was noch viel schöner ist: Unsere Leben haben ihn mir geschenkt. Ist das nicht lieb?!). Ich liebe mein Leben. Ich bin angekommen.

Jaja, ich sehe jetzt die erschütterten Blicke: angekommen sein heißt Stillstand, nicht mehr weitergehen, nichts mehr verändern. In gewisser Weise meine ich das auch genau so. Ich will hier nicht mehr weg, nicht aus dem Ort, in dem ich wohne, nicht aus unserem kleinen Häuschen, nicht aus meinem Leben. Ich bin glücklich und möchte so alt werden. Das Schönste daran ist, dass mein lieber Mann und Göttergatte das auch will - auch wenn er dann auf lebenslänglich mit mir gestraft sein wird. Natürlich wird es immer Veränderungen geben: Die Jungs werden irgendwann ausziehen (oder von uns rausgeworfen werden) und ihre eigenen Wege gehen, wohin auch immer. Dass wir eines Tages wieder alleine leben werden, das war uns schon bewusst, als sie sich noch in meinem Bauch gegenseitig an den Füßen knabberten. Ich habe ehrlich gesagt einen Riesenschiss davor, aber das ist die Bedingung, die das Leben uns stellt: Ihr könnt eure Sprossen haben, dürft mit ihnen eine wunderbare Zeit verbringen, ihnen helfen, sich vom Säugling zu einem erwachsenen Menschen zu entwickeln; ihr kriegt sie gerne, gerne auch im Doppelpack - aber ihr kriegt sie nur geliehen.

Auch ich selbst werde alles dafür tun, mich weiterzuentwickeln, an mir arbeiten. Ich werde sicher in ein paar Jahren die Welt wieder mit anderen Augen sehen als heute. Aber ich brauche nicht mehr ziellos in der Gegend herumeiern, um zu finden, in welche Richtung ich gehen möchte. Das klingt ganz schön großkotzig, nicht wahr? So bin ich halt!

Nein, da ist nichts, was ich mir wünsche. Das klingt vielleicht auch erschreckend. Was macht man, wenn man sich nichts mehr wünscht? Ganz einfach: glücklich sein und dankbar, dass das Leben es so gut mit einem gemeint hat, sich bewusst sein, dass nichts selbstverständlich ist, und nie vergessen es zu schätzen.

Ich gucke auf das Bändchen und weiß, was ich mach'. Ich benutze es einfach nicht für Wünsche, sondern um Danke zu sagen. Drei Knoten sind da zwar ziemlich wenig, aber wenn man mehrere Dinge geschickt zusammenfasst, für die man dankbar ist, lässt sich ein Knoten sehr vielfältig belegen.

Oh, jetzt endlich kommen wir zur Vorspeise. Inzwischen habe ich wirklich auch Hunger gekriegt! Es gibt Salat mit einem wirklich leckeren Dressing. Ich bin ja kein holländischer Radler und warte, bis wirklich keiner mehr will, um mir dann den Rest zu grapschen und hemmungslos in mich hineinzuschaufeln - wobei ich mir durchaus der unwilligen Blicke von oberhalb des Brustkreuzes bewusst bin. Ich bin die Letzte, die mit ihrem Teller zur Küchentür wackelt, um sich dort die Hauptmahlzeit zu holen. Als ich mir auftun will, werde ich sehr bestimmt in meine Schranken gewiesen. Nein, hier ist keine Selbstbedienung, sondern die Dame entscheidet, was und wie viel sie auftut.

Dankbar, dass der liebe Gott mich nicht schon für diese Unverschämtheit mit einem Blitz beworfen hat, entschuldige ich mich artig, möchte von dem undefinierbaren Eintopf aber bitte erst einmal nur ein bisschen zum Probieren, dafür ein wenig mehr Reis und vielleicht ein bisschen mehr von dem Gemüse. Bereitwillig bekomme ich weniger Pampe und mehr

Reis, aber dafür, dass ich gerne etwas mehr Grün hätte, hat die Dame nun gar kein Verständnis. Ich hätte doch gar nichts essen wollen!, teilt sie mir mit dem ihr eigenen scheinheiligen, herablassenden Lächeln mit. Nun soll ich erst einmal mit dem zufrieden sein, was sie mir auf den Teller packt, und wenn mir das nicht reicht, darf ich gerne wiederkommen - nicht, damit sie sich darüber freuen kann, dass es mir so gut schmeckt, dass ich mir einen Nachschlag hole, sondern weil es ihrem Ego schmeichelt, mich noch einmal Bitte sagen zu hören.

Ich bin so stolz auf mich! Nein, ich gebe mir keine Blöße und tue auch mit bekleidetem Gesäß nicht das, was ich am liebsten mit eben diesem nur eben unbekleidet täte. Im Gegenteil: Ich esse meinen Teller auf, gehe noch einmal zur Küchentür und lasse mir mit Bitte und Danke noch einmal auftun. Wenn es zweier Worte bedarf, um ein so kleines, hässliches Gemüt glücklich zu machen, zeige ich meine wahre Größe. Und ich habe Größe ... echte Größe ... und wie!

Bevor alle potentiellen künftigen Pilger an dieser Herberge vorbeirennen, als sei der Teufel persönlich mit dem unheiligen Fegefeuer hinter ihnen her, muss ich doch etwas klarstellen: Soweit ich das verstanden habe, betreibt diese Herberge ein Herr, mit dem wir leider keinen Kontakt hatten. Dabei wäre gerade er mit Sicherheit richtig interessant gewesen, denn er ist wohl selbst aus Brasilien gekommen, um den Camino zu gehen, ist dann hier hängengeblieben und hat diese Herberge eröffnet, um dem Weg etwas zurückzugeben. Frau Oberheilig hilft ihm nur ein paar Wochen dabei. Solltet ihr also hier ankommen und nicht von einem Kreuz auf der Brust erschlagen werden, dann bleibt ruhig da, überseht den Woll-Pfiffi, haltet euch ans Klopapiergebot - oder auch nicht. Die Herberge selbst ist wirklich schön.

Ich jedenfalls muss gestehen, dass ich nun doch froh bin,

hier zu sein. Wir sitzen, nachdem der Tisch abgeräumt und die Dame verschwunden ist, noch sehr lange und sehr gemütlich beieinander. Es ist eine so heimelige und schöne Runde, in der jeder die anderen ein großes Stück an sich teilhaben lässt, und zwar genau so viel, wie er möchte.

Thomas rückt bei der Frage, ob einer von uns schnarcht (die anderen haben schon alle irgendwie immer wieder miteinander übernachtet) in den Mittelpunkt allseitigen Interesses. Aber man hat, sollte er zu sehr grunzen, eine schnelle und effektive Abhilfe parat: „Wenn du schnarchst, stellen wir dein Bett einfach vor die Herberge. Also erschreck nicht, wenn du an der frischen Luft aufwachst!"

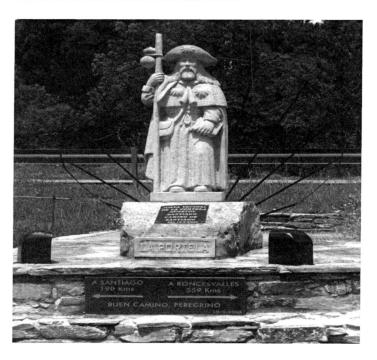

Freitag, 10.06.2011

Vega de Valcarce - Alto do Poio (22km)

Hihihi! Die Androhung, sein Bett einfach nach draußen zu bringen, hat seinen Zweck nicht verfehlt. Thomas hat mäuschenstill geschlafen und nur hier und da sehr verhalten, leise und nur aus Versehen geschnurchelt. Überhaupt war es eine sehr angenehme Nacht. Wenn man nur zu sechst in einem Zimmer schläft, ist das doch sehr geruhsam, vor allem dann, wenn man vorher so einen schönen Abend miteinander verbracht hat.

Als Thomas und ich die Herberge verlassen, sind alle anderen schon weg. Wie wir das immer fertig kriegen, die Letzten zu sein, weiß ich auch nicht. Sind wir irgendwo eingeladen, sind wir die Letzten, die kommen, dafür aber auch meistens die Letzten, die gehen. Ja, sogar zu unserer eigenen Hochzeit waren wir die Letzten, die angewetzt kamen. Unser Standesbeamter kannte uns zum Glück nur zu gut und wartete geduldig. Er hatte nichts anderes von uns erwartet.

Der Weg geht zunächst ziemlich lange an der kleinen Straße entlang. Meine Beine rollen mit den Augen: Nein, bitte, nicht schon wieder! Dieses sture Gehen auf hartem Untergrund, das wird nie mein Ding sein!

In dem ersten Dorf, das wir passieren, muss ich doch mal lachen: Wozu alte Waschmaschinen doch alles gut sein können, wenn der nun ungewaschene Besitzer nur ein bisschen Fantasie hat! Im Eingang zu einem alten, halb verfallenen Stall steht nämlich eine und blüht in aller Pracht vor sich hin. Der Deckel ist abgenommen und bietet so Platz für Wildgrün und aus der Trommel streckt eine Hängepetunie ihre Köpfchen heraus. Nun weiß ich auch, was ich mit meiner Waschmaschine mache, wenn die mal ihren Geist aufgibt, und bin mal sehr gespannt, was unsere Nachbarn dazu sagen! Sie lachen ja jetzt schon augenzwinkernd (um uns herum leben - fast - nur total liebe Menschen), wenn ich im Sommer mit dem Wasserschlauch *Regenzeit im Urwald* spiele.

Erst nach Hospital Ingles zweigt der Weg für Fußpilgerchen endlich von der Straße ab, während Radler ausdrücklich gebeten werden, auf eben dieser zu bleiben. Leider halten die sich aber nur ganz selten daran. Da hilft nichts, sie haben mit ihren Stahleseln eindeutig die besseren Argumente - und sie sind sich dessen durchaus bewusst. Springt man nicht schnell genug auf die Seite, muss man eben damit rechnen, mit dem Vorderrad dazu gezwungen zu werden.

Nein, mal im Ernst: Die Radfahrer sind hier wirklich ziemlich rücksichtslos. Sie kommen immer von hinten (ja, von wo sollten sie auch sonst kommen?). Wenn man Glück hat, klingeln sie wenigstens in vorletzter Sekunde. Wenn nicht, kriegt man auch schon mal unfreundliche Worte, weil man als Wanderer die Frechheit besitzt, sie nicht rechtzeitig zu bemerken. Ohne Gepäck auf einem Rennrad zu fahren ist doch schließlich eine so großartige Leistung, da haben wir Watscheler einfach schnell genug mit unserem Rucksack auf die Seite zu hüpfen und ihnen den Weg frei zu machen. Basta!

Diese Arroganz - da krieg' ich Furunkel! Dabei hat das, was sie tun, so gar nichts mit pilgern zu tun. Für sie ist der Weg eine sportliche Herausforderung Wer es schon nicht schafft, an der *Tour de France* teilzunehmen, der fährt eben den Camino - aber bitteschön nur mit Begleitwagen, Gepäcktransport und täglich frischer Unterhose. Die wenigen, die den Weg als Pilger beradeln, benutzen garantiert aus Rücksicht auf uns Weggefährten die Straße. Dabei würde ich für die sehr gerne zur Seite rücken.

Aber ohne Drahteselbändiger besehen ist der Weg schlicht und ergreifend ein Traum: meistens eng, manchmal richtig steil, immer holprig und wunderschön. Besonders an den Stellen, an denen er zum Hohlweg wird. Dort wird er von beiden Seiten von stark vermoosten Steineichen beschattet, schneidet tief in die Erde hinein und windet sich mit dem oft noch gut erhaltenen, groben Pilgerwegpflaster aus längst vergangenen Tagen in engen Kurven. Wie viele Menschen sind hier schon gegangen? Wie viele Sorgen, Hoffnungen und Gebete sind hier schon entlanggeschleppt worden? Wie viele Schicksale haben diese Steine schon betreten? Mir wird richtig krusselig im Bauch!

Und die Kulisse erst! Ich gucke immer wieder, ob nicht irgendwo ein Troll aus einem krüppeligen Baum lunst, eine Elfe mich aus dem Blattwerk beobachtet, mir Pippin oder Merry auf Baumbart hockend zuwinken oder von hinten mit einem Möööop-möööp! eine Rennschnecke darauf aufmerksam macht, dass sie überholen möchte.

Meine Lieben, erinnert ihr euch an die Zweisiedler in *Die unendliche Geschichte*? Ihr wisst schon, dieses alte, truddelige Gnomenpaar mit den spitzen Ohren, von denen er, Engywuck, die Medusa studierte und sie, Urgl, immer kopfschüttelnd die Verrücktheit ihres Mannes mittrug (welche Menschengattin findet sich in dieser Rolle nicht wieder?), ihn immer ein bisschen wie ein kleines Kind behandelte und für das leibliche und gesundheitliche Wohl sorgte. Genau die, davon bin ich felsenbeißerfest überzeugt, haben Phantásien verlassen und es sich genau hier gemütlich gemacht. Der Eingang zu ihrer Höhle befindet sich unter irgendeiner Wurzel dieser krummen Bäume und Engywuck liegt hinter einem Stein auf der Lauer, nicht mehr um zu beobachten, wie der Blick der Sphinx die trifft, die nicht reinen Herzens sind, sondern wie der Schlag die trifft, die reinen Herzens hier herumlatschen, so voll Begeisterung um sich guckend, dass sie den Radler, der sie jetzt zu Tode erschrickt, wirklich nicht haben kommen hören.

Alles hier hat so etwas Geheimnisvolles, Märchenhaftes, aber auch so viel Ruhe und Stille, dass es mir in Mark und Bein fährt. Es ist, als wollte sich die Tiefe des Hohlweges geradewegs mitten in den Bauch hinein fortsetzen - und er schafft es auch! Zumindest bei mir. Immer wieder bleibe ich stehen, gucke, bestaune krumme Bäume, abgetretenes Pflaster, den Weg an sich und denke: Meine Güte, ist das schön hier!

Dann hört der Wald plötzlich auf und der Weg wird zu einem von beiden Seiten dicht von Büschen begrenzten Gebirgspfad. Ich bin fast ein bisschen traurig, aber nicht lange, denn nun ist der Blick wieder frei und offen. Die sanften Hügel reihen sich auf, nebeneinander, hintereinander, kreuz und quer. Oben drüber schließen sich die Wolkenberge an, als fänden sie das unten so schön, dass sie es oben fortsetzen wollen. Mir krusselt es schon wieder.

Unterbrochen wird dieser Weg durch dieses wunderschöne Fleckchen Erde La Laguna, einem kleinen Kuhdorf - im wahrsten Sinne des Wortes. Wir folgen einer Bäuerin und ihren Begleitern, aber wir achten auf sicheren Abstand. Schließlich wissen wir, wie angsteinflößend wir auf spanische Rindviecher wirken. Wir wollen ja keine Massenpanik (immerhin sind es insgesamt 14 Beine, die vor uns herstapfen) verursachen.

Wir machen Pause in einer Bar, um eine Tasse Kaffee zu trinken und die letzte in der Toilette zu versenken. Bei so vielen Menschen, die hier unterwegs sind, gibt es kein stilles Plätzchen in der Natur, wo frau mal eben alleine sein kann.

Als wir uns wieder auf die Socken machen, beobachte ich

einen Herrn, der ein unbesatteltes Pferd hinter sich an eine Stelle an der Einfahrt zieht, wo er ohne Steigbügel auf seinen Rücken klettern kann. Er lacht, winkt mir zu (wenn ich beobachte, tue ich das immer seeehr unauffällig) und hoppelt fröhlich davon wie John Wayne in seinen besten Tagen.

Der Pfad führt weiter bergauf. Hier gibt es keine Bäume mehr, sondern nur Niedergrün und Ginster, Ginster, Ginster. Teilweise begleitet uns ein Mäuerchen aus grob aufgeschichteten Steinen. Ach, ich weiß gar nicht, wie ich noch von hier schwärmen soll!

Ein Stückchen vor O Cebreiro betreten wir Galicien. Das ist quasi das spanische Bayern: Es gehört dazu, aber irgendwie auch wieder nicht. Irgendwann hatte es einen eigenen König, dann wurde es Teil von Spanien, blieb aber weitestgehend autonom. Es hat eine eigene Regierung, die Xunta de Galicia, eine eigene Kultur, eine eigene Sprache, die als Amtssprache anerkannt ist (das ist in Bayern nicht so – zumindest offiziell nicht) und seine Bewohner sind wohl ein sehr eigenes Völkchen.

Jedenfalls sind wir jetzt in Galicien, die letzte *Autonome Gemeinschaft*, durch die der Jakobsweg führt.

Dieser Ausdruck lässt mich stutzen. Als ich ihn zum ersten Mal so gelesen habe, dachte ich, da stimmt doch etwas nicht. Wir haben Bundesländer, die Schweiz hat Kantone und Amerika hat States. Es geht immer um geografische Grenzen, Grund und Boden, Landbesitz. Man wohnt als Mensch zwar hier oder dort und ist Hesse oder Badener oder eingebadenter Hesse oder ausgehesster Badener oder sonst etwas, aber irgendwie rückt man sprachlich gesehen ziemlich in den Hintergrund, wo man sehr unauffällig in die Luft gucken und unbeteiligt ein Liedchen vor sich hinpfiffeln kann. Aber der Begriff *Gemeinschaft* - da geht es um Menschen. Da freut sich doch mein Pummelherz!

Na gut, vielleicht ist es Haarspalterei, aber mir fallen solche Dinge immer auf. Warum heißt der Lehrling Lehrling? Geht es darum, ihm etwas zu lehren (aktiv für den Lehrenden), oder darum, dass er etwas lernt (aktiv für den Lernenden)? In dem Unternehmen, in dem Marius seine Ausbildung beginnen wird, wird er als *Lernling* bezeichnet. Das finde ich so schön!

Oder nehmen wir das Schlagwort der 70er und 80er Jahre: die *Emanzipation der Frau*. Das hört sich doch irgendwie wie eine Einbahnstraße an, oder? Aber Männer waren doch auch eingebunden in das System, ob sie wollten oder nicht. Wenn Kinder zur Welt kamen, war es ihnen doch fast unmöglich, ihren Job aufzugeben. Na gut, das mit dem Stillen war auch ein Teil des Problems, aber viel entscheidender war doch, dass die Ernährerin in den allermeisten Fällen nicht so viel verdient hätte wie der Ernährer (woran sich bis heute nicht viel geändert hat). Dabei zeigt doch bereits der Notendurchschnitt der Mädchen, dass sie auf keinen Fall weniger fähig sind, ihre Köpfe einzusetzen, als Jungs. Ich erinnere mich sehr gut an die ersten Hausmänner, die gerne und aus Überzeugung die Kinder hüteten und noch mehr Freude daran gehabt hätten, wären sie nicht von aller Welt doof angestarrt worden.

Oder nehmen wir den besonders in der Arbeitswelt so gerne benutzten Begriff *Mahlzeit*. Mahlzeit, das ist das, was ich zu mir nehme, wenn ich Hunger habe. Wenn ich zur Kantine gehe, werde ich eine Mahlzeit bekommen. Wenn mir jetzt jemand einen guten Appetit wünschen würde, würde es mir sicherlich noch viel besser schmecken.

Ach du liebes Jakobchen, wieder bin ich irgendwo ganz weit weg, dabei ist es hier so schön! Hier beginnt Galicien, wo die Kinder angeblich mit einem Regenschirm geboren werden. Hier beginnt der Teil des Weges, der den Pilgerchen alle

500 m mit einem Kilometerstein zeigt, dass er seinem Ziel, Santiago, wieder ein Stückchen näher gekommen ist. Schon ein paar Minuten später verkündet einer von ihnen, dass uns nur noch 151,5 km von unserer *Compostela* trennen. Der Countdown läuft!

Fast ganz oben auf dem Berg liegt O Cebreiro. Laut unserem Reiseführer hat sich dieser Ort zu einem Tourismuszentrum entwickelt. Das hört sich nicht gut an. Wenn man Stunden in so schöner Natur verbracht hat, braucht man keine lärmenden Menschenmassen um sich herum.

Vielleicht ist das der Grund, warum die Mauer an der Straße vor dem Ort dicht an dicht von Pilgern belagert wird. Nein, wirklich: Wir sitzen hier wie die Hühner auf der Stange, machen Brotzeit und genießen den Blick in die Weite, die man von hier oben hat.

Im Dorf gibt es eine riesige Herberge (mehr als 90 Betten), in der bestimmt viele Mitläufer bleiben. Aber als wir das Dorf passieren, sehen wir, wie fast alle Rucksackträger schnell ihr Heil in der Flucht suchen. Ich zähle zwei von Touristen überfüllte Bars, drei gut besuchte Andenkenläden und ebenso viele Reisebusse, deren Gesellschaften wie Heuschrecken über den Ort hergefallen sind. Ich habe das Gefühl, hier geht es um ganz viel, vor allem darum, möglichst viel möglichst überflüssigen Küddelkram möglichst teuer an den Kunden zu bringen. Aber wer sein Hab und Gut auf dem Rücken trägt, macht um jedes Gramm Schnickschnack einen gaaanz großen Bogen.

Selbst in der Kirche sehe ich niemanden, der verschwitzt oder verstaubt aussieht. Weil ich mich über jedes nicht verrammelte Gotteshaus freue, gucke ich sie mir kurz an. Die Legende, dass hier die Christmesse von einem Mönch für einen einzelnen Bauern abgehalten wurde und sich dabei die Hostie in Fleisch und der Wein in Blut verwandelt hat - nein,

nein, das brauch' ich nicht! Seit ich als kleines Mädchen erfahren habe, dass Blutwurst Blutwurst heißt, weil Blut in der Wurst ist, habe ich nie wieder auch nur ein klitzekleines Fitzelchen davon gegessen. Zu dem Thema Hostie und Fleisch mag ich nicht einmal nachdenken, was mir dazu einfallen könnte. Warum wir aus einer Oblate den Leib Christi machen müssen, werde ich nie verstehen. Ein Stück ungesäuertes Brot zu essen, wie es jüdische Menschen auch tun, ist mir viel angenehmer als die Bilder, die sonst in meinem Kopfkino ablaufen müssten. Na gut, ich weiß, das mit der Neandertalerin war auch ... nicht nett. Aber ich fand's lustig!

Diese Kirche ist von außen wirklich wunderschön. Sie soll das älteste vollständig erhaltene Gotteshaus auf dem Camino sein. Aber drinnen wird mir nicht kuschelig ums Herz. Auch nicht, als ich endlich einmal eine richtige Kerze anzünden kann (in ganz vielen Kirchen kann man nur heimelige Glühbirnen zum Leuchten bringen. Viel mit weniger warm geht nun wirklich nicht!). Also überlasse ich sie schnell wieder den gut duftenden Menschen in sauberen, ordentlich gestärkten Hemden, Hosen mit Bügelfalte, blumigen Blüschen, faltigen Röckchen und hochhackigen Schühchen und verdrücke mich. Hier gehöre ich nicht her und will wieder dahin, wo ich mich wohlfühle: raus in die Wildnis.

Wir sind fast oben, aber der Pfad führt immer wieder hinauf und hinunter, was auf Dauer richtig anstrengend wird. Wir gehen längst nicht mehr so munter, fröhlich, zügig, sondern zunehmend schleppend und schlurfend.

Am Alto San Roque gibt es eine riesige Pilgerstatue. Der Wanderer steht da, seine Füße sind wie festgetackert, mit der rechten Hand hat er einen Stock fest auf den Boden gerammt, mit der linken hält er den Hut, damit er ihm nicht vom Kopf rutscht, während sein Blick schräg nach oben in den Himmel schielt. Huch, das bin ja ich – nur ein bisschen männlicher, größer und rostiger. Er sieht genau so aus, wie ich mich fühle: Meine Füße scheinen bei jedem Schritt wie mit Sekundenkleber eingekleistert, der Stock in mir sagt, dass er nicht mehr weiterwill, und mein schräger Blick nach oben bittet den lieben Gott: Lass doch bald eine Herberge kommen!

Ein Mitwanderer bietet an, uns gemeinsam zu fotografieren, knipst einmal, guckt kritisch und fordert uns mit großen und sehr lebhaften Gesten auf, uns doch einmal zu umarmen. Wir müssen lachen, denn er hat recht, das erste Foto ist wirklich zum Gruseln!

Während Thomas gleich weitergeht (vom Stehen wird er zu schnell zu steif und braucht zu lange, um wieder in seinen Tritt zu finden), begucke und fotografiere ich dieses Denkmal von allen Seiten und sehe mich immerzu selbst, den Anstrengungen trotzen, sich der Müdigkeit entgegenstellen, das Ziel nie aus dem Blick verlieren. Wo ist meine Zuversicht, meine Freude, mein Fröhlichkeit, meine Beschwingtheit von heute Morgen? Wo ist das schöne Gefühl? Ich weiß es nicht. Ich weiß nur: Hier ist es nicht.

Was hier ist, ist ein bescheuerter Radfahrer, der mich anblafft, weil ich die Frechheit besitze, nicht rechtzeitig zur Seite gesprungen zu sein, damit er fotografieren kann, ohne mich Trampeltier mit auf die Speicherkarte zu bannen. Jetzt reicht's mir aber! Ich bin ein geduldiger Mensch, aber was genug ist, ist genug. Ich habe nicht seine Worte, dafür aber seinen Tonfall verstanden. Um zu ermessen, was ich ihm so alles an den Kopf werfe, bedarf es auch keiner Kenntnis deutscher Vokabeln. Da ich hier meinen Tonfall aber nicht wiedergeben kann, sondern nur die Worte, schreibe ich sie - ohne Anspruch auf Vollständigkeit - auf und überlasse es dem geneigten Leser, sich mein wildes Geschrei und Gefuchtel dazu vorzustellen: „Du dusseliger Depp! Ihr Radelfahrer meint doch wirklich, ihr hättet den Camino für euch gepachtet, oder? Du arrogantes ..." (nein, das schreibe ich hier nicht) „... bist du schon mal auf die Idee gekommen, dass du nicht alleine bist auf dieser Welt? Du hast wohl dein Hirn mit deinem Gepäck ins Begleitfahrzeug gepackt, oder? Du kannst mir mal da hinunterrutschen, wo ich mich beim Duschen nur bedingt abseifen kann, du großkotziges Riesenross!" Schnaubend drehe ich mich auf dem Absatz um und zeige ihm nur noch mein sich vorwärts bewegendes Gesäß. Nein, eigentlich sieht er das gar nicht, weil da der Rucksack drüber hängt. Macht nichts. Dann zeige ich ihm halt meine sich vorwärts bewegenden Waderln. So! „Und sei froh, dass ich das tu, sonst würde ich mich mit meinen bewanderschuhten Treterchen womöglich an dem vergreifen, mit dem du den ganzen Tag deinen Fahrradsattel besetzt!" Nein, man darf niemandem etwas Böses wünschen, aber „wenn irgendwann die Hämorrhoiden über dich hereinbrechen, dann sei gewiss, dass mir drei andere Dinge mehr leidtun werden als dein ..."

Da versammeln sich alle himmlischen Heerscharen über meinem Haupte, schlagen ihre Lauten, streichen über ihre Harfen und was ich dann noch so von mir gebe, bleibt in dem allgemeinen und lautstarken Frohlocken ungehört und muss hier nicht weiter ausgeführt werden.

Natürlich brauche ich keine Augen am Hinterkopf zu haben, um mir gewiss zu sein, dass der sich über mich wahrscheinlich so an die Schläfe tippt, dass dort Dellen zurückbleiben. Das ist mir aber jetzt gerade mal völlig egal. Ich habe Dampf abgelassen, jetzt kann ich wieder freier atmen. Jawoll!

Dieser Powerschub hält leider nicht lange vor. Aber da wir gestern für heute zwei Betten reserviert haben, nehmen wir uns kurz vor Hospital die Freiheit, uns einfach links vom Weg auf eine frisch gemähte Wiese zu legen und alle Viere von uns zu strecken. Es ist so schön hier, das Grün duftet, die Sonne scheint, die Wolken ziehen über und die anderen Pilgerchen neben uns vorbei. Immer wieder hören wir sie sagen: „Wie schön!" – „Habt ihr es gut!" – „Ihr macht es richtig!" Tatsächlich haben wir seit Brunos Zwangspause vor zwei Jahren, als wir dachten, dass er Siesta hält, niemanden mehr einfach so am Wegesrand sitzen und es sich wohlergehen lassen sehen. Wir hören oft, wie viele Kilometer jemand am Tag marschiert, wie viele Tage noch bis Santiago eingeplant sind, für wann der Rückflug gebucht ist, ob man nach Finisterre geht, aber nie, dass sich jemand einfach einmal hingelegt und die Wolken angeguckt hat. Alle sind viel zu sehr damit beschäftigt, rechtzeitig in eine Herberge zu kommen und noch ein Plätzchen zu kriegen. Natürlich gibt es die vielen Pausen in Bars, aber einfach mal nur so zum Spaß dekorativ in der Gegend herumzuliegen, das gönnen sich viel zu wenige viel zu selten. Naja, zwischen Disteln auf spitzen Steinen hocken ist auch nicht wirklich erfrischend und weiche Wiesen zum darauf Herumlümmeln gibt es leider nicht oft.

Übrigens sollte man sich gerade hier noch einmal an den schönen Blumen erfreuen, denn die wird es auf die nächsten Kilometer nicht mehr geben. Der Grund dafür liegt in der Rindermast, die hier betrieben wird. Die Felder werden so mit Gülle überschüttet, dass alle blühenden Pflanzen ihr Heil in der Flucht gesucht und erfolgreich gefunden haben. Jedenfalls gibt es ab sofort für ganz lange zwar saftig grüne Weiden, die aber auch nur eben das sind: saftig und grün.

Als wir denken, dass wir uns jetzt soweit wieder erholt haben, brechen wir unser Lager ab und zum nächsten Pass auf, dem letzten Anstieg für heute. Kaum sind wir wieder auf den Beinen, haut es uns auch schon fast erneut aus den Socken. Thomas plagen seine Füße, mich meine Hüfte. Weiß der heilige Bimbam, was in die gefahren ist. Vor Verzweiflung, knübbel' ich sogar meine Stöcke ab und stütze mich so gut ich kann auf sie. Aber es ist dermaßen Schluss mit lustig, dass auch sie mir nicht mehr helfen. Jeder Schritt wird zur Qual. Mir tut von der Brust nach unten alles weh, ich bin müde und wenn ich müde bin, bin ich müde. Basta!

Was sagt ihr? Heul doch? Auf die Idee bin ich schon lange gekommen! In mir ist schon gar keine Flüssigkeit mehr, weil die mich nahezu vollständig aus den Augen tropfend verlassen hat. Dabei hat der Tag so klasse angefangen! Wir waren so fit, so begeistert, dass wir 700 Höhenmeter nach oben tippelten, ohne es zu merken. Aber hier ...

Unterwegs begegnet uns immer wieder ein sehr kräftig gebautes junges Mädchen mit einer Dame. Ob sie die Mutter, eine mütterliche Freundin oder eine medizinisch ausgebildete Begleitung ist, kann ich nicht sagen. Aber bei ihrem Anblick bleibt mir jedes Stöhnen im Halse stecken. Wenn sich jemand wirklich schindet, dann ist sie es. Dieses Mädchen ist der Hammer!

Die beiden bilden ein vom Rest der Welt abgeschlossenes Team. Sie sprechen kaum mit anderen, sondern sind ganz mit sich beschäftigt. Der Älteren ist die Sorge tief ins Gesicht gezeichnet. Ich glaube, ich möchte nicht wirklich wissen, welches Schicksal das Mädel hierher gebracht hat, welchen Grund sie hat, diese Anstrengung auf sich zu nehmen. Aber mir läuft ein Schauer über den Rücken, wenn ich die beiden sehe. Ja, ich finde es selbst sehr egoistisch von mir, aber ich schicke ein dickes Dankeschön in den Himmel hinauf, dass unsere Jungs gesund sind.

Auf dem Pass selbst gibt es ein Hotel mit Restaurant und eine Herberge mit Bar. Wir lassen uns müde auf die Stühle fallen und gönnen uns erst einmal einen *café con leche*. Es ist furchtbar kalt hier oben. Nur manchmal, wenn die Sonne eine Lücke in den inzwischen aufgezogenen Wolken findet, wird es warm, aber nur kurz.

Wir sind uns nicht schlüssig, was wir jetzt machen sollen.

Bis Fonfria, wo unsere bestellten Matratzen auf uns warten, ist es noch etwa eine Stunde. Das klingt so wenig, kann sich aber ganz schön ziehen, wenn man müde ist. Dort würden wir Lassarah, Walli, Hans und Roland wiedersehen. Das wäre wirklich schön. Wenn da nicht die Schmerzen wären. Aber hier in der Kälte bleiben?

Wir beschließen, dass es nach 60 Gehminuten auch nicht viel wärmer sein kann und halten dem Herbergsvater unsere *Credencials* unter die Nase. Wir wollen nicht mehr. Schluss!

Wir plumpsen auf unsere Matratzen und bleiben liegen wie nasse Sandsäcke. Aber wir sind nicht die Einzigen, denen die letzten Kilometer in die Knochen gefahren sind. Die Betten füllen sich schnell.

Direkt neben mir fällt das Mädchen von unterwegs in ihre Koje. Sie ist derart am Ende! Ihre Begleiterin deckt sie zu und beugt sich selbst wärmend über sie. Sie weicht nicht von ihrer Seite, streichelt ihr wieder und wieder den Rücken, spricht ganz ruhig und leise mit ihr. Ich würde so gerne wenigstens etwas Nettes sagen, aber mir bleibt jedes Wort im Halse stecken. Und fragen, ob alles gut ist, ist hier einfach nur platt.

Am Ende gehören Thomas und ich neben dem Mädel, ihrer Begleitung und Jacques, einem sehr lustigen Kanadier, zu den jüngeren Gästen. Die meisten sind ältere Spanier, aber so lieb! Sie sprechen mich immer wieder an, aber die drei Worte, die ich letztes Jahr gelernt hatte, habe ich schon längst wieder vergessen. Sie merken, wie leid es mir tut, dass ich mich nicht mit ihnen unterhalten kann. Aber um gemeinsam zu lachen und sich über den Arm zu schrubbeln, dafür braucht man keine Worte.

Es dauert eine Weile, bis wir soweit wieder auf den Beinen sind, uns auf eben diesen und selbständig wieder nach draußen zu begeben. Da ist es zwar auch nicht warm, aber drinnen ist es erheblich kälter. Also schlabbern wir noch eine Tasse Koffein mit Milch, beobachten, wie die anderen aus dem Anstieg herauskommen und froh sind, endlich oben zu sein.

Da kommt eine Österreicherin des Weges, die uns seit ein paar Tagen immer wieder begegnet. Sie ist eine fröhliche Natur, sehr nett und wir bieten ihr gerne einen Platz bei uns an. Sie kämpft auch mit der Entscheidung weiterzugehen oder hier zu bleiben. Eigentlich würde sie gerne noch wollen und können, aber sie hat Angst, dass die nächste Herberge belegt ist, wenn sie ankommt.

Wir klopfen uns innerlich auf die Schenkel und reiben unsere Patschehändchen, dann teilen wir ihr mit, dass sie, wenn sie möchte, unbesorgt weitergehen kann. Sie muss dann eben in der Herberge nur Thomas (für eine Reservierung reicht hier ein Vorname) heißen, schon ist ihr eine Schlafplatz sicher!

Die Dame ist noch gar nicht fertig, sich darüber zu freuen, da kommt der junge Mann des Weges, dem wir schon seit dem ersten Tag unserer diesjährigen Wanderung immer wieder begegnen. Er und Hannes, sein inzwischen aufgegabelter Wegkumpan sitzen immer wieder in Bars und lassen es sich offensichtlich wohlergehen. Na klar, die beiden sind jung und knackig, für die ist der Camino ein etwas länger geratener Spaziergang. Wir müssen immer grinsen, wenn wir die beiden sehen, weil sie zusammen so heimelig ausschauen. Wir gehen täglich ungefähr die gleichen Strecken, wir eben viel langsamer mit weniger Pausen zwischendurch, die beiden schneller, dafür mit jeder Menge Heiß- und Kaltgetränken in den Bars. Sie laufen wohl höchstens selten miteinander, treffen sich aber immer wieder zu einem Pläuschchen. Wir haben noch nicht viel miteinander gesprochen, aber ich mag ihre entspannte Art und freue mich immer, wenn ich sie sehe.

Jedenfalls kommt der junge Mann des Weges und hat die

gleichen Bedenken wie die Dame. Lachend erklären wir ihm, dass er ruhig weitergehen kann und ab sofort Thomas heißt. Unser Humor ist ihm wohl etwas suspekt. Wir erklären ihm das mit der Reservierung, dass wir aber nicht mehr weitergehen, dass er unser zweites Bett gerne haben kann, aber bitte den anderen einen lieben Gruß von uns sagen soll. Als er in österreichischer Begleitung von Dannen zieht, guckt er jedoch noch immer ein wenig skeptisch.

So, dieses Problem hätten wir also auch gelöst. Unsere Betten werden beschnarcht, die anderen kriegen Bescheid und brauchen sich keine Sorgen um uns zu machen, wir haben auch ein Nachtlager, jetzt müssen wir nur noch einen Weg finden, es in dem Schlafraum wenigstens so warm zu kriegen, dass wir nicht alle über Nacht zu Eiszapfen erstarren. Die Kälte scheint aus den Mauern und aus dem Steinfußboden geradezu herauszuhüpfen und sich auf und in alles zu setzen, was sie zwischen ihre eisigen Klauen bekommt: Matratzen, Decken, Schlafsäcke. Mich würde es nicht wundern, wenn meine Zahnpasta gefroren wäre.

Jacques und Thomas werden fündig und verteilen zwei Öfchen. Wie die hier warm machen sollen, weiß ich nicht, aber sie erreichen zumindest einen Placebo-Effekt. Kaum surren sie vor sich hin, scheint es merklich angenehmer zu werden, nicht kuschelig, aber doch weniger kalt. Es scheppert zweimal ganz laut und die Erde scheint unter uns zu wackeln, so groß sind die beiden Steine, die neben uns von den Herzen des Mädchens und ihrer Begleitung fallen: endlich ein bisschen Hoffnung, nicht erfrieren zu müssen.

Trotzdem rüste ich mich gut für die Nacht und ziehe alles an, was mein Rucksack so an Wäsche hergibt: zwei Hosen, zwei Shirts, Pullover, beide Jacken, zwei Paar Socken. Ich soll mal nicht übertreiben? Ihr Lieben, ich bin nicht sehr verfroren. Muss ich auch nicht, denn ich habe, wie ein Wal, eine heimelige Speckschicht um mir herum. Hier ist es wirklich kalt. Saukalt!

Jetzt friere ich nicht mehr, nur bewegen kann ich mich nun auch kaum noch. Also krieche ich in meinen Schlafsack und bin dankbar dafür, dass ich zum Umfallen müde bin. Wer schläft, merkt nicht, dass ihm bibbert.

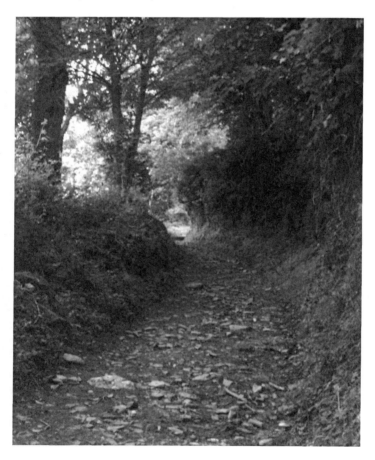

Samstag, 11.06.2011

Alto do Poio - San Mamede (27 km)

Ich hatte eine sehr lebhafte Nacht. Gibt es in Spanien auch Fön? Ich weiß es nicht. Zumindest scheinen hier die Temperaturen durchaus sprunghaft ansteigen zu können.

Zuerst wubbel ich die Decke, die ich noch über meinen Schlafsack gezogen hatte, von mir herunter, dann strampele ich mich aus meiner zweiten Hose, werfe eine Jacke von mir und am Ende schaffe ich es doch noch, meine Füße aus den Socken zu zubbeln. Wie eng die Dinger doch sein können, wenn man sie zu zweit übereinander trägt!

Jetzt ist mir angenehmer, aber wach bin ich halt auch. Gefühlte drei Stunden liege ich dusselig unschlafend auf meiner Matratze. Wenn jemand auf Toilette geht, denke ich immer, es ist endlich Zeit aufzustehen. Aber die Klogänger legen sich immer brav wieder hin und schnurcheln weiter. Als der Erste endlich anfängt, in seinen Sachen zu kramen, hält mich nix mehr: raus aus den Federn und Abmarsch!

Der Weg ist wunderschön. Es ist gar nicht mehr so kalt. In den Tälern liegen die Wolken wie ein Meer, aus dem oben nur hier und da die höchsten Erhebungen wie kleine Inseln herausgucken. Dann geht die Sonne auf und lässt diese Eilande warm und wohlig erstrahlen. Ihr Lieben, es ist so kitschig, es ist sooo schön! Die Welt ist irgendwie wie frisch gewaschen, das Gras duftet nach Tau. Ist das ein Morgen! Ein grandioser Auftakt für einen neuen Tag! Die Wiedergeburt des Lebens! Solche Momente sind nicht schuld an schwulstigen und schmalzigen Gedichten, nein, solche Momente *sind* schwulstige und schmalzige Gedichte!

Ich fotografiere den ersten Kilometerstein und beschließe, das jetzt jeden Tag zu tun. Auf diesem hier stehen 146 km. Na bitte, so weit ist es gar nicht mehr!

Wir laufen mehr oder weniger munter drauflos durch eine großartige Gebirgslandschaft. Alles hier sieht so urig aus: Kuhdung auf der Straße, halb zerfallene Häuser, noch mehr zerfallene Schiefermauern, üppig von wildem Grün und Moos bewachsen, Weiden (ohne Blumen - es stimmt tatsächlich!), wildwachsendes Grün links und rechts des Weges.

In Fonfria steht eine wunderschöne alte, muckelige, kleine Schieferkirche - abgeschlossen. Och Menno! Jetzt werde ich aber sauer! In der Bibel steht: *Lasset die Kindlein zu mir kommen*, von *aber haltet mir die Pilger vom Hals* habe ich noch nichts gehört! Wir wollen doch gar nicht viel, nur ein bisschen hinsetzen, nachdenken, vielleicht eine Kerze anzünden, Danke sagen für diesen wunderschönen Weg, diesen wunderschönen Tag, dieses wunderschöne Leben. Wo ginge das besser als hier oben in einer heimeligen, kleinen Kirche? Oh, Heiliges Jakobchen, Held unserer Wanderung, mach, dass uns die Türen geöffnet werden! Lass uns rein!

Andererseits: Wenn man durch so ein herrliches Stück Erde watschelt, wie wir es heute tun, braucht man dann noch eine Kirche? Kann man sich nicht auch hier bedanken, hier den Kopf senken? Kann man, aber es ist anders. Es ist ein bisschen wie husten gewollt und keinen Hals gehabt. Wenn man Kartoffeln essen will, braucht man einen Topf (Kirche) und ein bisschen heißes Wasser (die Ruhe und Stille eines Gotteshauses), sonst muss man sie roh verzehren. Geht auch, aber man muss viel mehr kauen.

Na klasse, so komme ich von der Bibel über die flehentliche Anrufung des Heiligen Jakobs zu Erkältungskrankheiten und Erdäpfeln. Ich bin heute wieder guuut drauf!

Das bin ich wirklich. Heute ist wieder einmal so ein Tag,

an dem ich mit niemandem tauschen möchte. Was ist schon eine Karibikkreuzfahrt gegen den schobbeligen Weg, auf dem wir gehen? Was ist schon ein Tag unter Palmen am Meer gegen die Büsche links und rechts von uns? Was ist ein Frühstücksbüffet gegen eine Tasse *café con leche* auf den wackeligen Stühlen einer Bar? Was ist das Tragen eines knappen Bikins gegen das Gefühl, wenn man seine Füße eine halbe Stunde aus den Wanderschuhen zieht und in die Sonne streckt? Davon mal abgesehen, machen meine Speckröllchen und ich in verschwitzten Klamotten eindeutig eine bessere Figur als im Tanga. Nein, ich möchte das Heute, Hier und Jetzt für nichts auf der Welt hergeben wollen!

Na gut, auf dem Weg zum Alto de Riocabo fängt meine Hüfte wieder an zu nerven, aber was hab' ich zu meckern? Thomas hat immerzu Schmerzen im Fuß und mit dem Mädchen von gestern möchte ich mich schon mal gar nicht vergleichen.

In Furela brauchen wir dringend eine Pause. Ein Stück vor dem Dorf (hier gibt es nur Dörfer mit jeder Menge Rindviechern; manche davon tragen einen dicken Packen auf dem Buckel) begegnet uns ein älterer Señor mit Hund und muntert uns fröhlich auf: Im ersten Haus da vorne gibt es etwas zu essen und zu trinken! Er ist so nett! Tatsächlich sind wir inzwischen ziemlich ausgehungert und -gedurstet. Wir sind morgens ohne Verpflegung losgelaufen, haben in Tricastela zwar gefrühstückt, aber die Wirtin dort war so unfreundlich, dass ich mich nicht dazu überwinden konnte, ihr noch eine Flasche Wasser abzukaufen. Das hat sich gerächt: Unterwegs kam kein Geschäft mehr, nur ein Automat in A Balsa, wo wir uns mit Wasser eindecken konnten. Das ist aber auch schon 8 km her.

Der Herr hat nicht zu viel versprochen und wir genießen schon bald einen leckeren *Bocadillo*, Eis und Cola, sitzen heimelig in der Sonne, lüften unsere verschwitzten Treterchen und sind einfach nur zufrieden. Noch.

Der junge Rucksackträger, dem wir gestern das zweite Bett abgetreten haben, ist auch da, übersieht uns aber geflissentlich. Hallo! So klein und unscheinbar sind wir nun wirklich nicht! Die Österreicherin, die auch auf unseren Namen genächtigt hat, haben wir unterwegs schon getroffen. Sie hat sich gefreut wie ein Schneehuhn, denn unsere beiden Betten waren tatsächlich die letzten freien Nachtlager in der Herberge. Sie war so froh, dass sie eins davon beschlafen konnte! Also hat das ja geklappt.

Obwohl er so abweisend ist, spreche ich ihn an, als er an mir vorbei weitertippelt. Er kann mich gerne ignorieren, aber das heißt nicht, dass ich ihn auch wie Luft behandeln muss. Ich sage ihm, dass ich schon gehört habe, dass das mit den Betten so gut geklappt hat. Er guckt mich ein bisschen befremdet und ziemlich genervt an und sagt nur: „Ja, vielen Dank. Tausend Dank." - Weg isser.

Ich gucke ihm hinterher und wäre das Eis, an dem ich gerade schlecke, nicht so lecker, würde ich aufspringen und es ihm von hinten in den Nacken drücken. Vielleicht hat er ja einen kleinen Sonnenstich und es würde ihm Linderung verschaffen. Vielleicht würde das klebrige Kalt ihn auch einfach wieder mit seinen überheblichen Füßen auf die Erde zurückholen. Was war das denn? Tausend Dank? Du dämlicher Dussel, ich wollte keinen Dank von dir. Ich wollte nur hören, dass alles gut war, dass du dich gefreut hast, und mich ein bisschen darüber freuen können, dass du dich gefreut hast. Mehr wollte ich nicht! Stattdessen sitze ich jetzt hier und könnte mich in mein eigenes Gesäß beißen. Du Blödmann! Dir helfe ich nicht mehr!

Ich beiße so ärgerlich ein so großes Stück von meinem Eis ab, dass mir die Zähne wehtun. Das hab' ich jetzt davon!

Aber es kühlt mein feuriges Blut ein wenig ab.

Die Hohlwege, die jetzt kommen, sind fast noch schöner als die von gestern. Ich brauche Ewigkeiten zum Fotografieren: Thomas von vorn im Hohlweg, krüppeliger Baum, Blätterdach, Thomas von hinten im Hohlweg, noch mehr krüppelige Bäume, Thomas ohne Hohlweg, Hohlweg ohne Thomas - wie gut, dass man keine Filme mehr wechseln muss! Trotzdem ist das Fotografieren ziemlich anstrengend: Ich bin vorne, fotografiere Thomas Bauch, sehe etwas Schönes, bleibe stehen, fotografiere hier, fotografiere dort, muss rennen, um Thomas wieder einzuholen, noch mehr rennen, um ihn zu überholen, fotografiere Thomas Bauch und - schwups - muss ich erneut wetzen.

Bis San Mamede ist das Angebot an Herbergen nicht wirklich groß. Es gibt nur eine, die sehr einsam und allein mitten in der Pampa steht. Da gibt es nix, keine Bar, kein Geschäft. Unser Reiseführer sagt: *... also aus Triacastela Proviant mitbringen oder das Essen von der Bar im nahen Ort Aguida telefonisch bestellen.* Langsam ist uns zwar wirklich nach Ankommen, aber hier möchten wir nicht bleiben. Und die 2 km bis zur nächsten Herberge schaffen wir nun auch noch.

Dafür ist die dann wirklich schön: Eine riesengroße Wiese, überall wunderschöne Sitzgelegenheiten, Tische, Bänke, Stühle, Sonnenschirme. Hier kann man sich sogar auf das Gras legen, ohne hinterher Disteln aus dem Po zupfen zu müssen. Wir müssen ein bisschen warten, bis die Rezeption öffnet, aber das macht gar nichts. Ich lege mich auf die Wiese, die Beine auf einer Bank, strecke die Arme links und rechts weit von mir und stehe erst wieder auf, als der Himmel über mich witzig aussehendes Menschlein so lachen muss, dass ihm ein paar Tropfen aus den gewölkigten Äuglein kullern. Sich für das bisschen Nass unter einen trockenen Sonnenschirm zu verziehen ist zwar Quatsch, aber das macht man halt so.

Warum eigentlich? Warum suchen wir uns immer bei den ersten Tropfen schnell ein trockenes Plätzchen, anstatt sie einfach zu genießen? Eine gute Frage, nicht wahr?

Als Marius klein war, hat ihm eine Duschbad-Werbung so gefallen, dass er, wenn es anfing zu regnen, sich immer hurtig seiner Kleider entledigte und nackt im Freien *duschte*. Dass ich ihn dann immer einfing, wieder in Hose und Shirt packte und ihm wortreich mitteilte, dass das nicht geht - darüber könnte ich mich heute wirklich dumm und dusselig ärgern. So ein Unfug!

Hier gibt es zwei Schlafräume mit jeweils zehn Betten und einige Doppelzimmer. Es ist alles so neu und liebevoll hergerichtet, von kleinen Dinosauriern an den Wänden bis zum Bad - so schön und ausgesprochen sauber. Auf dem Kopfkissen liegt sogar ein frisch gewaschener Überzug!

Wir vertrödeln die Zeit, faulenzen und spielen mit der jüngsten der vier Generationen, die uns hier bewirten. Der Junge ist etwa zwei Jahre alt, seine Mutter übernimmt die Rezeption, ihre Eltern und die Großmutter kochen für uns. Das gemeinsame Abendessen gibt es in einem großen Gemeinschaftsraum, in dem von einem Holzbalken viele lustige Windspiele und Gehänge baumeln, und ist total lecker!

Wir fühlen uns allerdings ein bisschen unwohl in unserer Haut. Wir kennen hier niemanden. Zwei junge Koreanerinnen haben wir schon draußen gesehen. Die Eine ist voll und ganz mit einem jungen Herrn beschäftigt (später kriegen wir mit, dass der auch aus Deutschland kommt), dass dem zweiten Mädel nur die Rolle des dritten Rades am Roller bleibt. Sie sitzt am anderen Ende des Tisches, lächelt zwar, guckt immer wieder aufgesetzt fröhlich zu ihrer Freundin, aber man sieht, dass sie nicht glücklich ist.

Rechts von uns sitzt ein sehr nettes, älteres, italienisches Ehepaar. Zuerst versuchen wir, uns noch irgendwie mit ihnen zu unterhalten, dann lächeln wir uns nur noch freundlich an.

Ein Stück entfernt sitzen zwei Deutsche, aber mit denen können wir erst sprechen, als das Essen zu Ende ist.

Solche Gespräche beginnen immer damit, sich gegenseitig mitzuteilen, wo man selbst den Weg begonnen hat. Hier ist es noch so, dass die Allermeisten aus Saint-Jean-Pied-de-Port kommen. Silke ist in Astorga eingestiegen. Ich weiß nicht, an wen sie mich erinnert, aber sie macht mir hier noch ein unangenehmes Gefühl, nicht, weil sie unangenehm ist, sondern weil mir der, an den sie mich erinnert, wohl unangenehm gewesen sein muss. So, den schwarzen Peter hat sie nun - wird ihn aber morgen schnell loswerden und sich dafür ganz dick in unseren pummeligen Bäuchen breit machen.

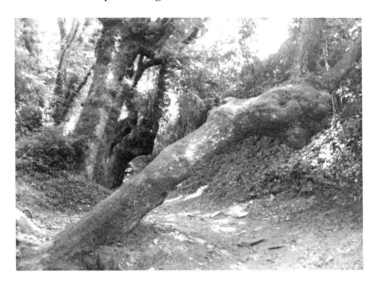

Sonntag, 12.06.2011

San Mamede - Portomarín (25 km)

Heute beginnt der Abschnitt des Caminos, auf den ich mich schon die ganze Zeit *gefreut* habe, ohne jedoch zu ahnen, wie recht ich behalten soll. Das erste Stück geht noch gut zu gehen, dann kommen wir nach Sarria. Hier beginnen die Einhundertkilometerpilger ihre Wanderung. Jedes zweite Haus scheint eine Übernachtungsstätte zu sein. Hotels reihen sich an Pensionen, Hostals und Herbergen. Es gibt sogar ein Pilgergeschäft, in dem man vom Wanderschuh über das Regencape bis hin zur langen Mikrofaserunterhose alles kaufen kann, was ein Pilgerherz erfreut.

Wanderschuhe - ich kriege ja jetzt schon die Krise! Wer sich auf den Weg macht, und sei es auch nur für die letzten 100 km, der sollte doch zumindest so vernünftig sein, sich schon vorher Schuhe besorgt und sie eingelaufen zu haben!

Ich winke in Gedanken in Richtung Himmel zu meinem Papa. Der hat uns als Kinder jeden nur erdenklichen Buckel in den Alpen hinaufgescheucht. Das Wort *Seilbahn* hatte in seinem Sprachgebrauch den gleichen Stellenwert wie *Dünnpfiff* oder *Unkrautgestrüpp*, das gibt es zwar, aber haben müssen muss man es nicht.

Umso roter schwoll sein Kopf an, wenn wir uns auf den letzten Metern von der Bergstation zum Gipfelkreuz den Weg mit Herrschaften teilen mussten, die entweder in glänzenden schwarzen Halbschuhen (die Herren) oder hochhackigen Sandalen (die Damen) verzweifelt damit beschäftigt waren, sich nicht die Haxen oder gar den Hals zu brechen. Ich selbst fand es dagegen immer sehr lustig, denn sie krabbelten immer mehr oder weniger auf allen Vieren, anstatt sich aufrecht gehend fortzubewegen. Blöd war nur, dass man immer aufpassen musste, ihnen nicht auf die Hände zu treten. Aber was macht man nicht alles für seine Mitmenschen. Oben angekommen, zogen sie sich am Gipfelkreuz wieder hoch, warfen sich stolz in Pose und fotografierten wie die Wilden, bevor sie sich auf Händen und Knien wieder auf den Weg zur Bergstation machten.

Nein, Lack- und Stöckelschuhe tragen diese Kurzstreckenpilgerchen nicht, aber ihre funkelnagelneuen Sporttreterchen sehen nun auch nicht viel weniger lustig aus. Für mich jedenfalls. Sie selbst können sich darüber kein Bild machen, denn ihre Brüste sind derart gebläht (Dolly Buster wirkt daneben wie eine vertrocknete Rosine), dass ein Blick auf die eigenen Latscherlein auch dann unmöglich wäre, wenn sie die Nasen nicht so hoch tragen würden, als wären sie den Camino schon mindestens vierzigmal komplett gelaufen und dozierten hauptberuflich an einer Eliteuniversität über das Pilgerleben. Mit der Mine *Ganzwichtig* und *Ichbinderwunderbarste* auf ihren strahlenden Antlitzen machen sie sich, ernsthaftestens über Schritttechniken diskutierend, auf den Weg ... zur nächsten Bar und zur nach den ersten marschierten 20 m wohlverdienten Tasse Kaffee.

Thomas und ich brauchen keine Worte. Wir nehmen unsere Beine in die Hände und suchen unser Heil in der Flucht. Nur weg hier!

Eigentlich doof, denn es gibt hier so viele nette Dinge: Eine Wand ist sehr umfassend und wunderschön mit Pilgern bemalt, über den Eingängen hängen immer wieder kleine Jakobchens und Pilgerchens - das ist richtig etwas fürs Herz!

Noch mehr doof ist allerdings, dass all diese Ganzwichtigpilger nicht hier bleiben, sondern den gleichen Weg gehen wie wir. Wir werden ihnen also ab sofort stets und ständig begegnen. Na bravo!

Am ersten Pilgerkreuz, das uns über den Weg läuft (ein wunderschönes Steinkreuz mit Blick auf die Stadt), steht die Meute, um sich gegenseitig, miteinander, ohneeinander und überhaupt zu fotografieren. Sie gebärden sich, als hätten sie gerade einen Elefanten erlegt. Ich warte nur darauf, dass einer auf die Idee kommt, das Kreuz umzulegen und seinen Fuß in Siegerpose darauf zu platzieren.

Wir werden noch einen Schritt schneller.

Aus dem Ort heraus begegnen wir zunächst immer wieder einer Gruppe von drei Männern mit Tagesbeutelchen auf dem Rücken. Das sehen wir ab sofort sehr oft, denn wer schon nur die letzten 100 km läuft, muss sich nicht auch noch damit belasten, sein Gepäck selbst zu tragen. Der lässt es fahren. Schließlich hat man an dem Beutelchen, in das höchstens eine Flasche Wasser, der Geldbeutel und ein Päckchen Taschentücher hineinpasst, mehr als genug zu tragen. Und überhaupt muss der Camino ja dankbar sein, dass man sich überhaupt dazu herablässt, ihn mit seinen frisch sportbeschuhten, großartigen Treterchen zu begehen!

Ich habe in diesen drei Jahren, die wir auf dem Camino tippeln, viel gesehen, aber dass sich jemand beim Wandern eine Zigarette anzündet, das ist ... beeindruckend. Ich schlucke mein Kopfschütteln herunter. Ich schlucke es auch zweimal herunter, als eben dieser *Herr* lautstark von ganz unten allen Schnodder heraufzieht, der sich in ihm befindet, um ihn dann herzhaft neben sich zu spucken. Andrea, reg dich nicht auf, schließlich kennst du das vom Fußballplatz.

Ihr Lieben, ist euch schon mal aufgefallen, dass Männer, sobald sie einen grünen Rasen mit Strichen und Mittelkreis auch nur von Weitem sehen, sofort alles Mögliche heraufziehen und von sich geben müssen, egal ob sie selbst spielen oder nicht, egal ob sie ein Taschentuch einstecken haben oder nicht und schon mal ganz egal ob ein weibliches Wesen neben ihnen steht oder nicht!? Ich bin mir sicher, in diesem Y-Chromosom, das dafür sorgt, dass sie im Stehen pieseln und immer nur schön langsam eins nach dem anderen machen können (was nicht sehr produktiv ist, zumal sie die meiste Zeit damit verbringen, sich dämliche Sprüche über nicht einparken könnende Frauen auszudenken) (na gut, manche stellen sich aber auch wirklich dusselig an, fast so dusselig wie der Mann zwei Parkplätze weiter), liegt auch die Information: Rasen, weiße Kreidestriche darauf, links und rechts zwei Tore - lautstarke Entleerung. Und wer es nicht schafft, dies laut und ekelig genug zu tun, der kann ja mit quietschenden Reifen herumfahren, um zu zeigen, dass er in seiner Hose tatsächlich etwas hat … über dessen mangelnde Größe ich hier nicht weiter spekulieren möchte. Wobei ich davon überzeugt bin, dass Männer ein solch wunderliches Verhalten nicht an den Tag legen, um das Herz einer Frau zu gewinnen (die ist in diesen Situationen viel mehr damit beschäftigt, sich kopfschüttelnd an die Stirn zu tippen), sondern darum, unter seinen Geschlechtsgenossen zu prahlen. Ziemlich doof, oder?

Beim dritten Spucken, diesmal mir direkt vor die Füße, läuft mir dann doch die Galle über. „Pfui, du Schwein!" versteht er zwar nicht, aber da die Dame hinter mir darauf entsprechend reagiert, drehe ich mich zu ihr und ergänze mit den drei Brocken Spanisch, die ich kann: *„¡No está solo en Camino!"*

Ich habe keine Ahnung, ob ich die richtigen Wörter in der richten Reihenfolge und der richtigen Grammatik benutzt habe, um auszudrücken, dass dieses Borstentier nicht alleine ist auf diesem Weg, aber ich habe meinem Ärger Luft gemacht. Das ist doch auch schon was. Er dreht sich zu mir um und guckt mich an, als hätte ich dem Kaiser in seinen nagelneuen Kleidern erklärt, dass er völlig nackt ist: Pff, kannst du überhaupt mitreden, du kleines, pummeliges Etwas mit riesigem Rucksack auf dem Buckel? Wer bist du überhaupt? Wie dämlich muss man sein den gesamten Weg zu gehen und dabei auch noch seine Sachen selbst zu tragen?

Bei der Arroganz, die mir aus seinen Augen entgegenglotzt, platzt mir fast endgültig die Hutschnur. Perfekt oder nicht - ich möchte ihn meucheln, morden, vierteilen, teeren, federn und an seinen Ohren am nächstbesten Ginster aufknüpfen! Kann der froh sein, dass er für sein dusseliges Gucken seinen Schritt verlangsamen muss. Na klar! Bei so viel Intelligenz wäre es auch zu viel verlangt beides zu tun, gehen und dämlich gucken. Ich überhole ihn, stoße noch die eine oder andere Dampfwolke aus Nase und Ohren und laufe um sein Leben.

Wer jetzt denkt, dass ich ab sofort wieder friedlich vor mich hinstapfen kann, der sei eines Schlechteren belehrt. Diese Kreuzung aus gemeinem Hängebauchschwein und Lama ist nicht der einzige Vollpfosten, der heute in all seiner Überheblichkeit über den Camino lustwandelt. Als nächstes begegnet mir, dort wo ein Hohlweg am engsten ist, eine Dame, die quer zur Pilgerrennbahn ihre Dehnübungen macht. Nach 500 m beschwerlichster Wanderung (muss ich noch sagen, dass ihren Rücken nur ein Beutelchen ziert?) hat sie das auch dringend nötig! Sie hat ein Bein weit nach hinten gestellt, eins nach vorne und platziert, damit auch ja niemand an ihr vorbeikommt, ihre Stöcke vor bzw. hinter ihren Füßen. So lächelt sie mir schon von weitem freundlich entgegen. Ja, sie sieht mich kommen. Ja, sie weiß, dass sie den Weg vollständig ausfüllt. Nein, sie beendet nicht ihre - ja was eigentlich? Zum Dehnen muss man sich schon ein bisschen strecken, aber das tut sie gar nicht. Sie steht halt einfach nur so da. Jedenfalls beendet sie das, was auch immer das sein soll, was sie da tut, nicht, sondern ich beende hier meinen Schritt, bleibe stehen und warte geduldig. Hier gibt es keine *any other options*.

Wäre ich nicht zu wütend, müsste ich jetzt doch mal lachen. Die Szene ist wirklich wie aus einem schlechten Comic entsprungen: Sie steht also da, lächelt freundlich und versteht so gar nicht, warum ich vor ihr stehen bleibe. Ich lese in ihren Augen die Frage: Was will die denn jetzt von mir? - Meine Augen antworten: Nichts weiter, nur dass du endlich den Weg räumst, Sonnenschein! - Sie guckt nach vorne - huch, da ist alles voll mit mir! -, dreht auf der mir abgewandten Seite den Kopf nach hinten - huch, da ist auch alles voll mit mir! -, dreht den Kopf wieder zurück, schaut wieder mich an, lächelt wieder freundlich … Kinders, das muss man erst mal bis hierhin schaffen! Das ist nicht so einfach!

Was dann kommt, überfordert sie endgültig. Sie muss ja nun etwas machen, aber in welcher Reihenfolge? Zuerst die Stöcke? Zuerst die Füße? Zuerst hinten? Zuerst vorne? Es reicht nicht, dass sie ein bisschen auf die Seite rutscht, nein, das muss gut überlegt sein! Da muss man erst einen Plan machen! Und das braucht Zeit.

Ich schließe die Augen und denke an meinen Schutzengelkalender und die Sprüchlein, die in ihm stehen: *Schöpfe Kraft aus deiner inneren Ruhe.* In dieser Situation brauche ich viel Zeit, um diese Ruhe in meinem Inneren zu finden. Aber, die habe ich ja! Ich muss eh warten! Also versinke ich in mir, wühle, drehe das Unterste zuoberst, krame auch in den letzten Ecken, in den tiefsten Gründen und Abgründen meiner selbst und siehe da: Da ist sie ja, meine innere Ruhe! Sie hat sich so gut versteckt, aber gefunden habe ich sie doch!

Jetzt muss ich nur noch warten, bis diese freundlich guckende Señora sich und ihre Stöcke halbwegs sortiert bekommt, bedanke mich artig und schicke ein Stoßgebet gen Himmel, dass er wenigstens so viel Erbarmen mit mir haben möchte, diese Dame für den Rest des Weges ganz weit von mir fern zu halten. Hätte ich das vorher gewusst, hätte ich in der brasilianischen Herberge gerne einen Knoten an meinem Glücksbändchen für diesen Wunsch geopfert.

Ich glaube, ich bin noch nie auf dieser Wanderung so schnell gelaufen. Auch nicht, als ich in Sandalen nach El Acebo rannte. Alles in mir schreit: Lauf, lauf, schnell, schnell, flüchte, sieh zu, dass du diesen Leuten entkommst! Wetze um ... nein, nicht um dein Leben, sondern deren Leben! Du hast nur diese eine Chance!

Nach ein paar Metern geht mir die Puste aus, dafür schaltet sich mein Hirn wieder ein: Mach' dir keine Sorgen, wenn die auf einen Kilometer zwei derartige Pausen braucht, wird sie mir mit Sicherheit nie wieder im Weg stehen!

Außerdem ist es hier viel zu schön, um zu rennen. Der Weg führt immer wieder entlang dieser bemoosten und überwucherten rohen Steinmauern und durch Orte, die die Bezeichnung Kuhdorf wirklich verdienen. Hier wohnen ganz viele Vierbeiner und dulden ein paar wenige zweibeinige Mitbewohner. Wenn sie uns entgegenkommen, also die Kühe, benehmen sie sich gewohnt sittsam, gehen am äußeren Rand des Weges und muhen freundlich. Ich werde das Gefühl nicht los, dass die einfach besser erzogen sind als so manches Rindvieh auf zwei Beinen: Sie rauchen nicht, sie spucken nicht und sie rutschen rücksichtsvoll auf die Seite. Gut, sie gucken ein bisschen skeptisch, als hätten sie Angst, gleich mit einem Schlachtermesser angegriffen zu werden. Aber hätte ich eines, würde ich es bestimmt nicht an ihnen ausprobieren, sondern ...

Nein. Ich bin nicht mehr mordrünstig, mir gelüstet es nicht mehr nach Gemeuchel ... und wenn ich mir das jetzt lange genug einrede, glaube ich vielleicht am Ende sogar daran.

Ich möchte hier und jetzt doch einmal klarstellen, dass ich im Grunde ein sehr friedlicher Mensch bin. Naja, für mich musste schon so manches Schwein seinen Hintern, so manches Rind seine Hüfte, so manche Pute ihre Brust und so manches Huhn eine seiner Hälften und damit sein Leben lassen, aber sonst kann ich keiner Fliege etwas zuleide tun. Hier und da kriege ich einfach ein bisschen Plack und dann geht meine Fantasie mit mir durch - aber nur die ... und manchmal auch mein Mundwerk. Wenn mir jemand zu dämlich kommt, frag' ich ihn auch schon mal, ob er etwas gefrühstückt hat, was ihm nicht bekommen ist, oder welcher wilde Affe ihn biss. Dann fühle ich mich zwar auch wie ein wild gewordener Affe, aber ich habe noch niemanden mit meinen Beißerchen attackiert. Doch, einmal, meinen Bruder Zahnfee, aber da war ich noch ganz klein und er so viel größer und stärker als ich. Das zählt nicht.

So, das musste nun doch einmal gesagt werden.

Habt ihr übrigens schon die Bäume bemerkt? Ich hab' ja davon keine Ahnung, aber ich denke, dass ihre Stämme schlicht abgeschnitten werden, damit sie dann in mehreren Ästen oben wieder herauswachsen können. Jedenfalls sind sie unten kurz, dann kommt ein Stück verknubbeltes Geknubbel und oben sehen sie ein bisschen aus wie eine Punk-Frisur.

In Villey kehren wir in einer ganz süßen Bar ein. Heideröslein, ist das schön hier! Man durchquert einen sattgrünen und sehr gepflegten Rasen, links und rechts gesäumt von Steinkreuzen, Brünnchen, Jakobchen und Pilgerchen - hier müssen wir einfach frühstücken! Außerdem ist der Kuchen total lecker!

Stefan gesellt sich zu uns an den Tisch, auch ein Einhundertkilometerpilger, aber nett. Ich kriege gar nicht mehr zusammen, welche Tour er mit seiner Frau schon kreuz und quer durch Spanien gemacht hat, bevor sie gemeinsam die letzten 100 km des Caminos bewandern wollten. Seiner Frau geht es leider nicht gut, sodass sie diese erste Etappe mit dem Bus fahren muss. Also machte er sich morgens alleine auf den Weg nach Santiago und schließt sich nun uns an.

Wir verlassen gemeinsam diese Bar. Thomas und er verstehen sich so gut und führen so einträchtig so männliche Gespräche, die brauchen mich nicht. Also bleibe ich ein Stück zurück und fotografiere einen Maisspeicher nach dem anderen: den ersten, weil er der erste ist, den ich sehe, den zweiten, weil er so schön alt und verwittert aussieht, den dritten, weil er so fröhlich in frischem Rot strahlt, den vierten, weil – huch, warum überhaupt?

Machen wir ein bisschen Kultur: Diese Speicher heißen *Horreos* und gehören zu Galizien wie die Reetdachhäuser zu Schleswig-Holstein. Sie sehen ein bisschen aus wie Miniaturen von hölzernen Langhäusern. Damit Mäuse nicht mäuseln können, stehen sie auf Steinsäulen. Oben haben sie ein Satteldach, das fast immer mit einer Figur abgeschlossen wird, einem Kreuz, einer Glocke oder auch nur einem Knubbel in unterschiedlichst geknubbelter Form. In ihnen werden Früchte und vor allem Mais gelagert, luftig genug, dass nichts verfaulen kann. Jedes *Horreo* ist anders, also fotografiere ich die nächsten fünf einfach nur, weil sie anders sind als die anderen - und weil ein schlauer Mensch sich ein System hat einfallen lassen, mit dem man fast endlos viele Bilder auf eine Speicherkarte tackern kann. Ist das nicht praktisch? Man kann knipsen und knipsen und knipsen und muss sich keine Gedanken machen, ob man genug Filme hat. Ich liebe das!

Hinter Perluscallo kommt er ... er ... er ... der Stein ... der Stein ... der Stein, auf dem steht, dass es von hier nur noch 100 km bis Santiago sind. Noch 100 km! Der Hammer! Wenn ich richtig gerechnet habe (aber Kopfrechnen war nie so meine Stärke) waren es in Roncesvalles 765 km. Das heißt, wir sind 665 km gelaufen (davon 220 km alleine bis jetzt in diesem Jahr), die Wege nicht mit gerechnet, wo wir uns verlaufen haben. Jaja, ich weiß, die 12 km von Villamajor de Monjardin nach Los Arcos muss ich abziehen (die ärgern mich noch immer), die 3 km, die wir in Burgos geschummelt haben und das Stückchen in León, als gar nichts mehr ging. Macht zusammen keine 20 km. Bleiben also mindesten 645 km. Aber die sind wir gelaufen, auf unseren eigenen, schrunzeligen Treterchen, wir super unsportlichen Pummelchens. Wir sind echte Wichte!

In unserem Reiseführer steht: ... *raus mit dem Champagner aus dem Rucksack!* Den haben wir leider nicht dabei. Dafür gönnen wir uns ein leckeres Tässchen Kaffee in Morgade. Das ist doch auch fein!

Bis Portomarin, unserem Tagesziel, sind es jetzt nur noch etwa 11 km, aber die ziehen sich. Es geht immer wieder bergauf, bergab, bergauf ... So viel, wie wir hier hinaufschnaufen und so wenig wie wir wieder locker nach unten hoppeln dürfen, müssten wir - zumindest gefühlt - heute alle Höhen des Himalaja bestiegen haben. Ein ausgesuckelter Kaugummi ist ein Stahlseil dagegen, wie sich der Weg nun zieht. Aber sträub dich nur, versuch nur, uns kleinzukriegen - wir haben 645.000 m hinter uns, wir geben nicht auf!

Endlich erreichen wir die Brücke vor Portomarin. Na klasse! Und da soll ich drüber? Die Brüstung geht mir gerade mal bis zur Hüfte, ist also eher eine Hüftung. Untendrunter kommt ganz viel Luft. Ich liebe Luft, wenn sie über mir ist und um mich herum. Luft unter mir ist ... nix für mich. Für Thomas übrigens auch nicht, aber was macht der denn da? Er guckt gar nicht lange, sondern geht - tapp, tapp - einfach weiter immer stur geradeaus. An ihm zögert auch nicht eines seiner schon sehr wenigen und noch weniger langen Haupthaare. Tapp, tapp - weg isser.

Na klasse! Und ich?

Ich scharre mit den Füßen. Ich drehe mich um die eigene Achse. Ich stapfe wie Rapunzel auf den Boden. Es hilft nix. Ich muss da rüber.

Ihr fragt euch jetzt, was in mich gefahren ist? Schließlich bin ich ja schon über jede Menge Brücken gegangen, oder? Stimmt. Aber die waren zu. Die hier ist ... unzu. Da kann man durch und durch gucken.

Ich klappe meinen Hut herunter, schnaufe tief durch und ergebe mich in mein Schicksal. Denk an etwas anderes, etwas Schönes: Du liegst an einem Strand, über dir wedelt eine Palme heimelig in der Sonne, vor dir rauscht das Meer berauschend, unter dir ist wunderbar weicher, warmer, weißer Sand ... Wutsch – fegt ein anderer Wanderer an mir vorbei und - schwups - liege ich nicht mehr am Strand, sondern stehe zitternd auf einer Brücke; vor mir ist kein Meer, sondern noch mehr Brücke, und unter mir kein Sand, sondern Luft. Meine Lieben, ich trage feste und gut eingelaufene Wanderstiefel, aber wenn ich mir nicht so dämlich vorkommen würde, würde ich jetzt wie die Lack- und Stöckelschuhträger am Gipfelkreuz auf allen Vieren weiterkrabbeln.

Nein, ich hab' auch meinen Stolz! Ich bin bis hierher aufrecht gelaufen, das bisschen krieg' ich nun auch noch hin!

Bis ich endlich auf der anderen Seite angekommen bin, läuft mir die Angstschwitze wie die Niagarafälle von der Stirn, aber ich bin drüben. So! Na, du blöde Brücke, das hast du wohl nicht gedacht, hä?! ... Ich auch nicht.

Wir besteigen die Stadt über die große, alte Treppe. In den späten 50ern wurde eine Staumauer gebaut und das ehemalige Portomarin versank in einem See. Um wenigstens etwas zu retten, baute man die Kirche San Juan, zwei Stadtpaläste und eben diese Treppe ab und hier neu auf. Sie sieht zwar etwas verloren aus, so ohne erkennbaren Grund in die Botanik gepflanzt, aber schön ist sie trotzdem. An der Kirche kann man übrigens noch die Nummern sehen, mit deren Hilfe jeder Stein wieder sein altes Plätzchen fand.

Wir haben ein bisschen Panik, kein Bett mehr zu bekommen. Hier übernachten bestimmt alle Pilger und das sind seit Sarria eine Menge. Also beschließen wir, gleich zur nächstbesten Herberge zu gehen, die offensichtlich funkelnagelneu ist und wohl extra für das Heilige Jahr 2010 gebaut wurde. Wir werden schnell und gerne aufgenommen. Uff!

Uff!!! Als wir den Schlafsaal betreten sind wir doch ein bisschen schockiert. Das ist kein Saal, das ist eine Halle, so groß, dass man hier gut und gerne nach allen Regeln der internationalen Verbände ein Fußballländerspiel austragen könnte - mindestens! Hier und da wird sie von Vorhängen in fünf Abschnitte unterteilt Alleine der Weg zum Wäschewaschraum ist eine kleine Wanderung. Dort, ganz da hinten in der Ferne, steht das letzte Bett. Na klasse! Das kann ja heiter werden!

Ich schicke hier schon mal beruhigend vorweg: Auch wenn die Menge an Schlafmöglichkeiten ein bisschen erschrickt, es werden ja nicht alle Betten belegt. Wenn doch, ist hier bestimmt gut etwas los. Aber wir haben Glück und ob man nun mit 40 Leuten in einem kleinen Kabuff oder in einem großen Saal liegt - da ist das Zweite doch schon fast angenehm, oder?

Außerdem kriegen wir hier (wie übrigens ab sofort immer) hygienisch verpackte Einmalbenutz-Kopfkissenüberzüge und -Laken. Beides ist zwar ein Hauch von fast nichts, aber fast nichts ist eben doch nicht ganz nichts und nicht ganz nichts kann sehr angenehm sein.

Nachdem wir nicht mehr nach Mensch dufteten, bummeln wir durch die Straßen zur zwangsversetzten Kirche, um sie uns anzusehen und vor ihr in der Sonne auf einem Mäuerchen ein bisschen dekorativ in der Gegend herumzusitzen und Pilger-watching zu machen: Oh, den dort haben wir unterwegs auch schon gesehen und die da auch und da sitzt doch Stefan frech und fröhlich allein mit seiner Frau um einen Tisch im Straßencafé herum. So geht das nicht!

Damit es den beiden nicht zu wohl wird, setzen wir uns zu ihnen, und damit es uns nicht zu wohl wird, gesellen sich schon bald Silke aus der letzten Herberge und Günther zu uns. Was dann kommt, ist alles ziemlich chaotisch und kostet mich einige Taschentücher. So viele Tränen beim Lachen habe ich schon lange nicht mehr vergossen!

Silke ist der Knaller, Frau Dr. Oberwichtig, wie sie sich selbst nennt. Weil sie ihre Doktorarbeit über ein ganz komisches Thema geschrieben hat (ich weiß nicht mehr, was es war, aber es hatte etwas mit dem hohen Norden zu tun und passt so gar nicht zu ihr), muss sie uns natürlich haarklein erzählen, wie sie denn auf so eine dusselige Idee gekommen ist. Neugierig sind wir nicht, wir wollen nur alles wissen. Also erzählt sie, wo sie herkommt, wo sie was studierte, wie sie auf das Thema kam und dass sie dann irgendwann bei der Tageszeitung arbeitete, die wir gelesen haben, als wir in Seligenstadt wohnten. „Huch! Da?" - „Wie? Ihr kennt die Zeitung?" - Na klar, wir haben früher in Seligenstadt gewohnt". - Oh, da habe ich eine Wohnung." - „Nee, ne?!" - „Doch!"

Aber noch viel schöner sind die kleinen Geschichten, die sie erzählt: Sie hat sich letzte Nacht das Zimmer nur mit dem italienischen Ehepaar geteilt, mit dem wir leider nicht sprechen, sondern nur freundliche Blicke austauschen konnten. Das sei doch bestimmt eine sehr angenehme Nacht gewesen. - „Angenehm?" - Ich kriege Angst, dass sie gleich im wahrsten Sinne des Wortes aus der Haut fährt. - „Angenehm? Die waren unmöglich! Sitzen draußen und genießen die Nacht, kommen spät ins Zimmer, packen dann erst ihren Schlafsack aus und kruscheln herum. Dass ich schon geschlafen habe, hat die überhaupt nicht gestört. Dann hielten sie ein kleines Schwätzchen, neiiin, nicht leise. Warum auch? Ich war ja dann schon wach!" Dann endlich ist Ruhe - denkt sie. Falsch gedacht! „Der fängt an zu schnarchen, aber wie! Wenn alle Männer so schnarchen, werde ich auf der Stelle lesbisch!"

Ich muss lachen. Also ich wäre keine gute Partnerin für sie, schließlich erschrecke ich im Schlaf manchmal selbst von meinem Geschnurchel. - „So ein Mist! Da wird man lesbisch, muss trotzdem das Gesäge ertragen und hat obendrein keinen Spaß beim Sex!"

Zur Wiedergutmachung für den gestohlenen Schlaf in der Nacht sind die beiden dann schon sehr früh und lautstark aufgestanden. „So was von rücksichtslos! Denen hätte ich am liebsten in den Rucksack gepinkelt!"

Ich brauche jetzt auch dringend eine Toilette, denn was da den Weg nicht aus meinen Augen herausfindet, sucht ihn sich eben anders. Ich renne in die Bar und lache lauthals auf dem Klo weiter, beeile mich aber, denn ich will nicht die Geschichte verpassen, wo sie frisch, munter und voller Energie über den Camino gefegt ist. Sie hatte das Gefühl, dass sie so schnell läuft wie noch nie in ihrem Leben, bis sie von hinten eine Stimme hörte, die da sagte: „Sollen wir die überholen? Die läuft ja wie eine Schnecke!" Nein, sie hat das Gesicht dieses Schnösels nicht gesehen, denn bevor sie sich aufgebracht zu ihm umdrehen konnte, war der schon - wutsch - an ihr vorbei und verschwand in einer Staubwolke in der Ferne. „Da fehlte nur der Abspann!"

Die anderen netten kleinen Begebenheiten kriege ich gar nicht mehr zusammen. Sie übernachtet heute, „man gönnt sich ja sonst nichts", in einem Hotel. Da bleibt sie verschont von lärmenden Italienern – und leider auch vom Anblick ihres eigenen Gesichts, denn in ihrem Zimmer gibt es keinen

Spiegel. Aber bei so viel *vino tinto*, mit dem sie ihre Kehle befeuchtet, wird sie morgen mit Sicherheit dankbar dafür sein, wenn sie sich nicht sehen muss!

Günther kommt, wie schon sein Name verrät, aus Dänemark. Er ist um die 60 Jahre, wettergegerbt braun gebrannt und hat mit Abstand nicht nur die schönsten Beine auf dem Camino, sondern auch die wärmsten Augen und das herzhafteste Lachen. Ein toller Mann!

Auch bei Stefan löst sich nach und nach die Zunge. Der arme Kerl ist als *Greenhorn* umzingelt von lauter Altpilgern. Dabei ist er so stolz auf seine heutige Laufleistung: Der Anstieg dort war nicht ohne, das Stück Weg da hatte es nun wirklich in sich - er hört sich an, als hätte er heute mal eben den Himalaja bestiegen. Ein bisschen hat er das ja auch, seinen ganz persönlichen Himalaja eben. Warum sollte er darauf nicht stolz sein dürfen?

Diese Stunden hier sind einfach grandios! Bei so viel Rotwein, der an unserem Tisch vertilgt wird, muss die Bar eigentlich leergetrunken sein. Wir sind uns einig, dass sowieso sehr, sehr viel *vino tinto* durch die Gurgeln der Pilgerchen fließt. Warum überhaupt? Ist der Weg nur im Suff zu ertragen? Trinkt man so viel, um die Nächte in den Herbergen besser zu überstehen? Braucht man ihn, um in ihm seinen Ärger über lärmende Italiener oder spuckende Spanier zu ersäufen? Wie auch immer, wir beschließen, einen Club zu gründen: *Die anonymen Camino-Alkoholiker*. Vorstellen muss sich dann jeder ungefähr so: Hallo, ich bin Andrea, ich war auf dem Jakobsweg, ich bin Alkoholiker.

Aber auch der lustigste Umtrunk geht einmal zu Ende, und sei es auch nur, weil die Herbergen in der Regel um 22.00 Uhr ihre Türen verschließen. Wer nicht pünktlich in seinem Bettchen liegt, muss sehen, wo er die Nacht verschnarcht.

Günthers Unterkunft ist direkt über unserer, also schlendern wir gemeinsam durch die Straßen zu Schlafsack und Matratze. Ob er Walli, Lassarah, Roland und Hans kennt, fragen wir ihn. Na klar! Die schlafen doch in der gleichen *Albergue* wie er! Schon ist Schluss mit Schlendern. Wir legen einen Zahn zu, denn wir können es gar nicht abwarten, sie alle wiederzusehen.

Sie sitzen noch auf der Terrasse beieinander. Nur Lassarah liegt schon im Bett. Sie hat sich einen Darmvirus eingefangen und ist wohl sehr mitgenommen. Wir freuen uns wie Wichte, dass wir nun doch irgendwie wieder alle zusammen sind, und reden alle ziemlich wild durcheinander. Wo wir denn geblieben wären? Sie hätten in Fonfria (wo wir telefonisch ein Bett reserviert hatten und dann doch nicht hingelaufen sind) so auf uns gewartet (unser Freund, der Tausend-Dank-Dussel, hat ihnen also nicht Bescheid gesagt)! Als wir nicht kamen, haben sie sich ernsthaft Sorgen um uns gemacht. Ist das nicht lieb? Ich könnte sie alle knutschen!

Als krönenden Abschluss dieses wunderschönen Tages wartet auf meinem Nachbarbett Paulette, eine amerikanische Dame, der wir unterwegs auch schon wiederholt begegnet sind, mit einem Betthupferl für uns. Sie hat sich heute zur Feier des Tages eine Tafel Schokolade gegönnt, die sie mit uns teilt. Nein, alleine will sie ja nun nicht dick werden!

Meine Lieben, wenn das nicht ein runder Abschluss für einen rundum schönen Tag ist! War da etwas, was mich ärgerte? Ehrlich? Kann ich mich gar nicht dran erinnern.

Ich bin viel zu aufgewühlt, um zu schlafen, und verbringe eine lange Zeit im Aufenthaltsraum, schreibe an meinem Tagebuch, kriege sogar extra ein Licht angeschaltet, damit ich den Unsinn besser sehe, den ich so auf Papier bringe, und schleiche schlussendlich glücklich und nun doch rechtschaffen müde zu meinem Bett.

Montag, 13.06.2011

Portomarín - Palas de Rei (24 km)

Es ist kaum zu glauben, wie ruhig man in so einem großen Saal mit so vielen Menschen um sich herum schlafen kann. Naja, einer packt schon um 5.20 Uhr seinen Rucksack, aber den lege ich im Halbschlaf einfach als so-isses-halt ab und schnurchele weiter bis 6.45 Uhr. So lange haben wir schon lange nicht mehr geschlafen! Als wir die Herberge verlassen, sind wir frisch und ausgeruht, voller Taten- und Laufdrang.

Der erste Kilometerstein sagt, es sind noch 89,5 km bis Santiago. Laut Reiseführer sind es 4 km mehr, aber 89,5 km hören sich schöner an.

Der Weg geht immer leicht bergauf und ist eher langweilig. Aber das macht mir heute nichts aus. Ich bin gut drauf. Außerdem nieselt es immerzu vor sich hin, das hält frisch.

Ich setze mich wieder ein Stück nach vorne von Thomas ab. Morgens ist einfach meine Zeit. Kaum braucht mich der arme Kerl hoffentlich nicht mehr zu hören, fange ich an, meine Liedchen zu trällern. Je besser ich mich fühle, desto lauter und schiefer wird mein Gesingsang. Heute fühle ich mich sehr gut, aber das macht ja nix, es hört ja keiner.

So nähere ich mich im Sturmschritt alsbald einer Gruppe von fünf Damen, die es tatsächlich schaffen, nebeneinander zu gehen und die gesamte Breite der Schotterstraße einzunehmen. Auch wenn ich nicht so gut drauf und in Fahrt wäre, wäre ich doch zumindest so in Tritt, dass ich nicht bremsen mag. Darum kündige ich mich schon von weitem an. „Kling, kling!" Keine Reaktion. Ich nähere mich. „Kling, kling!" Diesmal etwas lauter. Wieder keine Reaktion. Als ich direkt hinter ihnen bin versuche ich es ein letztes Mal und richtig laut: „Kling, kling!" Eine Reaktion: Die Dame links außen, hinter der ich mich direkt befinde, bleibt stehen! Ganz klasse! Ich komme in voller Fahrt von hinten, um, wie man es ja nun mal gelernt hat, links zu überholen, und da bleibt die stehen! Bremsen kann ich nicht mehr. Ich schaffe es nur noch, meine Hände hochzureißen und schützend vor meine Brust zu halten, da krache ich mit der Nase (so hoch sind meine Hände in der Kürze der Zeit von Stopp bis Knall nicht gekommen) gegen ihr Tagesbeutelchen. Rums! Da strahlen über meinem Kopf die Sternlein und Vöglein flattern fröhlich zwitschernd im Kreis.

Nun denkt aber bitte nicht falsch von dieser Dame. Nein, sie erschrickt nicht, guckt nicht, ob bei mir alles in Ordnung ist oder ob ich mir wehgetan habe, und entschuldigen tut sie sich schon mal ganz und gar nicht. Nein. Sie öffnet ihren Mund und was sie so alles fauchend von sich gibt, hört sich nicht nach *lo siento* an, sondern nach Dingen, bei denen ich froh bin, dass ich die nicht verstehe. So, Mausepups, zieh dich warm an, denn jetzt geht mein Mund auf, jawoll, und bei dem, was ich sage, kannst du auch nur froh sein, dass du es nicht verstehst, „du blöde Trampelziege!"

Weil wir jetzt beide so gut in Fahrt sind, nicht mit den Füßen, sondern mit der uns geschenkten Gabe, uns artikulieren zu können (nennt man das noch so, wenn zwei wild gewordene Furien wie Berserker übereinander herfallen?), werden wir immer lauter und unser Ton immer schärfer. Sich länger mit ihr auseinanderzusetzen bringt nur unnötigen Verdruss, also rausche ich an ihr vorbei, brubbele noch ein bisschen vor mich hin und lasse ihr boshaft geblöktes *„buen Camino"* (die Ausrufezeichen überhöre ich geflissentlich, weil sonst müsste ich mich auf dem Absatz umdrehen und ihr diese so lange in den Mund stopfen, bis sie nicht mehr babb sagen kann!) unerwidert. Nein, zum Beschimpfen sind mir diese beiden Worte zu lieb geworden. Ich lege einen weiteren Zahn zu und versuche, so schnell wie möglich, meine Ohren außer Hörweite zu bringen.

Jetzt dauert es nicht mehr lange, bis ich an eine Bar komme, in der Lassarah und Hans schon sitzen. Es geht ihr wirklich nicht gut. Ihr Gesicht ist noch ein bisschen knochiger und ihre Nase noch ein bisschen spitzer geworden. Aber sie beißt sich durch, geht weiter, obwohl sie ganz schön gebeutelt ist. Wie stark muss diese Frau sein!

Hier ist es voll wie auf dem Oktoberfest im Bierzelt, aber ich ergattere einen Stuhl und stelle mich an der Theke an. Das dauert eine Weile. Als ich mit Kaffee und Kuchen zurückkomme, nimmt gerade das Damenterzett am Tisch nebenan Platz. Na bravo!

Und was tut diese Zimtzicke? Kinders, haltet euch fest: Sie holt ihren Foto heraus und will mich auf ihre Speicherkarte bannen. Ja ist die denn gescheit? So, wie ich mich über sie geärgert habe, würde ich lieber einen Kuhfladen fotografieren als ihr dusseliges Gesicht! Sie sieht das offensichtlich anders und will mich zu Hause wohl überall herumzeigen: Guckt, das war die Erste, die ich auf dem Jakobsweg mit meiner Dämlichkeit ins Jenseits geschossen habe! - Hallo! Soll ich mich jetzt noch hinlegen, damit sie ihren Fuß in Siegerpose auf meinen Wabbelbauch stellen kann?

Nein, meine Verehrteste, da hast du dich geschnitten. So nicht! Schwups - ich lasse mich auf meinen Stuhl fallen und dehne meinen Rücken tiiief nach unten. Hihi! Hans („Was machst du denn da?") sitzt zwischen uns, so kann ich ihn ab und zu beim Sprechen angucken und gaaanz unauffällig schielen, ob sie immer noch mit dem Foto auf mich zielt. Als sie es endlich aufgibt, komme ich unter dem Tisch wieder hervorgekrochen. Also so was Bescheuertes wie die ist mir schon lange nicht mehr unter die Äuglein gekommen!

Nach einer Weile kommt auch Thomas dahergestapft, Schritt, Schritt, tapp, tapp. Ich muss wirklich gewetzt sein, als seien alle Teufel der Hölle mit Tagesbeutelchen wedelnd hinter mir her, wenn ich so viel schneller war als er!

Wir sitzen noch ein Weilchen in trauter Achtfüßigkeit beieinander, schlabbern Kaffee und erzählen uns, was so auf den letzten Kilometern passiert ist. Dabei bin ich mir nur zu bewusst, ununterbrochen beobachtet zu werden. Die kann sich gar nicht an mir sattsehen! Na, du Schnepfe, ärgerst du dich über mich? Das schmeichelt nun doch der boshaften Seite meiner ansonsten blütenweißen (räusper!) Seele.

Als das Terzett aufbricht, beeile ich mich, schnapp' mir fluchs meinen Rucksack und stürme davon. Nein, noch einmal möchte ich diese Dämlichkeiten nicht überholen müssen. Muss ich auch nicht, denn ich werde sie auf dem Weg ebenso wenig wiedersehen wie den spuckenden Raucher.

Mittags erreichen wir Ligonde, dessen Steinkreuz, das Croceiro, eines der schönsten auf dem Camino sein soll und, wie ich finde, auch ist. Dass es hier auch einen Pilgerfriedhof gibt, erfahren wir erst abends von Günther. Darum kann ich hier nur sagen, dass zumindest er von ihm beeindruckt war.

Viel mehr gibt es über diesen Lauftag aber auch nicht zu erzählen. So ungestüm heute Morgen meine Stimmung war, so sehr hat sie sich im Laufe des Tages dem Weg angepasst und wurde ... langweilig ... ein bisschen gedrückt ... ohne nennenswerte Höhen und Tiefen. Es gibt Zeiten, da tippelt man halt so vor sich hin.

Umso mehr sind wir froh, als wir gleich am Ortseingang von Palas de Rei eine wieder ganz neue Herberge finden und in ihr ein Bett beziehen können. Dass wir von hier noch etwa 20 Minuten bis zum Ort laufen müssen, merken wir erst, als wir es tun.

Ihr Lieben, guckt nicht so verständnislos! 20 Minuten heißt, 20 Minuten hin, 20 Minuten wieder zurück und morgen noch einmal die 20 Minuten hin. Macht zusammen 60 Minuten, also, nach Adam Riese, eine Stunde! So ein Küddelschleim! Noch mehr Küddelschleim ist, wenn man dann sieht, dass es in der Stadt selbst mindestens zwei andere Herbergen gibt. Blöd, blöd, blöd! Heute ist irgendwie nicht unser Tag. Na gut, das muss es ja auch mal geben.

Wir beschließen, auf dem Dorfplatz ein kleines Picknick zu machen, besorgen uns Brot, Käse, Salami und diese leckeren Mixed Pickles mit Oliven, setzen uns auf eine Bank, machen kauend Pilger-watching und harren der Dinge, die da kommen sollen.

Und sie kommen, zuerst Günther, dann Stefan, der heute seinen zweiten Lauftag geschafft hat, und seine Frau, die leider wieder den Bus nehmen musste, weil sie beim Atmen keine Luft bekommt. Die beiden sehen nicht glücklich aus. An ihrer Stelle wären wir das auch nicht. Wenn man den Weg gemeinsam geplant hat, ist es mehr als ärgerlich, wenn man ihn nicht auch gemeinsam gehen kann. Na gut, ich habe Thomas auch schon gesagt, dass er notfalls eben auf Bus oder Taxi ausweichen soll, und wir laufen die meiste Zeit des Tages getrennt voneinander, aber es ist doch immer schön zu wissen, dass er vor mir ist oder von hinten kommt. Ich würde mit den beiden nicht tauschen wollen.

Gemeinsam machen wir uns auf die Suche nach einer muckeligen Bar, verlieren unterwegs Günther an zwei andere dänische Pilger und treffen dafür Paulette wieder. Es ist nicht so lustig wie gestern, aber dafür irgendwie heimelig. Als wir uns voneinander verabschieden, wissen wir, dass wir uns wahrscheinlich nicht mehr begegnen werden. Stefan hat beschlossen, einen Ruhetag einzulegen, und Paulette hat noch sooo viel Zeit, bis ihr Mann am Stadtrand von Santiago auf sie warten wird (er ist daheimgeblieben, kommt aber mit dem Flugzeug, um gemeinsam mit ihr zur Kathedrale zu laufen. Ist das nicht lieb?!), dass sie keine Eile hat.

Bei mir ist das anders. Ich kriege langsam Heimweh. Heute war unser zehnter Lauftag, also habe ich die Jungs vor elf Tagen zum letzten Mal gesehen. Das ist lange! Ich vermisse sie.

Ich hatte ja irgendwann einmal beschlossen, den Weg alleine und auf einen Rutsch zu gehen. Ich fürchte, hier und jetzt wird mir klar, dass das absoluter Unfug ist. Fünf oder sechs Wochen nicht zu Hause sein, meine Leben nicht sehen? Nein. Wenn ich ehrlich bin und gerade mal nicht die große Klappe habe, muss ich zugeben, dass ich mir das so gar nicht vorstellen kann.

Wir verabschieden uns von allen und tippeln zurück zu unserer Herberge. Mir ist so schwer ums Herz. Heimweh ist wie Milch auf einer heißen Herdplatte: Erst steht sie in ihrem Topf herum und führt ein ruhiges und unscheinbares Dasein. Aber sie wird wärmer und wärmer, Blubberbläschen bilden sich und schließlich kocht sie schäumend über. Was bleibt, ist eine große Schweinerei und ein ekeliger, verbrannter Geruch im ganzen Haus.

In mir riecht es nicht mehr nur, sondern es stinkt gewaltig!

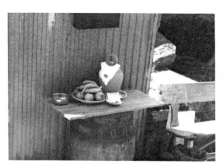
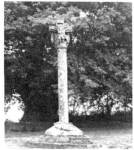

Dienstag, 14.06.2011

Palas de Rei - Arzúa (29 km)

Gestern haben wir uns ja schon ziemlich darüber geärgert, dass wir so weit außerhalb und weg vom pilgerig tosenden Leben geblieben sind, während alle anderen geduldig bis zur Stadt liefen und sich dort in den Herbergen trafen. Aber heute erfahren wir dass die nicht wirklich schön waren. Wie sagte Oma immer: „Tritt dem Teufel auf den Fuß, man weiß nie, wofür es gut ist." Hatte ich schon erwähnt, dass Oma eine sehr weise Frau war?

Wenn man zu acht in einem 40-Betten-Zimmer nächtigt, kann man sich so verteilen, dass man völlig ungestört und unstörend vor sich hinschnurcheln kann. Das hat auch etwas für sich. Außerdem finde ich es immer sehr angenehm, nach der Tageswanderung noch ein Stückchen ohne Rucksack zu gehen, quasi um sich auszulaufen. Das entspannt und lockert.

Obwohl wir wirklich eine gute und sehr ruhige Nacht hatten, fühle ich mich wie durch den Fleischwolf gedreht. Meine Beine sind schwer, mein Kopf ist schwer, mein Herz ist schwer. Der Geruch nach verbrannter Milch steckt in mit drin und hat sich pickepackefest gebissen. Ein Elefant im Schlafrock macht heute eine bessere Figur als ich. Ich zuckel' über den Weg, der zunächst immer neben der Straße entlangführt, bevor er endlich rechts abbiegt. Hier macht das Laufen wieder Spaß!

Die Einhundertkilometerpilger liegen wohl alle noch in wonnig-kuscheligen Träumen und laufen uns nicht mehr zwischen den Beinen herum. Nur einer kommt daher, sein Tagesbeutelchen auf dem Rücken, seine Wanderstöcke lässig über die Schulter geworfen hüpft er - palimpalim - frisch, fröhlich, frei erst ein bisschen hinter uns her, um dann leichtfüßig und beschwingt an uns vorbeizuziehen. Das wäre ja nicht schlimm, aber dass er dabei auch noch munter ein Liedchen vor sich hinpfeift, das ist für Thomas zu viel! Er ist wirklich ein geduldiger und gutmütiger Zeitgenosse, mein lieber Mann und Göttergatte, aber wenn er sich abplagt und dann auf derart unverschämte Weise unter das Riecherchen gerubbelt bekommt, dass andere sich leichttun, da platzt ihm nun doch der Kragen: „So ein Blödmann! Hat der denn gar keinen Anstand?!"

In Coto machen wir Frühstückspause in einer Bar. Ich gehe hinein, hole uns Kaffee und Kuchen (der ist hier absolut obersuperlecker!), jongliere alles an unseren Tisch, setze mich und blättere ein bisschen in unserem Reiseführer: „Guck mal, Thomas hier soll es eine Bar geben, die heißt *Die zwei Deutsch*. Das ist ja lustig! Hätte ich das vorher gewusst, hätten wir unseren Kaffee doch dort trinken können!" - Thomas guckt mich verständnislos an. Dass ich manchmal ein bisschen dusselig und schwer von Begriff bin, weiß er ja, aber hier übertreffe ich mich wirklich selbst: „Aber da sind wir doch gerade." - „Nee, ne!" Ich gucke mich um und sehe auch endlich das Schild, das direkt neben mir fröhlich und in weithin leuchtenden Buchstaben verkündet: *Die zwei Deutschen (Los dos alemanes)!* Jemand hat leider aus *Deutsch Deutschen* gemacht. Schade. Mit ohne *-en* hat es lustiger ausgesehen. Ich springe auf, um es zu fotografieren. Der junge Tausend-Dank-Pilger beobachtet mich und denkt sich sicher seinen Teil. Ich kann es ihm nicht verdenken. Würde ich mich an seiner Stelle beobachten, würde ich mich auch fragen, ob ich noch alle Latten am Zaun habe.

Weiter geht es bis Melide. Ich vertreibe mir die Zeit damit, mir über die eine oder andere Person unterwegs so meine

Gedanken zu machen: Stefan, seine Frau und die Schwierigkeiten, die die beiden mit dem Weg haben. Es ist so schade! Dagegen die Dame mit den Elefantenbeinen oder das Mädchen vom Alto do Poio, die sich doch irgendwie durchgebissen haben. Ich weiß nicht, ob sie bis nach Santiago kommen, aber jeder einzelne Schritt den sie geschafft haben, ist eine Riesenleistung. Silke, Frau Dr. Oberwichtig, die auf ihre so fröhliche Art zum Mittelpunkt wird, ohne sich selbst in eben diesen stellen zu wollen. Walli. In der brasilianischen Herberge meinte sie, sie sei ja sonst schon eine ganz Süße. Bei jeder anderen würde ich denken: So eine eingebildete Schnepfe. Bei ihr nicht. Bei ihr kann ich nur sagen: Stimmt! Lassarah, so ruhig, aber immer mit einem warmen Leuchten in den Augen. Paulette, die Harmonie und Ruhe auf zwei Füßen. Ich vermisse sie jetzt schon. Roland, für mich ein Buch mit sieben Siegeln, aber sooo lieb. Günther mit den schönsten Beinen und Augen des Caminos! Und der Sonnenschein mit hüpfendem, schwarzem Haarschopf: Elisabeth.

Ich habe von ihr noch gar nichts geschrieben, oder? Wir treffen sie immer wieder, mal in einer Bar, mal wutscht sie winkend an uns vorbei. Sie ist schon zum 15. Mal auf dem Weg nach Santiago. Meist geht sie den Camino norte, den Küstenweg. Warum sie das macht? Weil sie die Spanier so nett findet. Dass diese Nettigkeit aber nur an ihrer eigenen offenen, fröhlichen Persönlichkeit liegt, auf die Idee kommt sie gar nicht. Alleine so einen wunderbaren Menschen wie sie zu treffen, ist es wert, den Weg zu gehen.

Es ist schon lustig, wie bunt die Menschen hier zusammengewürfelt sind. Da kann man schon mal die eine oder andere Stunde damit verbringen drüber nachzudenken.

Aber man sollte die Augen trotzdem offen halten, denn er hat so viel Schönes: einen Pfeil aus gelb angemalten Jakobsmuscheln, ein Steinkreuz, eine Spitzbogenbrücke und noch eine wunderschöne, alte Steinbrücke, über die man in den Ort Furelos kommt.

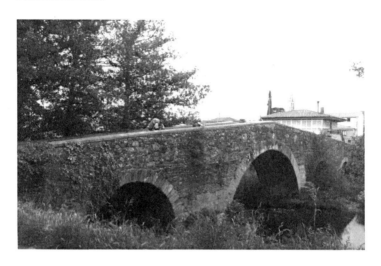

In Melide machen wir Picknick im Park. Wir sitzen in der Sonne und essen das, was wir schon seit Stunden mit uns herumschleppen. Wird auch Zeit, dass das wegkommt!

Auf dem Rücken spürbar erleichtert und mit wohlgefüllten Bäuchlein gehen wir weiter.

Auf dem ganzen Camino bis hierher sind wir, wenn ich mich richtig erinnere, höchstens durch kleine Wäldchen gelaufen, nie aber durch einen Wald. Das ändert sich jetzt. Hier gibt es richtige Wälder mit richtigen Bäumen. Ich achte erst gar nicht auf sie, sondern latsche halt einfach in meinen Gedanken verloren vor mich hin. Nur der Geruch ist komisch; aber wenn man gerade so in sich verloren ist, wie ich es bin, ist das etwas, was man zur Kenntnis nimmt und schnell ignoriert. Erst als Thomas irgendetwas von Eukalyptus vor sich hinfaselt, schaue ich genauer hin. Na klar, der

Streber, der hat seine Weisheit zwar auch nicht mit Löffeln gefressen, aber er hat sich die Wegbeschreibung durchgelesen!

Es stimmt, ab sofort werden wir viel Zeit in Eukalyptuswäldern verbringen. Wie kommen die denn hierher? Eukalyptus gehört für mich nach Australien und auf jeden Baum mindestens ein Koalabär. Ich gucke mich um, finde aber keinen. Schade.

Ob ich mich über diese Bäume mitten in Europa freuen soll, weiß ich nicht so genau. Es hinterlässt immer ein komisches Gefühl in mir, wenn Menschen so in die Natur eingreifen. Leider sind sie oft zu kurzsichtig, sehen ganz schnell ganz viel Geld und sind blind für die Gefahren. Hinterher ist das Gejammer groß.

Warum können wir die Welt nicht hier und da so lassen, wie sie ist? Warum müssen wir im Winter Erdbeeren essen, mit Überschallflugzeugen fliegen und auf dem Mond herumhüpfen. Haben wir keine anderen Probleme? Statt einer Raumstation im All wäre es mir ehrlich gesagt viel lieber, es müssten nicht so viele Menschen hungern, und wenn der liebe Gott gewollt hätte, dass wir auf dem Mars pilgern, hätte er uns grüne Kringelantennen in die Ohren gesteckt und einen Blasebalgrüssel als Nase gegeben.

Andererseits laufen auf der Weide auch keine Milchtüten herum und unsere Tische und Stühle zu Hause sind auch nicht vom Himmel gefallen.

Für Pilger, die bloß die letzten 100 km gehen, gilt, dass sie täglich zwei Stempel vorweisen müssen, um die *Compostela* zu bekommen. Darum gibt es unterwegs immer wieder Bestempelungsstellen an Herbergen, Bars, einfach so in einem Torbogen oder an Kirchen. Für uns alte Blasenhasen gilt das nicht, aber weil wir in diesem Jahr ein neues *Credencial* haben (das alte war voll) und das so nackig aussieht, haben wir beschlossen, uns da, wo es uns besonders gut gefällt, auch ein zusätzliches Hineingestempel geben zu lassen.

In Boente tun wir das. Rechts von der Straße ist eine kleine Kirche, aus der gerade Elisabeth herauskommt und uns sehr eindringlich rät, hier kurz anzuhalten. Na gut, denke ich, wenn sie das sagt.

Ob es nun daran liegt, dass gerade sie uns hineingescheucht hat, ob es an der Kirche selbst liegt oder an dem wunderschönen kleinen Santiago-Altar, ich weiß es nicht. Jedenfalls wird mir ganz warm ums Herz, ich setze mich, schließe die Augen und atme tief durch. Für mich ist hier ein Ort, an dem ich *die grenzenlose Energie des Universums empfangen* (einatmen) *und tief und dankbar in mich aufnehmen* (ausatmen) kann. Genauso dankbar nehme ich das Kirchenbildchen an, das uns ganz nebenbei in unser *Credencial* gesteckt wird. Herz, was willst du mehr?

Der Weg nach Ribadiso zieht sich und wird richtig anstrengend. Immer wieder geht es bergauf, dann mal wieder ein bisschen bergab, aber nur, um wieder bergauf zu gehen. Das Höhenprofil in unserem Reiseführer weist 60 m Differenz auf, die wir *überwinden* müssen. Wenn ihr meine Beine fragt, so hat man sich bei diesen Angaben um das Hundertfache vertan!

In Ribadiso wollen wir eigentlich übernachten, aber als wir dort ankommen, besteht der Ort nur aus zwei Herbergen mit Bars. Wir bleiben kurz stehen, schauen uns um und schütteln unsere müden Häupter. Nein, hier ist sonst wirklich nichts. Dann schauen wir noch mal, aber auch auf den Stühlen sitzt niemand, dessen bloßer Anblick uns zum Bleiben nötigen könnte.

Wir gucken uns kurz tief in die Augen, schon sind wir wieder weg. Laut Buch sind es ja auch nur 45 Minuten bis Arzúa, die 88 Höhenmeter (hihihi! Bei der Zahl 88 hört sich der Ausdruck *Höhenmeter* schon sehr lustig an!) übersehen wir geflissentlich, spüren sie jedoch alsbald Zentimeter für Zentimeter tonnenschwer in unseren Beinen. Als wir nach Luft japsend ankommen, sind wir fertig wie die Gänschen und fallen erst einmal wie die nassen Säcke in die Betten einer Herberge, von denen es hier mehrere gibt.

Gerade auf diesen letzten 100 km gibt es so viele Pilgerunterkünfte, dass sich wirklich niemand Gedanken um ein Nachtlager machen muss. Außerdem sind die Wege weitestgehend so befestigt, dass man sie notfalls auch mit Turnschläppchen belatschen kann. Man merkt, dass 2010 ein Heiliges Jahr war und man sich für eine Völkerwanderung gerüstet hatte.

Oh, das mit dem Heiligen Jahr sollte ich vielleicht kurz erklären: Heilig ist ein Jahr auf dem Camino immer dann, wenn der Tag des Heiligen Jakobchens, der 25. Juli, auf einen Sonntag fällt. Das Besondere ist eigentlich nur, dass in diesem Jahr in Santiago die sonst verschlossene Puerta de Perdón (Pforte der Vergebung) geöffnet wird. Das hört sich nun nicht wirklich großartig an, aber es genügt um einen wahren Pilger-Boom auszulösen.

Ob man sich nun unbedingt mit Tausenden anderer durch diese Pforte quetschen möchte oder nicht, das muss jeder für sich selbst wissen. Für uns jedenfalls galt am Anfang: Der Weg ist das Ziel. Daraus wurde ganz schnell: Wir wollen ankommen, wir wollen gemeinsam in die Kathedrale gehen und die Pilgermesse besuchen. Natürlich wollen wir auch eine *Compostela*, aber nur, um damit daheim sagen zu können: Guck, da steht's, ich komm' in den Himmel. Na, so ein bisschen stinken mit seiner Leistung gehört zum Pilgerhandwerk, oder? Aber uns mit Menschenmassen über den Camino drängeln, tagelang viel zu viele lärmende, spuckende, rauchende, schlendernde, pfeifende Leute um sich ertragen, nur um am Ende von ihnen an der Pforte womöglich zur Seite geschubst zu werden - nein, das müssen wir nicht haben. Die Pforte pfortelt auch ohne uns pfortelig vor sich hin.

So, jetzt muss ich mich schon wieder suchen. So kenn' ich mich!

Na guckt, da liege ich auf meinem Bett und strecke alle Viere von mir. Ein Maikäfer in Rückenlage sieht sportlich aus gegen das Bild, das ich abgebe. Na bravo! Schnaufe ich überhaupt noch? Die Wampe hebt und senkt sich. *Jaaa, sie lebt noch, sie lebt noch, sie lebt noch!*

Weil wir heute so schön gewandert sind, machen wir einen kleinen Spaziergang in die Stadt. Es bleibt uns auch nicht viel anderes übrig. Wir haben Hunger und ich möchte gezuckert werden. Wenn ich nicht bald ein Stück Schokolade kriege, werde ich grantig!

Schon bald laufen wir Walli und Roland über die Füße. Oh wie schön! Die beiden sind auf der Suche nach einer lustigen Bar (Hallo, ich war auf dem Jakobsweg, ich bin Alkoholiker). Da schließen wir uns doch gerne an.

An einem Tisch entdecken sie den Tausend-Dank-Dussel. Oh, er hat uns übrigens heute einmal gegrüßt. Entweder er hat uns verwechselt, oder die Höflichkeit ist mit ihm durchgegangen. Roland und Walli haben wohl bessere Erfahrungen mit ihm gemacht und setzen sich zu ihm. Wie *schade*, dass wir uns noch um Nahrung für morgen kümmern müssen! Seit dieser dämlichen Geschichte hüpfen in meinem Bauch immer sehr lebensfrohe Ärgerflöhe, wenn ich ihn sehe.

Als wir mit Tüten beladen wieder zurückkommen, können wir uns leider (ironisch), leider, leider (nicht mehr ironisch, aber auch ganz und gar nicht bedauernd) wieder nicht zu ihnen setzen, denn das wilde Gefuchtel von den lieben Händen aus dem Hintergrund, das können wir gar nicht übersehen, das wollen wir vor allem nicht übersehen: Silke und Günther - das kann ja heiter werden!

Wird es auch. Es hat so ein bisschen etwas von diesem heimeligen Schatz-wie-war-dein-Tag. In einem wilden Durcheinander erzählen wir uns gegenseitig, was uns heute so alles über den Weg oder durch den Kopf gelaufen ist. Ich lehne mich zwischendrin zurück und betrachte mir die Szene wie eine, die nicht dazugehört: Da sitzen drei, die sich vorher nie begegnet sind, quatschen, als ob sie sich schon seit Ewigkeiten kennen, hauen sich Zoten um die Ohren, auch schon mal gerne um die eigenen - ich kann gar nicht sagen, wie schön das ist. Wenn ich nicht sowieso schon ganz verliebt wäre in die beiden - jetzt wäre ich's.

Später setzen sich Walli und Roland auch zu uns. Das Gespräch nimmt eine Wendung. Ich weiß nicht, warum. Es bleibt durchaus lustig, aber da kommt eine kleine Schwermütigkeit. Wir werden übermorgen in Santiago ankommen. Ich glaube, ob wir uns darüber freuen sollen, weiß an diesem Tisch gerade niemand so recht.

Selbst jetzt, wo ich hier (also zu Hause) sitze und das alles aufschreibe, kommen mir die Tränen noch einmal heraufgeschlichen. Santiago, unser Ziel, auf das wir seit zwei Jahren hinmarschieren. Santiago, das Ende unseres Weges. Santiago, von wo wir wieder zu unseren Leben nach Hause fahren, die ich so sehr vermisse. Santiago, der Punkt, an dem ich all diesen Menschen, die ich so lieb gewonnen habe und mit denen ich jetzt (also in Arzúa) so wunderschön zusammensitze, Tschüss sagen muss. Boah, bei so viel unterschiedlichem Gefühl soll man nicht heulen?

Nein, ich schlucke das, was so in meinem Hals steckt, herunter. Ich möchte die Stimmung nicht vollends erschlagen. Und dass ich mir die Nase putzen muss ... das muss man halt von Zeit zu Zeit, das ist gut für die Schleimhäute!

Silke, bestens informiert wie sie ist, klärt uns auf, dass die

Compostela alleine nicht reicht, um von all seinen Sünden geläutert zu werden. Das wäre auch zu einfach. Nein, man muss

1. in der Kathedrale in Santiago einen Gottesdienst besuchen (aber dafür sind wir schließlich den Weg gelaufen),

2. ein Vaterunser und ein Credo beten,

3. die Kommunion empfangen (und was ist mit den nicht katholischen Menschen? Kommen die nicht in den Himmel, weil die keine Hostie kriegen?) und

4. innerhalb von 15 Tagen vor oder nach dem Gottesdienst die Beichte ablegen.

Oh, oh, Andrea, da kriegst du aber ein Problem! Denn wenn ich etwas nicht mag, dann ist das, jemandem meine dunklen Seiten zu erzählen. Wenn ich eine Neandertalerin am Knochen ihres nicht befriedigenden Liebhabers knabbern lasse, dann mach' ich das mit mir und dem lieben Gott alleine aus. Wenn ich in Gedanken hier und da den perfekten Mord praktiziere, das geht niemanden etwas an. Wenn ich jemandem am liebsten ein Schleifchen in die Gurgel binden möchte, das braucht außer mir genauso niemand zu wissen, wie wenn ich jemandem Hämorrhoiden oder Furunkel wünsche.

(Räusper.)

Walli und Roland geben zu bedenken, dass die Zimmer in Santiago knapp sind. Sie haben über Internet ein Hotel reserviert. Außerdem werden sie morgen bis zum Monte do Gozo laufen, also bis kurz vor Santiago.

Als wir uns von den anderen verabschieden und zurück zu unserer Herberge gehen, schwirren mir Kopf und Herz. Ich bin komplett überfordert: freuen, tatsächlich anzukommen, freuen, wieder nach Hause zu fahren, freuen, meine Leben wieder zu sehen, traurig sein, Abschiednehmen zu müssen, organisieren, wo wir in Santiago unterkommen - immer rein mit dem Durcheinander in die hohle Birne. Ha!

Ich hab' ja noch gar keine Ahnung, wie ich mich erst fühlen werde, wenn übermorgen ist!

Aber ich war ja schon immer eine alte Heulsuse. Es gab Menschen, die weigerten sich standhaft, mit mir auch nur noch einmal in *Das Dschungelbuch* zu gehen, weil ich immer in Tränen ausbrach, wenn Baloo scheintot in der Gegend herumlag. Ich wusste, dass er gleich die Augen aufmachen würde, aber geheult hab' ich trotzdem. Mein Eheversprechen hat unser Pfarrer für mich aufsagen müssen, weil ich kein Wort mehr rauskriegte. Frisch verheiratet sah ich aus, als hätte mir jemand sonst etwas angetan. Na klasse.

Also schnäuze ich mich noch einmal, bevor ich mich mit Thomas hinter das Internet klemme, um eine Zimmerreservierung zu machen. Das, was heute jedes Kind beherrscht, ist für uns eine echte Herausforderung. Wir haben noch nie einen Computer benutzt, in den man einen Euro einwerfen muss. Da muss man erst mal den Geldschlitz finden! Es dauert und wir kommen dabei ins Schwitzen, aber am Ende haben wir doch ein Stück Papier, auf dem steht, dass wir übermorgen ein Zimmer in Santiago haben. Wir sind die Riesen!

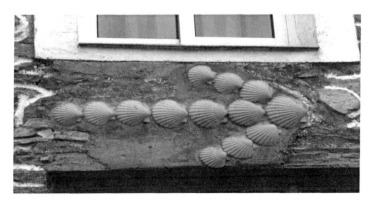

Mittwoch, 15.06.2011

Arzúa - Monte do Gozo (36 km)

Heute ist ein komischer Tag. Wir laufen los und wissen gar nicht genau, was wir wollen. Für die 19 km bis Perdouzo Arca lohnt sich ja das Aufstehen gar nicht, aber dann kommt bis zum Monte do Gozo keine Herberge mehr und das sind noch einmal 17 km, zusammen also 36 km. Die schaffen wir nie! Aber wenn doch, könnten wir morgen zusammen mit Walli und Roland in Santiago ankommen.

Die beiden wissen es nicht, aber sie laufen heute den ganzen Tag mit einer Peitsche knallend hinter uns her und spornen uns an Dinge zu tun, bei denen unser Verstand sagt: Bist du eigentlich gescheit? - Nein, sind wir nicht, aber wir sind viel besser als wir denken!

Zuerst aber geht es von Dorf zu Dorf durch Hohlwege und Wälder. Der Pfad ist schön und ruhig. Mehr kann ich gar nicht über ihn sagen, denn ich bin völlig in mir, meinen Gedanken und meinen Gefühlen versunken. Ich sag's ja, vor uns liegen noch rund 41 km, aber ich krieg' jetzt schon die Krise! Nein, irgendwie kann ich heute keine pflupfigen Liedchen vor mich hinträllern. Ich bin zu sehr damit beschäftigt, meine Nasenschleimhäute zu pflegen.

Morgen werden wir in Santiago sein, egal wie weit wir heute gehen. Morgen werden wir ankommen. Wir werden es geschafft haben. Wir werden 765 km (na gut, 745 km - aber plus Umwege!) gelaufen sein. So weit fahren andere nicht freiwillig mit dem Auto! Wir haben den Weg begonnen, eigentlich aus Jux und Dollerei und ohne jede Erwartung. Wir haben uns auf ihn eingelassen und er hat uns aufgenommen wie einen lieben Freund. Wir haben ein wunderschönes Stück von Spanien gesehen, einen tiefen Blick in unsere eigene finstere Seele getan (zumindest habe ich jetzt eine vage Ahnung, wie duster es in mir tatsächlich ist), so viele wunderbare Menschen getroffen und von ihnen ein ganz großes Stück mitgenommen.

Sie ziehen alle an meinem inneren Auge vorbei. Es ist, wie wenn sich alle Darsteller am Ende einer Theateraufführung noch einmal vor dem geschlossenen Vorhang aufstellen und artig verbeugen. Nein, ich werde sie hier nicht alle aufzählen. Das würde viel zu lange dauern. Aber ich muss an jeden von ihnen denken, an die Dinge, die sie so besonders gemacht haben, ihre Eigenheiten, ihre Wärme - oder auch ihre Zipp-Beutelchen und ihr Nervengesäge. Sie sind alle da und machen einen Diener.

Ich muss es jetzt einfach mal sagen: Es gibt Tage, über die mag ich gar nicht so viel reden. Sie haben so etwas Endgültiges. Unsere Ankunft in Burgos gehörte dazu, León und heute. Seid also bitte nicht allzu erschüttert, wenn ich ab sofort nicht so locker flockig klinge. So gestelzt, wie ich mich vielleicht hier und da anhöre, so bedrückt fühle ich mich auch.

Jedenfalls machen wir High Noon Pause in Cerceda, holen uns eine Tasse *café con leche* und einen *Bocadillo* und sitzen so ein bisschen doof und dusselig in der Gegend herum. Wir sind noch immer unschlüssig, was wir machen sollen. Ich bin so in mir zerrissen zwischen in Perdouzo Arca bleiben und weiterlaufen, zwischen zu kurz und viel zu weit, zwischen Müdigkeit und Bärenkräften, zwischen um-Himmels-Willen und ich-weiß-zwar-nicht-wie-aber-irgendwie-kriegen-wir-es-hin. Könnt ihr euch an den alten, knorrigen Finger der Hexe bei *Hänsel und Gretel* erinnern? So, jetzt stellt euch zwei solche Finger und dazu die Gesichter von Roland und Walli vor, die uns locken: Kooommt, kooommt, wir warten auf euch! Aber

36 km - ich - niemals!

Als Thomas mal wieder über seine schmerzenden Füße schimpft, fällt mein Entschluss: Wir bleiben in Perdouzo Arca. Gerade öffnet sich mein Mund und will ihm eben dieses mitteilen, da kommt der mir zuvor: „Lass uns zum Monte do Gozo gehen."

OK! Als braves Weibchen soll man seinem angetrauten Ehegatterich ja nicht widersprechen. Boah, bin ich brav!

Soll ich euch mal etwas verraten? Ich hatte den ganzen Vormittag darauf gehofft, dass er das sagt. Natürlich erschrickt mich die Entfernung, aber die Herberge dort ist so groß, da wäre es doch gelacht, wenn wir nicht notfalls auch noch auf den letzten Drücker ein Bett kriegten. Gut, es wird anstrengend werden, aber was ist das schon gegen die Aussicht, das letzte Abendbrot auf dem Weg mit Walli und Roland essen zu können. Naja, ein bisschen kratzt es nun doch auch an meinem Stolz, wenn ich heute bloß 19 km tippele. Auf dem letzten Wandertag vor Burgos haben wir auch über 30 km geschafft, da kriegen wir die paar Meter mehr auch noch hin!

Kaum hat Thomas ausgesprochen, was ich nur hören wollte, geht es mir besser: heute bis kurz vor Santiago, morgen ganz früh zum Pilgerbüro, Pilgermesse, den Rest des Tages in Straßencafés vertrödeln, eine Nacht im Hotel verbringen und dann ab nach Hause zu unseren Leben - das hört sich doch guuut an!

Um diese gehobene Stimmung zu vervollständigen, kommt nun auch noch Elisabeth daher. Schon von weitem sehen wir ihren schwarzen Lockenkopf hüpfen. Ist das schön, sie noch einmal zu sehen! Schnell bitten wir ihren spanischen Begleiter, ein Foto von uns zu machen. Es ist eines der wenigen Bilder, denen ich einen Namen gebe. Es heißt *Zwei dusselige Trampel mit Sonne.*

Pedrouzo-Arca lassen wir geflissentlich links liegen. Zum Glück müssen wir nicht quer durch den Ort und an der Herberge vorbei, sonst wären mir vielleicht doch noch einmal Zweifel gekommen. So aber kann ich beruhigt denken: Guck, das wäre dein Bett gewesen, aber zurückzugehen ist keine *any other options*. Also weiter, weiter, immer weiter!

Auf dem 14-km-Meilenstein hat jemand seine Schuhe entsorgt. So wie die aussehen, haben sie seinem Träger so gute Dienste geleistet, dass der sie lange über ihr Zerfalldatum hinausgetragen hat. Er hat sie auf dem Camino gelassen; hier gehören sie hin. Ich habe noch nie gesehen, wie völlig kaputte Schuhe so stolz und glücklich aussehen können!

So tippeln wir vor uns hin bis Amonel, wo wir, wieder einmal, in einer Bar ein Päuschen machen. Eigentlich wollen wir draußen sitzen, aber da fängt der Himmel an, seine Freude über unseren Tatendrang in Tröpfchen auszudrücken. Also nix wie rein, wo es trocken ist.

An einem Tisch sitzen ein deutscher Herr und eine amerikanische Dame, die wir anhand ihrer schlabbeligen Kleidung sofort als Mitpilgerchen identifizieren. Wir gesellen uns zu ihnen, bestellen unsere Dosis Koffein, Thomas kalt, ich, na klar, heiß mit Milch, und halten einen munteren Plausch, als eine Dame die Gaststätte betritt, die mit ihren hochhackigen Schuhen kaum aufrecht einen Fuß vor den anderen gesetzt bekommt. Natürlich gibt es nicht ausschließlich Pilger in Spanien, aber wenn man selbst seit Tagen oder Wochen nur Wanderschuhe und Sandalen trägt und dann solche Knöchelbrecher sieht, ist man schon ein wenig ... beeindruckt. Da fallen der viel zu kurz und eng geratene Rock, in den die Dame ihren stattlichen Körper hineingezwängt hat, und die Bluse, aus der ihr Busen um Freiheit kämpfend beinahe heraushupst, kaum noch ins Gewicht (bei mir zumindest nicht), rundet aber die Gesamterscheinung doch seeehr ab.

Von einem Außenstehenden betrachtet müssen wir aussehen wie in einem Slapstick: Wir reden, gucken zur Tür, sehen die Frau, ihre – Zoom - Plateauschuhe, ihre – Zoom - stammhaften Beine, den – Zoom - Rock, die – Zoom - Bluse und deren – nein, kein Zoom, weil sonst passt das ja gar nicht alles aufs Bild! - Inhalt, verstummen, die Kinnladen klappen – plopp, plopp, plopp, plopp (wir sind zu viert) – nach unten und unsere Augen folgen ihr zur Bar, als seien sie mit der Heißklebepistole angetackert.

Die amerikanische Dame gibt einen kehligen Ton von sich, während der deutsche Herr ächzt: „Mit den Schuhen geht die aber keinen Camino!"

Nee, ne! Will er mir wirklich weismachen, dass er ihr nur auf die Füße geguckt hat?

Ich muss so lachen, denn genau das habe ich auch gedacht. Dann fällt mir ein Ausdruck aus meiner Kindheit ein: *babbische Ätsch-Ätsch-Fieß in Pariser Schickelscher*. Ins Hochdeutsche übersetzt heißt das so viel wie käsigklebrige, unförmige Füße in Schuhen, wie sie in Paris auf dem Laufsteg chic sein mögen, für die man aber auf alle Fälle eine zusätzliche Unfallversicherung abschließen sollte.

Mir passiert es ja ziemlich oft, dass mein Mund schneller ist als mein Kopf, also denke ich auch erst bei *Schickelscher*, dass das kein Mensch versteht, als ich es mir bereits aus dem Mund herausgehupft kommt. Umso lustiger ist der Zeigefinger unseres Mitpilgers, der lauthals ganz genau! rufend durch die Luft schwirrt. - Huch, hat der mich verstanden? - Na klar! Er kommt aus der Nähe von Seligenstadt, da wird er ja wohl wissen, was Schickelscher sind! - Na bravo!

Umso fröhlicher schlabbern wir unsere Getränke miteinander, bevor wir uns wieder auf den Weg machen. Vor uns liegen noch etwa 12 km.

In Lavacolla bin ich dann doch müde. Schade, dass es hier

keine Herberge gibt. Aber vielleicht sollten wir in dem Hotel dort einmal ...

Ich komme gar nicht dazu, meine Frage zu Ende zu stellen. „Nix da, wir gehen bis zum Gozo!" Jetzt wird mein alter Pilgergatte aber energisch!

Ab hier ist der Weg nicht mehr schön. Wir nähern uns einer Metropole, da ist Schluss mit kuschelig und heimelig! Da holt der Camino seine Pilgerchen wieder langsam zurück ins normale Leben und in dem gibt es Straßen, einen Flughafen, Baustellen und noch mehr Straßen. Ich ziehe meinen Hut mal wieder tief nach unten, gucke auf meine Füße und versuche den Lärm um mich einfach nicht zu hören. Der hat keinen Namen und was keinen Namen hat, das gibt es nicht. Basta!

Wir schauen immer wieder in unser Buch und hoffen, dass wir schon weiter sind (wären wir so weit, wie wir gerne wären, wären wir schon längst an Santiago vorbeigelaufen. Hups!), aber es nutzt nix: Wir müssen erst noch daran vorbei, dann an einem Campingplatz und dann ...

Warum wird die Zeit eigentlich immer so lang, wenn ich ungeduldig werde? Warum kann Hässlich nicht schneller vorbeigehen und dafür Schön ein bisschen länger bleiben? Ich schimpfe, ich zetere, ich werde ungehalten, aber es hilft alles nichts. Es ist, wie für den Bruchteil einer Sekunde mit dem nackeligen Hintern auf einer heißen Herdplatte zu sitzen: Es nimmt und nimmt kein Ende!

Als wir endlich, endlich in San Marcos ankommen, habe ich komplett fertig. Thomas geht in ein kleines Geschäft, um noch ein bisschen Zucker in brauner fester und flüssiger Form zu besorgen. Derweil hocke ich wie ein Häuflein Elend auf einem Mäuerchen und würde am liebsten tot umfallen. Ich setze nicht einmal den Rucksack ab, denn das würde Kraft kosten, doch die brauche ich ausschließlich dafür, mich irgendwie halbwegs aufrecht zu halten und nicht auf den

Brustwarzen zur Herberge kriechen zu müssen.

Es sind nur noch wenige Meter bis zu der Stelle, an der man zum ersten Mal Santiago sehen kann, aber wenn man so fertig ist, zieht sich jeder einzelne Zentimeter wie der Gang nach Canossa.

Wir bleiben stehen und schauen auf die Stadt hinunter. Seit Jahren drehten sich viele unserer Gedanken darum, sie zu erreichen. Jetzt sehen wir sie wie ein Tüpfelchen Wasserfarbe im Schönwetternebel des Tals. Bei klarem Wetter soll man sogar die Kathedrale erkennen können. Ich versuche nicht, sie zwischen den Dächern auszumachen. Ich schaffe es nur kurz, zu gucken, dann ... sehe ich nichts mehr.

Im 17. Jahrhundert gab es einen Pilger, Domenico Laffi, der den Camino dreimal gegangen ist. Was er über diesen Moment schrieb, gibt genau das Gefühl wieder, das mir hier gerade den Hals zuschnürt. Darum leihe ich mir einfach seine Worte aus:

Als wir die Höhe eines Bergzuges mit Namen 'Berg der Freude' erreichten und das so herbei geflehte Santiago offen vor uns liegen sahen, fielen wir auf die Knie, und die Freudentränen schossen uns aus den Augen. Wir begannen das 'Te Deum' zu singen, aber kaum brachten wir zwei oder drei Verse hervor, denn allzusehr unterbrachen Tränen und Seufzer unseren Gesang und ließen das Herz erzittern.

Ich versuche gar nicht erst ein *Te Deum* zu singen (was ist das überhaupt?). Ich komme auch nicht annähernd auf die Idee, irgendetwas zu machen. Dieser Moment ist so groß, so ...

Ich sitze hier (zu Hause) seit Stunden und versuche, dieses Gefühl in Worte zu fassen. Es geht nicht. Unmöglich. Aber wer von euch Vater oder Mutter ist, möge sich bitte kurz an den Moment erinnern, als ihr euer Kind zum ersten Mal gesehen habt. Spürt ihr es? Ja? Nein, nichts ist so groß, wie sein Leben zum ersten Mal im Arm zu halten, aber es kommt dem Gefühl hier glaube ich am nächsten.

Ich stehe da und heule Rotz und Wasser zusammen; den Rotz, weil ich am Ende bin, und das Wasser, weil der Camino am Ende ist. Na bravo!

Die Anlage, in der sich die Herberge befindet, ist riesig. Die Unterkünfte für Pilger befinden sich gleich links in der ersten von unzähligen, schier endlos langen Barackenzeilen, die sich in Terrassen den Berg hinunterziehen. Irgendwo mittendrin gibt es einen großen Platz mit Selbstbedienungskantine und Bar, die uns an diesem Abend noch sehr reichlich kennenlernen wird.

Vor der Rezeption helfen mir unsichtbare Hände aus meinem Rucksack und auf die Bank. Ich bin komplett hilflos. Ich kann gar nix mehr machen. Mein Knochengerüst besteht bloß noch aus schlabberigem Wabbelpudding, der nur nicht auseinanderläuft, weil die Haut drumherum ihn daran hindert. Meine Beine könnten freihändig von mir abfallen, wären sie nicht so saublöd an dieser dämlichen Hüfte angewachsen, in der es derart pocht, dass ich schreien könnte. Mein Rücken ist so müde, dass er es nicht mehr schafft, meinen heulenden Kopf oben zu halten. Also lasse ich ihn einfach nach vorne fallen und tropfe mir selbst den Schoß nass. Nein, ich wische die Tränen nicht weg. Ich putz mir auch nicht die Nase. Wie sollte ich? Ich müsste dafür die Hände bewegen!

Ich könnte platzen vor stolz über mich selbst. Ich bin heute 36 km gelaufen! Ich bin der Hammer! Nein, ich mache keine *vierzich Gilomeder am Daach*, aber so viel fehlt da auch nicht mehr! 36 km! Ich pummeliger Wicht!

Gleichzeitig kann ich aber gar nicht platzen, weil sich alles in mir zusammenzieht. Ich bin da. Bis Santiago sind es noch 5 km, dann ist unsere Pilgerreise zu Ende. Ich bin da. Wir sind da. Wir haben es geschafft. Wir sind den Jakobsweg gelaufen und jetzt sind wir da.

Da sind ganz viele Hände, die mir von allen Seiten kurz auf die Schultern oder Arme gelegt werden. Ich sehe kein Gesicht dazu, aber ich weiß, dass jede dieser Hände genau weiß, wie ich mich gerade fühle.

Mein Kopf geht erst wieder hoch, als ich Rolands Stimme höre: „Ihr habt das nicht wirklich gemacht." Nein, er ruft es nicht aus, er sagt es ganz leise: „Ihr habt das nicht wirklich gemacht" - Doch, mein Schatz, wir haben und du bist nicht ganz unschuldig daran!

Uff, Moment, ich brauche eine kleine Heulpause. Ich sehe ja kaum noch die Buchstaben vor meinen Augen.

So, jetzt geht es wieder.

Egal wie müde wir beim Ankommen sind, kaum haben wir Roland, Walli, Silke und Günther gesehen, geht es uns wieder wesentlich besser. Nach einer Dusche und einer halben Stunde Ruhe auf der Matratze, fühlen wir uns frisch und munter genug, mit ihnen und ganz vielen anderen gemeinsam zu feiern, dass wir hier sind: Wir haben es geschafft!

Bis nach 22.00 Uhr sitzen wir in einer großen Runde und erzählen alle wild und fröhlich durcheinander. Wir sind zwar ausgelassen, glücklich, so stolz, aber gleichzeitig krusselt es uns in den Bäuchen. So sehr wir uns auf unser Ankommen morgen freuen, so sehr wissen wir, dass damit ein ganz wunderbares und großartiges Stückchen unseres Lebens abgeschlossen sein wird. Das kann man nicht wiederholen. Das war einmalig und einzigartig.

Dann ziehen wir uns in unsere Betten zurück. Wir wollen zeitig aufstehen: Santiago wartet auf uns!

Donnerstag, 16.06.2011

Santiago de Compostela!!!

Schon in aller Frühe hält es hier niemanden mehr in seinem Bett. Bis Santiago sind es nur noch 5 km. Eigentlich könnten wir ausschlafen und dann gemütlich hinunterschlendern. Aber wenn man so weit gelaufen ist, pfeift man ein unanständiges Liedchen auf's Schlendern. Da rennen die Beine wie vom wild gewordenen Hammel gebissen!

Hätten wir Rockschöße, würden die wie Drachen im Herbstwind fliegen, so flitzen wir. Kunststück, es geht ja auch bergab. Entsprechend schnell erreichen wir das Ortsschild von Santiago und stehen kurze Zeit später Hand in Hand vor der Kathedrale.

Wir sind da. Wir stehen hier. Wir sind zusammen. Wir sind angekommen. Wir gucken durch das verschlossene Tor die riesige Treppe hinauf, die riesigen Türme entlang in den Himmel. Wir halten uns an den Händen. Wir sind da! Drei Jahre lang habe ich mich auf diesen Moment gefreut, hatte Angst, dass Thomas unterwegs aufgeben muss. Er hat nicht aufgegeben. Er hat sich gequält, hatte Schmerzen ohne Ende, ist trotzdem weitergelaufen, *stapje voor stapje*, Schritt für Schritt, weiter, weiter, immer weiter, bei *cloudburst* und bei Sonnenschein. Es gab keine *any other options*. Er steht hier neben mir.

Wir sind da, wir sind zusammen, wir stehen Seite an Seite, Rucksack an Rucksack.

Wir sind still.

Es heißt, wenn man den Camino gemeinsam geht, spricht man entweder hinterher nie wieder ein Wort miteinander, oder man wird sich nie wieder los. In diesem Moment schweigen wir beide, aber ansonsten quasseln wir uns nach wie vor gegenseitig die Ohren fusselig. Na bravo!

Natürlich ist das Tor noch verschlossen. Wir haben gerade mal 8.00 Uhr vorbei. Also schnäuzen wir unsere Riechzinken und machen uns auf die Suche nach dem Pilgerbüro.

Ich weiß nicht, wie lange wir ohne Hilfe gebraucht hätten, es zu finden. Aber zum Glück gucken wir wohl so beschusselt aus der Wäsche, dass uns gleich ein sehr freundlicher junger Mann zeigt, wo wir hinmüssen.

Was dann kommt, kann ich gar nicht wirklich beschreiben. Es ist wie ein Vulkan, der schon seit Jahren darauf wartet, sich auf die Lauer gelegt und die Luft angehalten hat, um in einer einzigen Sekunde zu explodieren. Da stehen sie alle, die uns unterwegs so lieb geworden sind! Wir schreien, wir brüllen, wir umarmen und küssen uns, wir tanzen, wir hüpfen, wir singen: *Wir kommen alle, alle, alle in den Himmel, weil wir jetzt da sind, weil wir jetzt da sind. Das sieht selbst der Herrgott ein, er sagt ich lass gern euch rein, ihr wart in Spanien schon die feinsten Pilgerlein!*

Meine Lieben, wäre ich nicht ich, sondern eine x-beliebige Person, die mich sieht, würde ich mir an den Kopf greifen und mich fragen, wer mich denn aus dem Irrenhaus herausgelassen hat. Es ist mir egal. Ich könnte platzen!

Der Moment vor der Kathedrale gehörte nur Thomas und mir und war etwas ganz Besonderes. Da kriegte ich keinen Ton heraus. Aber hier hüpft die Freude, mein Stolz auf mich selbst geradezu aus mir heraus, schreit und schlägt wild um sich. Ich weiß gar nicht, was ich alles anstellen soll. Ich weiß nur, ich muss es herauslassen, sonst berste ich! Ich lache und heule gleichzeitig. Alles geht durcheinander. In meinem Kopf herrscht nur noch Chaos. In meinem Bauch knallen die Gefühle aufeinander, werfen sich gegenseitig um, bleiben kurz benommen liegen, schütteln sich schnell die tirilierenden Vöglein über den Köpfen weg, springen wieder auf, um erneut übereinander zu purzeln und zu stolpern. Eine ganze Lastwagenladung (mit Anhänger!) Flummis hüpft in mir herum: Wir sind da!

Ich werfe meinen Rucksack von mir - direkt vor die Türe zum Pilgerbüro. Na klar, das kann ja nur mir passieren! Da ist das Geschrei aber groß: „Hey, hinten anstellen!" Ich habe total vergessen, wo ich bin, nicht darauf geachtet, wohin ich mich meines Packens entledige. Dass ich mir ausgerechnet die Türe des großen Begehrs ausgesucht habe, ist mir wirklich nicht aufgefallen. Das ist mir nun doch peinlich. Kleinlaut hebe ich ihn wieder auf und stelle ihn brav *a la cola* (das habe ich an einer Damentoilette gelernt) hinter den letzten Wartenden ab. Das holt mich wieder ein bisschen runter - aber nicht lange.

Wir sind da!

WIR SIND DA!

Oh, nur für die, die es noch nicht mitbekommen haben: W I R   S I N D   D A !

Um 9.00 Uhr wird das Büro geöffnet. Wir sortieren uns auf einer Treppe und warten, bis wir an die Reihe kommen. Derweil bejubeln wir jeden, der uns mit seiner *Compostela* entgegenkommt. Dann dürfen wir selbst an einen der vielen Schalter treten.

Dahinter begrüßt uns freundlich ein junger Schweizer. Wir geben ihm unsere *Credencials*. Er stutzt ein bisschen, weil wir jeder zwei davon haben. Wir erklären ihm, dass wir den Weg in drei Jahresetappen gelaufen sind: Roncesvalles - Burgos - León - Santiago. Jetzt sind wir DA!

Während er unsere Urkunden ausfüllt, wird mir schlagartig bewusst, dass wir angekommen sind. Der Weg ist zu Ende. Wir haben erreicht, wovon ich drei Jahre lang geträumt habe. Hier ist Schluss. Aus. Habe fertig.

Fertig mit freuen auf den Weg. So oft, wenn es mir nicht gut ging in diesen drei Jahren, habe ich gedacht: Du musst nur noch ein bisschen durchhalten, dann gehst du wieder auf den Camino; dann kannst du wieder erden, wieder herunterkommen, durchschnaufen. Wenn ich mich über jemanden ärgerte, konnte ich denken: Warte nur, du Hühnerhampel, wenn ich erst wieder unterwegs bin, kannst du mir mal gepflegt den Rucksack hinunterscheppern.

Hier endet unsere Pilgerei.

Plötzlich ist da nichts mehr von Freude und Stolz in mir, sondern nur eine große Leere. Es ist, wie wenn ein ganz lieber Freund sich mal eben ans Ende der Welt verabschiedet, wo es weder Telefon noch Internet gibt. Werden wir uns wiedersehen? Was soll ich denn jetzt anfangen ohne unsere Gespräche, unsere Verabredungen?

Der Schweizer kommt zurück und findet mich, gerade noch vor Freude und Stolz ganz hibbelig, in bittern Tränen aufgelöst. Der arme Kerl ist mit der Situation und mir total überfordert. Ob denn alles gut ist mit mir?

Hier mit ja zu antworten, wäre eine so hanebüchene Lüge, die krieg' ich nicht raus. Ich krieg' eh nix raus. Ich heule so fürchterlich, ich krieg' auch ohne reden keine Luft! Ich schüttele nur den Kopf. Nein! Nichts ist in Ordnung! Rein gar nichts! War ich denn blöd, den Weg zu Ende zu bringen? Hab' ich denn gar keinen Grips im Hirn? Ich habe mich doch selbst um etwas so Schönes gebracht!

Herr Schweiz guckt verständnisvoll: „Ja, es ist schon ein besonderer Moment, wenn man seine *Compostela* bekommt."

Mäusekind, tu' mir einen Gefallen und behalte sie! Dann habe ich wenigstens einen Grund, im nächsten Jahr wieder hier zu stehen und dir erneut die Ohren vollzuschluchzen.

Er tut mir diesen Gefallen nicht, sondern rollt meine

Urkunde zusammen und steckt sie sorgfältig in eine Papprolle, damit ihr auch nur nichts passieren kann. Wir werfen unseren Obolus in das Döschen. Die Bitte um eine Spende nennt ausdrücklich den Betrag von einem oder zwei Euro. Das sind in Deutschland zwei bis vier Toilettengänge ... für meine Eintrittskarte in den Himmel! Mehr wollen die nicht. Ein oder zwei Euro, damit ist man schon zufrieden. Ansonsten ist die *Compostela* kostenlos. Nur für die Papprolle möchte man gerne einen extra Euro haben. Einen! Meine Lieben, ich habe schon wesentlich mehr für wesentlich weniger bezahlt!

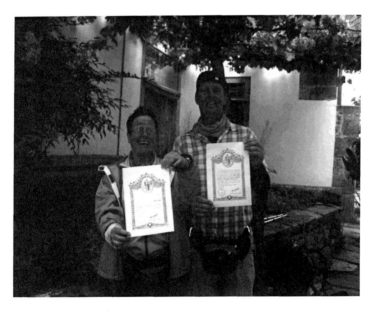

Oh, ihr wollt wissen, was denn jetzt genau auf meinem Ticket ins Himmelreich steht? Das weiß ich nicht, das ist in Latein geschrieben. Aber wartet mal, ich guck schnell im Internet nach. Wie gut, dass es das gibt! Also, da steht:

Das Kapitel dieser segenspendenden Apostel- und Metropolitankirche von Compostela, Hüter des Siegels des Altares des seligen Apostels Jakobus, macht entsprechend seiner Absicht, allen Gläubigen und Pilgern, die aus der ganzen Welt aus frommer Neigung oder zur Erfüllung eines Gelübdes an der Schwelle unseres Apostels, des Patrons und Schutzherren der spanischen Lande, des heiligen Jakobus, zusammenkommen, eine gültige Urkunde zur Bestätigung ihres Besuches auszustellen, hiermit allen und jeden, die in die vorliegende Urkunde Einblick nehmen werden, bekannt, dass Herr/Frau (Vorname (in Latein, bei mir also Andream Elisabetham) und Nachname (Ilchmann) des Pilgers) dieses hochehrwürdige Gotteshaus aus Frömmigkeit ehrerbietig besucht hat. Zur Beglaubigung dessen überreiche ich ihm/ihr diese vorliegende Urkunde, versehen mit dem Siegel der genannten heiligen Kirche.

Ausgestellt in Compostela den ... des Monats ... im Jahr des Herrn ...

Heiliger Bimbam, wer hat sich denn den Text ausgedacht! Der ist ja noch schlimmer als mein Geschwafel!

Meiner inneren Leere entsprechend sind die anderen alle schon weg, als wir aus dem Pilgerbüro kommen. Ich bin nicht undankbar dafür. Bei dem Durcheinander, das gerade in mir herrscht, ist mir nicht nach froh und munter zumute.

Für einen weiteren Euro haben wir die Möglichkeit, unsere Rucksäcke sicher abzustellen. Ich bin völlig konfus, überfordert von der Situation, überfordert mit mir. In meinem Kopf herrscht das Gleiche wie in meinem Bauch, ein wildes Feuerwerk verschiedenster Farben, Gedanken, Gefühlen. Irgendwo lege ich unseren Reiseführer hin und lasse ihn liegen. Es fällt mir erst zu Hause auf, als ich die E-Mail-Adressen suche, die ich in ihm aufgeschrieben habe. Leider habe ich mit ihm auch die eine oder andere Notiz verloren.

Meine Lieben, wer in Santiago einen deutschen Reiseführer mit wildem Gekrakel gefunden hat, möge ihn bitte in Ehren behalten. Die Adressen habe ich wieder herausgekriegt (ein Hipp-Hipp-Hurra auf die weltweite Vernetzung) und mir inzwischen einen Neuen gekauft, der ganz jungfräulich darauf wartet, vollgekrickelt zu werden. Vielleicht soll meine Schusseligkeit ein Zeichen sein, den Weg noch einmal zu gehen, ganz neu, ganz frisch.

So, aber jetzt brauchen wir erst einmal eine Tasse Koffein. In einem Straßencafé finden wir Hannes, wie er einsam und sehr schwermütig um einen Tisch herumsitzt und an einem Croissant knabbert. Ob er alleine sein möchte? Nein, eigentlich nicht. Wir setzen uns zu ihm und gucken nun zu dritt bedrückt aus unseren muffigen T-Shirts.

Die Kathedrale ist inzwischen geöffnet. Aber da ist gerade ein Gottesdienst. Also beschließen wir, sie uns später anzusehen, und schlendern ein bisschen durch die Stadt. Um 12.00 Uhr sind wir wieder dort zum Pilgergottesdienst.

Wir kommen ein bisschen spät. Die Bänke sind bereits dichtbesetzt, aber wir entdecken sofort Silke und den Herrn mit den *Schickelscher* von gestern. Die anderen, die in den Reihen sitzen, sind so nett und rutschen so zusammen, dass Thomas und ich hintereinander auch noch ein Plätzchen bekommen.

Ich habe mir ja bis hierher schon schwergetan, mein Innenleben zu beschreiben. Die ganze Zeit, war es wie ein Balanceakt auf einem Drahtseil über einem Tränenmeer. Hier falle ich hinein. Vom Gottesdienst kriege ich nichts mit. Wenn da vorne die Chippendales ihre knackigen Hintern in allerknappsten Strings schwingen würden, ich würde sie nicht sehen.

Irgendwo auf einem Wölkchen hoch oben im Himmel hocken jetzt mein Papa, Opa und Oma und gucken auf uns herunter. Gell, das hättet ihr nicht gedacht, dass wir das wirklich schaffen würden? Wir haben es geschafft und ich kann euch gar nicht sagen, wie oft ihr unterwegs auf meinem Rucksack und mir direkt im Nacken gesessen habt, wie oft ich an euch gedacht habe und wie sehr ihr mir fehlt. Ich würde euch so gerne noch einmal drücken und sagen, wie lieb ich euch habe. Ich weiß, dass ihr das wisst. Aber ich täte es trotzdem gerne. Ich verdanke euch so viel. Hätte es euch nicht gegeben, wäre ich nicht wie ich bin, wer ich bin und was ich bin.

Vor mir sitzt Thomas, der Mann, der solche Schmerzen ausgehalten hat, um mit mir den Weg zu gehen. Wie sehr muss er mich liebhaben! Wir sind jetzt fast 22 Jahre miteinander verheiratet, die waren nicht immer nur himmelhoch jauchzend. Wir hatten auch schwierige Phasen. Er hat es nicht leicht mit mir, denn, wie ihr ja jetzt alle wisst, habe ich schon den einen oder anderen Knacks weg. Damit muss man erst mal umgehen – erst mal bereit sein, damit umgehen zu wollen. Der Camino hat uns noch näher zusammengebracht. Wir sind den Weg gemeinsam gegangen, wie wir unser Leben leben: Jeder geht in seinem Schritt, *stapje voor stapje*, in seinem Tempo, in seinem Rhythmus. Manchmal gehen wir weit voneinander entfernt, manchmal Hand in Hand ganz dicht beieinander. Jeder braucht seine Freiheiten, seinen Raum, der eine, um Takt zu halten, der andere, um den einen nicht mit seinen schrägen Gesängen um sein bisschen Verstand zu bringen. Aber wir treffen uns immer wieder, zwischendurch und vor allem am Ende des Tages, um uns auszutauschen, aneinander teilzuhaben, teilhabenzulassen, aber auch, um (auch wenn mir das besonders schwerfällt) miteinander zu schweigen, seinen eigenen Gedanken nachzuhängen und dem anderen seine Gedanken zu lassen.

Ich habe drei wunderbare Leben. Was hätte ich mir in diesem Leben mehr wünschen sollen als unsere Jungs. Natürlich hatte ich so meine Gründe Thomas zu heiraten. Aber was es heißt, einen Menschen wirklich zu lieben, so richtig, mit Haut und Haar, dass es wehtut, dass man heulen könnte, ohne jedes Wenn und Aber, bedingungslos und ganz und gar, das weiß ich erst, seit ich Dennis und Felix zum ersten Mal sah. Was es heißt, wenn umgekehrt jemand mir ohne Wenn und Aber, bedingungslos und ganz und gar vertraut, weiß ich, seit ich zum ersten Mal Marius im Arm hielt und er mich stundenlang mit seinen großen runden Augen anguckte, als wollte er sagen: Ich weiß, es wird ein hartes Los für dich werden, aber gell, du passt schon auf, dass es mir gut geht. Dabei streckte er mir seine Stupsnase so frech entgegen, dass mich dieses Gefühl der Verantwortung schlicht plattwalzte. Diese drei inzwischen nicht mehr ganz so kleinen Menschlein sind meine Leben. Für nichts in der Welt würde ich mit jemandem tauschen wollen.

Ja, ich habe diesen Gottesdienst besucht und die Kommunion empfangen. Ja was glaubt ihr denn, wo ich gerade bin und heule wie ein Schlosshund?! Ich finde ja nach dem Genuss der Hostie nicht einmal mehr den Weg zurück zu meiner Bank, sondern schaffe es mit Ach und Krach zur nächsten Säule! Und da sind wieder diese Hände, diese wunderbaren, lieben Hände, die nicht fordern, kein Wort sagen, kein Gesicht haben und doch auf eine so großartige Weise für mich da sind.

Nein, ich habe kein Credo gebetet und das Vaterunser blieb mir schlicht im Halse stecken. Aber ich bin mir ganz sicher: Der Gott, der mich auf diese Welt losgelassen und mir meine drei Leben geschenkt hat, weiß auch ohne vorgefertigtes Gebet, dass ich ihm unendlich dankbar bin für alles, was er mir so mit einem Schleifchen dran kredenzt hat.

Ich habe inzwischen alles nass geheult, was ich an Taschentüchern einstecken hatte. In meinen Gedanken umarme ich noch einmal alle, die mir auf dem Camino zwischen die Füße gestolpert sind. Das sind eine Menge! Dann schnäuze ich mein Schnuffelnäschen, wische mir die letzten Tränchen aus den Schweinsäuglein: Nun ist gut!

Und aus der Dunkelheit klingt eine Stimme die sagt: Sei dankbar und hadere nicht, es könnte schlimmer kommen. Ich bin dankbar und hadere nicht ... und es kommt schlimmer.

Ich verstehe nicht wirklich, was der Pfarrer sagt, nur die Worte *televisión* und *Botafumeiro* schnappe ich auf. Um mich herum kommt Leben in das Gotteshaus. Alle kruscheln nach ihren Handys und Kameras. Was ist denn jetzt los?

Dann sehe ich, wie vorne der Weihrauchkessel angeschubst wird. Nee, ne! Das Ding ist so groß wie ich. Zuerst pendelt er langsam hin und her, aber dann kriegt er Schwung und wutscht quer durch die Seitenschiffe bis fast unter die Decke und wieder zurück. Das ist der Hammer!

Eigentlich wird er nur an Feiertagen benutzt. Heute sind Thomas und ich hier; wenn das nicht Grund genug ist, mal eben spontan einen Feiertag außer der Reihe einzulegen, weiß ich auch nicht! Na gut, so ein bisschen ist es sicherlich auch, weil ein ausländisches Fernsehteam dafür bezahlt hat, den *Botafumeiro* in Aktion filmen zu dürfen.

Wir jedenfalls neigen unsere Köpfe rundum glücklich und dankbar vor den Gebeinen des Heiligen Jakobchens, bevor wir durch die Stadt bummeln und über jedes *Geschäfterl* (den Ausdruck habe ich von Kerkeling geklaut) herfallen. Wir brauchen unsere Souvenirs ja nicht mehr zu tragen, also verliere ich alle Hemmungen und verlasse etwa 148 Läden mit mindestens einer Tüte. Nur bei der fast lebensgroßen Steinfigur eines Pilgerchens holt mich der Verstand wieder ein: Nein, Mäusele, das geht nun wirklich nicht. - Wirklich? - Wirklich! - Och, schade, aber dann ... Schon tröste ich mich mit noch einem Anstecker, noch einem Anhänger und noch einer Kachel. Oh, die hab' ich schon. - Macht nichts!

Am späteren Nachmittag schlendern wir zu der Bar, in der wir uns mit den anderen verabredet haben. Aber wir kommen nur sehr langsam voran, denn schon springt eine mir wildfremde Dame von ihrem Stuhl auf, hüpft freihändig über Tische und Bänke und fällt mit einem lauten Quietschen meinem lieben Mann und Göttergatten um den Hals. Ich denke: Oookaaayyy, an die erinnere ich mich nun nicht gerade. Aber das ist auch gar nicht so schlimm, denn ich bin ein bisschen gesichtsblind. Für mich ist es also eher ein Hexenwerk, jemanden zu erkennen als jemanden nicht zu erkennen.

Kaum haben die beiden fertig geküsst und wir drei weitere Schritte getan, springt die Nächste auf und drückt ihn an ihre Brust. Ich denke: Huch, noch eine? Als im nächsten Café gleich zwei weibliche Geschöpfe Thomas umgurgeln, werde ich doch nachdenklich. Ich hab' die noch nie gesehen! Woher kennt er nur all diese Frauen? Sind wir wirklich den gleichen Weg gegangen? Was um alles in der Welt hat der getrieben, während ich fröhlich und schräg meine Liedchen trällernd weit genug weg war? Der hat ja einen ganzen Harem von Pilgerinnen um sich geschart! Er könnte nicht nur ein Buch schreiben, sondern eine komplette Serie von dicken Wälzern: *Lustige Gespräche mit Pilgerinnen auf dem Camino – Band 1 bis 148.*

Wir kommen als Letzte (aber bitte, wenn mein Mann dauernd knutschen muss, da kann ja ich nichts dafür) am Treffpunkt an. Da sitzen sie schon alle: Walli, Silke, Lassarah, Günther, Hans, Roland und noch ganz viele andere, denen wir spätestens gestern auf dem Monte do Gozo begegnet sind. Wie schön!

Wir sind angekommen, da beißt die Maus keinen Faden ab. Inzwischen sind alle wesentlich gelöster als seit vorgestern. Es ist wie an Weihnachten: Zuerst wartet man gespannt auf die Bescherung, dann ist da ganz viel Hurra um die Geschenke, man geht gemeinsam zur Christmette und am Ende sitzt man mit einem Absackerchen um die letzten Stummel des Adventskranzes und freut sich, dass alles so schön war, weiß, dass es keine Geschenke mehr gibt, wartet aber doch noch ein bisschen, weil man weiß ja nie.

Apropos Absackerchen: Hallo, ich bin Andrea, ich war auf dem Jakobsweg, ich bin Alkoholiker. Also her mit dem *vino tinto*!

Irgendwann machen wir uns auf zu unserem letzten gemeinsamen Gang quer durch die Stadt und zu einer anderen Bar, wo wir unsere hungrigen Kehlen mit Köstlichkeiten stopfen wollen. Der Bediener, ein nettes und fröhliches Kerlchen, bringt nur zu gerne jedem das, was er bestellt hat. Nur ich kriege nichts. Dieser Schelm! Ich bin davon überzeugt, der hat mir an der Nasenspitze angesehen, dass ich keine Ahnung habe, was der von mir gewünschte *pulpo* tatsächlich ist. Damit ich nicht mit einem anderen das Essen tauschen kann, wartet er geduldig, bis alles aufgegessen ist, um mir dann mein Tellerchen vor die Nase zu stellen und mir freundlich „¡buen provecho!" zu wünschen.

Pulpo heißt Tintenfisch, das weiß ich und denke an frittierte Kringelchen in einer schön fetten Knoblauchsoße. Was hier in Olivenöl vor sich hinliegt ist völlig unfrittiert und ungekringelt, sondern hat zahlreiche Ärmchen mit Näpfchen dran. Na gut, ich hätte es mir ja denken können. Schließlich habe ich diese armen ehemaligen Meeresbewohner in vielen Schaufenstern über ihren Tellerchen hängen sehen. Aber da war ich viel zu viel mit Einkaufen beschäftigt. Wer ahnt denn, dass man die essen kann?!

Ich schlucke, gucke ein bisschen irritiert und weiß so gar nicht, was ich jetzt machen soll. „Mmm, der sieht aber lecker aus!" Eigentlich will ich mir nur selbst ein bisschen Mut zusprechen, da merke ich, dass ich die Einzige bin, die an diesem Tisch noch etwas sagt. Alle anderen gucken in Schweigen erstarrt auf meinen Teller und glaubt mir: Keiner, wirklich keiner hätte sein Essen mit mir getauscht!

Vor lauter Mitgefühl greift mein Nebenmann (ich weiß nicht, wie er heißt, denn wir haben ihn gestern beim Abendessen zum ersten Mal getroffen) zum letzten Scheibchen Brot und lässt es in seinem Mund verschwinden. So ein Kamuffel!

Wer freundlich fragt, dem wird freundlich gegeben. *„Un pocco de pan, por favor"* ist zwar mit Sicherheit nicht wirklich korrekt, aber ich glaube, in diesem Restaurant genieße ich sowieso schon längst Narrenfreiheit.

Bis mir das Brot gebracht wird (von dem die erste Scheibe der vorhergehenden letzten Scheibe in den Mund meines Nebenkamuffels folgt), knabbere ich vorsichtig an dem ersten Stück Tintenfisch herum. Na gut, denke ich, wenn das nicht so gruselig aussehen würde, wäre es richtig lecker.

Jetzt habe ich keinen Grund mehr, nicht kraftvoll zuzubeißen. Also tu' ich es und siehe da: Plötzlich sind alle ganz interessiert! Ob er auch einmal probieren darf, fragt das Kamuffel. Ja, gerne, aber nur die äußerste Tentakelspitze. Die mag ich sowieso nicht. Roland kommt auch um den Tisch und sperrt gierig sein Mäulchen auf. Der kriegt aber ein schöneres Stück, kaut, zwinkert mir zu und verkündet fachkundig, dass *pulpo* nur schmeckt, wenn er richtig zubereitet ist, und der hier sei wirklich lecker. Du Wicht! Ich weiß genau, dass du bis heute gar nicht wusstest, dass es so was gibt!

Während aller Augen weiter an mir kleben, kommt das Gespräch langsam wieder in Gang und dreht sich nicht mehr ausschließlich um Meerestiere in Knoblauch. Ich esse noch ein bisschen, bin sehr, seeehr schnell satt und reiche meinen

Teller an Thomas weiter. Der wollte das schon immer mal probieren, Tintenfisch in eigener Tinte.

Wir sitzen noch eine ganze Weile so zusammen, aber nach und nach schleicht sich diese Traurigkeit in unsere Gespräche. Zuerst versuchen wir es zu ignorieren und kneifen fest die Augen zu. Aber es nutzt nix, hier trennen sich unsere Wege. Manche laufen weiter zum Kap Finisterre, das Ende der Welt, manche fahren mit dem Bus dorthin, andere bleiben noch ein oder zwei Tage in Santiago und fahren dann nach Hause. Thomas und ich werden morgen in aller Frühe abreisen.

Als die Ersten uns umarmen, kriege ich einen Kloß im Hals. Ich war noch nie gut darin, Tschüss zu sagen. Erinnert ihr euch an das Lied *Nehmt Abschied Brüder*? Ich habe nie mitsingen können, weil ich immer heulte, als sei man mit dem Schlachtermesser hinter mir her.

Zuerst kann ich mir die Tränen noch verkneifen. Aber dann trennen wir uns nach und nach von Hans (sie kommen), Lassarah (sie tropfen), Walli (sie fließen) und Roland (ich brauche einen Rettungsring!). Da geht nix mehr. Ich drehe mich auf dem Absatz um und laufe davon.

Ausgerechnet ihn, Roland, treffen wir noch einmal kurze Zeit später. Ich versuche, ihn geflissentlich zu übersehen, um nicht noch einmal Tschüss sagen zu müssen, aber da winken Thomas und er sich schon fröhlich zu. Also trinken wir noch ein Glas miteinander und rauchen eine Zigarette (die hab' ich nach dem *Da geht nix mehr* so dringend gebraucht, dass ich mir eine ganze Schachtel davon gekauft habe). Dann verabschieden wir uns endgültig und verdrücken uns gedrückt in unser Hotel.

Uff, das war's

Die Zugfahrt zurück nach León dauert eine halbe Ewigkeit. Zu allem Überfluss sitzt uns direkt gegenüber ein schon etwas älterer deutscher Pilger, der ununterbrochen erzählt und erzählt. Zuerst ist das ja nett, dann höre ich kaum mehr zu. Zum Schluss schließe ich demonstrativ die Augen. Nein, ich mag nicht reden und schon gar nicht hören. Ich mag alleine sein mit meinen Eindrücken, mit meinen Gefühlen, mit meinen Gedanken. Damit bin ich mehr als genug beschäftigt!

Die Worte *Eindrücke* und *Gedanken* muss ich eigentlich streichen, denn für die habe ich gar keinen Platz. Ich bin nur Gefühl – oder, besser gesagt, kein Gefühl. In mir ist ein großes, schwarzes Loch, riesig, dunkel, kalt - das große Gruseln. Das überschwappende Glück von gestern ist längst vorbei und hat entsetzlich viel leeren Platz hinterlassen, den ich so schnell nicht füllen können werde. Drei Jahre waren wir nun unterwegs. Drei Jahre hat sich ganz viel in unserem Alltag um unsere Wanderung gedreht. Wir haben uns darauf gefreut, sind ihn gegangen, sind zurückgekommen, haben erzählt, waren begeistert und voll Vorfreude auf die nächste Etappe. Und jetzt? Jetzt sind wir angekommen. Da ist keine Vorfreude mehr. Da ist nur noch - nix. Ein riesiges, dusteres, hässliches Nix. So ein Käse!

Ihr könnt es nicht glauben, dass da gar keine Freude ist, gar kein Stolz. Oh doch, ich bin stolz, so viel eben, wie nach meinem gestrigen Gefühlsausbruch vor dem Pilgerbüro übrig ist. Hättet ihr mich dort erlebt, wüsstet ihr, dass da nicht mehr so viel sein kann. Ich habe in fünf Minuten so viel Stolz verballert, wie andere in ihrem ganzen Leben nicht empfinden dürfen. Und Freude? Ha! Soll ich mal lachen? Man sagt, wenn man den Weg mit einem anderen Menschen geht, spricht man hinterher nie wieder ein Wort miteinander oder man wird sich nie wieder los. Thomas redet noch mit mir. Na bravo! Außerdem hat er auch eine Eintrittskarte in den Himmel bekommen. Also hab' ich ihn jetzt nicht nur den Rest meines Lebens am Herzbändelchen hängen, sondern werde ihn auch im Jenseits nicht los! So wie ich den kenne, wird er Teufel und Hölle im Himmel in Bewegung setzen, mich zu finden! Und da fragt ihr nach Freude? Hallo!

Endlich kommen wir in León an und verlassen Zug und Bahnhof. Natürlich sind wir jetzt schon ein bisschen gespannt, ob unser Auto noch da steht, wo wir es gelassen haben. Aber wir sind zuversichtlich ... bis wir auf die Straße treten und uns nach Orientierung suchend nach links und rechts umsehen. Ja, wir wissen, wo wir sind. Genau an dieser Straße hatten wir geparkt ... in der nicht ein Auto mehr steht. Nein. Keins. In Worten: KEINS! Stattdessen reihen sich hier Festpavillons an Festpavillons, hübsch, weiß, anmutig, noch ein wenig leblos, auf die Erfüllung ihres Zweckes harrend. Wir gucken uns an, unsere Hoffnung löst sich in Luft auf, wir erleiden einen beidseitigen absoluten Gesichtsabfall und während unsere Kinnladen nach unten klappen, fallen uns nur noch drei Worte ein: „Ach du ...!" - na, ihr wisst schon.

Da wir uns gerade nicht anders zu helfen wissen, tippeln wir in die Richtung, in der wir unser Auto gelassen haben. Na komm, es ist noch ein gutes Stück die Straße hinunter und sooo groß kann das Fest ja nicht sein.

Meine Lieben, es kann nicht nur, sondern es ist. Das, was hier aufgebaut wird, ist riesig und diese Straße nur ein kleiner, von motorisierten Gefährten sauber geräumter Teil davon.

Ein bisschen dusselig und dämlich stehen wir und starren auf einen Stand, der rotzfrech genau da steht, wo eigentlich unser Wagen stehen sollte. In ihm sollen dem geneigten Verzehrer sicherlich köstliche Leckereien und alkoholisches Gesöff kredenzt werden. Sieht zwar nett aus, hilft uns jetzt aber gerade mal nicht die Bohne, zumal das alkoholische Gesöff wohl auch erst noch gebracht werden muss. Na bravo! Da stehen wir nun ganz mit ohne Auto und können unseren Schrecken nicht einmal im Suff ertränken!

Freundliche Herren, die fleißigst am werkeln sind, schieben uns geduldig eine Weile von links nach rechts und wieder zurück, bis sie endlich die Geduld mit uns verlieren. Ob sie uns helfen können? - Uns helfen? Aber ja! Schwingt einen Zauberstab oder wedelt meinetwegen mit einer Bierzeltbank, das ist mir jetzt gerade ziemlich schnurz, sagt Simsalabim, lasst eine Dampfwolke aus dem Boden steigen, die sich nach und nach auflöst und den Blick auf unser Auto frei macht. Na los! Macht gefälligst!

"*Nuestro* Auto *no está aqui.*" (Ei, wo isses denn?) - Auto? Die Autobusstation befindet sich in dieser Richtung. - "*No, no, nuestro* Auto." Ich mache mit einem Luftlenkrad wilde Bewegungen: "*¡Nuestro!*" - "*¿Coche?*" - Coche? Hört sich so ähnlich an wie Kutsche. Das könnte passen. Wir nicken. "*Nuestro coche - aqui.*" Hier hat es zu sein, unser *coche*, und sonst nirgends! - Sie gucken uns erschüttert an. Hier wäre kein *coche* mehr. - Nein, ehrlich? Was sie nicht sagen! - Alle *coches* wären weg. - Oh, ich dachte mir doch gleich, dass hier etwas nicht stimmt! "*¿Dónde?*" Wo? - Jaaa, also, das wäre ja dann wohl so, dass die Kutschen, die hier standen, von der *policia* weggebracht worden wären. - "*¿Dónde está la policia?*" Mit meinem umwerfend reichlichen spanischen Sprachschatz komme ich mir vor wie ein Kleinkind! - Ja also, da müssten wir die Straße hinauf bis zur großen Kreuzung, nach links, gleich wieder nach rechts und immer geradeaus, bis nix mehr kommt. Da ist die Polizeistation. - Oookaaayyy. Wir stieren weiter auf den Parkplatz und werden abermals aufgeklärt, dass ganz bestimmt *no coche* mehr steht.

Ihr Lieben, im Nachhinein muss ich selbst mal lachen: Hätte uns jemand da gefilmt, wäre das der Knaller für die *Versteckte Kamera* oder *Verstehen Sie Spaß?* geworden. Aber da ist kein hinter Ecken lauerndes Fernsehteam, kein Prominenter reißt sich den falschen Bart vom Gesicht, da ist und bleibt nur ein Fressstand.

Wir bedanken uns und machen uns auf den Weg. Es ist schon nach 16.00 Uhr und wir sind uns nicht sicher, wann die Polizisten hier Feierabend machen. Bei dem Glück, mit dem wir offensichtlich gesegnet sind, müssen wir durchaus damit rechnen, dass wir genau dann zu den spanischen Freunden und Helfern kommen, wenn die ein Schild ins Fenster hängen: *Wir sind dann mal weg!*

Nachdem wir noch ein gutes Stück noch nicht vollendeter Fressbuden passiert haben, begegnet uns ein Señor in lebhaftem Mausgrau, der irgendwie einen ziemlich offiziellen Eindruck macht, offizieller jedenfalls als die Arbeiter von eben, was aber auch nicht wirklich ein Kunststück ist. Das mit dem offiziellen Eindruck meine ich. Also, jedenfalls sprechen wir ihn an und fragen nochmals nach, wo denn unser *coche* geblieben sein kann, das wir vor zwei Wochen hier abgestellt haben? - Vor zwei Wochen? – Ich traue es mich gar nicht mehr zu sagen, tu' es aber trotzdem, weil viele *any other options* haben wir gerade nicht: „*Camino*, Santiago, *dos semanas, nuestro coche - aqui.*" - Er guckt uns an, als wären wir von allen guten Geistern verlassen. Wir sehen in seinem Gesicht die Frage: Wie kann man nur so dämlich sein, sein Auto zwei Wochen lang in einer wildfremden Stadt abzustellen und dann allen Ernstes zu erwarten, dass es noch da ist, wenn man zurückkommt? Ich verstehe diese Reaktion ja, aber irgendwie habe ich gerade so gar keinen Nerv, mir über unseren *Mut* Gedanken zu machen.

Von hinten nähert sich ein kleiner, weißer Kastenwagen. Die Beifahrertüre wird aufgeklappt und einer der Arbeiter von eben erklärt uns, wir sollen einsteigen und mitkommen. Nun bin ich ja ein wohlerzogenes Menschenkind, das nicht vergessen hat, dass es nicht zu Fremden ins Auto steigen darf, und kämpfe ein bisschen mit mir. Andererseits: Was soll er uns schon tun? Außer unseren Rucksäcken voll stinkender Wanderwäsche haben wir nichts dabei.

Das ist ihm wohl auch klar, denn er entführt uns nicht, ist auch sonst total lieb und bringt uns zur Polizeistation, steigt dort aus, erklärt den Beamten unsere missliche Situation, lässt sich erklären, dass sich der Platz mit den abgeschleppten Autos ein paar Meter weiter die Straße hinunter befindet, erklärt es uns weiter, wünscht uns viel Glück und fährt von dannen. Wir bedanken uns ganz herzlich, winken ihm hinterher und fühlen uns jetzt ... doch ein bisschen einsam ohne ihn. War der lieb!

In dem Häuschen vor dem Abbschleppplatz sitzt ein einsamer Polizist und strahlt uns fröhlich entgegen. Wir erklären ihm, dass wir unser Auto suchen – nur für den Fall, dass er sich das nicht selbst hat denken können. Ja was machen zwei deutsche Rucksackträger sonst hier? Das ist ungefähr so wie wenn man einem Weihnachtsbaumverkäufer sagt, dass man einen Weihnachtsbaum sucht. Er weiß auch gleich, welches Auto wir meinen: „¿*Coche verde?*" - Oh, das Wort kenne ich! Es heißt grün. Ich nicke und könnte heulen: Der Mann weiß, was sich pummelige Pilger wünschen! Grün! Ja! Es ist grün!

In Ermangelung eines Fahrzeugscheins, der sich der deutschen Ordnung wegen im Handschuhfach befindet, schreiben wir ihm das Kennzeichen und den genauen Fahrzeugtyp auf ein Stück Papier. Ja, das Auto hat er da. Uff! Ich überschlage zwar schnell, ob wir genug Geld zum Auslösen unseres

Wagens haben, aber schon die Gewissheit, dass wir nicht mit dem Zug nach Hause fahren müssen, lässt es mir um mein kleines, bobbeliges Herzchen viel leichter werden. Das Auto hätte da aber lange gestanden, meint er noch. Wir nicken und erklären ihm mit zwei Worten, dass wir den „Camino" bis „Santiago" gelaufen sind.

Kinders, ist euch schon einmal aufgefallen, wie viele Worte wir benutzen, ohne sie wirklich für eine Mitteilung zu brauchen? In Deutsch hätten wir ihm bestimmt eine halbe Stunde lang etwas aufs Ohr erzählt. Warum? Weil wir die Worte dafür haben und gnadenlos benutzen. So viele unnötige Worte! Wie dieses Buch: Viele unnötige Worte. Andererseits: Hätte ich die in meinem Geschreibsel weggelassen, wäre es ziemlich dünn geworden. *Wir sind in drei Jahren den Camino gegangen, zuerst nach Burgos, dann nach León, dann nach Santiago. Wir sind angekommen,* das passt auf eine Seite. Ein Buch mit nur einer Seite drin, würde ja nun nicht wirklich etwas hermachen, oder?

Meiner vielen Worte kurzer Sinn jedenfalls ist, dass Thomas irgendwann mit seinem Autoschlüssel in die ihm angezeigte Richtung latscht, um schon bald mit unserem Auto vorzufahren. Ja! Es ist da!

Ich wende mich wieder dem Polizisten zu. Der freut sich richtig mit uns und strahlt über alle vier Backen! Ist das lieb!

Ich wusele meine Geldbörse aus meiner Bauchtasche und will unsere Strafe und den Umparkservice bezahlen, da winkt er ab: „*Gratis.*" - Dieses Wort verstehe ich sofort! Ich gucke ihn ungläubig an, aber er nickt nur: „*Gratis.*" Dann benutzt er noch einige Worte, die ich freilich nicht verstehe, die aber bestimmt so viel heißen wie: Gell, da guckst du. Das würde es in deinem Land nie geben, dass man ein abgeschlepptes Auto ganz mit ohne Geld wieder zurückbekommt. Ihr müsst ja sogar 70 Cent bezahlen, wenn ihr mal aufs Klo wollt! Nein,

nein, hier sind wir in Spanien, hier denken die Menschen anders: Pipi machen muss man halt und wer den Camino geht, der kriegt auch sein Auto wieder, egal wie lange es blöde im Weg gestanden hat. So. - Das Wort *Camino* bilde ich mir übrigens ein wirklich gehört zu haben. Ich könnte ihn knutschen!

Wir wuchten unsere Rucksäcke ins Auto, winken ihm noch einmal herzlich zu und machen uns auf den Weg nach Hause. Eine stundenlange Fahrt liegt vor uns, aber wir sitzen in unserem Auto und alles ist gut.

Alles bleibt auch gut, bis wir schon wieder in Deutschland sind und nur noch ungefähr 80 km zu fahren haben. Da macht es putsch! und der linke Vorderreifen platzt. Der Außenspiegel knallt noch irgendwo dagegen und verabschiedet sich ins Nirwana, aber mehr passiert zum Glück nicht.

Während Thomas den Reifen wechselt, hüpfe ich ein paar Meter weiter hinten wild mit dem Warndreieck wedelnd in der Gegend herum und habe doch manchmal den Eindruck, dass die Autofahrer genau das als Zeichen nehmen, noch ein bisschen mehr Gas zu geben und noch ein bisschen mehr rechts zu fahren. Als wir wieder ins Auto steigen, bin ich klatschnass vor Angst. Aber alles ist gut, etwa eine Stunde später sind wir zu Hause und den zweiten Vorderreifen zerhaut es erst am nächsten Tag auf dem Weg zum Bäcker.

Meine Lieben, das alles könnte man nun eine Anreihung glücklicher Zufälle nennen. Ich empfinde das anders: Das Auto, nicht geklaut, sondern so sicher verwahrt, wie es sicherer nicht hätte sein können, der erste Reifenplatzer nicht schon irgendwo in Spanien, sondern quasi erst kurz vor der Haustüre, der zweite kaputte Reifen nicht auch unterwegs, wo wir mit nur einem Ersatzrad ziemlich dämlich aus der Wäsche hätten gucken müssen - das alles ist für mich mehr als ein Zufall. Das ist etwas, was mir eine Krusselhaut macht. Und die lasse ich mir nicht nehmen, denn ich liebe Krusselhaut!

Daheim habe ich mit den gleichen Sachen zu kämpfen wie schon in den beiden Jahren zuvor. Wenn wir nicht zu Hause sind, freue ich mich immer tierisch auf drei Dinge: Meine Dusche, meine Toilette und mein Bett. Genießen kann ich nach dem Camino aber nur alles, was außerhalb unseres Schlafzimmers liegt, denn der Schlummer fällt mir schwer. Ihr werdet es euch nicht vorstellen können, aber ich kriege kein Auge zu. Das Bett ist so ... sauber. Ich muss nicht aufpassen, aus Versehen von meinem Wanzenstopp herunterzurutschen oder meinen Kopf neben meinen Schal zu legen. Die Bettdecke ist so ungewohnt und die Ruhe schier nicht auszuhalten! Ja, mir fehlt das Geschnarche, das Gebrumme, das Geatme, die Menschen. Immer wieder werde ich wach und erschrecke in Mark und Bein, bis mein Hirn langsam in die Pötte kommt und meinem klopfenden Herzen sagt: Ruhig, Fury, alles ist gut, du bist daheim. Bis das Gebobbel wirklich aufgehört hat und ich endlich wieder einschlafen könnte, bin ich hellwach. Na bravo!

Es dauert eine Weile, bis ich mich wieder an das normale Leben gewöhne. Meine Beine wollen immerzu laufen. Wenn ich an der Supermarktkasse stehe, hüpfe ich von einem Fuß auf den anderen. Es ist mir unangenehm, wenn alle um mich herum mich zappelndes Wesen anstarren, aber ich kriege keine Ruhe in meine Haxen. Ich merke auch immer wieder, wie ich mich in Gesprächen ausblende und meine Gedanken - schwups - auf den Weg verschwinden, es sich dort gemütlich machen und mit Geld und guten Worten nicht dazu zu bringen sind, sich wieder auf das Hier und Jetzt zu konzentrieren. Zu jeder Kleinigkeit fallen mir Szenen von unterwegs ein. Manchmal versuche ich, meinen Mitmenschen von ihnen zu erzählen, bis mir auffällt, dass ich rede, rede und rede und meine Gegenüber meine Beschreibungen so gar nicht nachvollziehen können. Dann schweige ich still und renne wieder meinem Hirn hinterher zurück auf den Camino, guck' mich um und könnte heulen: Kinders, ist das schön hier! Kinders, wäre das schön hier, wenn mein Körper nicht ganz wo anders wäre!

Ich muss auch oft über Thomas schmunzeln. Er trägt noch Monate später voll Stolz sein Camino-Armbändchen und ist schier nicht zu bremsen, über diesen Weg zu sprechen. Er ist sowieso ein sehr kommunikativer Mensch, aber wenn er über unsere Wanderungen erzählt, kommt er so in Fahrt, dass er durch nichts und niemanden zu bremsen ist. Und wenn man genauer hinschaut, sieht man, dass seine Augen strahlen und mit Funken um sich werfen. Es ist der Hammer! Wenn er von mir erzählt, blitzen seine Augen nie so! Hallo! Der Weg musste es nur wenige Wochen mit ihm aushalten. Ich habe den Kerl schon seit über 25 Jahren am Hals hängen, aber für mich blitzt da nix!

Ja, ja, ich weiß, was ihr mich fragen wollt: Ob der Weg mich verändert hat. Verändert? Nein. Ich glaube, er hat mich nicht verändert. Aber er ist wie ein Orkan durch meinen Kopf, durch meinen Bauch und den ganzen Rest von mir gefegt und hat all die Sachen wieder hochgewirbelt, die ich manchmal schon vor viel zu vielen Jahren in ein Eckchen gepackt und vergessen habe. Er hat die dicken Staubschichten weggepustet, die mein Leben mit einem gleichmäßigen Tuch in lebhaftem Mausgrau zugedeckt hat. Er hat in mir den kleinen Rebellen wiederbelebt, der mir schon in frühesten Schuljahren so manche schweigsame Zeit in der Ecke des Klassenzimmers bescherte. Er hat in mir die Idealistin wieder auf die Beine gestellt, die seit vielen Jahren vom Alltag K. o. geschlagen in den Seilen hing und kaum noch röchelte. Er ist wie eine Sintflut über mich gezogen und hat die Kruste von mir gewaschen, die nicht nur meine Augen so sehr verklebte, dass ich kaum noch etwas sah, sondern auch meine Gefühle schier erstickte.

Nein, ich glaube nicht, dass der Weg Menschen wirklich verändern oder gar besser machen kann. Aber der Camino ist nicht nur ein Weg quer durch Spanien, sondern vor allem quer durch die eigene Persönlichkeit, mit allen Schönheiten, Bergen, Tälern, Sonnenaufgängen, Regentagen, aufregenden und langweiligen Strecken. Am Ende kommt man in Santiago an - und, wenn man Glück hat, auch bei sich selbst. Man steht vor der Kathedrale seines Ichs und denkt: Boah ey, ich habe es geschafft, ich bin da! Die *Compostela* ist nicht nur ein Freifahrtschein in den Himmel, sondern vor allem ein Ticket zu sich selbst.

In den folgenden Wochen erwische ich mich immer wieder, wie ich Dinge kaufe, die sooo praktisch beim Wandern sind: Ein Besteck zum Zusammenstecken, ein schönes, großes Microfaserhandtuch, ein Schal, der so riesig ist, dass man damit eine Matratze komplett abdecken kann. Ich freue mich wie ein Wicht, wenn ich solche Dinge finde ... bis mir auf eine ganz ekelige Weise bewusst wird, dass meine Reise eigentlich beendet ist. Dann stehe ich mitten in einem Geschäft und kämpfe mit den Tränen - nicht immer erfolgreich, was ab und an durchaus für einige Verwirrung sorgt. Was soll man denn auch von einer kleinen, nicht ganz frischen, etwas zu pummelig geratenen Dame denken, die freudestrahlend ein Handtuch kauft, um es dann unverzüglich dafür zu benutzen, sich das Geheul aus dem Gesicht zu wischen?

Aber soll ich euch etwas sagen? Das schönste am Camino ist, dass man ihn nicht nur einmal im Leben gehen darf. Man kann das ruhig öfter tun. Und glaubt mir: Wenn man sich einmal an die Schmerzen in Beinen und Hüften gewöhnt hat, an die schmutzigen Matratzen, das Vielstimmige Geschnarche, an Blasen, Wanzen und Fußpilz, dann wird man so gierig danach – da kann man gar nicht genug davon bekommen!

So, damit sind wir am Ende meines Buches und genau an der Stelle, an der immer die vielen Danksagungen kommen. Ja, ich habe jeden Grund, Danke zu sagen: Meinem lieben Mann und Göttergatten dafür, dass er mich nicht nur im Alltag erträgt, sondern obendrein unter Schmerzen drei Jahre lang den Weg mit mir gegangen ist, unseren Leben, weil sie es geschafft haben, während unserer Wanderungen unser Häuschen nicht in ein Freudenfeuer zu verwandeln, meinem Papa, weil ich genau weiß, dass er irgendwo da oben auf seiner Wolke sitzt und - nein, nicht frohlockt, sondern völlig entgeistert den Kopf darüber schüttelt, dass seine Tochter wohl nie vernünftig wird, unseren Freunden, Nachbarn und Bekannten, die all unsere Schilderungen ertragen mussten und all den Menschen, die uns unterwegs begegnet sind (auch dem Zipp-Beutel-Geschwader und der nervenden Mutter, die so ein bisschen Salz in die Suppe gebracht haben). Ihr seid die Besten!

Wem ich aber noch ganz bestimmt ganz viel und ganz lieb danken möchte, seid ihr. Ihr habt seid den Weg noch einmal mit mir gegangen und habt mich durch meine Erinnerungen begleitet. Ihr habt auf meinem Buckel gehockt und euch ganz leicht gemacht (naja gut, ihr habt es zumindest versucht) (räusper). Ihr habt alle meine Gefühle mit mir geteilt, meine Mordfantasien ertragen, habt euch mit mir für eine Pieselpause in die Büsche geschlagen, habt mit mir gelacht und - vielleicht - auch einmal ein bisschen geschluckt. Vielleicht war eine Hand ja auch von euch, die sich da auf dem Monte do Gozo auf meine Schulter gelegt hat. Und habe ich euch nicht in Santiago auch singen hören?

Dass ihr mein Buch gelesen habt, ist eines der schönsten Geschenke, das mir dieses Leben gemacht hat. Dieses Buch gibt es nur, weil es euch gibt, die es lesen. Ohne euch wäre es nur ein Bündel beschriebener Blätter.

Ganz vielen und ganz lieben Dank euch! Ihr seid einfach wunderbar!

So, jetzt geht die Sonne unter und es fehlt nur noch der Abspann.

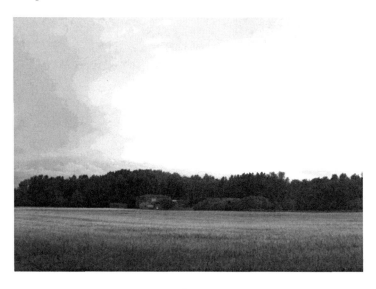

Abspann!

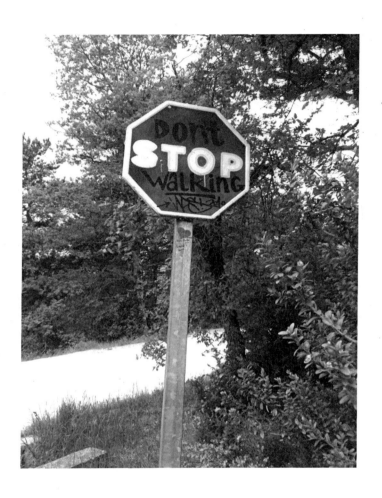